普通高等学校体育专业教材（运动康复专业适用）

运动疗法

王雪强　王于领　主编

中国教育出版传媒集团
高等教育出版社·北京

内容提要

本书为运动康复专业系列教材之一，阐述了国内外诸多运动疗法，既有理论知识，又有应用技术，内容广泛。本书共21章内容，主要内容包括运动疗法总论，关节活动技术，体位转移技术，肌肉牵伸技术，关节松动术，肌力训练技术，有氧运动，平衡与协调训练，步行训练，神经发育疗法，本体感神经肌肉易化术，运动再学习技术，心肺功能训练，核心稳定训练，肌肉能量技术，麦肯基疗法，水中运动疗法，高强度间歇训练，振动治疗，功能性训练和悬吊训练。本书为新形态教材，全书通过二维码链接多种资源。

本书可作为运动康复专业、康复治疗学专业学生及相关行业从业人员的参考用书。

图书在版编目（CIP）数据

运动疗法 / 王雪强，王于领主编. -- 北京 ：高等教育出版社，2022. 11（2024.4重印）

ISBN 978-7-04-059427-0

Ⅰ. ①运… Ⅱ. ①王… ②王… Ⅲ. ①运动疗法-高等学校-教材 Ⅳ. ①R455

中国版本图书馆 CIP 数据核字(2022)第 175897 号

Yundong Liaofa

策划编辑 王 曼　　责任编辑 王 曼　　封面设计 姜 磊　　版式设计 杨 树
责任绘图 邓 超　　责任校对 高 歌　　责任印制 高 峰

出版发行 高等教育出版社
社　　址 北京市西城区德外大街 4 号
邮政编码 100120
印　　刷 固安县铭成印刷有限公司
开　　本 787mm × 1092mm 1/16
印　　张 22. 5
字　　数 550 千字
购书热线 010-58581118
咨询电话 400-810-0598

网　　址 http://www.hep.edu.cn
　　　　 http://www.hep.com.cn
网上订购 http://www.hepmall.com.cn
　　　　 http://www.hepmall.com
　　　　 http://www.hepmall.cn
版　　次 2022年11月第 1 版
印　　次 2024年4月第 2 次印刷
定　　价 45. 20 元

物 料 号 59427-00

编委会

主审：

敖丽娟　矫　玮

主编：

王雪强　上海体育学院

王于领　中山大学附属第六医院

副主编：

胡毓诗　成都体育学院

高　强　四川大学华西医院

钱菁华　北京体育大学

朱　毅　郑州大学康复医院

成员（按姓氏笔画排序）：

万　里　南京医科大学第一附属医院

王会儒　上海交通大学

朱玉连　复旦大学附属华山医院

刘春龙　广州中医药大学

江　征　福建中医药大学

李豪杰　温州大学

张志杰　河南省洛阳正骨医院

陈　建　武汉体育学院

罗庆禄　广州医科大学

周　凌　成都体育学院

孟繁媛　昆明医科大学

赵　彦　南京体育学院

胡浩宇　上海体育学院
侯晓晖　广州体育学院
姜　影　滨州医学院
徐　晖　北京大学第一医院
黄力平　天津体育学院
曹龙军　天津体育学院
韩　甲　上海健康医学院

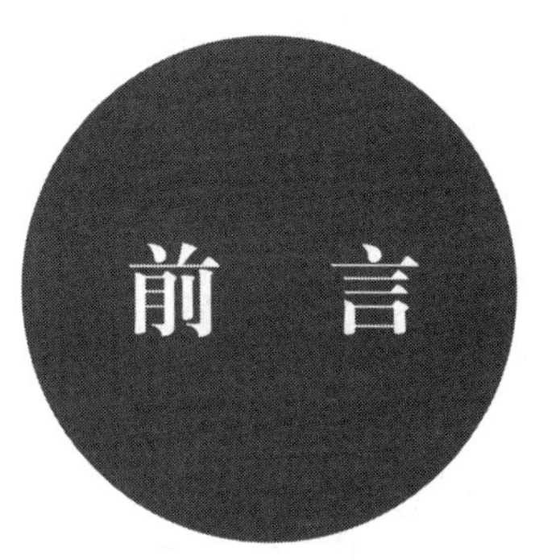

前言

随着社会经济的不断发展和我国老龄化程度不断加深，社会各方面对康复医学的关注度与日俱增。国家也愈加重视康复的发展，陆续出台多项政策鼓励和扶持社会推进康复医疗以及养老机构加快建成，促进康复医疗行业的发展，保障国民康复医疗需求得到满足。无论是《“健康中国2030”规划纲要》，还是党的十九大报告中关于全民健康的论述，都提出了“大健康”的理念。2021年6月，国家卫健委等八部委制定了《关于加快推进康复医疗工作发展的意见》，为下一阶段康复事业高速发展提出了要求和目标，强调了三级康复网络建设的重要性，明确了康复早期介入、多学科合作和疑难危重症康复的重要性。运动疗法一直是康复治疗中重要的技术和治疗手段，逐渐成了每位康复从业者的基本功。本教材呈现了运动疗法中很多专业且常用的治疗技术，带领学习者从专业的视角，深入了解康复领域。

本教材以王雪强教授主讲的2021年国家级在线精品课程“运动疗法”慕课的内容为基础，结合全国多位专家多年来的授课经验，反复整理而成。本教材在编写过程中，注重创新技术融合，教材内容体现了国内外运动疗法新技术的应用，涵盖关节活动技术、体位转移技术、肌肉牵伸技术、关节松动术、肌力训练技术、有氧运动、平衡与协调训练、步行训练、神经发育疗法、本体感神经肌肉易化法、运动再学习技术、心肺功能训练、核心稳定训练、肌肉能量技术、麦肯基疗法、水中运动疗法、高强度间歇训练、振动治疗、功能性训练、悬吊训练和传统运动疗法等。书中内容与“运动疗法”慕课深度结合，图文并茂，方法深入浅出，兼具科学性和通识性。其中，重要内容还可通过扫描二维码观看相关内容，方便读者拓展学习，既能更好地保证在线学习效果，又便于学习者离线自主安排学习，将网络课堂学习与泛在自主学习有机结合，从而进一步提高运动疗法学习的体验与成效。通过本教材的学习，学习者了解运动疗法在康复领域中的重要地位和对运动康复治疗实践的重要意义，使学生系统掌握运动疗法实践技能和基础理论，了解本学科的最新进展与学科前沿。

本书的编写团队由全国体育院校、医疗机构康复治疗行业的一线专家以及康复治疗师等共同组成，注重满足运动康复、康复治疗等专业的教学和实训要求，体现新知识、新技术、新方法。多数编者具有非常丰富的体医融合和临床工作经验，使得教材既能满足学校学生的学习，又能满足临床康复工作者的需求。本书的出版要感谢所有编者的辛勤付出和努力，以及在此过程中给予我们帮助的各界人士。鉴于编者的知识水平有限和运动疗法新技术的不断发展，本书难免有不足之处，恳请各位读者不吝指正。

王雪强

2022年7月

目 录

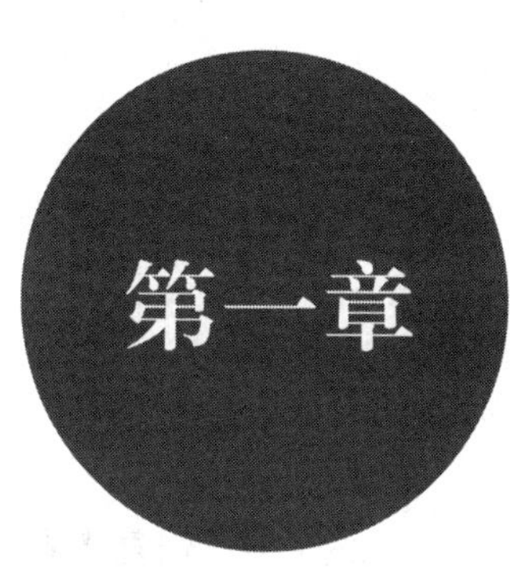

第一章 运动疗法总论

本章导言

在各类疾病功能康复、疾病后重返工作岗位、运动损伤重建运动功能和重返赛场时，患者都会借助于运动疗法和运动干预实现上述目标，这是临床康复干预的核心理论与技术体系。在“运动是良医”理念的背景下，运动疗法基于循证临床实践基础，采用不同的运动疗法措施与方案，预防身体功能和结构的损伤，提升功能活动水平和优化全身健康状态。

学习目标

1. 熟悉运动疗法的定义、目的、技术分类、适应证和禁忌证。
2. 熟悉运动治疗的作用。
3. 了解运动疗法与循证医学的关系。

第一节　概述

一、定义

运动疗法（therapeutic exercise）是指通过系统的、有计划的运动训练改善或恢复患者功能障碍的方法，它是物理治疗（physical therapy）方法中的主要组成部分。运动疗法技术随着康复医学研究的深入，已获得极大地丰富和发展，形成了针对各种疾病带来的功能障碍独具特色的治疗体系。

二、目的

运动疗法的目的是：治疗或预防身体功能和结构的损伤；改善、恢复或提高身体活动和社会参与水平；预防或减少与健康相关的危险因素；优化整体健康状态、体适能或幸福感。由物理治疗师（以下简称治疗师）设计的运动治疗方案，是针对每位患者的独特需求进行个性化设计的。为了达到治疗目的，治疗师在治疗过程中与患者建立良好的交流、信任关系十分重要，应注意在训练中鼓励患者，提高其训练欲望和主动训练的积极性，这常常能更好地提高治疗效果。

三、运动治疗的作用

运动治疗是按照科学性、针对性、循序渐进的原则，最大程度地恢复或改善患者已经丧失或减弱的器官功能，预防和治疗肌肉萎缩、关节僵硬等并发症。其治疗作用主要有以下几个方面：

1. 维持和改善运动器官的功能

运动治疗可以促进全身血液循环，增加骨骼、肌肉系统的血液供应，促进关节滑液的分泌，牵伸挛缩和粘连的软组织，维持和改善关节活动范围，提高和增强肌肉的力量和耐力，改善和提高平衡与协调能力，预防和延缓骨质疏松。因此，对维持和改善运动器官的形态和功能具有重要的作用。

2. 增强心肺功能

运动时由于肌肉做功加强，消耗了身体内部的能源底物，促进了器官的新陈代谢，心肺功能水平高于休息水平几倍甚至几十倍，增加的程度与运动的强度成正比。采用运动治疗时，大量的血液流向肌肉，心肺的功能活动也相应增加以适应机体的需要。例如，心率加快，心排血量增加，呼吸加深、加快，胸廓和膈的活动幅度增大。

3. 促进代偿功能的形成和发展

对某些经过系统运动治疗，其功能仍难以完全恢复的患者，通过对健侧肢体或非损伤组织的训练，可以发展代偿能力，以补偿丧失的功能。例如，偏瘫或截瘫患者经过正规的运动治疗后，患肢功能仍未能恢复，此时，通过训练代偿能力，可以达到最大程度的生活自理。

4. 提高神经系统的调节能力

运动是一系列生理性条件反射的综合表现，适当的运动可以保持中枢神经系统的兴奋性，改善神经系统反应性和灵活性，维持正常功能，发挥对全身各个脏器的调整和协调能力。

5. 增强内分泌系统的代谢能力

主动运动可以促进糖代谢，减少胰岛素分泌，维持血糖水平；增加骨组织对无机盐（如钙、磷）的吸收。因此，适当运动已经成为糖尿病、骨质疏松症的基本治疗方法之一。

6. 调节精神和心理状态

适度的运动可以对精神和心理产生积极的影响。研究发现，每次 60 min 的低、中强度运动，可以促进大脑皮质、尾状核、下丘脑和小脑等处的内啡肽分泌，产生镇痛作用；运动中机体代谢活动增强，肾上腺素分泌增加和由此而产生的欣快感，可缓解精神和心理压力，打断抑郁或焦虑情绪与躯体器官功能紊乱之间的恶性循环，增强参与者的自信心。

四、运动疗法的分类

运动治疗的内容丰富，临床常用的运动疗法种类简要介绍如下：

1. 肌力训练

肌力训练是康复治疗基本的技术之一，它可以降低心血管病的风险，提高心血管功能，提高肌肉力量与耐力，提高肌肉力量，预防骨质疏松及肌肉衰减，优化身体成分，提高基础代谢率及新陈代谢水平，达到提高日常活动参与度及生活质量的目的。增强肌力的方法很多，根据肌肉的收缩方式可以分为等长收缩和等张收缩；根据是否施加阻力分为非抗阻力运动和抗阻力运动。非抗阻力运动包括主动运动和主动助力运动，抗阻力运动包括等张性（向心性、离心性）、等长性、等速性抗阻力运动。

太极拳

八段锦

2. 肌肉牵伸技术

肌肉牵伸技术（muscle stretching）是运用外力（人工、机械或电动设备）牵伸短缩或挛缩组织并使其延长，做轻微超过组织阻力和关节活动范围内的运动疗法。利用该技术能明显改善组织的短缩或挛缩状态。肌肉牵伸技术是临床与康复治疗中最基本的技能之一，操作方法简便易学、安全有效，它主要作用是重新获得关节周围软组织的伸展性、降低肌张力，改善或恢复关节的活动范围。肌肉牵伸技术主要有 4 大类型：静态牵伸、PNF、摆动牵伸和动态牵伸。

瑜伽

普拉提

3. 关节松动术

关节松动术（joint mobilization）是一类用于改善关节功能障碍，如关节活动受限、疼痛的手法治疗技术，它是康复治疗中的基本技术之一。目前康复治疗中常见的关节松动技术有 Maitland 松动术、Kaltenborn 松动术和 Mulligan 松动术。

4. 有氧运动

有氧运动（aerobic exercise）又称有氧训练，是以有氧代谢提供运动中所需能量的运动方式。进行有氧训练时，为了满足机体对氧气的需要，心排血量增加，加速血液循环，可以产生肌肉和血管效应，提高人体耐力素质，增强心肺功能，改善机体代谢水平。

5. 平衡与协调训练

许多患者都会受到平衡与协调能力丧失和跌倒问题的影响，治疗师通常评估平衡与协调功能，并在患者所接受的众多康复治疗计划中，使用平衡训练/协调训练作为主要和次要介入。因为平衡评估和临床执行治疗的重要性，为丧失平衡与协调功能的患者设计完整的康复方案，以达到初级预防和降低跌倒风险的目的是十分重要的。

6. 步行训练

步行训练是临床常用的运动疗法之一，广泛应用于因各种原因导致行走功能障碍的患者，如中枢神经损伤致偏瘫、截瘫、脑瘫等，周围神经损伤致肌肉无力，运动系统肌肉、骨骼病损等。步行训练的目的是矫治异常步态，促进步行转移能力的恢复，以提高患者的生活质量。异常步态的矫治是一个较为复杂而困难的问题，所以要在训练前进行全面的步态分析找出步态异常的原因和机制，从而采取有针对性的措施改善步态。步行训练主要采取的综合性措施包括：基础训练、辅具使用训练、手术矫治、药物治疗和物理治疗。

7. 神经发育疗法

神经发育疗法（neurodevelopmental therapy，NDT）又称神经生理学疗法（neurophysiological therapy，NPT），是应用神经发育学、神经生理学的基本原理和方法治疗中枢神经系统损伤和周围神经系统损伤后运动障碍的一类康复治疗技术。常用神经发育疗法包括：Bobath 技术、Brunnstrom 技术、PNF、Rood 技术等。

8. 本体感神经肌肉易化法

本体感神经肌肉易化法（proprioceptive neuromuscular facilitation，PNF）是现代康复治疗最基本的技术之一，该技术主要将其基本技术、特殊技术与人体运动模式相结合，从而诱发患者的正常运动模式、提高肌力和肌耐力、增加关节活动度和减轻疼痛、促进平衡与协调功能，以改善或提高人体神经、肌肉功能，尽可能帮助患者恢复日常生活活动能力。目前广泛应用于神经系统，肌肉、骨骼系统疾病所致的运动、感觉功能下降的康复治疗。

9. 心肺功能训练

心肺功能训练能有效地减少心血管疾病和肺部疾病的病死率，提高临床心肺疾病的治愈率和有效率，大幅度降低医疗费用，改善患者的生活质量。目前主要应用于临床心血管疾病、呼吸系统疾病、胸部外科手术后的康复治疗。

10. 核心稳定训练

核心稳定训练是康复治疗计划中常规的组成部分。同时对于不同级别的运动员来说，核心强化和稳定性训练已成为训练计划中的关键。核心稳定可改善动态姿势控制能力，确保肌肉平衡，并影响腰-骨盆-髋关节复合体的关节运动学。

11. 肌肉能量技术

肌肉能量技术（muscle energy techniques，MET）是骨骼肌康复常用的治疗技术之一。对缓解疼痛、放松软组织和促进骨科术后早期康复有很好的效果。主要通过患者肌肉主动收缩的力量，来帮助改善患者的肌肉、骨骼功能障碍。所以治疗过程中患者是主动的，而治疗师只起辅助作用。

12. 麦肯基疗法

麦肯基疗法又称为麦肯基力学诊断和治疗技术（mechanical diagnosis and therapy，MDT），由新西兰物理治疗师 Robin McKenzie 先生创立。此方法在全世界被广泛应用，不仅最大程度地减轻了患者痛苦，也节省了大量医疗费用。Robin McKenzie 先生改变了世界物理治疗界，他的理念和临床方法得到了大量的科学研究证据的支持，已经成为骨骼、肌肉系统疾患患者治疗的原则性技术。

13. 水中运动疗法

水中运动疗法是水与运动的结合，利用水的特性使患者在水中进行运动训练，以治疗运动功能障碍的疗法。水中运动疗法属于水疗的范畴，但有着自身鲜明的特点。它是水疗（hydrotherapy，HT）中最常用的一种疗法，与地面上所采用的运动疗法相比，既有相似，又有不同，这是两种环境的物理性质的差异所决定的。水中运动治疗具有多种作用效果，对神经、肌肉、骨骼损伤及烧伤康复期等患者，均可极大地缓解各种症状或改善运动功能，具有独特的治疗作用。

14. 高强度间歇训练

高强度间歇训练起源于 20 世纪初，开始用于各类中长跑训练中，并逐渐扩展应用于团队运动项目训练和运动康复治疗中，可引起有氧代谢系统、无氧糖酵解系统和神经肌肉系统的反应。HIIT 的 5 种训练模式包括：长间歇 HIIT、短间歇 HIIT、反复冲刺、短跑冲刺和专项相关 HIIT，可根据受训对象的运动需求、个人情况等进行训练方案设计。HIIT 也可应用于肥胖、糖尿病、高血压等慢性疾病运动康复中。

15. 血流限制训练

血流限制训练（blood flow restriction training，BFRT）也称加压训练和 KAATSU 训练，是一种通过特殊装置（如止血带、弹力带、加压袖带等）对肢体施加外部压力，以限制肢体动、静脉中的血液流动而引起肢体肌肉局部缺血，同时与小强度抗阻力运动或有氧运动相结合的一种运动康复训练方法。它主要以生理学、分子生物化学、神经学以及运动学等为基础，强调适宜的血流限制结合小强度运动，对骨骼肌系统和心血管系统均有一定积极影响，按照科学的运动康复方案对不同人群进行训练，以起到提高肌肉质量、增强肌肉力量、抗衰老、促进康复以及提升运动能力的作用。

16. 振动治疗

振动治疗发明于 20 世纪初，最初主要是为那些受伤而不能运动者设计的运动治疗方法，应用于疗养院，之后，由于对其治疗作用深入研究和应用的广泛开展，到 21 世纪已经形成了较为规范的运动康复治疗方法。鉴于振动治疗作用的部位不同，可分为局部振动治疗和全身振动治疗，在全身振动治疗中因其振动刺激的方向不同而分为全身垂直振动治疗、全身水平振动治疗和三维振动治疗。全身垂直振动治疗主要通过刺激骨骼和肌肉产生局部和全身功能改善作用，而全身水平振动治疗主要通过低频振动刺激血管内皮细胞产生扩张血管通畅血流的作用。

五、运动疗法的适应证和禁忌证

（一）适应证

运动疗法适用疾病的范围大致可包括：神经系统疾病、骨骼系统疾病、内脏器官疾病（如呼吸、循环、代谢疾病等）、肌肉系统疾病、运动外伤后功能障碍等。具体分述如下：

（1）神经系统疾病。脑卒中，颅脑外伤，脑肿瘤术后小儿脑瘫，脊髓损伤，周围神经疾患，帕金森病，急性感染性多发性神经根炎，脊髓灰质炎，多发性硬化症。

（2）骨科疾病。骨折和脱位，截肢与假肢，关节炎，肩周炎，颈椎病，腰椎间盘突出症，全髋、膝、肩人工关节置换。

（3）内脏器官疾病。急性心肌梗死，慢性阻塞性肺疾病，糖尿病，高血压，胸腔疾病术后。

（4）肌肉系统疾病。运动外伤后功能障碍及其他障碍。

（二）禁忌证

对需要选用运动疗法的患者要注意进行身体检查，有如下禁忌证存在时，不宜施行运动疗法技术操作：

（1）处于疾病的急性期或亚急性期，病情不稳定。

（2）有明确的急性炎症存在，如体温超过38℃，白细胞计数明显升高等。

（3）全身情况不佳，脏器功能失代偿期。

（4）休克、神志不清或有明显精神症状、不合作。

（5）运动治疗过程中有可能发生严重并发症，如动脉瘤破裂等。

（6）有大出血倾向。

（7）运动器官损伤，未做妥善处理。

（8）身体衰弱，难以承受训练。

（9）患有静脉血栓，运动有可能使血栓脱落。

（10）癌症有明显转移倾向。

（11）剧烈疼痛，运动后加重。

第二节　运动疗法与循证实践

一、循证实践

物理治疗师希望提供高质量的患者管理，必须使临床决策基于一个好的临床推理和物理治疗实践知识。循证实践原则的理解和应用，为指导临床医师在患者管理项目中的临床决策过程提供了一个基础。近年来，APTA 通过建立指南，为治疗师设定目标，鼓励他们将研究成果应用和整合于日常实践中，并鼓励使用经过验证的临床实践指南。循证实践已经成为 APTA 战略规划的重中之重。

循证实践（evidence-based practice）是“尽责、明确并且明智地使用当前的最佳证据对患者的管理作出临床决定。”循证实践还包括来自临床专家的好的研究设计证据知识，和患者价值观、目标与实际状况的结合。

循证实践的过程包括以下步骤：

（1）确定患者问题并将其转化为具体问题。

（2）搜索文献并收集获得与该问题有关的临床证据和科学研究结果。

（3）批判性地分析文献检索到的相关证据和反思性判断研究的质量以及确定信息对患者问题的适用性。

（4）整合评估证据和临床专家的经验以及患者的特殊情况和价值观来作出决定。

（5）将发现和决定纳入患者管理。

（6）评估干预的结果，必要时提出另一个问题。

这个过程使得执行者能够选择和解释在使用评估工具检查患者过程中发现的结果，以及基于最佳理论和科学证据实施有效的治疗方法（而不是传闻证据，意见或传统临床经验），以便为患者提供最佳预后结果。

二、关注证据

在一项针对所有对象都是 APTA 成员的物理治疗师的调查中，488 名受访者回答了他们有关临床循证方面的信仰、态度、知识和行为等问题。结果显示，治疗师相信循证在实践中是有必要的，而且当证据被用于支持临床决策时，患者管理的质量更好。但是，大多数人认为执行循证实践涉及的步骤很耗费时间，并且看起来不符合治疗师繁忙的临床环境需求。

要求临床工作者搜索文献证据来支持他每次必须做出的每个临床决策是不现实的。尽管临床设置时间有限，但要确定好一个能解决患者复杂问题，或能向患者证明治疗正确性的策略，“思考型治疗师”的专业责任就是寻求支持决策的证据和使用特有的评估和治疗。

三、获取证据

及时从新近文献掌握证据的一种方法就是定期阅读一本专业杂志。从其他文献期刊的高质量研究（随机对照试验、文献的系统综述等）中寻找相关证据也是很重要的。那些包含文献系统综述和多系统回顾总结的杂志文章也是一个获取证据的有效手段，因为它们给一些科学研究中感兴趣的话题提供了一个简明汇编和批评性评估。

用于管理特定身体状况或损伤类群分类的基于证据的临床实践指南也已经得到发展，它解决了具体治疗策略和程序的相对有效性问题。指南提供了基于对当前文献系统评价的管理建议。起初，指南被广泛用来处理通常由物理治疗师管理的 4 个肌肉、骨骼问题，特别是膝关节痛、下背痛、颈痛和肩痛。

为了支持循证实践，本书在呈现和讨论与运动治疗干预、手法治疗技术和管理指南相关的每个章节，都突出或引用了相关研究。但是，也有某些已经使用的干预措施是缺乏研究发现来支持的。这种情况下，康复治疗师必须依靠临床专业知识和判断力以及患者对治疗的反应，来确定这些干预对患者结局的影响。没有证据支持疗效的干预措施同样被应用，并试图在这些领域确定新的研究支持是一个专业期望。

思考题

1. 什么是运动疗法？运动疗法的目的是什么？

2. 为什么物理治疗师必须了解并能明确表达病理、损伤、功能限制和残疾之间的相互关系？

3. 试述运动疗法与循证医学的关系。

实践训练

研究 4 个病理条件：造成肌肉骨骼系统，神经肌肉系统，心脏、肺功能，表皮系统等主要损伤的疾病、损伤或障碍。指出每一个病理相关的损伤特征（症状或体征），并推测最有可能产生什么功能上的限制和残疾。

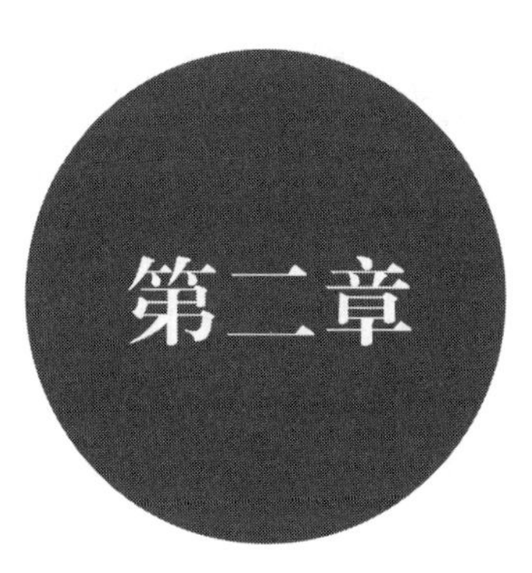

第二章 关节活动技术

本章导言

关节活动技术是运动疗法中最基本的技术之一，它主要利用各种方法维持和恢复因组织粘连或肌肉痉挛等多种因素导致的关节功能障碍，包括手法治疗技术，利用设备和器材的治疗技术，或者利用患者自身体重、肢体位置和医疗体操等的治疗方法。

学习目标

1. 了解关节活动技术临床应用。
2. 掌握关节活动技术实施步骤和操作方法。
3. 培养学生关节活动技术循证思维能力。

第一节　概述

一、改善关节活动的方法

（一）主动运动

患者主动用力收缩肌肉完成的关节运动或动作，以维持关节活动范围的训练。主要用于治疗和防止关节周围软组织挛缩与粘连，保持关节活动度，但在重度粘连和挛缩时治疗作用不太明显。

1. 设备与用具

徒手、各种关节活动器械和设备。

2. 操作方法与步骤

（1）根据患者情况选择进行单关节或多关节、单方向或多方向的运动；根据病情选择体位，如卧位、坐位、跪位、站立位和悬挂位等。

（2）在康复医师或治疗师指导下，由患者自行完成所需的关节活动；必要时，治疗师的手可置于患者需要辅助或指导的部位。

（3）主动运动时，动作宜平稳缓慢，尽可能达到最大幅度，用力至引起轻度疼痛为最大限度。

（4）关节的各方向依次进行运动。

（5）每一动作重复 10～30 次，2～3 组/天。

（二）主动助力运动

在外力辅助下，患者主动收缩肌肉完成的运动或动作。助力可由治疗师、患者健肢、器械、引力或水的浮力提供。这种运动常是由被动运动向主动运动过渡的形式，其目的是逐步增强肌力，建立协调动作模式。常用的方法有器械练习和滑轮练习。

1. 器械练习

器械练习是利用器械为助力，借助杠杆原理，带动活动受限的关节活动；应用时应根据病情及治疗目的，选择相应的器械，如肩轮、肩梯、体操棒、火棒、肋木以及针对四肢不同关节活动障碍而专门设计的练习器械。

2. 滑轮练习

主要用于伸展患侧的挛缩组织，改善关节的活动范围，利用滑轮和绳索，以健侧肢体帮助患侧肢体活动。

3. 设备与用具

肩梯、体操棒、滑板和滑轮装置等。

4. 操作方法与步骤

（1）由治疗师或患者健侧肢体或徒手或通过棍棒、绳索和滑轮等装置帮助患肢主动运动，兼有主动运动和被动运动的特点。

（2）训练时，助力可提供平滑的运动；助力常加于运动的开始和终末，并随病情好转逐渐减少。

（3）训练中应以患者主动用力为主，并做最大努力；任何时间均只给予完成动作的最小助力以免助力替代主动用力。

（4）关节的各方向依次进行运动。

（5）每一动作重复 10~30 次，2~3 组/天。

（三）被动运动

被动运动可保持肌肉的生理长度和张力，维护关节正常形态和功能，维持关节的正常活动范围，特别对于治疗轻度关节粘连或肌痉挛，是不可缺少的方法之一；而对于肌肉瘫痪的患者，在神经功能恢复前进行关节的被动运动可以达到维持关节正常活动范围的目的。被动运动根据力量来源不同分为两种：一种是由经过专门培训的治疗人员完成的被动运动；一种是借助外力由患者自身或设备协助完成的被动运动。

1. 徒手关节可动范围内被动活动训练

利用患者自身或在治疗师帮助下完成关节运动，以维持和增大关节活动范围的训练方法。

（1）设备与用具。不需要设备。

（2）操作方法与步骤。① 患者取舒适、放松体位，肢体充分放松；② 按病情确定运动顺序：由近端到远端（如肩到肘，髋到膝）的顺序有利于瘫痪肌肉的恢复；由远端到近端（如手到肘，足到膝）的顺序有利于促进肢体血液和淋巴回流；③ 固定肢体近端，托住肢体远端，避免代偿运动；④ 动作缓慢、柔和、平稳、有节律，避免冲击性运动和暴力；⑤ 操作宜在无痛范围内进行，活动范围逐渐增加，以免引起损伤；⑥ 用于增大关节活动范围的被动运动可出现酸痛或轻微的疼痛，但可耐受。不应引起肌肉明显的反射性痉挛或训练后持续疼痛；⑦ 从单关节开始，逐渐过渡到多关节。不仅有单方向，而且应有多方向的被动活动；⑧ 患者感觉功能不正常时，应在有经验的治疗师指导下完成被动运动；⑨ 每一动作重复 10~30 次，2~3 组/天。

2. 器械持续被动关节活动训练

利用专用器械使关节进行持续较长时间缓慢被动运动的训练方法，也称为持续被动运动（continuous passive motion，CPM）。可对关节进行早期、持续性无痛范围内的被动活动，主要用于防治制动引起的关节挛缩，促进关节软骨和韧带、肌腱的修复，改善局部血液、淋巴循环，促进消除肿胀、疼痛等症状。

（1）设备与用具。对不同关节进行连续被动运动训练，可选用各关节专用的连续被动运动训练器械，包括针对下肢、上肢，甚至手指等外周关节的专门训练设备。

（2）操作方法与步骤。① 开始训练的时间：可在术后即刻进行，即便手术部位敷料较厚时，也应在术后 3 天内开始；② 将要训练的肢体放置在训练器械的托架上，固定；③ 开机，选择根据病情设定的关节活动范围、运动速度和训练时间；④ 关节活动范围：通常在术后即刻用 20°~30°的短弧范围进行训练。关节活动范围可根据患者的耐受程度每日渐增，直至最大关节活动范围；⑤ 确定运动速度：开始时运动速度为每 1~2 min 一个运动周期；⑥ 训练时间：根据不同的程序，使用的训练时间不同，每次训练 1~2 h，也可连续训练更长时间，根据患者的耐受程度选定，1~3 次/天；⑦ 训练中密切观察患者的反应及连续被动运动训练器械的运转情况；⑧ 训练结束后，关机，去除固定，将患肢从训练器械的托架上放下。

（3）作用机制。① 温和而持续地牵伸关节周围组织，以防止纤维挛缩和松解粘连，从而保持关节活动范围；② 造成关节面相对运动及关节内压的周期性改变，以加速关节液流转及更新，同时对关节软骨进行温和的交替加压与减压，可促进软骨基质内液与关节液之间的交换，从而保持软骨营养，防止其退变性变化；③ 在软骨修复过程中，通过CPM 经常对关节面施以加压应力及摩擦应力，可促进修复组织中的未分化细胞向软骨细胞转化，使受损关节面最终由透明软骨覆盖，并使关节面获得较好的塑形，从而减少以后发生骨关节疾病的机会；④ 韧带修复后做 CPM 可减轻韧带萎缩，增加修复后 6~12 周时的韧带强度；⑤ 采用 CPM 时，关节本体感受器不断发放向心冲动，根据闸门学说可阻断疼痛信号的传递，从而减轻疼痛；⑥ CPM 与一般被动运动相比，其特点是作用时间长、运动缓慢、稳定、可控，因而安全、舒适。与主动运动相比，CPM 不易引起肌肉疲劳，可长时间持续进行，同时关节受力小，可在关节损伤或炎症早期应用且不会引起损害。

3. 关节松动技术

利用关节的生理运动和附属运动被动活动患者关节，从而维持或改善关节的活动范围，缓解关节疼痛。常用手法包括关节的牵引、滑动、滚动、挤压和旋转等操作技术。具体内容见本书第五章。

4. 关节牵引技术

应用力学中作用力和反作用力的原理，通过器械装置和手法等外力对关节和软组织施加持续的牵拉力，使其发生一定的分离，周围软组织得到适当的牵伸，从而达到复位、固定、解除肌肉痉挛和挛缩、减轻神经根卡压、纠正关节畸形的目的。关节牵引技术根据使用外力牵拉的部位不同，分为脊柱牵引和四肢关节牵引。

（1）设备与用具。电动牵引、滑车-重锤牵引。

（2）操作方法与步骤。根据病变部位不同，选择不同的关节牵引装置。

① 牵引体位：根据病损关节部位的不同，可取仰卧位、俯卧位或坐位等不同体位进行关节牵引。

② 牵引力：以维持或改善关节的活动范围为主的牵引，其牵引力以引起一定的紧张感或轻度疼痛感，但不引起反射性肌肉痉挛为度，患者能从容忍受并完成治疗。一般牵引力量应稳定而柔和，从小重量、间歇性牵引过渡到持续牵引。

③ 牵引时间：每次 10~20 min，使痉挛的肌肉和受限的关节缓缓地伸展开，每日至少 1~2 次，有条件还可增加次数。

④ 牵引疗程：取决于每次牵引的效果，牵引后肌肉紧缩或关节活动受限再现，则均可考虑再行牵引。

（3）作用机制。① 解除或缓解肌肉痉挛、疼痛；② 改善局部血液循环，促进水肿的吸收和炎症的消退，有利于损伤的软组织修复；③ 松解软组织粘连，牵伸挛缩的关节囊和韧带；④ 调整脊柱后关节的微细异常改变，修复脊柱后关节嵌顿的滑膜或关节突关节的错位；⑤ 增加关节活动范围，改善或恢复脊柱的正常生理弯曲；⑥ 加大椎间隙、椎间孔和增加椎管容积，减轻椎间盘内压力，解除神经根的刺激和压迫；⑦ 脊柱外伤时的早期制动和复位。

（4）关节牵引技术的注意事项。充分注意个体差异，牵引时患者体位舒适，密切观察牵引时患者的感受及反应，根据实际情况做必要的调整，如有不适或症状、加重应及时停止治疗，寻找原因或更改治疗方法。一般身体整体状况好、年轻者，强度可大些，体弱、老年人，牵引的时间宜短，重量也要轻些。

二、关节活动技术的临床应用

（一）适应证

1. 主动和主动-辅助关节活动度练习

患者可主动收缩肌肉，有或无辅助条件下可活动身体的该部分；肌肉较弱（低于3级）采用主动-辅助关节活动度练习；有氧练习时，多次重复的主动或主动-辅助关节活动度练习改善心血管和呼吸功能。

2. 被动关节活动度练习

患者不能主动活动身体的该部分，昏迷、麻痹、完全卧床休息、存在炎症反应、关节挛缩粘连松解术后四肢骨折切开复位内固定术后、肌痉挛、主动关节活动导致疼痛等。

3. 特殊情况

身体的某一部分处于制动阶段，为保持其上下相邻关节的功能，并为制动关节活动做准备；卧床患者避免循环不良、骨质疏松和心肺功能的降低。

（二）禁忌证

各种原因所致的关节不稳定、关节内未完全愈合的骨折、关节急性炎症或外伤所致的肿胀、骨关节结核和肿瘤、运动造成该部位新的损伤、运动导致疼痛、炎症等症状加重等。

第二节　上肢关节活动技术

一、肩关节活动技术

1. 被动活动技术

（1）肩关节前屈。患者取仰卧位，治疗师立于患侧，一手握住患侧腕关节处，另一只手握住患侧肘关节稍上方，然后慢慢把患者上肢沿矢状面向上高举过头。

（2）肩关节后伸。患者取俯卧位，治疗师立于患侧，一手握住患侧腕关节处，另一只手握住患侧肘关节稍上方，然后慢慢把患者上肢沿矢状面做后伸动作。

（3）肩关节外展。患者取仰卧位，治疗师立于患侧，一手握住患侧腕关节处，另一只手握住患侧肘关节稍上方，然后慢慢把患侧上肢沿冠状面外展，但当患者上肢被移动到外展90°时，要注意将上肢外旋后再继续移动直至接近患者同侧耳部（图2-2-1）。

（4）肩关节水平外展和内收。患者取仰卧位，治疗师立于患侧身体及外展的上肢之间，一手握住患侧腕关节处，另一只手握住患侧肘关节稍上方，然后慢慢把患侧上肢沿水平面先做外展、后做内收（图 2-2-2）。

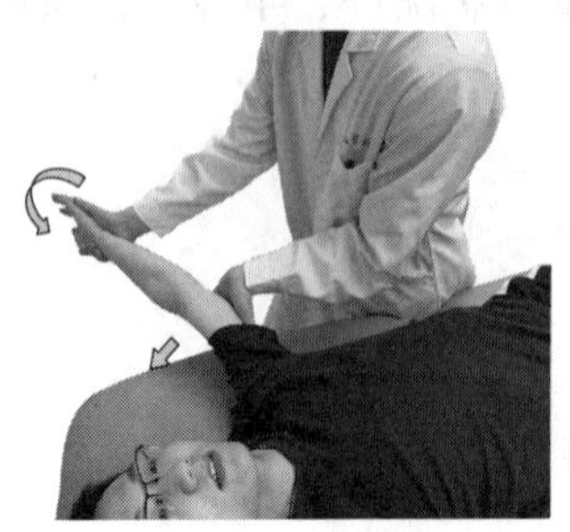

图 2-2-1　肩关节外展

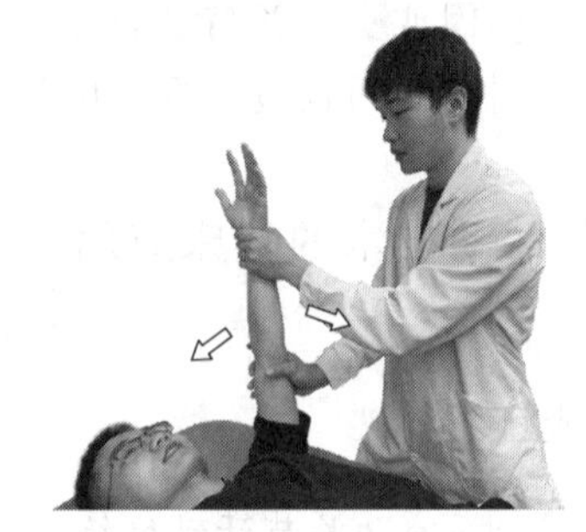

图 2-2-2　肩关节水平外展和内收

（5）肩关节内、外旋。患者取仰卧位，患侧肩关节外展 90°，肘关节屈曲，治疗师立于患侧，一手固定患侧肘关节，另一只手握住患侧腕关节，以肘关节为轴，将患侧前臂沿肱骨干轴线向头，再向足方向运动，使肩关节被动内旋或外旋（图 2-2-3）。

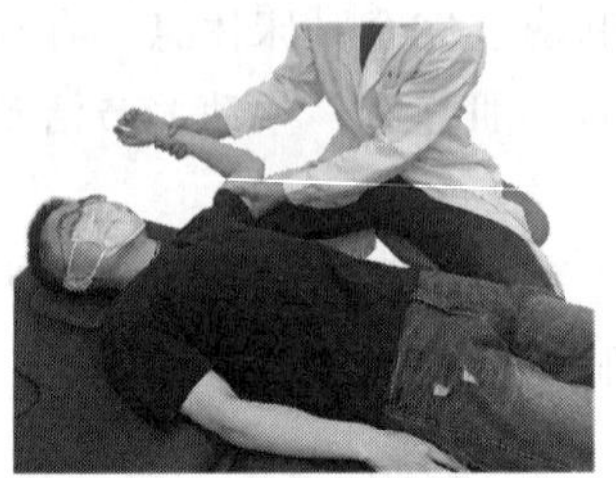

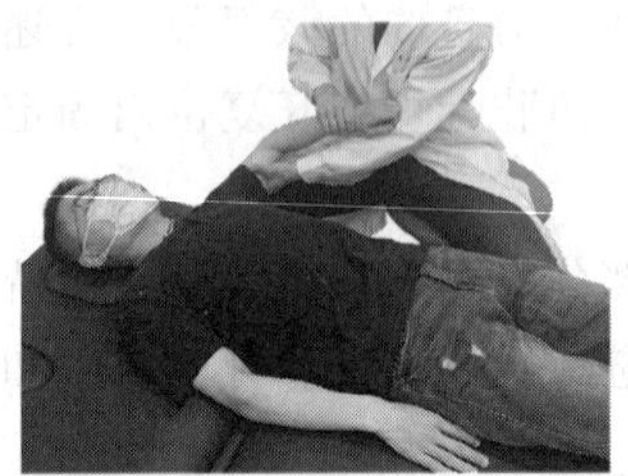

图 2-2-3　肩关节内外旋

（6）肩胛骨被动活动。患者取健侧卧位，患侧在上，屈肘，前臂放在上腹部。治疗师面对患者站立，一手放在患侧肩峰部以控制动作方向，一手从患侧上臂下面穿过，拇指与四指分开，固定肩胛骨的内缘和下角。双手同时向各个方面活动肩胛骨，使肩胛骨做上抬、下降、伸展（向外）、回缩（向内）运动，也可以把上述运动结合起来，做旋转运动。

2. 主动助力活动技术

常用的技术有器械练习和滑轮练习，此外还包括肩轮、肋木、吊环等训练方法。下面主要介绍器械练习中的体操棒和肩梯训练。

（1）体操棒训练。可利用体操棒或体操绳进行训练。患者两手分别抓握体操棒或体操绳两端，利用健侧上肢的运动带动患侧上肢完成各种被动运动，扩大关节活动度（图 2-2-4）。

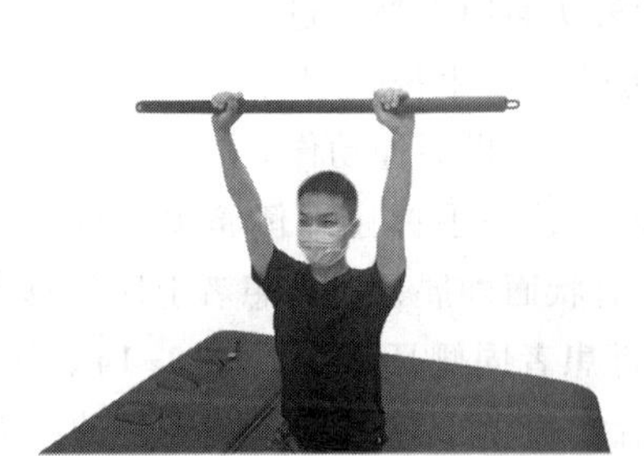

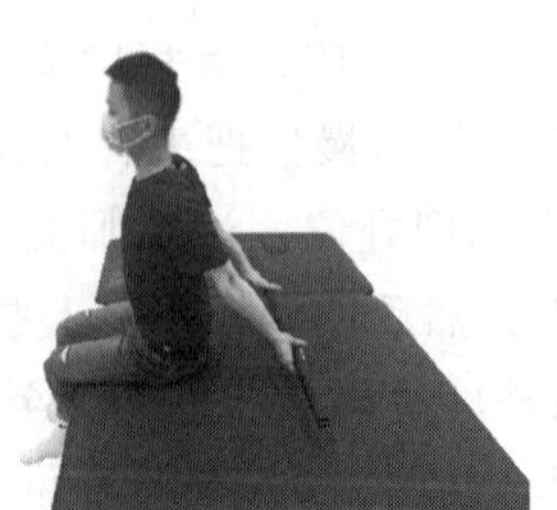

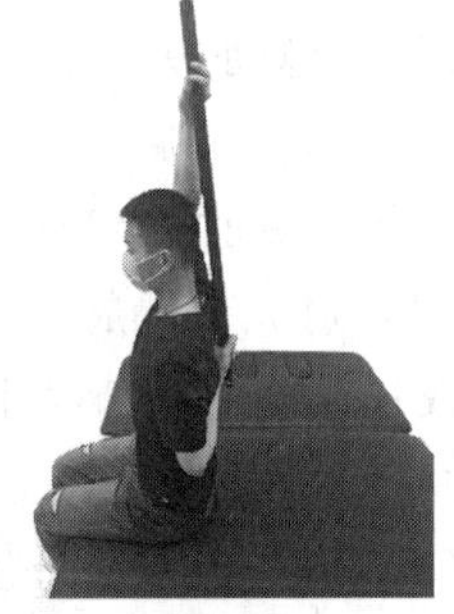

图 2-2-4　体操棒训练

（2）肩梯训练。患者靠近肩梯站立，利用手指向上方做攀沿动作，逐步扩大肩关节的活动范围。

3. 主动活动技术

基本动作为肩关节的前屈—后伸，外展—内收，水平外展—内收，内旋—外旋。练习时，动作要平稳，并且每个关节必须进行全方位的关节活动。

二、肘关节活动技术

1. 被动活动技术

（1）肘关节屈曲和伸展。患者取坐位，治疗师一手扶持患肢腕关节上方，另一手固定患肢肱骨远端，在完成肘关节屈曲的同时使前臂旋后，完成肘伸展的同时使前臂旋前（图 2-2-5）。

（2）前臂旋转。患者取坐位，使肘关节屈曲 90°，治疗师一手托住其患侧肘后部，另一手握住患侧前臂远端，沿前臂骨干轴线完成旋前、旋后动作（图 2-2-6）。

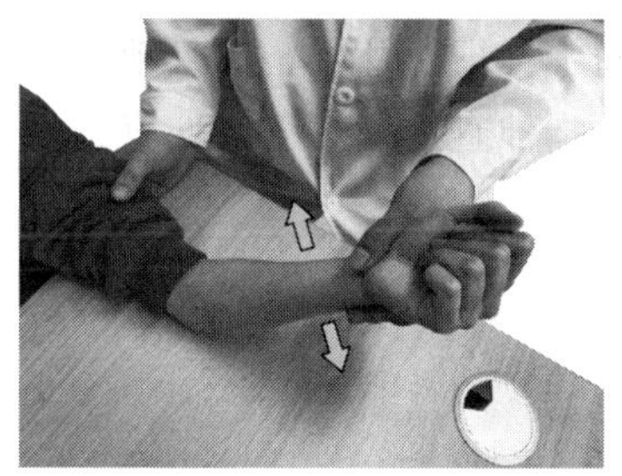

图 2-2-5　肘关节屈曲和伸展

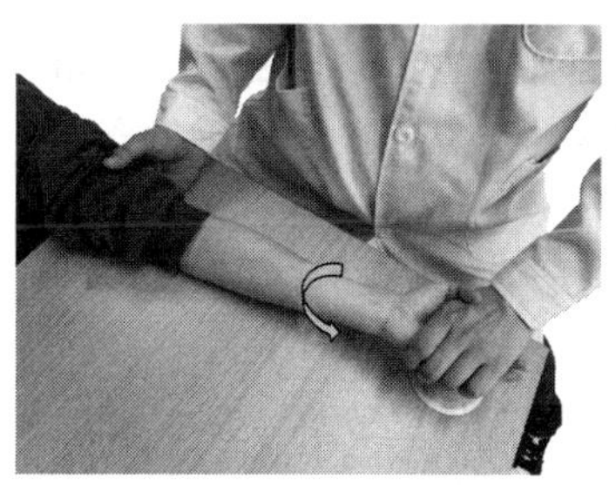

图 2-2-6　前臂旋转

2. 主动助力活动技术

患者将患肢前臂背侧放置在桌面上，利用身体的前后倾斜带动肘关节屈伸。

3. 主动活动技术

基本动作为肘关节的屈曲—伸展，前臂旋转。患者双手靠近身体，屈曲手臂触肩后再伸直。也可手肘弯曲成直角，置于桌上，将手掌心向上和向下翻转。练习时，动作要平稳，并且每个关节必须进行全方位的关节活动。

三、腕关节活动技术

1. 被动活动技术

患者取仰卧位或坐位，肘关节处于屈曲位，治疗师一手握住患侧前臂远端，另一只手抓握患侧手指，做腕关节的屈曲、背伸、桡偏、尺偏动作。

2. 主动助力活动技术

常用的技术有器械练习、滑轮练习和腕部训练器等。

3. 主动活动技术

患者双手托住一体操球，进行腕关节的屈曲、伸展、桡偏、尺偏等动作；也可以握住腕关节屈伸训练器，进行腕关节的屈曲、伸展动作。

四、手部关节活动技术

（一）被动活动技术

（1）掌指关节的活动。患者取仰卧位或坐位，治疗师一手握住患侧掌部，另一手活动患侧手指，分别做掌指关节的屈曲、伸展、外展、内收动作。

（2）指骨间关节的活动。患者取仰卧位或坐位，治疗师一手握住患侧掌部，另一手活动患侧手指，分别做近侧和远侧指骨间关节的屈曲、伸展动作。

（二）主动助力活动技术

可在原有的手法松动和活动基础上指导患者主动活动，对不能完成的部分施以助力，也常借助器械如指关节主动辅助训练设备、滑轮等进行训练。

（三）主动活动技术

患者结合日常生活，自主进行掌指关节的屈曲、伸展、外展、内收动作及指骨间关节的屈曲、伸展动作。如握拳是手指弯曲，放开是手指伸直；也可五指伸直，向手腕外侧打开后再夹紧。

第三节　下肢关节活动技术

一、髋关节活动技术

1. 被动活动技术

（1）髋关节屈曲。患者取仰卧位，治疗师立于患侧，一手侧向握住患侧膝关节处，另一只手用手心托住患侧足跟处，身体紧贴患侧下肢，同时屈髋、屈膝。使大腿前部尽量接近患者腹部（图 2-3-1）。

（2）髋关节后伸。患者取俯卧位，治疗师立于患侧，一手抓握患侧踝关节上方，另一只手从下方抓住患侧膝关节前部，并用前臂托住患侧小腿，用力向上方抬，被动伸展髋部（图 2-3-2）。

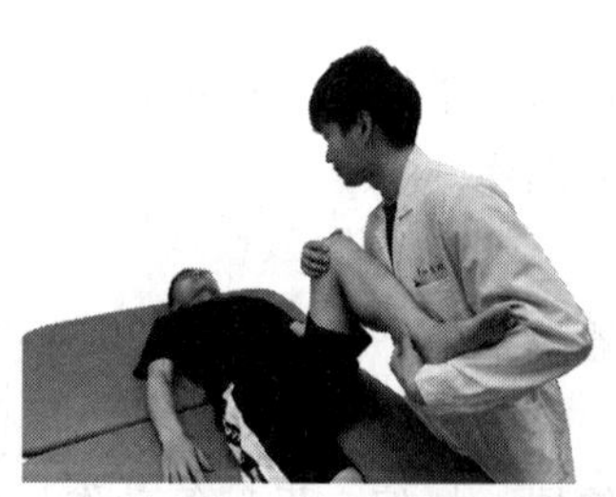
图 2-3-1　髋关节屈曲

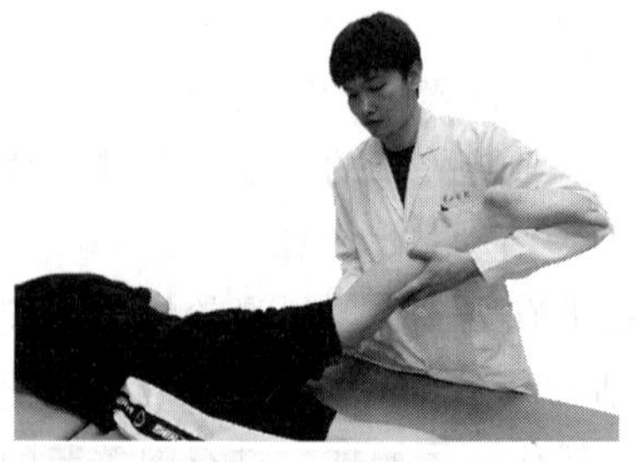
图 2-3-2　髋关节后伸

（3）髋关节内收、外展。患者仰卧位，治疗师一手托住患侧膝关节后方，另一手握患侧足跟，在髋关节轻度屈曲的状态下，完成髋关节的外展（图 2-3-3）或内收，然后返回原来位置。

（4）髋关节内旋、外旋。患者取仰卧位，下肢伸展位。治疗师一手固定患侧膝关节上方，另一手固定患侧踝关节上方，完成下肢轴位的旋转，足尖向内侧为髋关节内旋，足尖向外侧为髋关节外旋（图 2-3-4）。

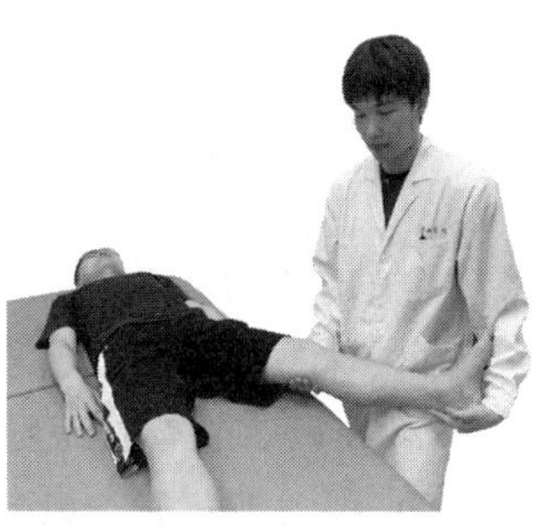

图 2-3-3　髋关节外展

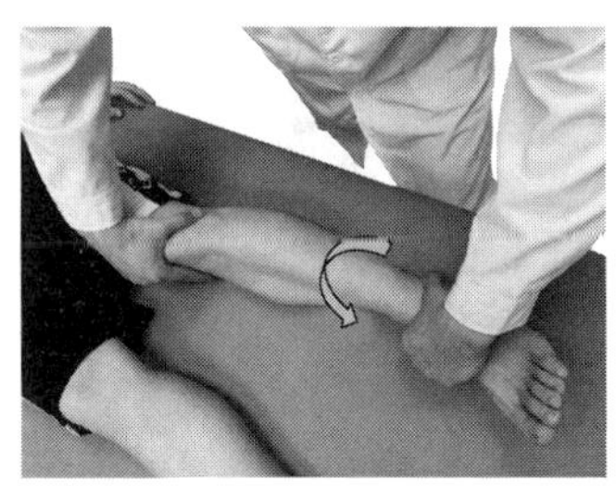

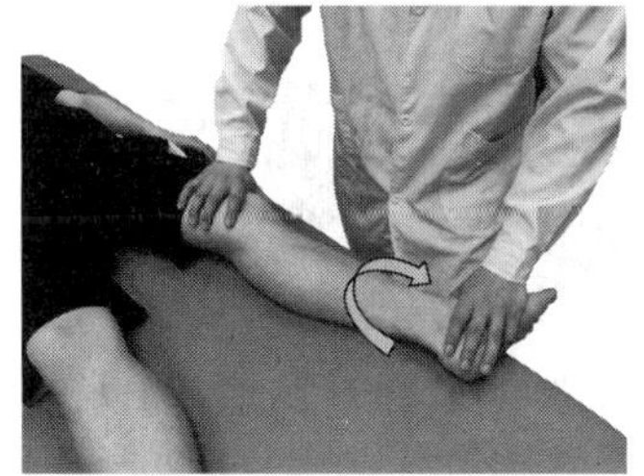

图 2-3-4　髋关节内旋、外旋

2. 主动助力活动技术

患者取仰卧位，髋关节屈曲 90°，膝关节屈曲 90°，在足跟下方垫一瑜伽球，来回推动瑜伽球活动膝关节和髋关节。向侧方推动髋关节，训练髋关节外展的活动度（图 2-3-5）。

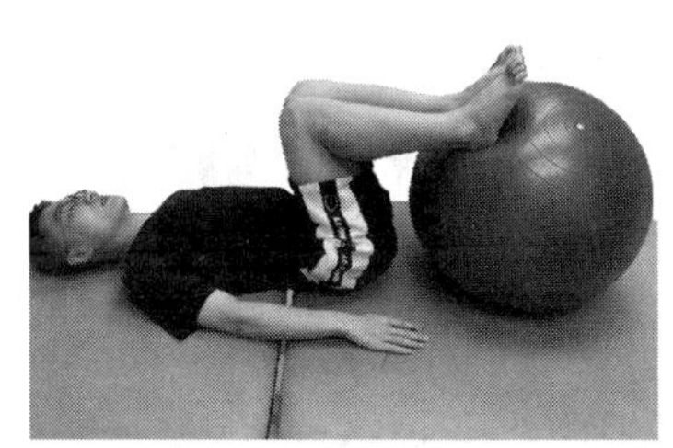

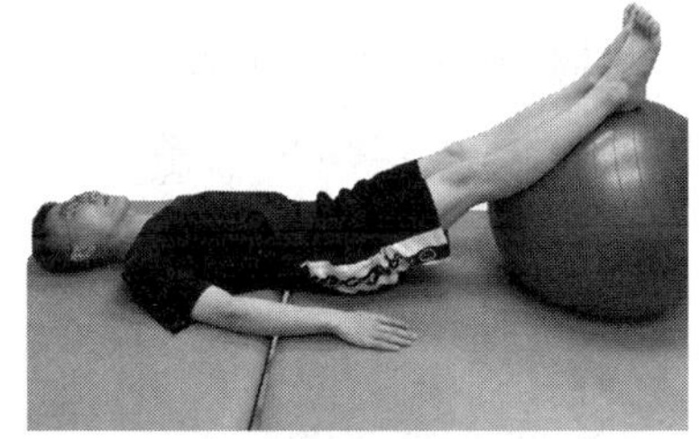

图 2-3-5　髋关节主动助力收缩

3. 主动活动技术

基本动作为髋关节的前屈—后伸，外展—内收，内旋—外旋。练习时，动作要平稳，并且每个关节必须进行全方位的关节活动。如躺着直腿抬高后放下；或是屈膝坐着，大腿向上提起；也可站着，将大腿向前后、左右（内外）摆动。

二、膝关节活动技术

1. 被动活动技术

同髋关节屈曲（图 2-3-1）。

2. 主动助力活动技术

同髋关节主动助力活动技术（图 2-3-5）。

3. 主动活动技术

患者取坐位或卧位，主动进行膝关节伸展训练。

三、踝及足部关节活动技术

1. 被动活动技术

（1）踝关节背屈。患者仰卧位，下肢伸展。治疗师一手固定患侧踝关节上方，另一手握患侧足跟，在牵拉跟腱的同时，利用治疗师的前臂屈侧推压足底（图 2-3-6）。

（2）踝关节跖屈。患者仰卧位，下肢伸展。治疗师固定患侧踝关节上方的手移到足背，在下压足背的同时，另一手将足跟上提（图 2-3-7）。

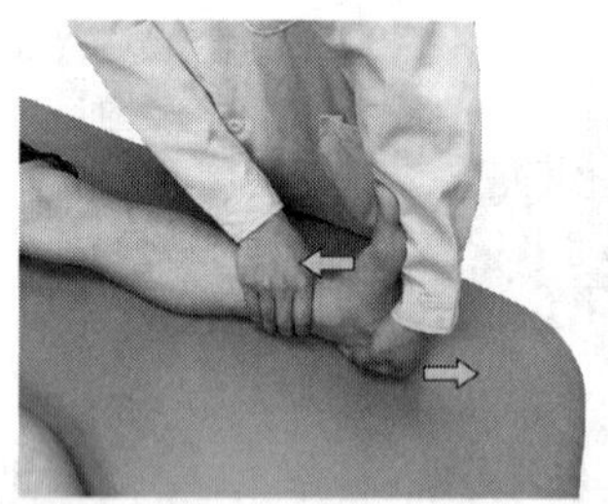

图 2-3-6　踝关节背屈

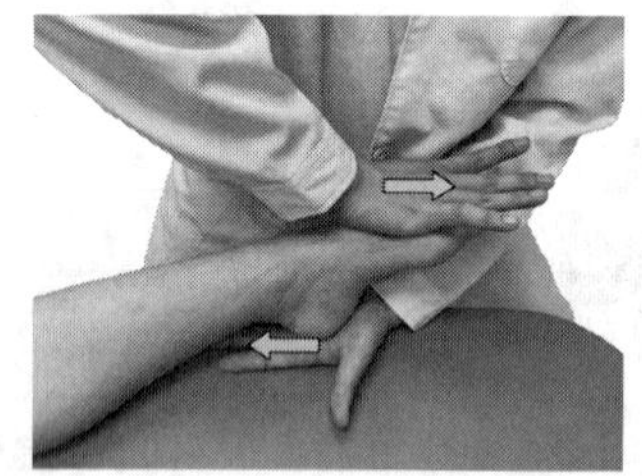

图 2-3-7　踝关节跖屈

（3）踝关节内翻、外翻。患者仰卧位，下肢伸展。治疗师一手固定患侧踝关节，另一手进行内翻、外翻运动。如果有助手，也可以让助手固定踝关节，治疗师手握足前部和足跟使全足同时完成内翻、外翻运动。

（4）跗横关节旋转。患者仰卧位，下肢伸展。治疗师用一手固定患侧距骨和跟骨，另一手握住足舟骨和骰骨，轻柔地进行旋转运动（图 2-3-8）。

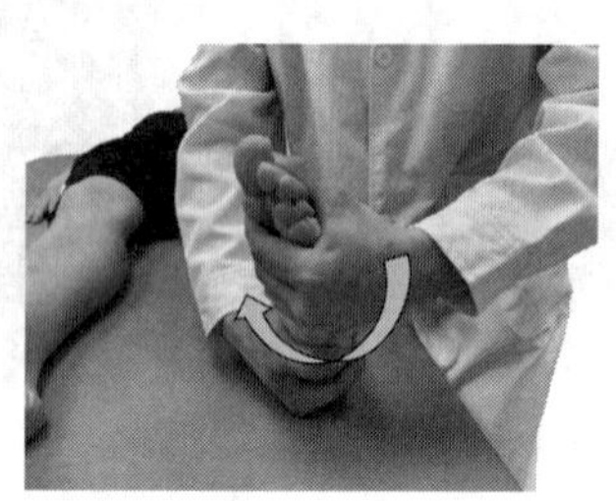

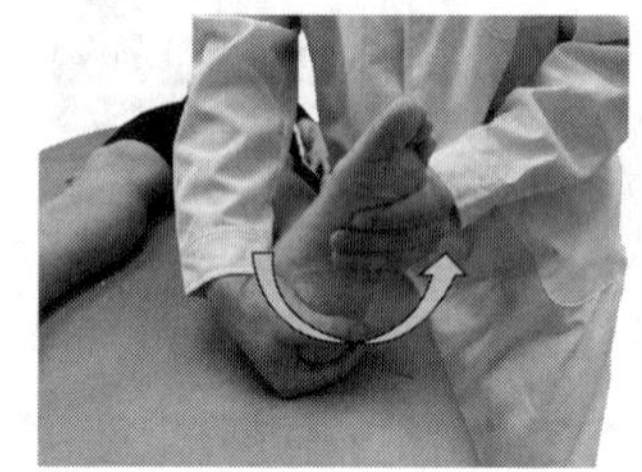

图 2-3-8　跗横关节旋转

（5）趾间关节和跖趾关节的屈伸和外展、内收。患者仰卧位，下肢伸展。治疗师用手固定拟活动的近端关节，再活动远端关节，进行屈伸和外展运动。其运动原则和方法与活动掌指关节相同。

2. 主动助力活动技术

滑板训练。患者坐于床边，将滑板垂直于床边放置，患侧足放于滑板上，用膝关节的屈曲和伸展带动踝关节的背屈和跖屈。同理，患者坐于床边，将滑板平行于床放置，患侧足放于滑板上，内、外旋髋关节带动踝关节的内、外翻。

3. 主动活动技术

患者取坐位或卧位，主动进行踝关节各方向活动训练。

第四节　脊柱活动技术

（一）颈部活动技术

1. 被动活动技术

患者仰卧位，下肢伸展。治疗师双手固定患者头部两侧，依次做颈的基本动作：前屈—后伸、侧屈、左右旋转以及环转动作。

2. 主动活动技术

患者坐位，分别做颈的基本动作：前屈—后伸、侧屈、左右旋转活动。

（二）腰部活动技术

1. 被动活动技术

患者侧卧位，上面的膝屈曲，下面的膝屈曲，治疗师一手固定患者躯干，另一只手放在膝关节处，使髋和骨盆向相反的方向旋转并停留数秒，以达到充分牵拉躯干的作用（图 2-4-1）。

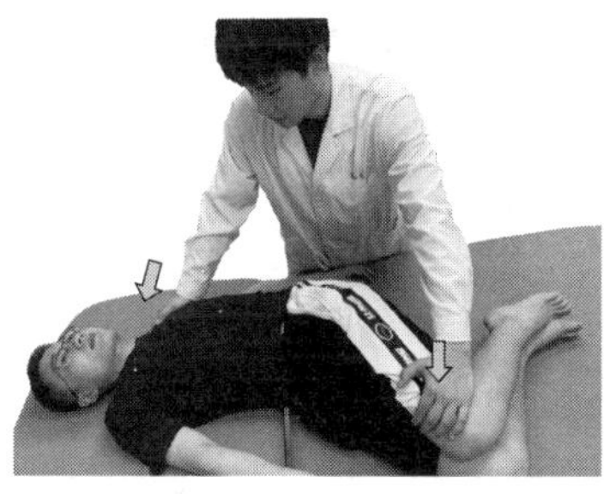

图 2-4-1　被动腰部活动

2. 主动活动技术

（1）患者站立位，分别做腰区的前屈—后伸、侧屈、左右旋转活动；或者患者仰卧位，屈髋屈膝，左右摆动下肢。

（2）主动腰部旋转。患者仰卧位，腰部紧贴床面，屈髋屈膝，主动摆动下肢来增加腰部旋转（图 2-4-2）。

（3）主动腰部屈曲。患者仰卧位，屈髋屈膝，双手十字紧扣握住双膝，向躯体方向用力（图 2-4-3）。

（4）主动腰部伸展。患者俯卧位，下肢保持不动，双上肢撑直的同时主动抬起上半身（图 2-4-4）。

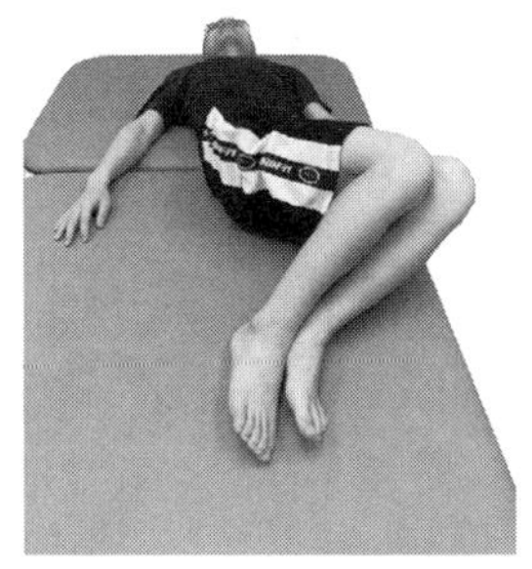

图 2-4-2　主动腰部旋转

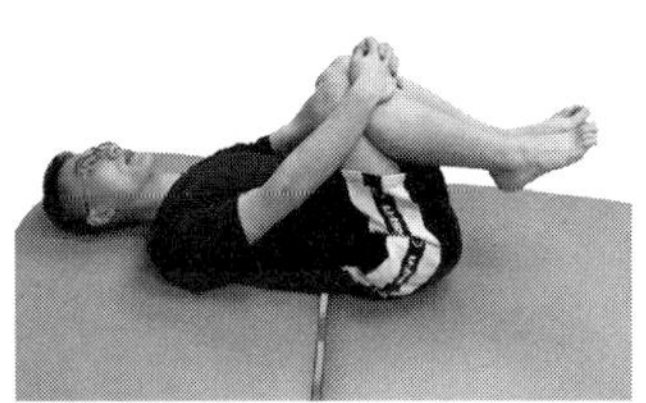

图 2-4-3　主动腰部屈曲

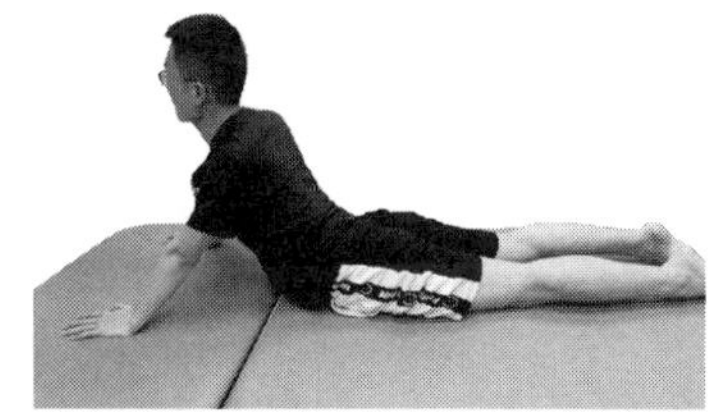

图 2-4-4　主动腰部伸展

思考题

1. 简述关节活动技术的禁忌证和适应证。
2. 简述改善关节活动度的方法。
3. 简述肩关节的被动活动技术。

实践训练

女性患者，50 岁，右侧手臂不能上举伴肩部疼痛一月余来我院门诊就诊，摄 X 射线无异常。门诊拟“冻结肩”收入康复科进行治疗。经治疗师活动度评估如下：主动肩外展 45°、被动外展至 60°后因疼痛而活动受限，且患者肩关节其余肌肉也十分紧张。其余运动方向均不受限。

现请你以治疗师的身份思考：

1. 若固定肩胛骨，则估计被动外展可到达几度？为什么？
2. 请你为患者制订改善肩关节活动的康复治疗技术方案。

第三章 体位转移技术

本章导言

正常人每天在日常生活和工作中要完成多次各种体位转移活动，并且在潜意识状况下可轻而易举地完成这些活动。但对于瘫痪者而言，他们不能顺利完成甚至完全不能完成这些活动。为了帮助瘫痪者早日自理、回归家庭、回归社会，转移训练是不可缺少的。所以，体位转移技术是在康复医学中运用广泛并且关键的技术之一，如翻身、床上转移、床一椅转移、坐一站转移等。针对不同类型的瘫痪者转移的方法也有所不同，本章着重介绍偏瘫和脊髓损伤患者的体位转移技术。

学习目标

1. 了解体位转移技术的基本概念。
2. 掌握体位转移技术实施步骤和操作方法。
3. 培养学生体位转移技术理论学习，理解体位转移技术在临床中的价值。

第一节　概述

一、定义

体位转移（transfer）技术是辅助和教育功能障碍者进行姿势转换和位置移动的技术，包括辅助转移和独立转移，常于脑卒中、脊髓损伤、脑瘫等神经系统疾病患者治疗转移功能障碍。为了帮助患者早日恢复生活自理能力、回归家庭和社会，体位转移训练是康复治疗的重要环节。本章着重介绍偏瘫和脊髓损伤患者的体位转移技术。

二、体位转移的基本概念

床上转移：为了解决患者长时间卧床保持同一体位引起的不适和并发症，需要训练床上翻身，从仰卧位到侧卧位，还有床上横向平移。

卧—坐转移：患者从卧位到坐位的体位变化，有能力者可主动完成，力量薄弱者可由治疗师辅助。

坐—站转移：从坐位转移到站立位，从站立位转移到坐位，训练初期可在治疗师辅助下完成。

床—轮椅转移：由床上移动到轮椅或由轮椅移动到床。

三、体位转移的基本运动

体位转移的基本运动包括床上转移、卧—坐转移、坐—站转移、床—轮椅转移、轮椅—浴缸转移、轮椅—地面转移、轮椅坐位—平行杆内站立转移。本章主要介绍床上转移、卧—坐转移、坐—站转移、床—轮椅转移和轮椅—治疗垫转移。

第二节　床上转移技术

1. 仰卧位转向侧卧位

（1）偏瘫患者。从仰卧位转向侧卧位，需关注的运动基本成分包括：颈部旋转和屈曲；髋关节和膝关节屈曲；肩关节屈曲和肩带前伸；躯干旋转。对于仰卧位到健侧卧位训练的患者，先将健侧腿插在患侧腿下方，托起患侧腿（图 3-2-1①），再用健侧手握住患手，先上举到患侧，然后快速摆动向健侧，利用惯性将躯体翻向侧方，同时用健侧腿托在患腿下方，帮助患侧腿完成转移（图 3-2-1②）。而对于仰卧位到患侧卧位的患者，较转向健侧更容易。患者健侧髋、膝屈曲，双上肢 Bobath 握手伸肘，肩前屈约 90°（图 3-2-1③），健侧上肢带动患侧上肢先摆向健侧，健侧下肢屈膝，足底踩于床面，借力向患侧翻身，同时向患侧用力转动躯干、摆膝、转头，完成肩胛带、骨盆带的共同摆动，借摆动的惯性翻向患侧，可要求治疗师立于患者的患侧，以解除患者害怕摔下的顾虑。由于向患侧翻身可避免诱发患侧的痉挛和联合反应，故应反复练习并嘱咐患者和家属在日常生活活动中练习。但要避免患侧肩受损。

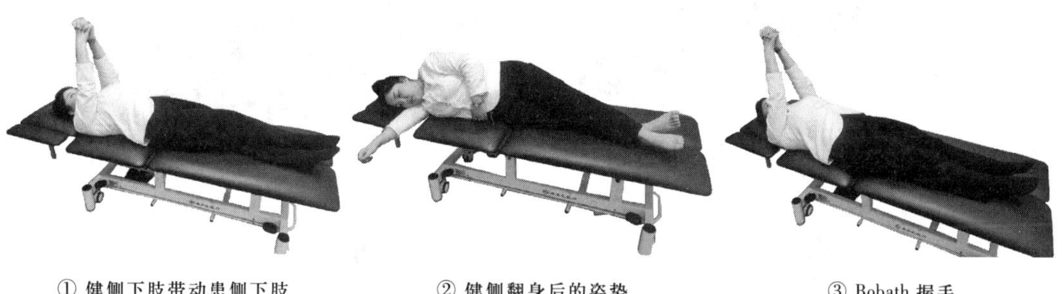

① 健侧下肢带动患侧下肢　　② 健侧翻身后的姿势　　③ Bobath 握手

图 3-2-1　仰卧位转向侧卧位

仰卧位转向侧卧位1

仰卧位转向侧卧位2

（2）脊髓损伤。对于颈段以下的脊髓损伤不能坐起的患者，可以将两手交叉上举（图 3-2-2），先举向转移的相反方向，然后快速向转移的方向摆动，使躯干先产生侧向翻转。

2. 侧向转移

（1）偏瘫患者。先用健侧腿插在患侧腿下方，健侧手将患手固定在胸前，利用健侧下肢托起患腿移向健侧，利用健足和肩支起臀部，同时将臀部移向同侧；臀部侧方移动完毕后，再将肩、头向同方向移动，反复练习使患者自如地在床上进行左右方向移动。

图 3-2-2　脊髓损伤患者翻身上肢体位

（2）脊髓损伤患者。先坐起，然后用手将下肢移向一侧，再用手撑床面，将臀部移动到该侧。

第三节　卧—坐转移技术

1. 从卧位到坐位的转移

（1）偏瘫患者。按照床上转移技术要点将床上体位调整到侧卧位。当患者处于健侧卧位时，患者向上侧屈颈，治疗师将一只手托住其患侧肩斜向上用力，另一只手向下推其患侧骨盆，完成坐起。运动基本成分包括：颈侧屈，患者侧卧位，治疗师帮助其从枕头上抬起头，逐渐过渡到不需要帮助，患者自我完成；先转成健侧卧位，健侧腿托起患侧腿，用健侧下肢带动患侧下肢至床边，患者用健侧前臂支撑自己的体重，头、颈和躯干向上方侧屈，当健侧腿将患侧腿移到床缘下时，改用健侧手支撑，使躯干直立，完成床边坐起动作，最后调正坐姿至舒适体位。在此过程中，应关注患侧上肢的肩、肘、腕关节处于合适体位。当患者处于患侧卧位时，患者用健侧手将患臂置于胸前，提供支撑点。头、颈和躯干向上方侧屈。健侧腿跨过患侧腿，在健侧腿帮助下将双腿置于床缘下。用健侧上肢横过胸前置于床面上支撑，侧屈起身，患者坐直，调整好姿势（图 3-3-1）。

临床上一般采用从健侧卧位到坐位的转移，可保护患侧上肢避免受压，但对于脑卒中后痉挛状态的患者，常会引起患侧上肢的屈肌肌张力增高。

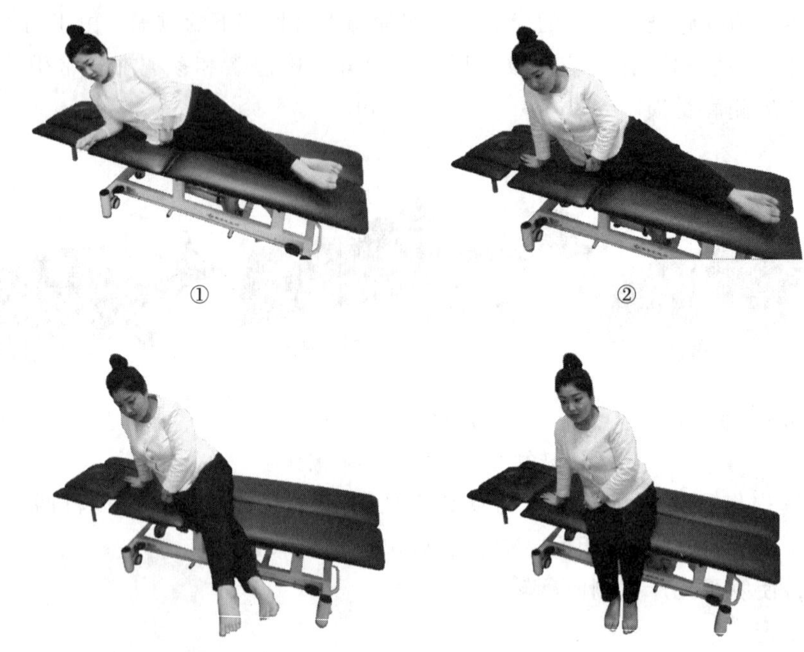

患者从健侧完成卧位到坐位的转移

图 3-3-1　患者从健侧完成卧位到坐位的转移

（2）脊髓损伤患者。先侧身，用一侧肘将上身撑离床面，然后转换成用双肘支撑床面，再逐渐过渡到双手支撑床面直至坐位（图 3-3-2）。

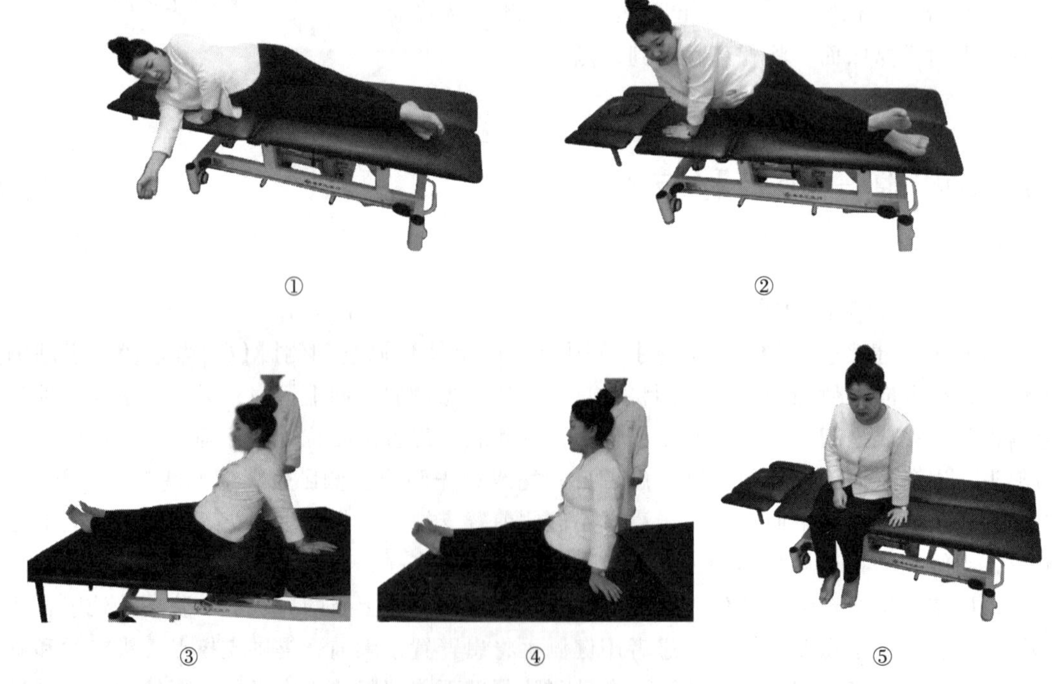

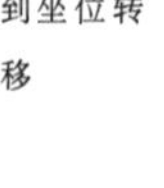

脊髓损伤患者卧位到坐位转移

图 3-3-2　脊髓损伤患者卧位到坐位转移

2. 从坐位到卧位的转移

（1）偏瘫患者。开始时，患者可在治疗师辅助下完成，将患侧手放在大腿上，患侧腿交叉置于健侧腿上。治疗师站在其患侧，一侧上肢托住患者的颈部和肩部；治疗师微屈双膝，将另一侧手置于患者的腿下，患者从患侧躺下时，帮助其双腿抬到床上；逐渐过渡到患者独立转移。

当患者独立从患侧躺下时，患者坐于床边，将患侧手放在大腿上，健侧手从前方横过身体，置于患侧髋部旁边的床面上。患者将健侧腿置于患侧腿下方，并将其上抬到床上。此过程中，注意保持躯干屈曲，以对抗向后倒的趋势，当双腿放在床上后，患者逐渐将患侧身体放低，最后躺在床上。当患者独立从健侧躺下时，将患侧手放在大腿上，健侧腿置于患腿后方；躯干向健侧倾斜，健侧肘支撑于床上，用健侧腿帮助患腿上抬到床上，当双腿放在床上后，患者逐渐将身体放低，最后躺在床上，并依靠健侧足和健侧肘支撑使臀部向后移动到床的中央。

（2）脊髓损伤患者。与卧位到坐位转移的过程相反。

第四节　坐—站转移技术

1. 坐—站转移

（1）偏瘫患者。患者坐于床边或椅子上，躯干尽量挺直，两脚平放地上，足尖与膝关节成一直线，患足稍偏后。开始训练时，可将座椅或床的高度增加，减少转移的难度，由治疗师辅助完成坐—站转移。患者做 Bobath 握手伸肘，治疗师站在患者偏瘫侧，面向患者，指引患者躯干充分前倾，髋关节尽量屈曲，引导患者重心向患侧腿移动。注意躯干前倾是屈髋的过程，保持抬头挺胸；治疗师引导患者将重心向前移到足前掌部，治疗师手或膝顶住在患者膝前区，防止膝关节屈曲，双手放在两侧骨盆处辅助转移。患者伸髋伸膝，抬臀离开床面后挺胸直立。起立后，患者双下肢应对称负重，治疗师可继续用手或膝顶住患侧膝以防患侧膝突然屈曲（图 3-4-1）。防止在站立瞬间健侧足后移造成健侧足单独负重情况，可嘱患者站起时患侧足稍后，这样利于负重及防止健侧代偿，以及起立后防止膝关节过伸和伴有踝关节跖屈内翻的髋关节后方摆动。

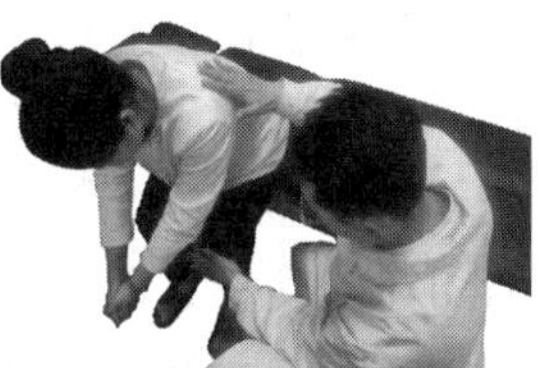

图 3-4-1　辅助下偏瘫患者坐—站转移

辅助下偏瘫患者坐—站转移

患者逐渐可过渡到主动地坐—站转移，患者 Bobath 握手，双臂前伸，躯干前倾，使重心前移，脚跟移动到膝关节重力线的后方，患侧下肢充分负重，然后将手臂突然上举，利用手臂上举的惯性和股四头肌收缩的力量，使臀部离开床面，双膝前移，双腿同时用力慢慢站起，站立位时双腿同等负重，完成动作的过程中，患者抬头挺胸（图 3-4-2）。

（2）脊髓损伤患者。练习使用矫形器坐起站立，先用双手支撑椅子站起，膝关节向后伸，锁定膝关节，保持站立稳定。用髋膝踝足或膝踝足矫形器者，锁定膝关节后，可以在平行杆内或扶持助行器时进行步行训练。实际上，对于脊髓损伤的患者，上肢力量训练是体位转移的重要基础，在辅助下或独立完成体位转移时，均需要足够的上肢力量。

偏瘫患者主动完成坐—站转移

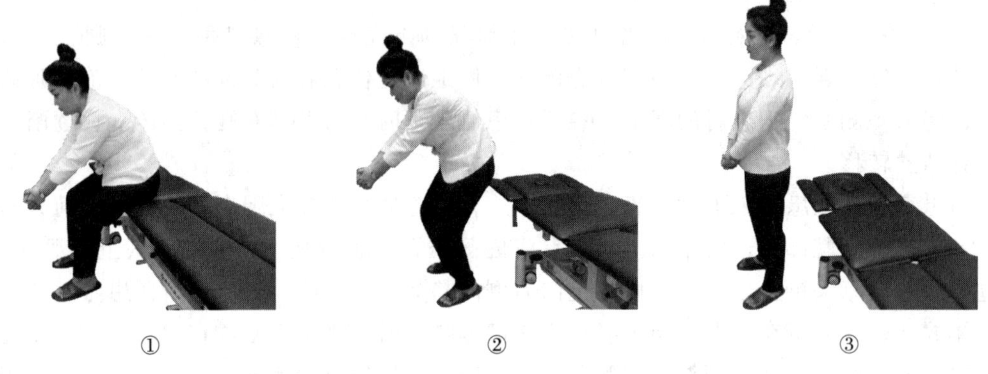

① ② ③

图 3-4-2 偏瘫患者主动完成坐—站转移

2. 站—坐转移

偏瘫患者。从站立位到坐位的转移方法与上述顺序相反。无论是站起还是坐下，患者必须学会向前倾斜躯干，保持脊柱伸直。患者必须学会两侧臀部和下肢平均承重。治疗师需控制患者患膝的运动轨迹，鼓励患者站—坐转移时股四头肌离心收缩，两腿充分负重。

第五节 床—椅转移技术

1. 偏瘫患者

辅助下由床到椅（轮椅）的转移方法。

方法一：将轮椅放在患者的健侧，与床成 45°。关闭轮椅手闸，移开近床侧脚踏板。治疗师面向患者站立，双膝微屈，腰背挺直，双足放在患足两边，用自己的膝部在前面抵住患膝，防止患膝倒向外侧。治疗师一手从患者腋下穿过置于患者患侧肩胛上，并将患侧前臂放在自己的肩上，抓住肩胛骨的内缘，另一上肢托住患者健侧上肢，使其躯干向前倾。然后将患者的重心前移至其脚上，直至患者的臀部离开床面。如果患者抬头，将有助于体重转移到腿上。治疗师引导患者转身坐于轮椅。由轮椅返回床，方法同前。应鼓励患者由患侧转移，因为这样可以增加患者对患侧的认识及使用。

方法二：治疗师站在患者瘫痪侧，面向患者，与其患侧同侧足指引运动方向，另一足与床成 45°。治疗师用同侧手穿拇握法握住患者患侧手，另一手托住患侧肘部。患者患侧足位于健侧足稍后方，健侧手支撑于轮椅远侧扶手，同时患手拉住治疗师的手站起，然后以双足为支点转动身体直至背靠轮椅，在站立过程中治疗师可通过与患者互握的手给予一定的体重支持，并帮助患者转动身体，治疗师确信患者双腿后侧贴近轮椅后，向前倾斜身体，并半蹲，帮助患者臀部向后、向下移动慢慢坐于轮椅中。

随着康复的进阶，患者逐渐由辅助过渡到主动床—椅（轮椅）转移，患者坐在床边，双足平放于地面上，将椅（轮椅）放在患者的健侧，与床成 45°。患者健侧手支撑于椅（轮椅）远侧扶手，患者向前倾斜躯干，健侧手用力支撑，抬起臀部，以双足为支点旋转身体直至背靠椅（轮椅），确定双腿后侧贴近椅（轮椅）后，正对椅（轮椅）坐下（图 3-5-1）。

由椅（轮椅）返回病床的转移与上述顺序相反。椅（轮椅）靠近床边，与床的长轴成 30°~45°，将臀部移动至椅（轮椅）坐垫前缘，健侧手支撑椅（轮椅）不靠近床边的扶手，患侧手支撑在床上，靠健侧上、下肢将身体重心抬高，使臀部移动到床上。

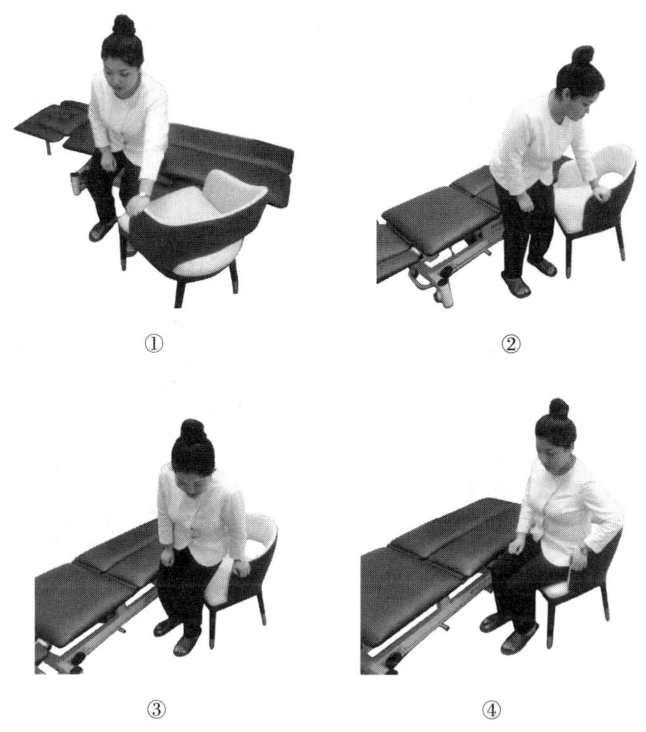

① ② ③ ④

图 3-5-1 偏瘫患者独立完成床—椅（轮椅）转移

偏瘫患者独立完成床—轮椅转移

2. 脊髓损伤患者

（1）枢轴转移。轮椅靠近床边，制动双轮，与床的长轴成 30°~45°，患者将双侧脚踏板竖起，双足着地，将臀部移动至轮椅坐垫前缘，一手支撑轮椅不靠近床边的扶手，另一手支撑在床上，将臀部摆动到床上。轮椅的侧板能够拆卸或向后翻转，对患者的转移有很大帮助。该方法适用于下胸段及腰段脊髓损伤患者。

（2）垂直转移。上床时，将椅（轮椅）正面推向床边，制动双轮，用手将瘫痪的下肢逐一移到床面上，再将椅（轮椅）向前进一步推进，充分靠近床沿，可缩短移动距离，然后用手撑椅（轮椅）扶手，逐步推动臀部和腿移动到床上，完成转移（图 3-5-2）。下床时，采用相反的方式，即将臀部移到床边，背对椅（轮椅），再用手撑床面逐渐移动向椅子。该方法适用于转移目标与椅（轮椅）座位高度接近时。

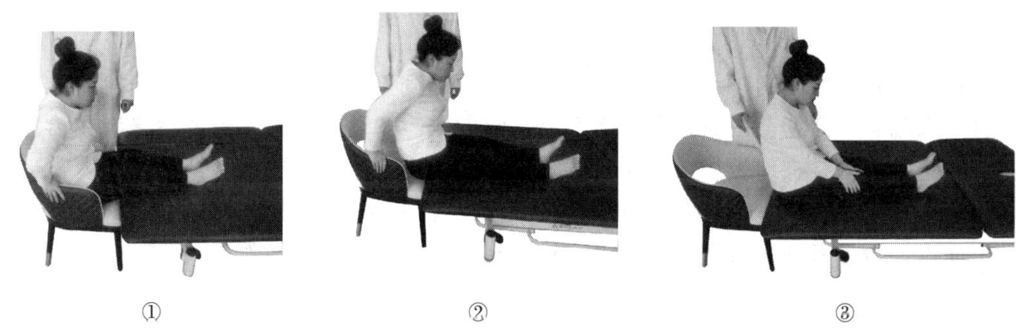

① ② ③

图 3-5-2 脊髓损伤患者椅（轮椅）—床转移

脊髓损伤患者轮椅—床转移

（3）水平转移。轮椅与床并列水平位置，制动双轮，患者用手托住臀部使之前移至接近坐垫前缘，躯干充分前屈，将一侧扶手拆卸，然后双上肢将双下肢提至床上且呈交叉状态，双上肢逐步将身体撑离坐垫至床面。该方法适用于高位脊髓损伤患者。

（4）辅助转移。指患者需要器械帮助或治疗师辅助，才能够完成转移动作。脊髓损伤患者下肢肌力不足，难以支撑躯体并挪动转移时，如果患者上肢屈肘肌力为 3～4 级，但手腕无力或力量不足，可以用手搂住治疗师的头颈或背部，身体前倾，治疗师头置于患者一侧腋下，两手托住患者臀部或肩胛骨，同时用双膝关节固定患者的双膝，使用屈膝至伸膝过程中股四头肌收缩的力量将患者臀部提离床面，然后在原地沿垂直轴转动，直至将患者臀部对准转移位置，再缓慢放置的辅助转移方法（图 3-5-3）。

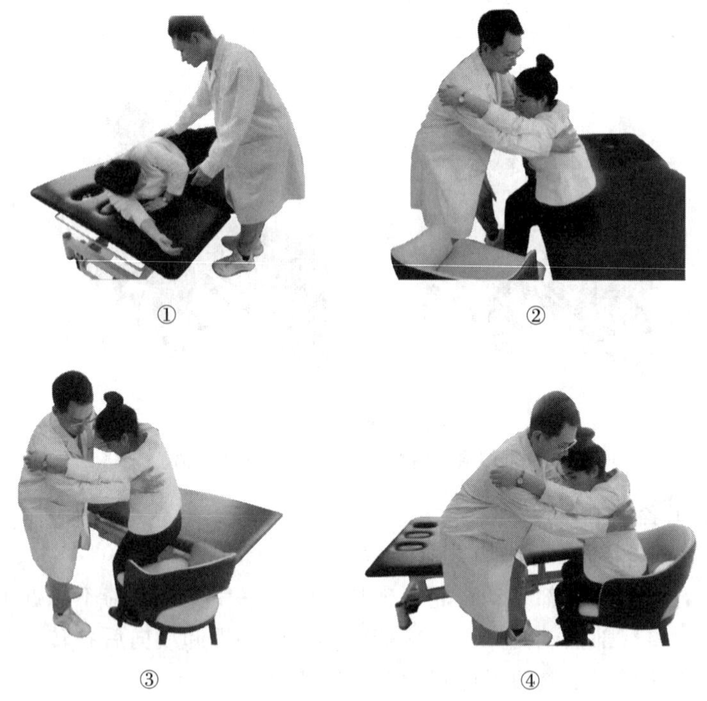

图 3-5-3　脊髓损伤患者床—椅（轮椅）转移

第六节　轮椅—治疗垫转移技术

轮椅与治疗垫之间的转移，可使患者从轮椅移动到治疗垫或从治疗垫移回轮椅。这个能力可扩大患者的活动范围，丰富患者康复治疗的内容和生活方式，如能使患者在治疗垫上进行稳定性训练，在地板上与孩子玩耍。这项技术也是一项重要的生活自理能力，当患者从轮椅上摔下时，他就能应用此项技术从地面、治疗大厅，甚至开放环境下回到轮椅上。下面以偏瘫患者和胸段脊髓损伤患者轮椅与治疗垫之间转移为例。

（一）偏瘫患者

（1）刹住轮椅手闸，卸下轮椅一侧扶手（患者健侧）。

（2）健侧下肢托住患侧下肢，将双足放到地板上，移开脚踏板，健侧上肢、躯干、臀部和下肢顺着轮椅坐垫向前挪动身体，将双侧臀部移至轮椅前缘。

偏瘫患者轮椅—治疗垫转移

（3）健侧上肢支撑于轮椅座位前方，健侧下肢支撑于地面，躯干可稍微向健侧旋转，躯干抬起且臀部向前滑动越过轮椅的前沿。

（4）逐渐放低重心坐到置于地板上的治疗垫上，转移过程中，肘关节和膝关节不断屈曲，治疗师适当辅助患者转移，并帮助患者维持平衡。

（二）脊髓损伤患者

（1）刹住轮椅手闸，卸下轮椅扶手。

脊髓损伤患者轮椅—治疗垫转移

（2）用手将双足放到地板上，移开脚踏板，双手支撑轮椅两侧扶手将臀部抬起，前移至轮椅前缘。

（3）双手支撑十轮椅座位前方以上抬躯干，并将臀部向前滑动越过轮椅的前沿。

（4）逐渐放低重心坐到置于地板上的坐垫上，转移过程中，治疗师适当辅助患者转移，并帮助患者维持平衡。

当患者从治疗垫转移到轮椅时，先刹住手闸保持轮椅的稳定，再按照以上相反的顺序转移，患者力量不足时，治疗师给予适当帮助。

思考题

循证实践

1. 简述偏瘫患者床—椅转移技术。
2. 简述偏瘫患者坐—站转移技术。
3. 简述脊髓损伤患者仰卧转向侧卧转移技术。
4. 简述偏瘫患者仰卧转向侧卧转移技术。

实践训练

两人一组，进行所有体位转移的实践操作练习。

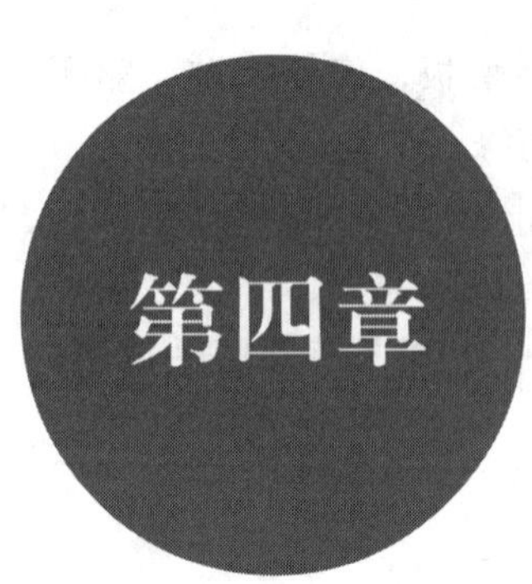

第四章 肌肉牵伸技术

本章导言

肌肉牵伸技术是运用外力（人工或机械/电动设备）牵伸短缩或挛缩组织并使其延长，做轻微超过组织阻力和关节活动范围内的运动。肌肉牵伸技术是临床与康复治疗最基本的技术之一，操作简便、易学、安全有效，它主要作用是重新获得关节周围软组织的伸展性，降低肌张力，改善或恢复关节的活动范围。目前该技术广泛应用于临床与康复治疗各种软组织痉挛或短缩导致的关节功能障碍。本章主要介绍肌肉牵伸技术的基本操作方法和临床应用；以图文并茂的形式介绍上肢、下肢和脊柱三个部分的肌肉牵伸技术。本章将帮助学生能够在短时间内掌握肌肉牵伸技术重点内容，能够正确、安全、有效地对上肢、下肢和脊柱部分进行肌肉牵伸技术的操作与应用。

学习目标

1. 掌握各部位肌肉牵伸技术的方法并能熟练操作。
2. 熟悉并理解肌肉牵伸技术的临床应用。
3. 了解肌肉牵伸技术的定义及分类。

第一节 概述

一、基本概念

肌肉牵伸技术（muscle stretching）是运用外力（人工或机械/电动设备）牵伸、短缩或挛缩组织并使其延长，做轻微超过组织阻力和关节活动范围内的运动。利用该技术能明显改善组织的短缩或挛缩状态。肌肉牵伸技术是临床与康复治疗中最基本的技术之一，操作简便、易学、安全有效，它主要作用是重新获得关节周围软组织的伸展性、降低肌张力，改善或恢复关节的活动范围。

二、肌肉牵伸技术的程序

（一）康复评估

牵伸前先评估患者，了解关节活动受限的原因是软组织引起的，还是关节本身所致。根据原因选择适当的治疗方法，如果是由于软组织引起关节受限，可用肌肉牵伸技术；如果是关节本身的原因，可用关节松动技术，或二者兼用。在大多数情况下，可先用关节松动术，使关节内的相互关系恢复正常，再用肌肉牵伸技术。此外，还须评估活动受限肌肉的力量，了解牵伸这些结构的可能性及实用价值。

软组织牵伸的基础——骨骼肌收缩

（二）选择牵伸方法

开始牵伸之前，应选择最有效或最佳的牵伸方法。

软组织挛缩及其类型

（三）向患者解释牵伸目的和步骤

操作之前需充分与患者进行沟通，并向患者解释牵伸的目的和步骤，以取得配合。患者被牵伸部位处于抑制反射，易于牵伸的肢体位。如有可能，应除去绷带、夹板或较多的衣服。牵伸局部可先用热疗增加组织的伸展性以降低发生损伤的可能性。

（四）牵伸技术参数设置及注意事项

（1）患者体位。患者尽量保持在舒适和放松的体位，一般选择卧位、坐位和站立位（根据不同牵伸方法选择），尽可能暴露治疗部位，以便于牵伸的操作。

（2）治疗师位置。治疗时，治疗师应面向患者站在牵伸侧，一侧手固定在被牵伸肌肉的一段，另一侧手置于另一端。治疗师需根据牵伸部位需要及时调整。一般来说，凡是靠近患者身体的手称为内侧手，远离患者身体的手称为外侧手；靠近患者头部一侧的手为上方手，靠近患者足部一侧的手称为下方手。

（3）牵伸方向。牵伸方向应与肌肉紧张或挛缩的方向相反。先固定肢体近端，再活动肢体远端，缓慢活动肢体受限的肌肉起止点，并在可控制的关节活动范围内活动，以此增加肌肉长度和关节活动范围。

（4）牵伸强度。牵伸强度必须达到足够拉紧局部软组织，但不能产生疼痛加重或损伤的强度。在牵伸过程中，治疗师先以主动、小强度力量牵伸肌肉，以患者能耐受为原则，患者感到轻微疼痛是正常的，若患者感到疼痛明显或剧痛难忍，应视为力量过大，及时调整牵伸力度，避免造成医源性损伤。临床实践发现，低强度长时间的持续牵伸效果优于高强度短时间的牵伸效果。

（5）牵伸时间。被动牵伸持续时间为每次 10~15 s，重复 10~20 次，反复使牵伸肌肉在长度上延伸，保持局部紧张牵伸感。每次牵伸之间要休息 30 s 左右，可以配合局部按摩手法，放松紧张的肌肉及软组织。机械性牵伸每次 15~20 min。

（6）牵伸疗程。每天可进行 1~2 次，10 次为一个疗程，一般进行 3~5 个疗程。如果规范治疗一个疗程后无明显疗效，应该重新进行评估，调整参数或改用其他治疗方法。

（7）治疗反应。一般牵伸治疗后，患者感到牵伸部位关节周围软组织放松，关节活动度增加。肌肉牵伸中或牵伸后可能会引起局部肌肉疼痛或酸胀感，一般不会超过 24 h，如果第二天牵伸部位出现肿胀、疼痛加重，说明牵伸过度，需要调整牵伸强度或者休息。在康复过程中根据治疗反应及时对患者进行评估，根据具体情况和个体差异制订合理的参数。

三、肌肉牵伸技术的分类

肌肉牵伸技术主要有 4 大类型：静态牵伸、本体感神经肌肉易化法（PNF）、摆动牵伸和动态牵伸。

（一）静态牵伸

静态牵伸时，慢慢地将身体的某一部位移至某一位置并保持一定时间，从而牵伸某一肌肉或某一肌肉群。由于开始静态牵伸时，肌肉处于放松状态，牵伸速度较慢，因此静态牵伸不会激活牵张反射。静态牵伸时，需要将牵伸的肌肉慢慢地拉长（控制牵张反射的激发），并保持在一个舒服的范围 15~30 s。当牵伸保持在某一位置一段时间后，肌肉被牵伸的感觉减小，牵伸者可轻柔地将肢体向更大的牵伸位置并保持住。静态牵伸可以是主动的，也可以是被动的。

（二）本体感神经肌肉易化法（PNF）

PNF 是指通过改变肢体关节活动范围，从而使收缩的肌肉得到牵伸的一种方法。这种牵伸方法将肌肉收缩与肌肉牵伸相结合，可以使紧张的肌肉得到放松，它强调多关节、多肌群参与的整体运动而不是单一肌肉的活动，增强了关节的运动性、稳定性、控制能力以及完成复合动作的能力，同时是一种利用运动觉、姿势觉等刺激增强有关神经肌肉反应和促进相应肌肉收缩的锻炼方法；其特征是肢体和躯干的对角线和螺旋形主动、被动、抗阻力运动，并主张通过手的接触、语言口令、视觉引导来影响运动模式。它的治疗原则是按照正常的运动发展顺序，运用适当的感觉信息刺激本体感受器，使某些特定的运动模式中的肌群发生收缩，促进功能性运动产生。

（三）摆动牵伸

摆动牵伸是指利用肌肉收缩迫使肌肉不停地摆动伸展。虽然说每一次摆动都可以牵伸肌肉，但是摆动也会激活牵张（或膝腱）反射。由于牵张反射在牵伸完成后会刺激肌肉群再收缩，因此，通常不鼓励使用摆动牵伸。

（四）动态牵伸

动态牵伸是指缓慢、有控制地活动肢体来增加整个关节活动范围，这种方法也称为“动态关节活动度”。动态牵伸与摆动牵伸类似，都是利用肢体的快速运动以达到牵伸的效果，但不同的是动态牵伸中不使用晃动或摆动。另外，动态牵伸只利用具体参与某项运动的肌肉来实现。更确切地说，动态牵伸类似于体育运动的准备活动，目的是牵伸在运动中涉及的肌肉。动态牵伸能够主动达到全范围关节活动度的能力。随着动态活动的重复，动作的速度也增加。动态柔韧性不同于弹性牵伸是因为没有跳跃或快速动作，仅仅是舒适有控制地活动肢体。

四、肌肉牵伸技术的方法

（一）被动牵伸

1. 手法牵伸

手法牵伸是最常用的牵伸技术，治疗师对发生紧张和挛缩的组织或活动受限的关节，通过手力牵拉，并通过控制牵拉方向、速度和持续时间，来增加挛缩组织的强度和关节活动范围。手法被动牵伸是最常用的一种牵伸技术。与关节的被动活动不同，软组织的被动牵伸是使活动受限的关节活动范围增大，而关节被动活动是在关节活动未受限、可利用的范围内进行活动，目的是维持关节现有的活动范围，但无明显增加关节活动范围的作用。

2. 机械牵伸

机械牵伸指借助机械装置，增加小强度的外部力量，较长时间作用于缩短组织的一种牵伸方法。其牵伸力量通过重量牵引、滑轮系统或系列夹板而发生作用。牵伸时间为20~30 min，甚至数小时，才能产生治疗效果。

（二）主动牵伸

主动牵伸又称自我牵伸，是自己完成的一种肌肉伸展性训练，牵伸力量为自重，牵伸强度和持续时间与被动牵伸相同。指导患者应处于稳定而舒适的状态进行主动牵伸，教会患者自己调整牵伸参数，这是巩固疗效的重要方法。

（三）主动抑制

1. 收缩—放松技术

（1）操作步骤。

① 牵伸的肌肉处于舒适的拉长位置。

② 紧张的肌肉先进行等长抗阻收缩 5~10 s，使肌肉感觉疲劳。

③ 患者主动放松肌肉。

④ 治疗师被动活动患者肢体，通过增加活动范围，以牵伸患者肌肉。

⑤ 休息几秒后重复上述过程。

（2）注意事项。

① 在无痛状态下完成紧张肌肉的等长抗阻收缩。

② 牵拉前，紧张肌肉并非一定要进行最大强度的等长抗阻收缩，亚极量、较长时间的等长抗阻收缩可以有效抑制紧张肌肉，也便于治疗师控制。

2. 收缩—放松—收缩

（1）操作步骤。

① 牵伸的肌处于舒适的拉长位置。

② 紧张或挛缩的肌肉先进行等长抗阻收缩 5~10 s，使肌肉感觉疲劳。

③ 患者主动放松肌肉。

④ 紧张肌肉的拮抗肌做向心性的收缩，使肢体增加关节活动范围。

（2）注意事项

同收缩—放松技术。

3. 拮抗肌收缩

（1）操作步骤。

① 先把紧张的肌肉被动拉长到一个舒适的位置。

② 紧张肌肉的拮抗肌做等张收缩。

③ 对收缩肌肉施加轻微阻力，但允许关节运动。当关节运动时，由于交互抑制的结果，紧张的肌肉可以放松。

（2）注意事项。

① 避免加太大的阻力，因为其可以引起紧张肌肉的张力扩散，限制关节运动或引起疼痛。

② 当肌肉痉挛限制了关节运动时，也可以用此技术。如果患者不能在“放松—收缩”技术中完成紧张肌肉无疼痛范围内的强力收缩，用主动抑制技术很有帮助。

4. 附属牵伸方法

（1）热疗。蜡疗、热敷、超声波等热疗能加速局部恢复，加热后肌肉更容易放松和被牵引，以增加组织的伸展性和降低发生损伤的可能性，配合牵伸技术可以获得更好的疗效。

（2）冷疗。在牵伸后给予冷敷，可减少软组织牵伸后的肿痛，以促进关节活动范围的改善。

（3）按摩。采用轻手法按摩，可增加局部组织的血液循环，降低肌肉的紧张度，缓解局部疼痛感，配合牵伸技术可提高治疗效果。

（4）关节松动术。牵伸前，可配合关节松动术的手法，缓解关节疼痛和关节周围组织的痉挛，从而改善疼痛，提高疗效。

（5）支具或动力夹板。牵伸治疗后，往往被牵伸的关节容易出现反弹，在牵伸后应用支具或动力夹板，使肌肉保持在最大有效长度，达到持续牵伸的目的。牵伸技术配合支具的使用能增加关节活动度，稳定关节，保护关节。

五、肌肉牵伸技术的临床应用

（一）肌肉牵伸技术的治疗作用

（1）增加或恢复关节的活动范围。
（2）防止结缔组织发生不可逆性挛缩。
（3）调节肌张力。
（4）预防软组织发生损伤。
（5）提高肌肉的兴奋性。

（二）肌肉牵伸技术的适应证和禁忌证

1. 适应证

（1）适用于四肢与脊柱的短缩和挛缩组织，如肩关节周围炎、各种原因导致的关节炎（类风湿性关节炎、强直性脊柱炎）。

（2）预防由于固定、制动、失用造成的肌力减弱和软组织短缩等结构畸形的发生，如骨折制动或固定后引起周围神经炎或周围神经损伤所致的失用性肌无力造成的挛缩等。

（3）缓解软组织挛缩、粘连或瘢痕形成，如烧伤、严重挫伤等原因导致的软组织粘连和瘢痕，尤其位于关节周围的损伤。

（4）中枢神经病变或受伤的患者，如由于脑血管意外、小儿脑瘫、脊髓损伤、颅脑损伤等诱发的肌张力异常增高而导致的肌肉痉挛或挛缩。

（5）体育运动锻炼前、后牵伸，预防骨骼、肌肉、韧带损伤，减轻运动后肌肉酸痛，缓解肌肉疲劳。

2. 禁忌证

（1）关节内或关节周围组织有炎症，如结核、感染，特别是在急性期。
（2）新近发生的骨折。
（3）新近发生的肌肉、韧带损伤，组织内有血肿或有其他创伤体征存在。
（4）神经损伤或神经吻合术后 1 个月内。
（5）关节活动或肌肉被拉长时有剧痛。
（6）严重的骨质疏松。

（7）当挛缩或缩短的组织具有下列作用时牵伸应慎重：为了维持关节的稳定性或为了使肌肉保持一定的力量，增加功能活动的基础，特别是截瘫或肌肉严重无力的患者。

（三）注意事项

（1）牵伸前必须先进行康复评估。通过评估需要牵伸的肌肉和关节，了解牵伸部位的情况，再制订出个性化的牵伸参数与方法。

（2）避免过度牵伸。过度牵伸是指牵伸力量过大，使关节活动超过了正常的活动范围而引起局部疼痛加重、出现肿胀或者再次损伤。牵伸后的肌肉酸胀，属于正常反应，但如果肌肉酸胀持续 24 h，甚至出现关节疼痛加重或者肿胀，说明牵伸力量过大。

（3）避免牵伸水肿组织。水肿组织比正常组织更容易损伤，牵伸后水肿扩散，可增加疼痛和肿胀。

（4）避免过度牵伸肌力较弱的肌肉。对肌力较弱的肌肉，应与肌力训练结合起来进行练习，使患者在伸展性和力量之间保持平衡。

（5）避免挤压关节。对牵伸关节可先稍加分离牵引力，牵引力量适度、缓慢、柔和、持久，一般不进行跳跃性牵伸，避免因弹动关节而诱发牵张反射，导致反射性收缩。

（6）避免过度牵伸已长时间制动或不活动的结缔组织。因长时间制动后，结缔组织失去了正常的张力。特别是大强度、短时间的牵伸比小强度、长时间的牵伸更容易引起损伤。

（7）患者必须积极配合治疗。患者若不积极配合牵伸，会减轻或降低牵伸的治疗效果，甚至加重局部疼痛。只有与患者积极沟通，根据患者的疼痛反应以及活动度改善情况不断做出牵伸参数调整，才能达到满意治疗效果。

第二节　上肢肌肉的牵伸技术

一、三角肌前束

起点：锁骨外侧 1/3；止点：肱骨三角肌粗隆；功能：使肩关节前屈、内旋。

（一）主动牵伸

起始姿势：双下肢屈髋屈膝位坐于垫子上；双手置于身后，掌心朝下，拇指朝外；将背部挺直，重心向后，双上肢伸直支撑身体（图 4-2-1）。

牵伸方法：将双上肢尽量后伸。

注意事项：避免肘关节过伸。

（二）被动牵伸

三角肌前束的主动牵伸

起始姿势：被牵伸者直立坐位；头部向前微倾，双上肢后伸；治疗师位于被牵伸者身后，双手握住其肘关节（图 4-2-2）。

牵伸方法：将被牵伸者双上肢斜向后上方牵拉。

注意事项：牵伸过程被牵伸者保持身体直立。

三角肌前束的被动牵伸

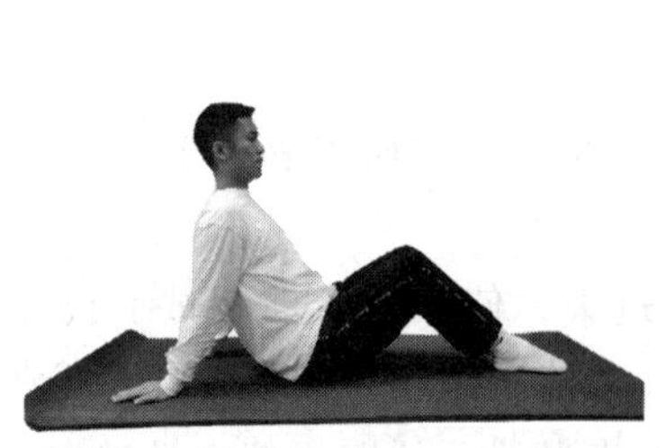

图 4-2-1　三角肌前束的主动牵伸

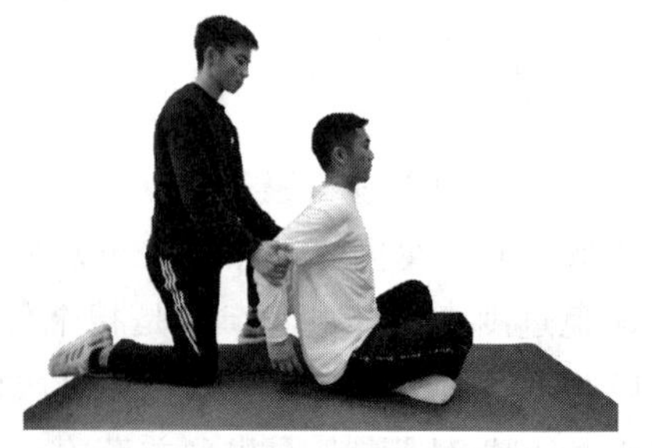

图 4-2-2　三角肌前束的被动牵伸

二、三角肌中束

起点：肩峰外侧；止点：肱骨三角肌粗隆；功能：使肩关节外展。

（一）主动牵伸

起始姿势：腋窝下放置一直径 5 cm 的毛巾或枕头；以牵伸左侧目标肌群为例，左手后伸置于背后，屈曲肘关节，右手抓住左侧腕关节（图 4-2-3）。

牵伸方法：右手发力将左侧前臂向右侧牵拉。

注意事项：上半身保持直立。

（二）被动牵伸

起始姿势：被牵伸者垂直坐位，左手置于背后；治疗师位于被牵伸者右侧，在患者腋窝下放置一直径 5 cm 的毛巾或枕头；治疗师右手放置于被牵伸者右侧肩部，以稳定其躯干，左手握住其腕关节（图 4-2-4）。

牵伸方法：将被牵伸者左侧前臂向右侧牵伸。

注意事项：施术过程中被牵伸者保持身体直立。

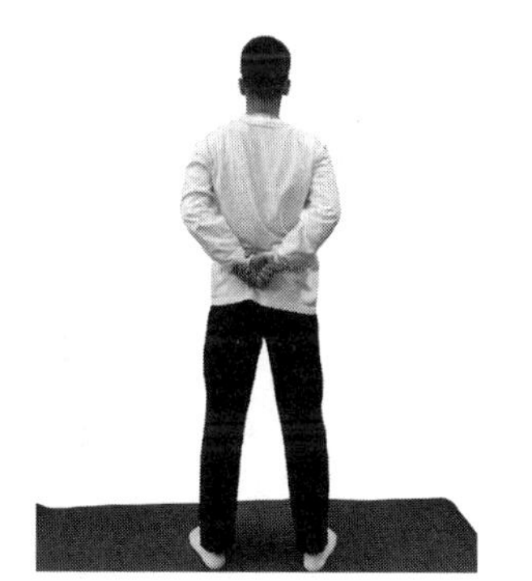

图 4-2-3　三角肌中束的主动牵伸

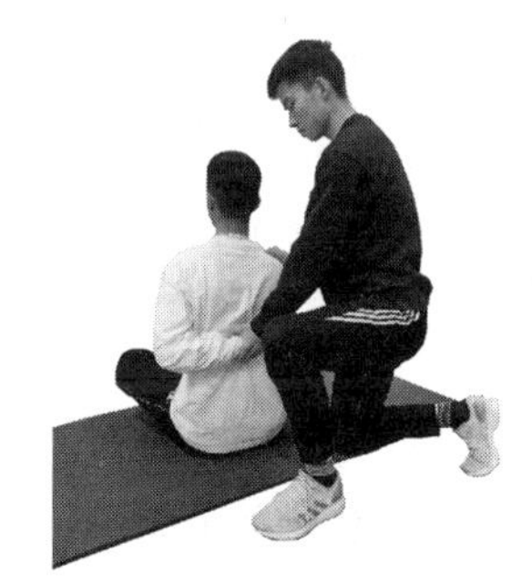

图 4-2-4　三角肌中束的被动牵伸

三角肌中束的主动牵伸

三角肌中束的被动牵伸

三、三角肌后束

起点：肩胛冈下缘；止点：肱骨三角肌粗隆；功能：使肩关节后伸、外旋。

（一）主动牵伸

起始姿势：左上肢前屈，拇指向下；右手握住左侧肘关节（图 4-2-5）。

牵伸方法：将左侧上臂向右肩关节方向牵拉。

注意事项：① 左侧肘关节高度始终低于右侧肩关节；② 双肩始终保持同一水平。

（二）被动牵伸

起始姿势：被牵伸者垂直坐位，左上肢前屈；治疗师位于被牵伸者身后，左手稳定其肩胛骨，右手握住其左侧肘关节（图 4-2-6）。

牵伸方法：将被牵伸者左侧上臂向右肩关节方向牵伸，并始终使上臂贴于胸前区。

注意事项：① 左侧肘关节高度始终低于右侧肩关节；② 双肩始终保持同一水平。

三角肌后束的主动牵伸

三角肌后束的被动牵伸

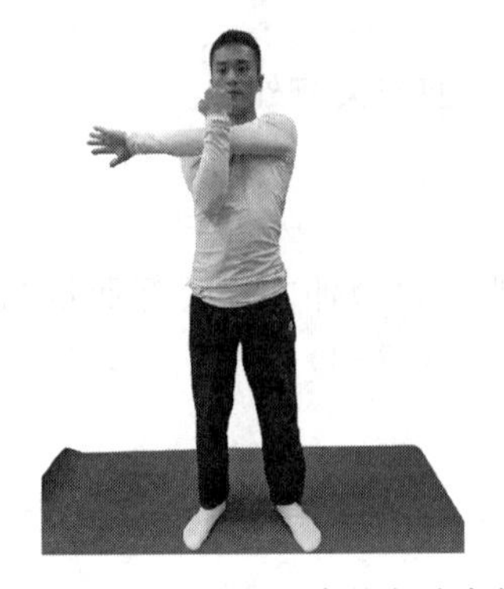

图 4-2-5 三角肌后束的主动牵伸

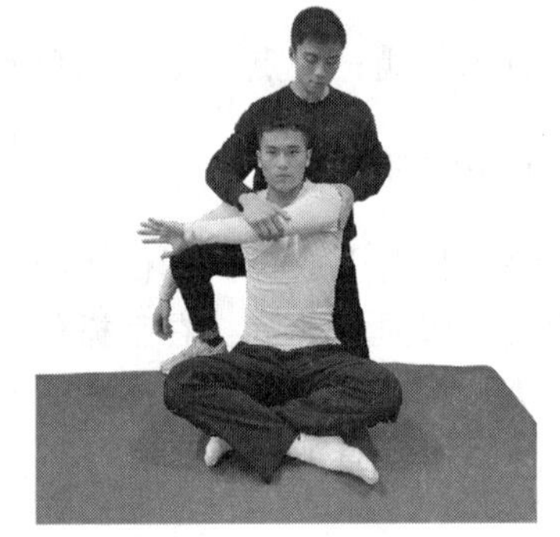

图 4-2-6 三角肌后束的被动牵伸

四、肩关节内旋肌群

大圆肌

起点：肩胛骨下角背面；止点：肱骨小结节嵴；功能：使肩关节内收、伸、内旋。

肩胛下肌

起点：肩胛下窝；止点：肱骨小结节；功能：使肩关节内收、内旋。

（一）主动牵伸

肩关节内旋肌群的主动牵伸方法 1

1. 方法一

起始姿势：垂直站于墙边；左侧肘关节屈曲 90°，左上臂紧贴躯干；左手手掌固定于某位置（图 4-2-7）。

牵伸方法：以左肩关节为轴，躯干向右旋转。

注意事项：牵伸过程中保证上臂始终紧贴躯干。

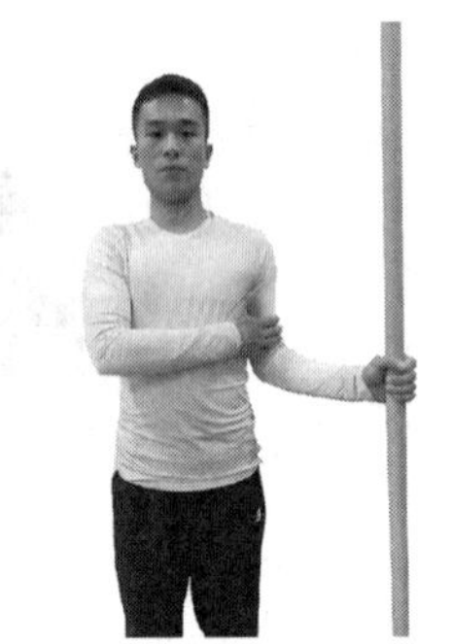

图 4-2-7 肩关节内旋肌群的主动牵伸方法一

肩关节内旋肌群的主动牵伸方法 2

2. 方法二

起始姿势：垂直站立位；双手分别握住毛巾两端；左手位于上，右手位于下，均置于身体后（图 4-2-8）。

牵伸方法：右手将毛巾向下拉。

注意事项：牵伸过程中躯干始终保持垂直。

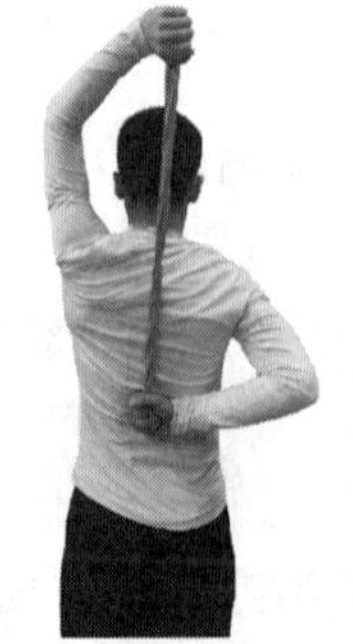

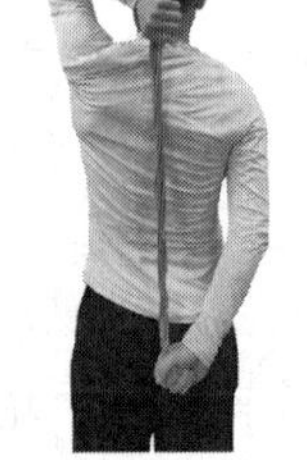

图 4-2-8 肩关节内旋肌群的主动牵伸方法二

（二）被动牵伸

起始姿势：被牵伸者平躺于垫子上；右侧肩关节置于外展 90°位，同时屈肘关节 90°；前臂垂直地面；治疗师位于被牵伸者右侧，右手稳定其右肩关节，左手握住其右前臂（图 4-2-9）。

牵伸方法：将被牵伸者右侧前臂向垫子上方推。

肩关节内旋肌群的被动牵伸

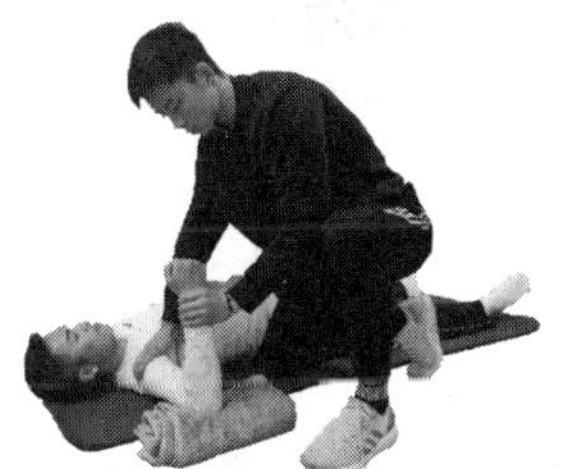

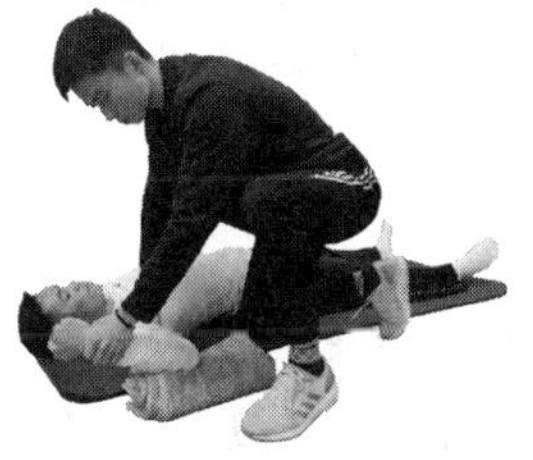

图 4-2-9　肩关节内旋肌群的被动牵伸

五、肩关节外旋肌群

冈下肌

起点：肩胛骨冈下窝；止点：肱骨大结节；功能：使肩关节外旋。

小圆肌

起点：肩胛骨外侧缘上 2/3 背面；止点：肱骨大结节；功能：使肩关节外旋。

（一）主动牵伸

1. 方法一

起始姿势：躯干略微前倾坐于垫上；双手置于体侧，掌心向外；屈曲肘关节并置于大腿内侧（图 4-2-10）。

牵伸方法：双侧大腿内收使肩关节内旋以达到牵伸目的。

肩关节外旋肌群的主动牵伸

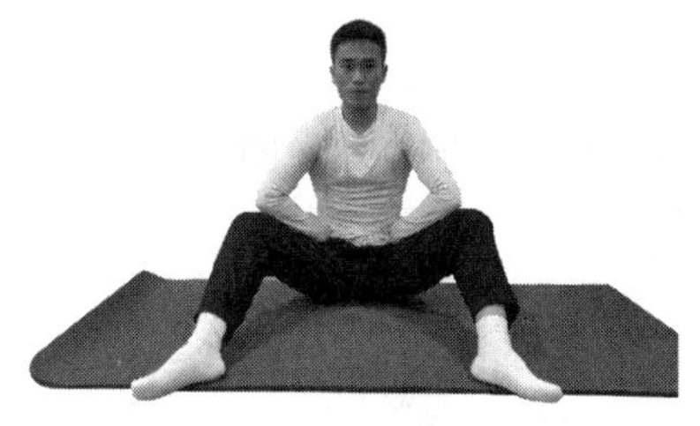

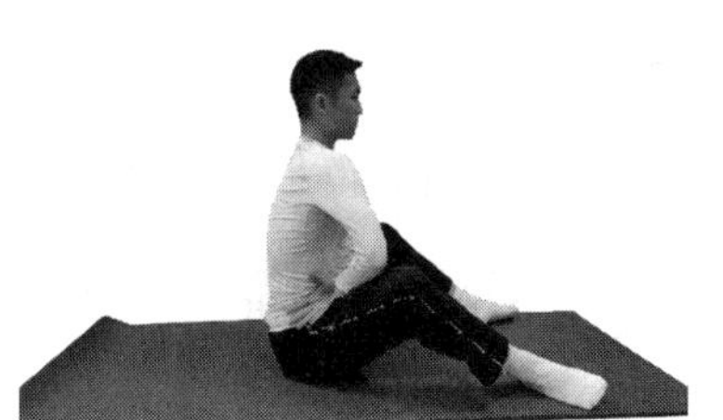

图 4-2-10　肩关节外旋肌群的主动牵伸方法一

2. 方法二

起始姿势：垂直站立位；双手分别握住毛巾两端；左手位于下，右手位于上，均置于身体后（图 4-2-11）。

牵伸方法：右手将毛巾向上拉。

注意事项：牵拉过程中躯干始终保持垂直。

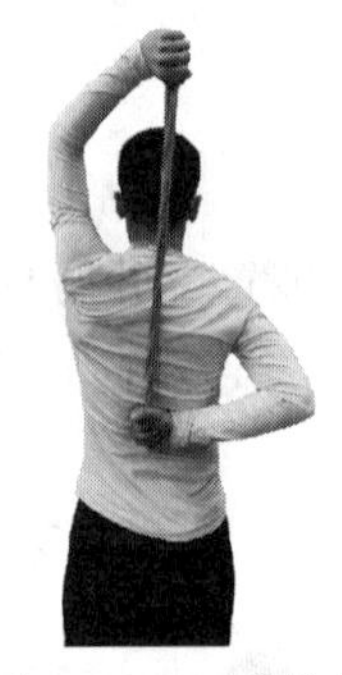
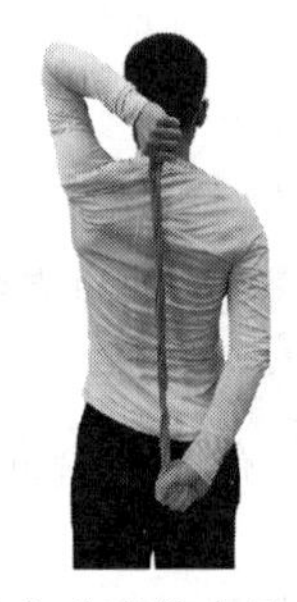

图 4-2-11　肩关节外旋肌群的主动牵伸方法二

（二）被动牵伸

起始姿势：被牵伸者平躺于垫子上；右侧肩关节置于外展 90°位，同时屈肘关节 90°；前臂垂直地面；治疗师位于被牵伸者右侧，右手稳定其右肩关节，左手握住其右前臂（图 4-2-12）。

牵伸方法：将被牵伸者右侧前臂向垫子下方推。

肩关节外旋肌群的被动牵伸

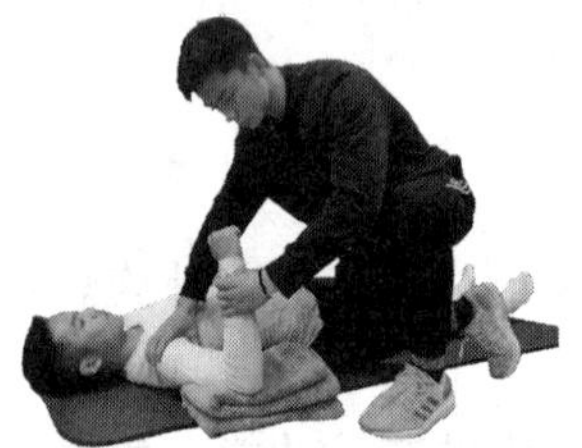
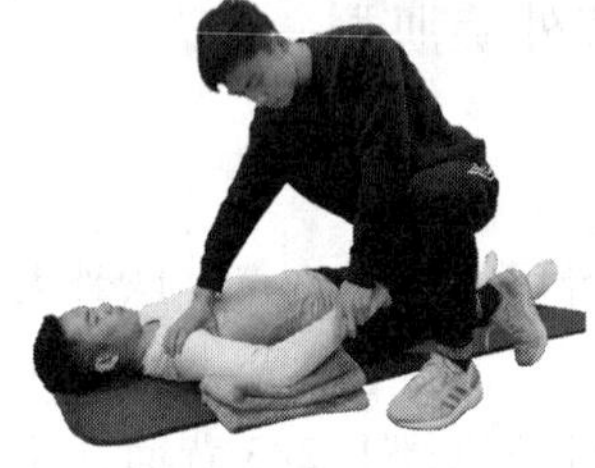

图 4-2-12　肩关节外旋肌群的被动牵伸

六、肱二头肌

起点：长头起于肩胛骨盂上结节，短头起于肩胛骨喙突；止点：桡骨粗隆；功能：使肘关节屈曲，前臂旋后。

（一）主动牵伸

起始姿势：垂直站立位；双上肢伸直并置于体侧；掌心向后（图 4-2-13）。

肱二头肌的主动牵伸

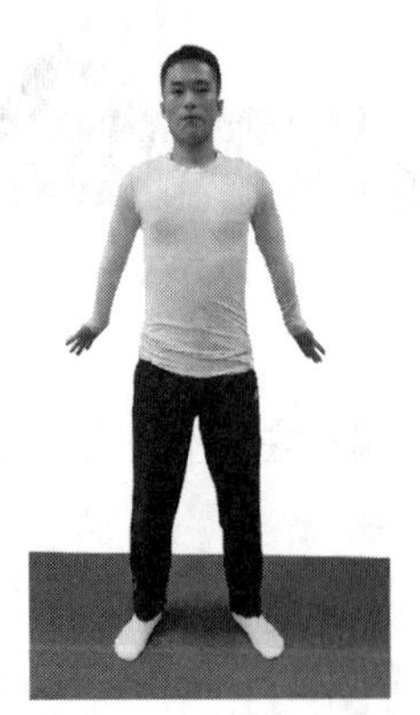
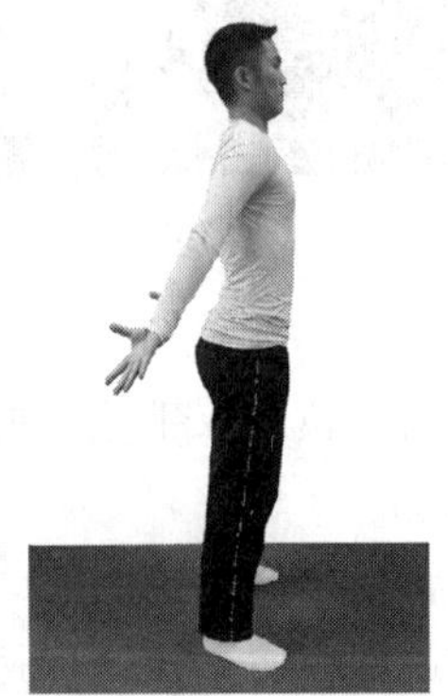

图 4-2-13　肱二头肌的主动牵伸

牵伸方法：上肢向斜后方牵拉，同时使前臂旋前。

注意事项：牵伸过程中保持肘关节伸直。

（二）被动牵伸

起始姿势：被牵伸者垂直坐位，双侧上肢后伸且掌心向上；治疗师位于被牵伸者身后，双手握住其两侧腕关节，使双上肢后伸（图 4-2-14）。

牵伸方法：将被牵伸者双上肢向上提拉至最大限度，然后进行轴向牵伸。

注意事项：①肘关节始终低于肩关节高度；②肘关节保持伸直；③身体直立。

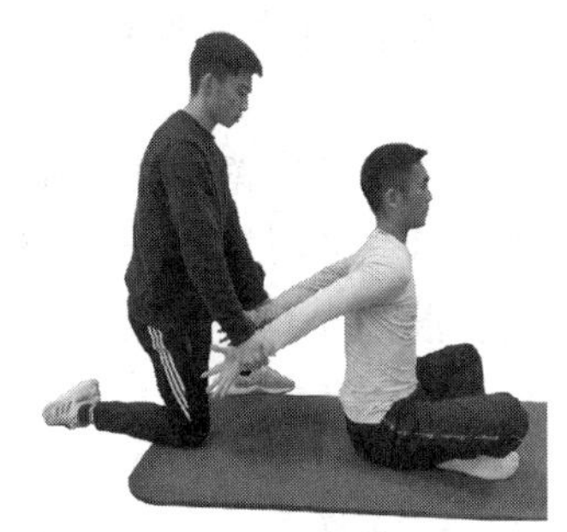

图 4-2-14　肱二头肌的被动牵伸

肱二头肌的被动牵伸

七、肱三头肌

起点：长头起于肩胛骨盂下结节，外侧头起于桡神经沟外上方骨面，内侧头起于桡神经沟内下方骨面；止点：尺骨鹰嘴；功能：使肘关节伸直。

（一）主动牵伸

起始姿势：双腿分开坐于垫上，躯干直立；左肩关节、肘关节屈曲；右手握住左肘关节（图 4-2-15）。

牵伸方法：右手尽量将左肘关节推向后上方，同时使肘关节尽量屈曲。

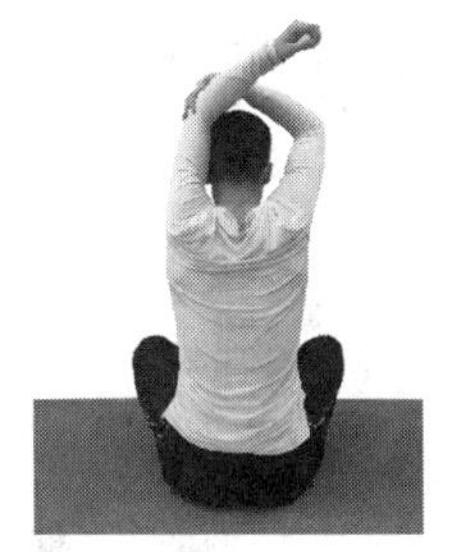

图 4-2-15　肱三头肌的主动牵伸

肱三头肌的主动牵伸

（二）被动牵伸

起始姿势：被牵伸者垂直坐位，右肩关节、肘关节屈曲；治疗师位于被牵伸者身后，右手握住其肘关节，左手握住其腕关节（图 4-2-16）。

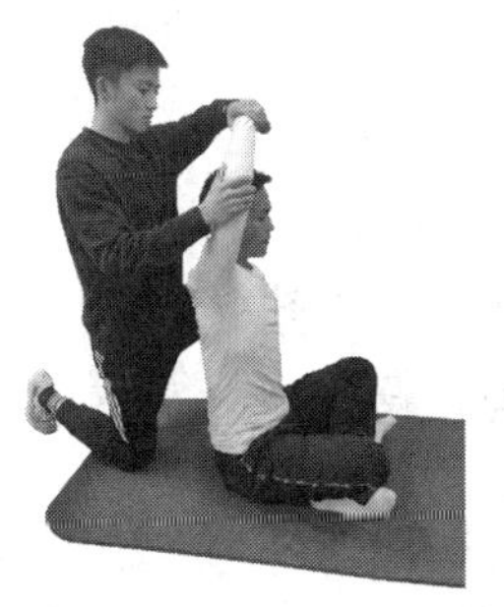

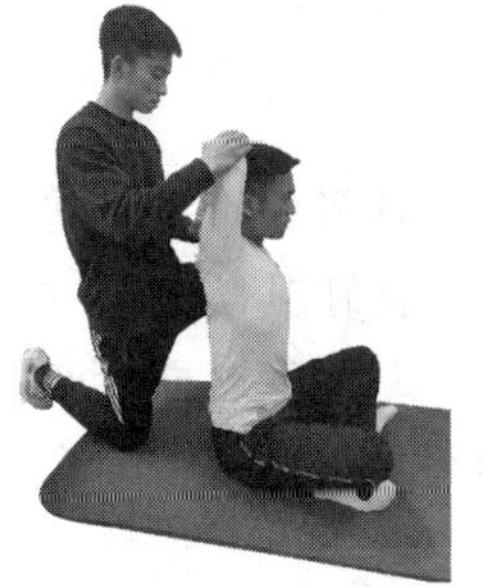

图 4-2-16　肱三头肌的被动牵伸

肱三头肌的被动牵伸

牵伸方法：右手发力使前臂向后贴近上臂。

八、前臂屈肌群

前臂屈肌群包括旋前圆肌、桡侧腕屈肌、尺侧腕屈肌、掌长肌、指浅屈肌、指深屈肌、拇长屈肌。起点：大部分起于肱骨内上髁；止点：腕关节及指骨；功能：屈肘、屈腕、指屈。

（一）主动牵伸

1. 方法一

起始姿势：屈曲肩关节、肘关节；双手五指交叉，掌心相对置于胸前（图 4-2-17）。

牵伸方法：肘关节伸直，掌心向外推。

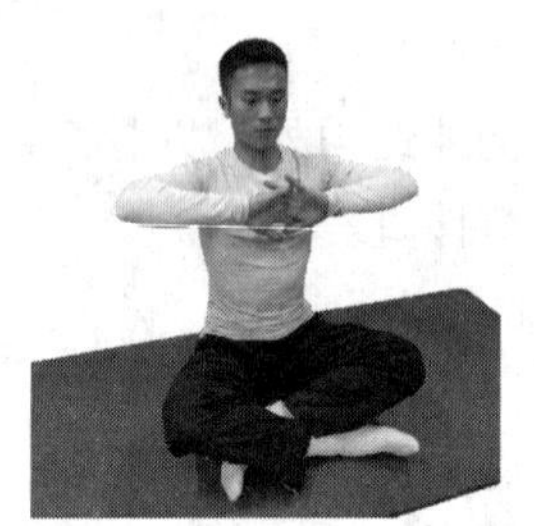
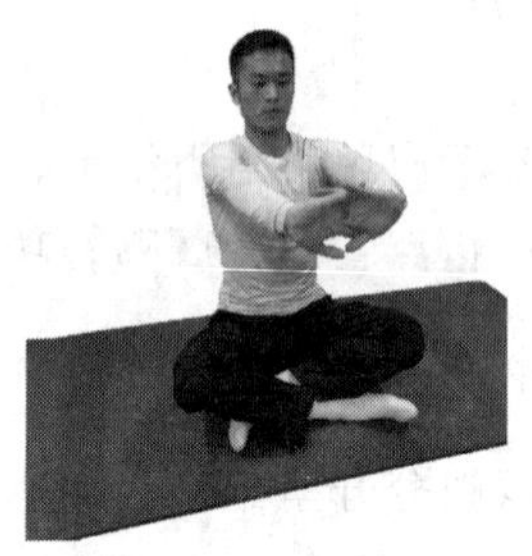

图 4-2-17　前臂屈肌群的主动牵伸方法一

2. 方法二

起始姿势：垂直坐于垫上；右手伸直向前、掌心向上，手指向前；左手握住右手掌（图 4-2-18）。

拉伸方法：左手将右手掌向下、向后牵拉，同时内旋手掌。

注意事项：始终保持肘关节伸直。

前臂屈肌群的主动牵伸方法二

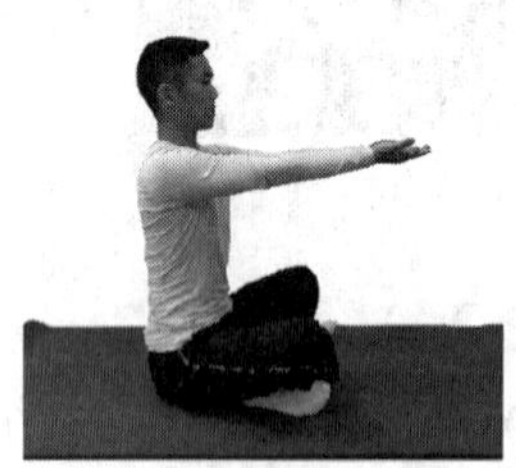
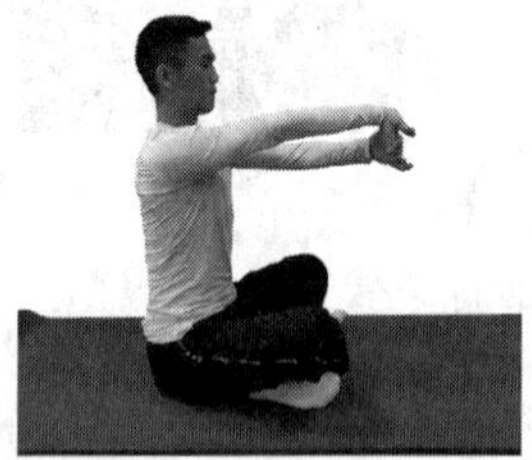

图 4-2-18　前臂屈肌群的主动牵伸方法二

（二）被动牵伸

起始姿势：被牵伸者垂直坐于垫上；右手伸直向前、掌心向上，手指向前；治疗师左手握住其手掌，右手握住其腕关节并保证其肘关节伸直（图 4-2-19）。

牵伸方法：将手掌向下、向后牵拉，同时内旋手掌。

注意事项：始终保持肘关节伸直。

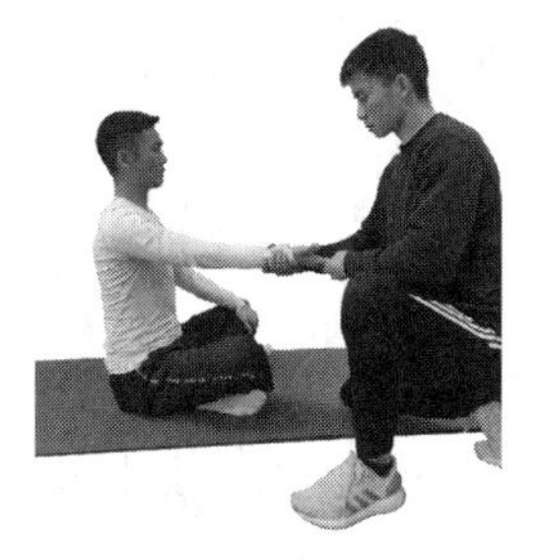
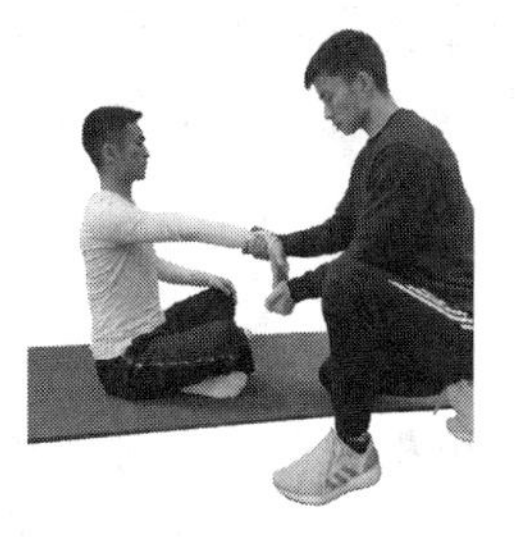

图 4-2-19　前臂屈肌群的被动牵伸

前臂屈肌群的被动牵伸

九、前臂伸肌群

前臂伸肌群分为浅层肌群和深层肌群，浅层肌群主要包括桡侧腕长伸肌、桡侧腕短伸肌、指伸肌、小指伸肌、尺侧腕伸肌；深层肌群主要包括拇长展肌、拇短伸肌、拇长伸肌和示指伸肌。起点：大部分起于肱骨外上髁；止点：掌骨位置；功能：伸腕关节。

（一）主动牵伸

1. 方法一

起始姿势：右上肢伸直，掌心向下；左手握住右掌（图 4-2-20）。

牵伸方法：左手将右掌向下、向后牵拉。

2. 方法二

起始姿势：左上肢伸直，掌心翻向后，大拇指向下；右手握住左拳（图 4-2-21）。

牵伸方法：右手将左拳屈、向外旋牵拉。

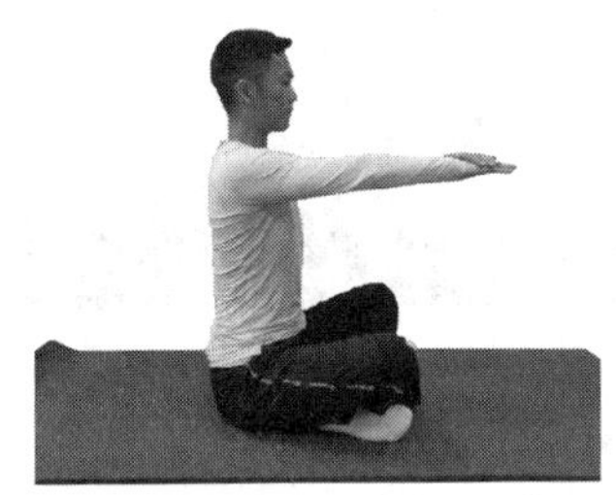
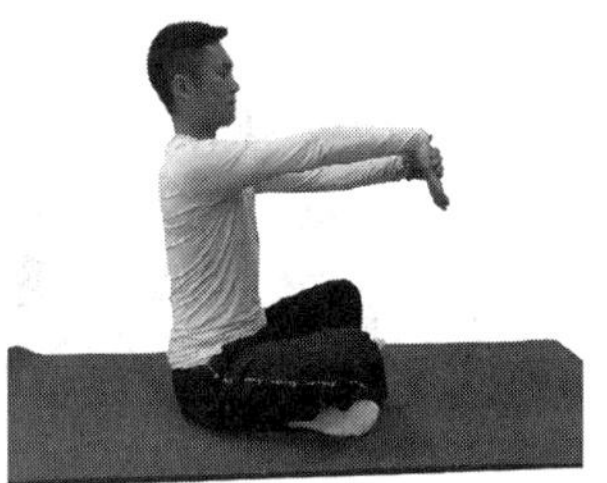

图 4-2-20　前臂伸肌群的主动牵伸方法一

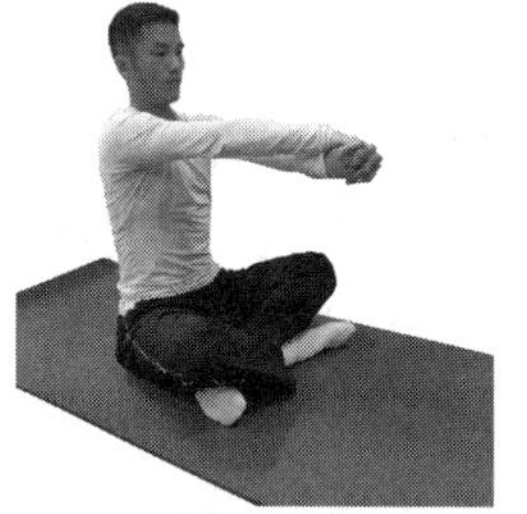

图 4-2-21　前臂伸肌群的主动牵伸方法二

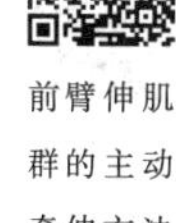

前臂伸肌群的主动牵伸方法一

（二）被动牵伸

起始姿势：垂直坐于垫上；左手伸直向前，掌心向后，手指向下；治疗师左手握住患者手掌，右手握住其腕关节并保证其肘关节伸直（图 4-2-22）。

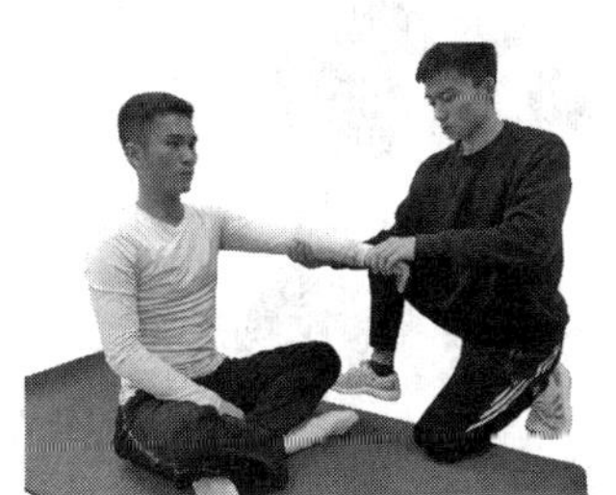
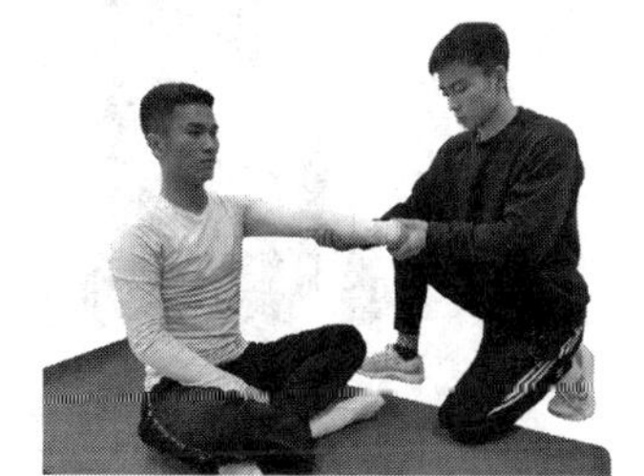

图 4-2-22　前臂伸肌群的被动牵伸

前臂伸肌群的被动牵伸

牵伸方法：将左手掌向下、向后牵拉，同时外旋手掌。

注意事项：始终保持肘关节伸直。

十、背阔肌

起点：下 6 个胸椎棘突、全部腰椎棘突及髂嵴后部；止点：肱骨小结节嵴；

功能：使肩关节内旋、内收、后伸。

（一）主动牵伸

1. 方法一

起始姿势：双腿分开垂直坐于垫上；左上肢伸直置于颈侧，右手握住左肘关节（图 4-2-23）。

牵伸方法：右手将左上肢向右侧方牵拉，同时配合躯干向右侧屈、旋转。

背阔肌的主动牵伸方法一

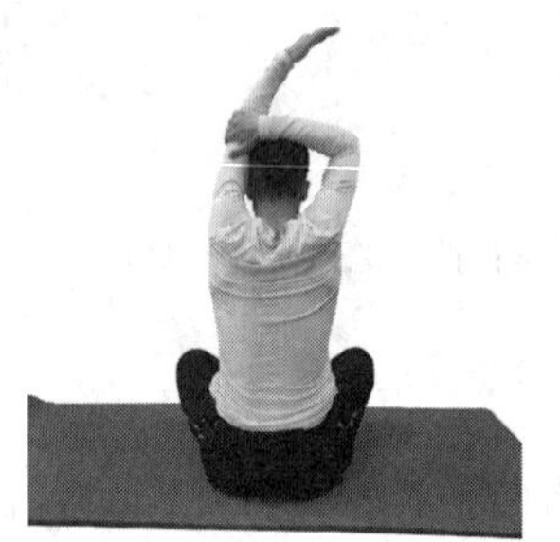

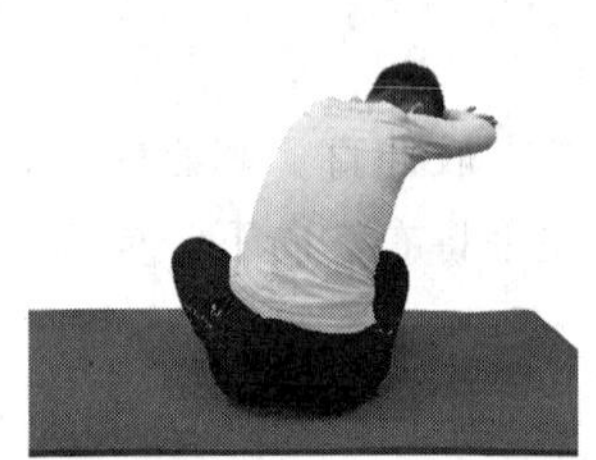

图 4-2-23　背阔肌的主动牵伸方法一

2. 方法二

背阔肌的主动牵伸方法二

起始姿势：跪立位于垫上，上肢伸直置于垫子左侧；右掌心向上，左手按住右手掌（图 4-2-24）。

牵伸方法：身体向左侧做水平侧向后移动。

注意事项：上背部避免下塌。

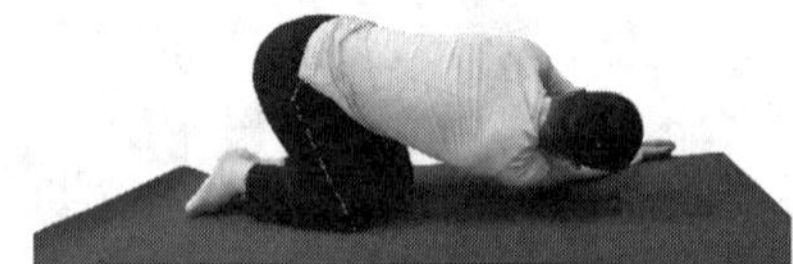

图 4-2-24　背阔肌的主动牵伸方法二

（二）被动牵伸

起始姿势：垂直坐于垫上，左手伸直置于颈侧，治疗师位于被牵伸者身后，左手稳定其骨盆，右手握住其上臂与肘关节之间位置（图 4-2-25）。

拉伸方法：将被牵伸者的上臂向上牵伸，同时使其躯干向右侧弯、旋转。

背阔肌的被动牵伸

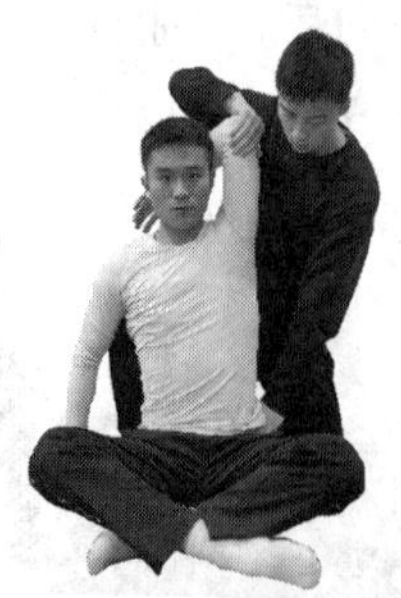

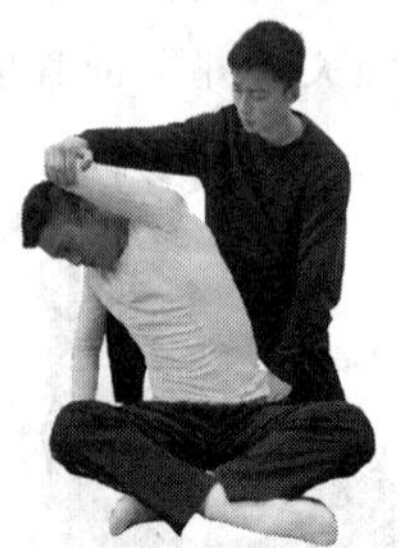

图 4-2-25　背阔肌的被动牵伸

十一、胸大肌

胸大肌可分为上束、中束、下束肌纤维。起点：锁骨内侧2/3段，胸骨、肋骨至胸骨柄、胸骨体，第1~6肋软骨表面，腹部至腹外斜肌腱膜；止点：肱骨大结节嵴；功能：使肩关节内旋、内收、水平内收。

（一）主动牵伸上束肌纤维

胸大肌上束纤维束的主动牵伸

起始姿势：站立位；肩关节外展小于90°；屈肘关节，前臂紧贴一固定物（图4-2-26）。
牵伸方法：牵伸过程中上肢位置保持不变，以右肩关节为轴同时向左旋转躯干。

（二）主动牵伸中束肌纤维

胸大肌中束纤维束的主动牵伸

起始姿势：站立位；肩关节外展90°；屈肘关节，前臂紧贴一固定物（图4-2-27）。
牵伸方法：牵伸过程中上肢位置保持不变，以左肩关节为轴同时向右旋转躯干。

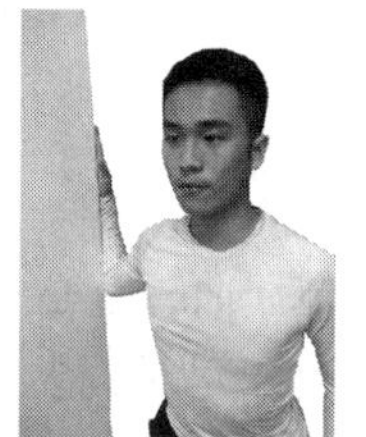
图4-2-26 上束纤维束的主动牵伸

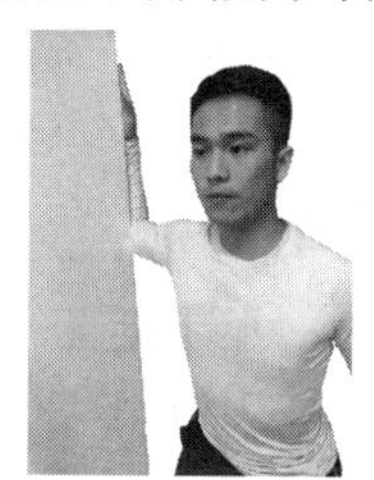
图4-2-27 中束纤维束的主动牵伸

（三）主动牵伸下束肌纤维

起始姿势：站立位；肩关节外展大于90°；屈肘关节，前臂紧贴一固定物（图4-2-28）。
牵伸方法：牵伸过程中上肢位置保持不变，以右肩关节为轴同时向左旋转躯干。

（四）被动牵伸

起始姿势：垂直坐于垫上；双手置于头后；治疗师位于被牵伸者身后，双手握住其上臂（图4-2-29）。

牵伸方法：将被牵拉者上臂向后上方拉。

胸大肌下束纤维束的主动牵伸

胸大肌的被动牵伸

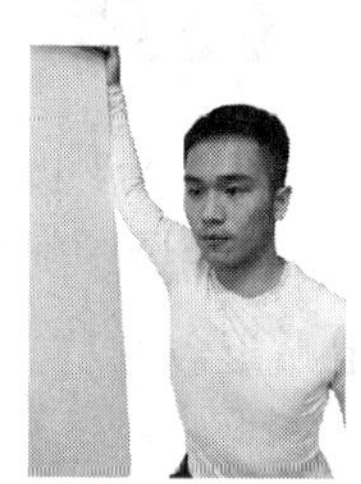
图4-2-28 下束纤维束的主动牵伸

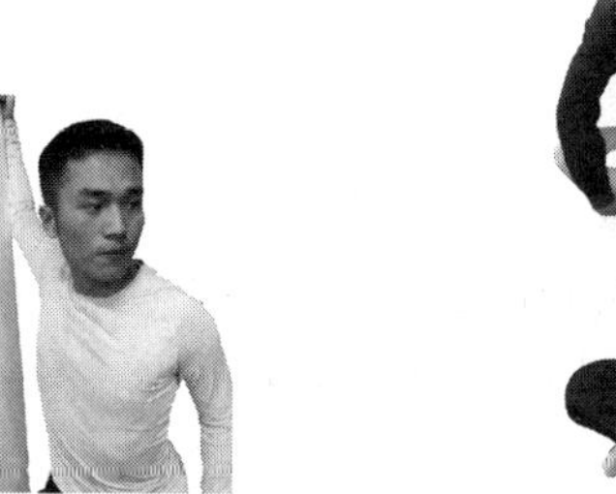
图4-2-29 胸大肌的被动牵伸

第三节　下肢肌肉的牵伸技术

一、臀部肌群

臀大肌

起点：髂骨翼外面后部，骶骨背面；止点：臀肌粗隆和髂胫束；功能：使髋关节后伸、外旋。

臀中肌

起点：髂骨翼外面；止点：股骨大转子；功能：使髋关节外展。

臀小肌

起点：髂骨翼外面；止点：股骨大转子；功能：使髋关节外展、内旋。

（一）主动牵伸

1. 方法一

起始姿势：盘腿坐，躯干挺直；双上肢向前，右膝关节屈曲，重心向前压（图 4-3-1）。

牵伸方法：牵伸过程中上半身向前贴近前侧大腿，大腿尽量向胸前贴近。

注意事项：躯干挺直。

臀部肌群的主动牵伸方法一

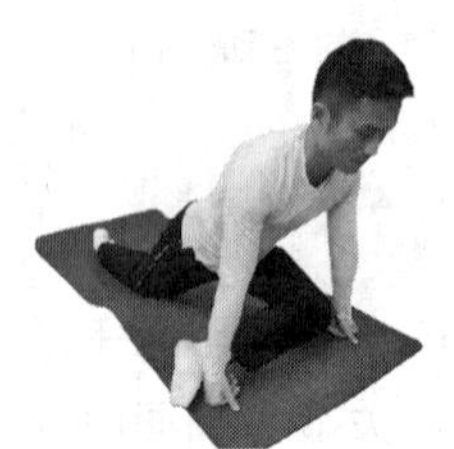

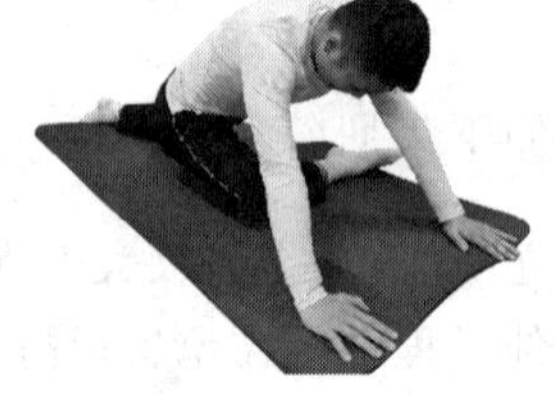

图 4-3-1　臀部肌群的主动牵伸方法一

臀部肌群的主动牵伸方法二

2. 方法二

起始姿势：盘腿坐，躯干挺直，身体向右前方；右下肢向前，右膝关节屈曲；左下肢置于身体后方（图 4-3-2）。

牵伸方法：牵伸过程中上半身向右前方靠近，身体尽量向垫子上贴近。

注意事项：躯干挺直。

图 4-3-2　臀部肌群的主动牵伸方法二

3. 方法三

起始姿势：盘腿坐，躯干挺直，身体向左前方；右下肢向前，右膝关节屈曲；左下肢置于身体后方（图 4-3-3）。

牵伸方法：牵伸过程中上半身向右前方靠近，身体尽量向垫子上贴近。

注意事项：躯干挺直。

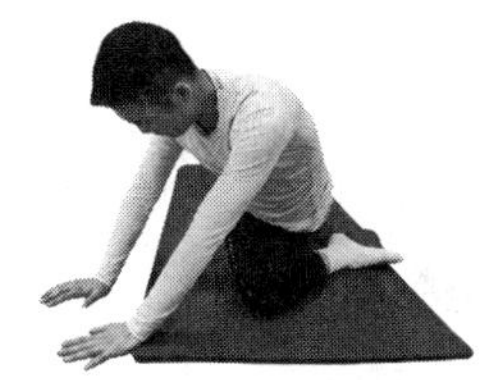
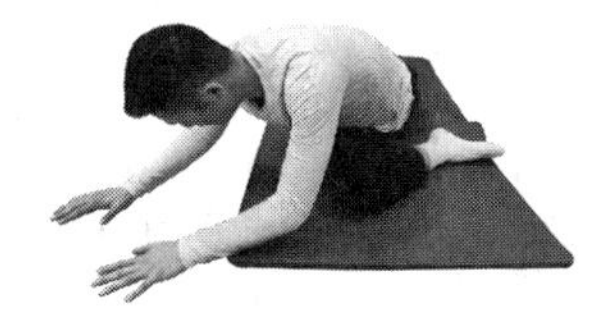

臀部肌群的主动牵伸方法三

图 4-3-3　臀部肌群的主动牵伸

（二）被动牵伸

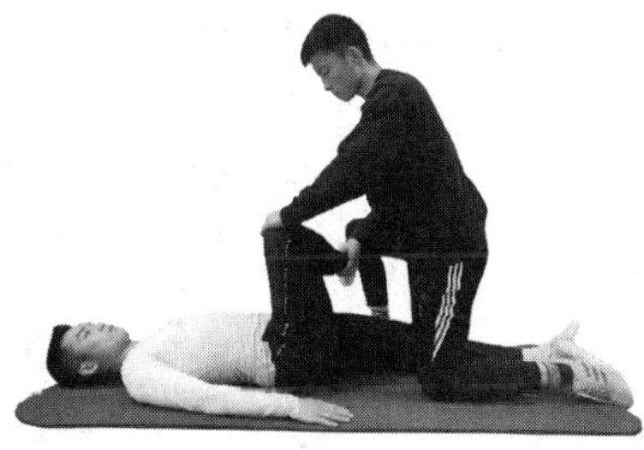
图 4-3-4　臀部肌群的被动牵伸

臀部肌群的被动牵伸

起始姿势：被牵拉者仰卧于垫上；右下肢屈髋屈膝、内收；左下肢伸直；治疗师位于被牵伸者下方，左手置于其大腿外侧，右手握住小腿（图 4-3-4）。

牵伸方法：将被牵伸者大腿向前上方拉。

二、髂腰肌

腰大肌

起点：第 12 胸椎体、第 1~5 腰椎体和椎间盘的侧面，以及全部腰椎横突的前面和下缘；止点：股骨小转子；功能：使髋关节屈曲。

髂肌

起点：髂窝；止点：股骨小转子；功能：使髋关节屈曲。

（一）主动牵伸

起始姿势：弓步，躯干直立；前侧下肢屈膝小于 90°；后侧下肢向后伸，小腿贴于垫子上（图 4-3-5）。

牵伸方法：重心向前，双腿打开。

注意事项：骨盆保持中立位，不要前倾。

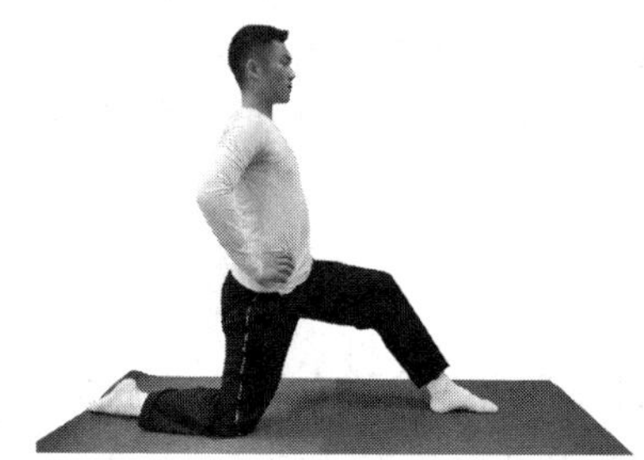
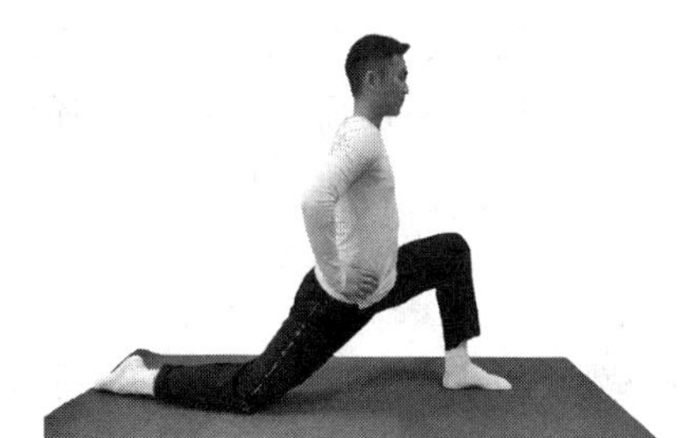

髂腰肌的主动牵伸

图 4-3-5　髂腰肌的主动牵伸

（二）被动牵伸

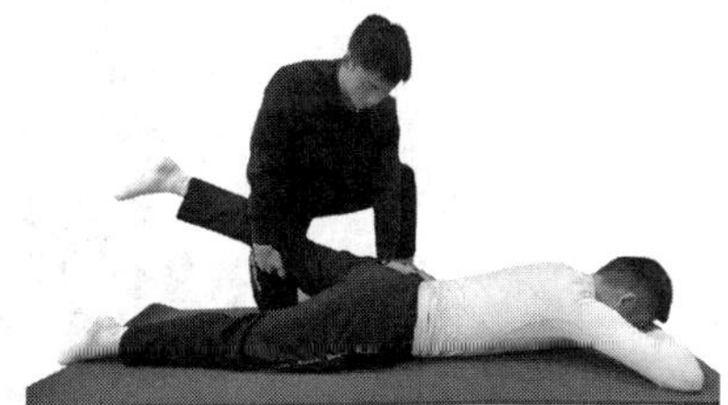
图 4-3-6　髂腰肌的被动牵伸

髂腰肌的被动牵伸

起始姿势：被牵伸者俯卧于垫上；双下肢伸直；治疗师位于被牵伸者左侧，右手置于其大腿前侧，左手固定左侧骨盆，使其贴于垫上（图 4-3-6）。

牵伸方法：将被牵伸者大腿向上方拉。

三、阔筋膜张肌

起点：髂前上棘；止点：胫骨外侧髁；功能：使髋关节屈曲、内旋、外展。

（一）主动牵伸

起始姿势：仰卧位，右下肢屈髋屈膝，脚踩在垫上；左下肢屈髋屈膝，将踝关节放在右下肢上（图 4-3-7）。

牵伸方法：左下肢发力将右下肢水平向左侧拉，尽量使膝关节贴地。

注意事项：骨盆保持不动。

阔筋膜张肌的主动牵伸

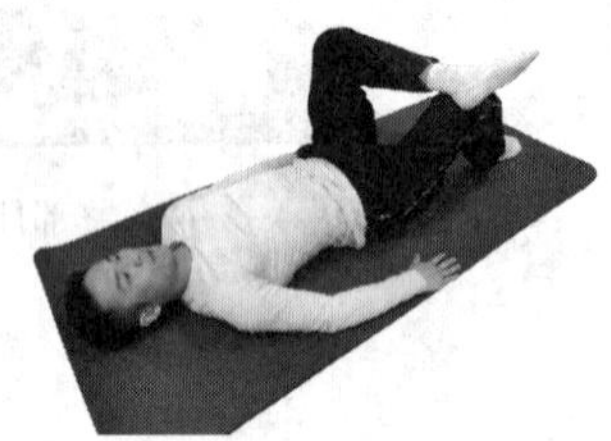

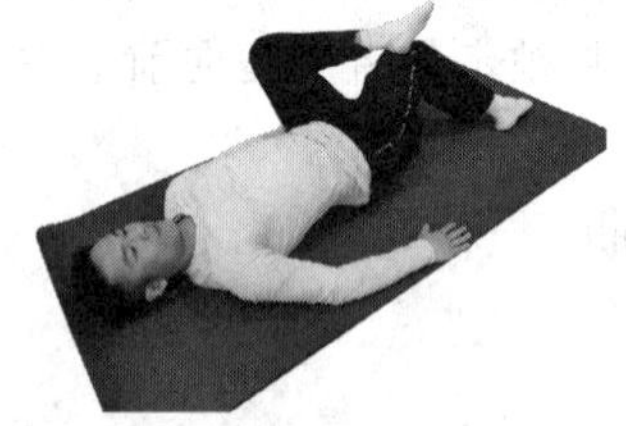

图 4-3-7　阔筋膜张肌的主动牵伸

（二）被动牵伸

阔筋膜张肌的被动牵伸

起始姿势：被牵伸者仰卧于垫上；右下肢伸直，左下肢屈髋屈膝，左足放在右膝关节外；治疗师位于被牵伸者左侧；左手置于左膝关节上，右手固定左侧骨盆（图 4-3-8）。

牵伸方法：将被牵伸者左膝关节压向右下方。

注意事项：保持骨盆不动。

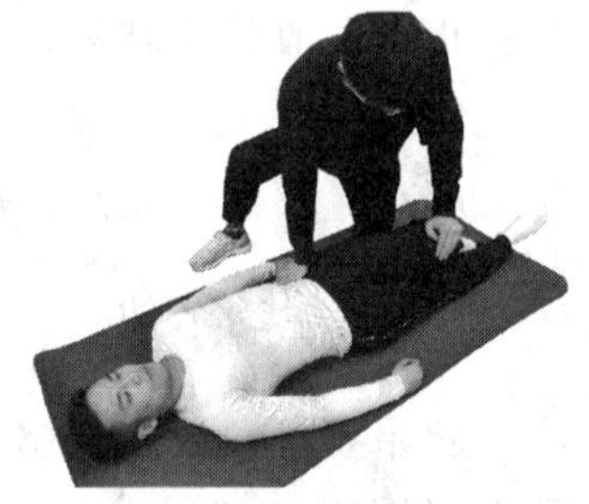

图 4-3-8　阔筋膜张肌的被动牵伸

四、股四头肌

起点：股直肌，髂前下棘；股外侧肌，股骨粗线外侧缘；股内侧肌，股骨粗线内侧缘；股中间肌，股骨干前面。止点：经髌骨、髌腱止于胫骨粗隆。功能：使膝关节伸直。

（一）主动牵伸

1. 方法一

起始姿势：弓步，躯干直立；左下肢在前，屈髋屈膝 90°；右膝关节屈曲垂直于地面，跪在垫上；右手握住右踝关节，左手放于左下肢上维持平衡（图 4-3-9）。

股四头肌的主动牵伸方法一

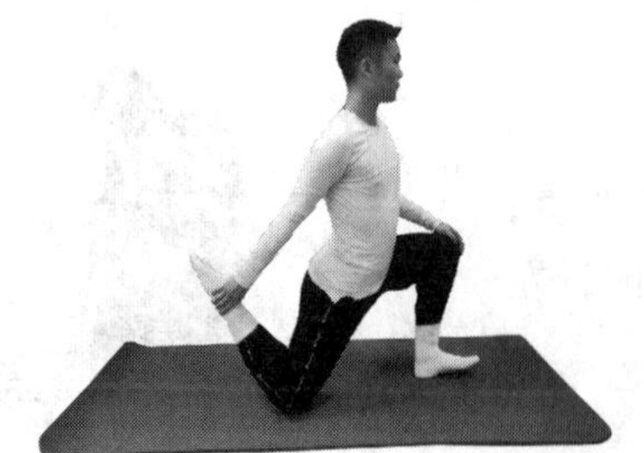

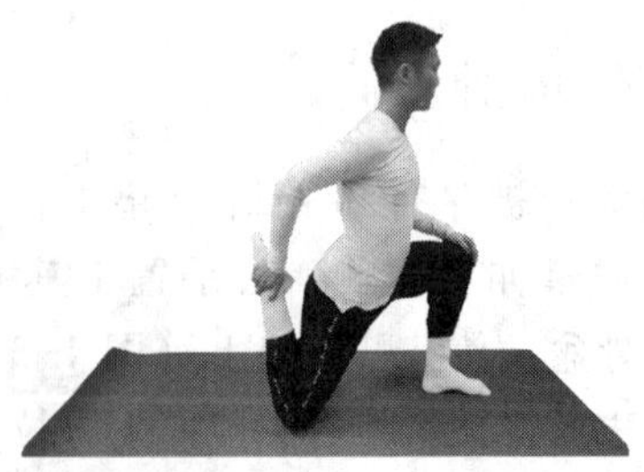

图 4-3-9　股四头肌的主动牵伸方法一

牵伸方法：后腿屈曲膝关节将小腿拉近大腿。

注意事项：骨盆保持不动，躯干直立。

2. 方法二

起始姿势：站立位；髋关节不动，右膝关节屈曲；右手握住右踝关节（图 4-3-10）。

牵伸方法：屈曲膝关节将小腿拉近大腿。

注意事项：骨盆保持不动，躯干直立。

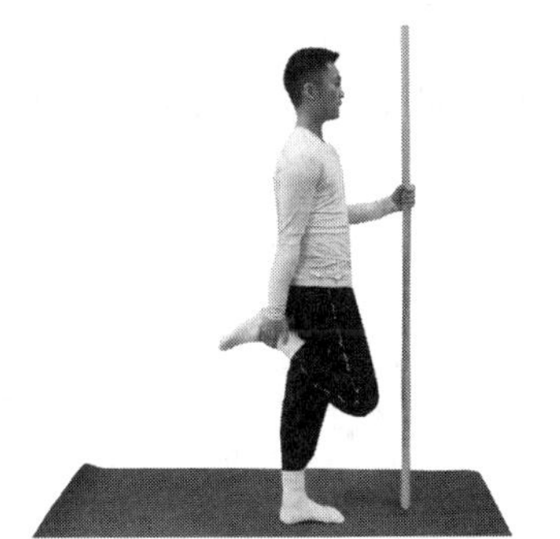
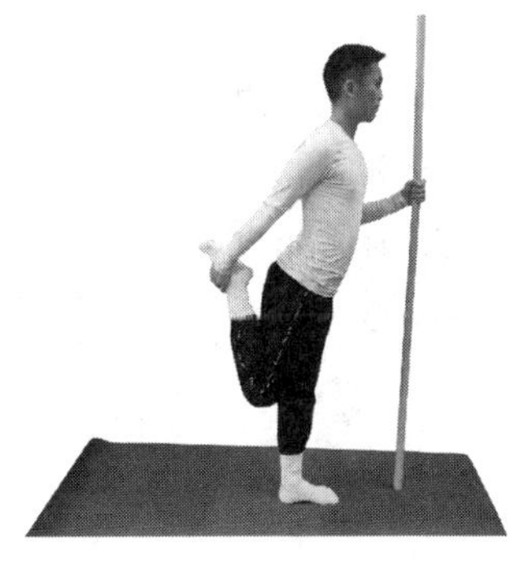

股四头肌的主动牵伸方法二

图 4-3-10　股四头肌的主动牵伸方法二

（二）被动牵伸

起始姿势：被牵伸者俯卧于垫上；右下肢伸直，左下肢屈膝；治疗师跪在垫上，将被牵伸者左腿放在其双膝关节中间；左手置于骨盆上，右手握住左踝关节（图 4-3-11）。

牵伸方法：将被牵伸者左小腿向前下方压，使小腿靠向大腿后侧。

注意事项：保持骨盆不动。

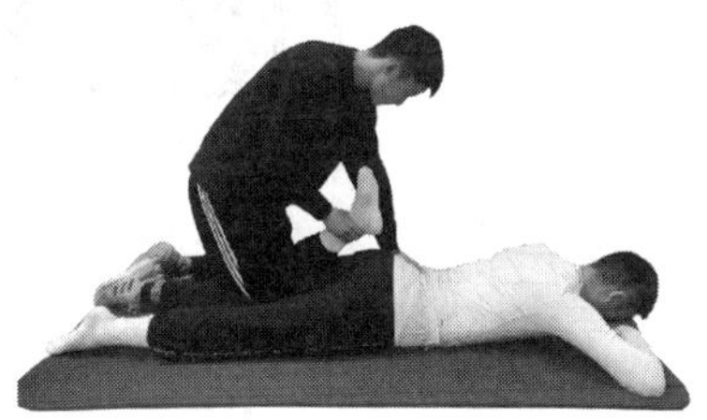

图 4-3-11　股四头肌的被动牵伸

股四头肌的被动牵伸

五、腘绳肌

起点：半膜肌，半腱肌，坐骨结节；股二头肌，长头起于坐骨结节、短头起于股骨粗线。止点：半腱肌，胫骨上端内侧；半膜肌，胫骨内侧髁后面；股二头肌，腓骨头。功能：屈膝关节，后伸髋关节。

（一）主动牵伸

1. 方法一

起始姿势：仰卧位，左膝关节屈曲，脚踩在垫上；右髋关节屈曲，膝关节屈曲；左手握住右小腿，右手放于右大腿后（图 4-3-12）。

牵伸方法：左手用力将左膝关节伸直。

注意事项：右手固定大腿，保持大腿位置不变。

腘绳肌的主动牵伸方法一

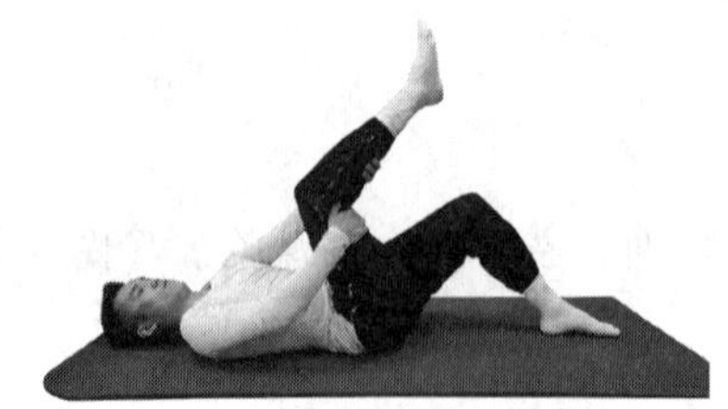
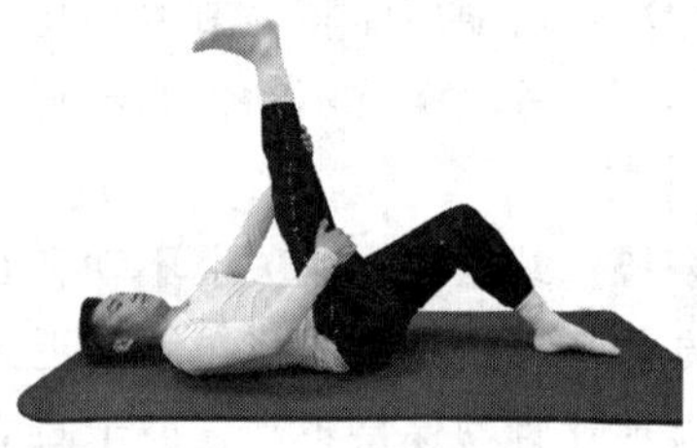
图 4-3-12　腘绳肌的主动牵伸方法一

2. 方法二

起始姿势：坐位，躯干直立；左下肢伸直，右下肢盘腿，右脚掌抵在左大腿内；双手伸直向前（图 4-3-13）。

牵伸方法：上肢前倾靠近大腿。

注意事项：保持躯干直立，不要弯曲。

腘绳肌的主动牵伸方法二

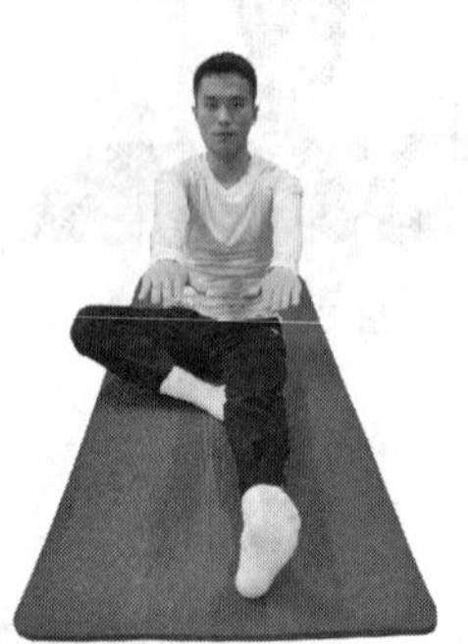
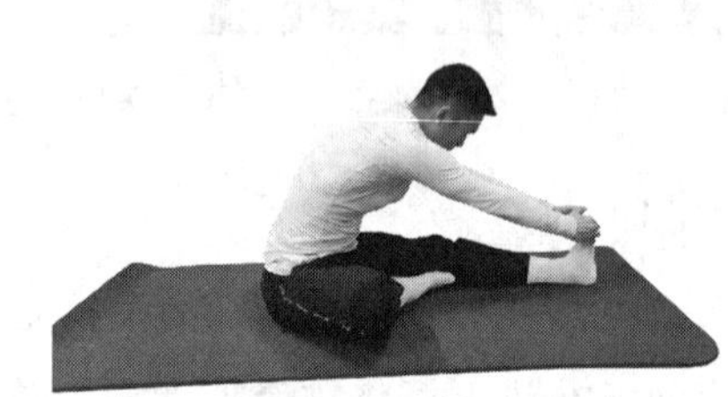
图 4-3-13　腘绳肌的主动牵伸方法二

（二）被动牵伸

腘绳肌的被动牵伸

起始姿势：被牵伸者仰卧于垫上；右下肢伸直，左下肢伸直；治疗师跪在垫上，双腿控制被牵伸者右腿；左手扶膝关节，右手握住左踝关节（图 4-3-14）。

牵伸方法：将被牵伸者大腿固定，使膝关节伸直。

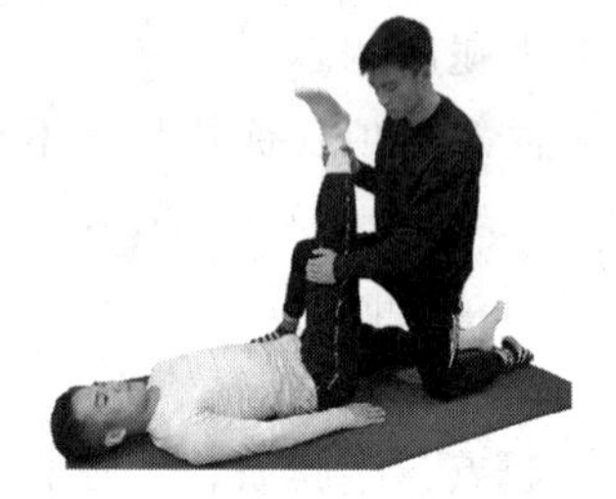
图 4-3-14　腘绳肌的被动牵伸

六、内收肌群

内收肌群由大收肌、长收肌、短收肌、股薄肌、耻骨肌构成。起点：坐骨，耻骨；止点：股骨内侧，胫骨内侧；功能：内收髋关节。

（一）主动牵伸

起始姿势：躯干直立；屈腿坐在垫上；双手放于双膝上（图 4-3-15）。

牵伸方法：手用力向下按膝关节，使腿贴近垫子。

（二）被动牵伸

起始姿势：被牵伸者仰卧于垫上；双下肢屈髋屈膝，脚掌相对，膝关节向外；治疗师跪在垫上，双手扶在被牵伸者两侧大腿内侧（图 4-3-16）。

牵伸方法：将被牵伸者大腿推向地面。

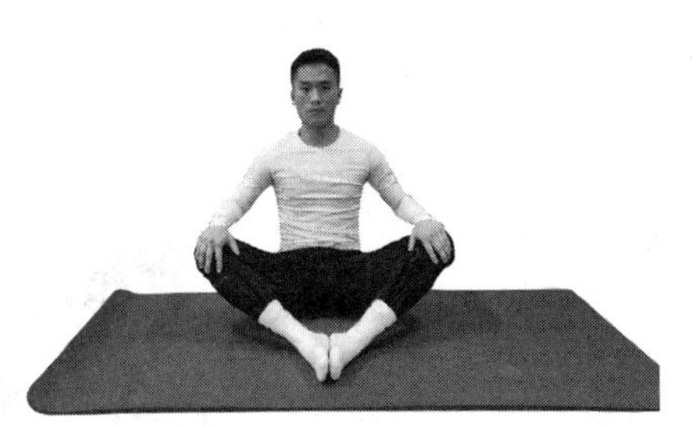

图 4-3-15　内收肌群的主动牵伸

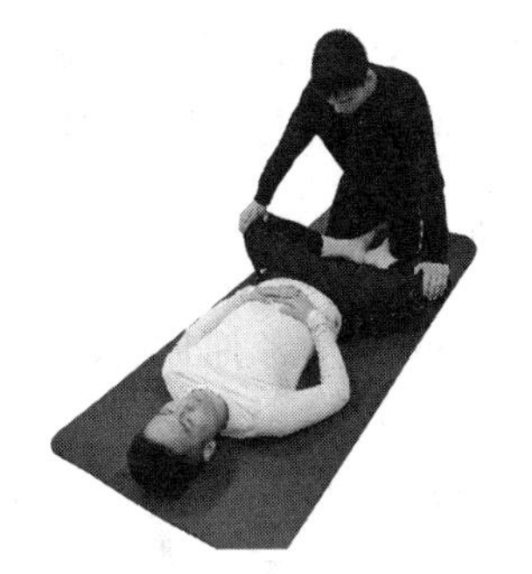

图 4-3-16　内收肌群的被动牵伸

内收肌群的主动牵伸

内收肌群的被动牵伸

七、腓肠肌

起点：股骨内、外侧髁后面；止点：跟骨；功能：踝关节跖屈。

（一）主动牵伸

1. 方法一

起始姿势：面朝墙站立；右腿向后屈曲膝关节；左腿伸直，前脚掌贴于墙面，脚跟尽量贴近墙面（图 4-3-17）。

牵伸方法：右膝逐渐伸直，牵伸左小腿。

注意事项：避免左膝关节过伸。

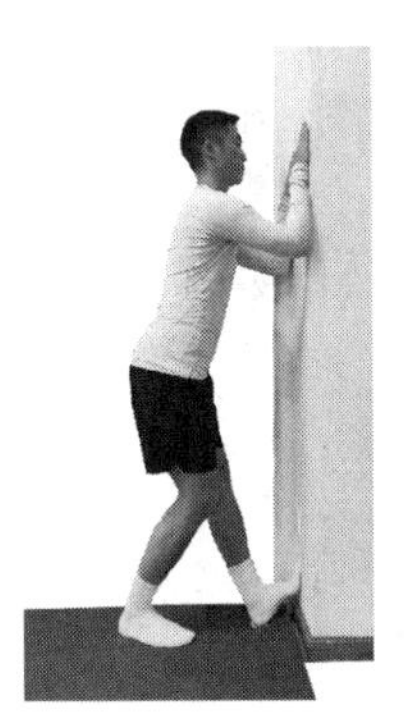

图 4-3-17　腓肠肌的主动牵伸方法一

腓肠肌的主动牵伸方法一

2. 方法二

起始姿势：弓步站立；躯干直立，双手叉腰；左腿向后伸直，全足掌着地，足尖向前（图 4-3-18）。

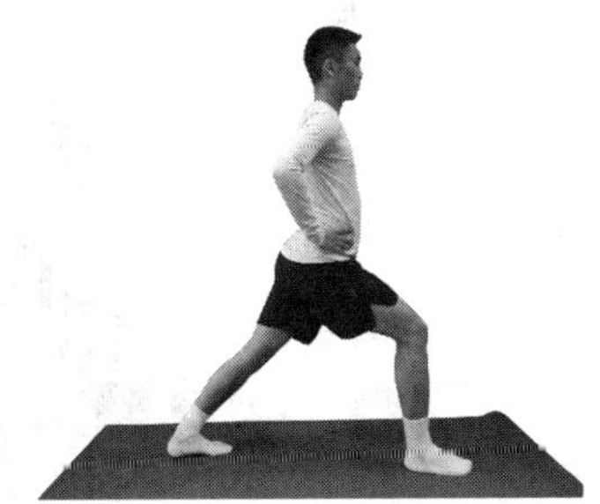

图 4-3-18　腓肠肌的主动牵伸方法二

腓肠肌的主动牵伸方法二

牵伸方法：重心前移，使左小腿与地面夹角减小以牵伸左小腿；

注意事项：避免左膝关节过伸。

（二）被动牵伸

腓肠肌的被动牵伸

起始姿势：被牵伸者仰卧于垫上；治疗师跪在被牵伸者左侧，将其左腿抬高放在自己左腿上，左手握住其足跟，使脚掌抵在前臂上，右手握住踝关节（图4-3-19）。

牵伸方法：重心靠向被牵伸者，利用身体重量牵伸小腿肌肉。

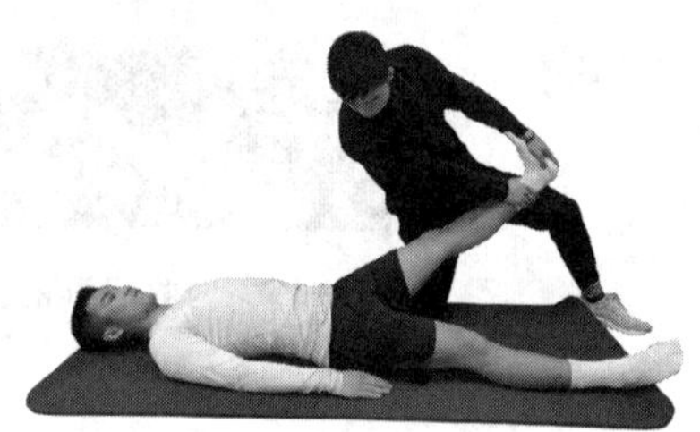
图 4-3-19　腓肠肌的被动牵伸

八、比目鱼肌

起点：腓骨后面上部，胫骨比目鱼肌线；止点：跟骨；功能：踝关节跖屈。

（一）主动牵伸

1. 方法一

起始姿势：面朝墙站立；左腿向后伸直，右腿抵墙伸直，前脚掌贴于墙面，脚跟尽量贴近墙面（图 4-3-20）。

牵伸方法：重心前移，右膝关节屈曲牵伸右小腿。

2. 方法二

起始姿势：弓步站立；躯干直立，双手叉腰；右腿向后，全足掌着地，足尖向前（图 4-3-21）。

牵伸方法：重心向下，使左小腿与地面夹角减小以牵伸左小腿。

比目鱼肌的主动牵伸方法一

比目鱼肌的主动牵伸方法二

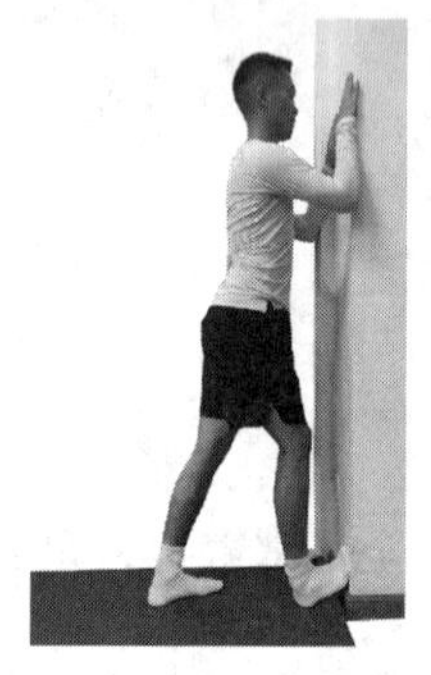
图 4-3-20　比目鱼肌的主动牵伸方法一

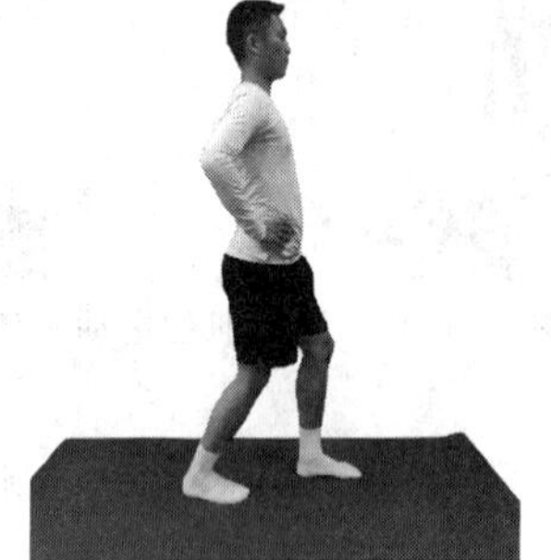
图 4-3-21　比目鱼肌的主动牵伸方法二

（二）被动牵伸

比目鱼肌的被动牵伸

起始姿势：被牵伸者仰卧于垫上，右侧屈髋屈膝，左下肢伸直；治疗师跪在被牵伸者下方，将其前脚掌平放在大腿上，双手扶住右膝关节（图 4-3-22）。

牵伸方法：将被牵伸者右膝关节下压，使左脚尽量背屈牵伸小腿肌肉。

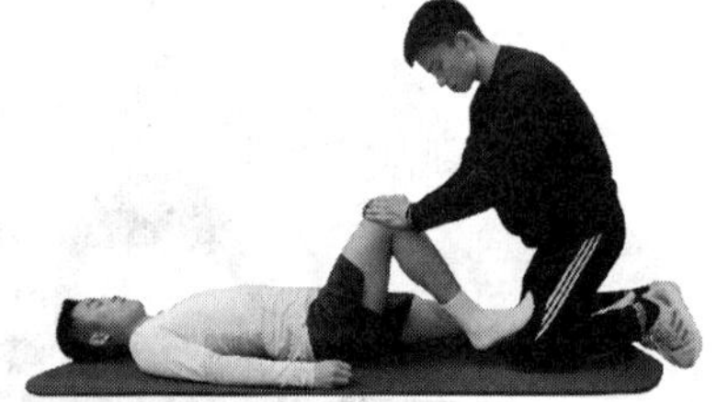
图 4-3-22　比目鱼肌的被动牵伸

九、腓骨长短肌

起点：腓骨外侧面。止点：腓骨长肌，内侧楔骨和第 1 跖骨底；腓骨短肌，第 5 跖骨粗隆。功能：踝关节跖屈，足外翻。

主动牵伸

起始姿势：仰卧位；左下肢屈髋屈膝；左手按住左膝后面，右手握住左脚掌前部（图 4-3-23）。

牵伸方法：伸直左膝关节，将左脚向右下方牵伸。

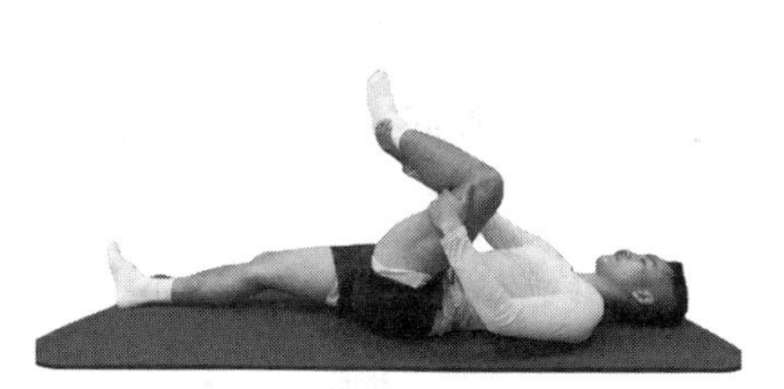

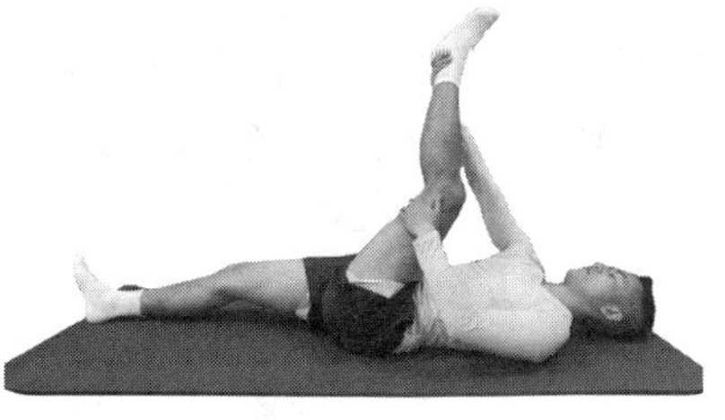

腓骨长短肌的主动牵伸

图 4-3-23　腓骨长短肌的主动牵伸

十、胫骨前肌

起点：胫骨外侧面；止点：内侧楔骨和第 1 跖骨底；功能：踝关节背屈，足内翻。

（一）主动牵伸

起始姿势：躯干直立跪于垫上；踝关节下垫一毛巾；臀部贴向足跟部（图 4-3-24）。

牵伸方法：重心向后，膝关节离地，双手伸直置于身后支撑体重。

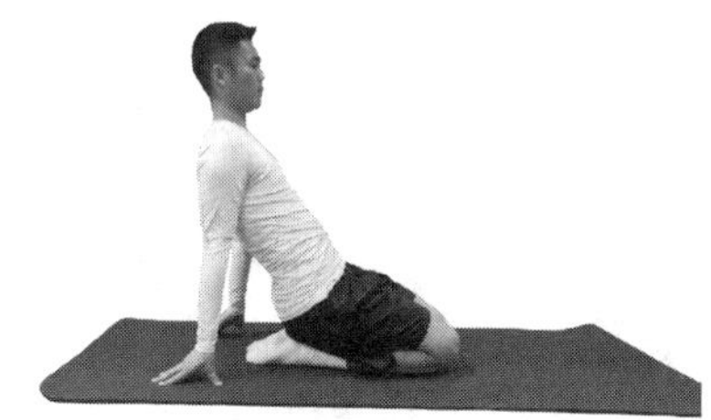

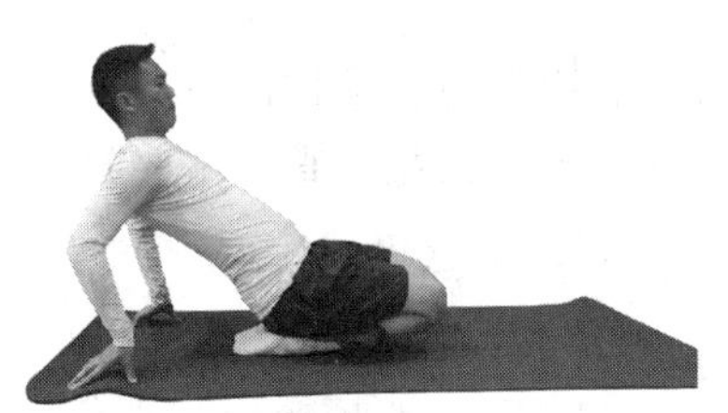

胫骨前肌的主动牵伸

图 4-3-24　胫骨前肌的主动牵伸

（二）被动牵伸

起始姿势：被牵伸者坐于垫上，右侧下肢伸直；治疗师跪在被牵伸者下方，右手扶住右膝关节，左手握住其右脚（图 4-3-25）。

牵伸方法：将被牵伸者右膝关节固定，同时左手握住脚掌向下用力压。

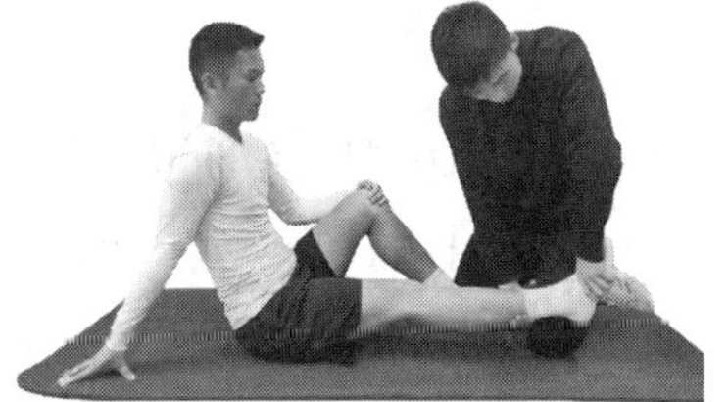

胫骨前肌的被动牵伸

图 4-3-25　胫骨前肌的被动牵伸

第四节　颈部及躯干肌肉的牵伸技术

一、颈侧面肌肉

主动牵伸

起始姿势：垂直坐位；右手扶住头左侧；左手放在背后或置于臀下固定左肩关节（图 4-4-1）。

牵伸方法：手用力将头拉向右肩关节。

注意事项：避免头部前倾、后倾；上身保持垂直，不要耸起左肩。

颈侧面肌肉的主动牵伸

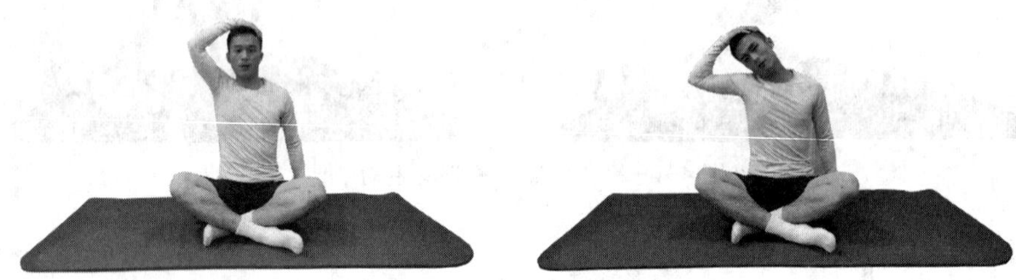

图 4-4-1　颈侧面肌肉的主动牵伸

二、颈侧前方肌肉

主动牵伸

起始姿势：垂直坐位；右手扶住头左前侧；左手放在背后或置于臀下固定左肩关节（图 4-4-2）。

牵伸方法：手用力将头拉向右后方。

注意事项：上身保持垂直，不要耸起左肩。

颈侧前方肌肉的主动牵伸

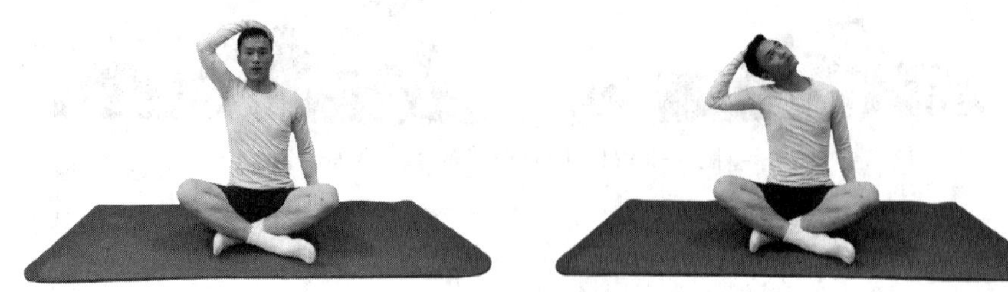

图 4-4-2　颈侧前方肌肉的主动牵伸

三、颈侧后方肌肉

主动牵伸

起始姿势：垂直坐位；右手扶住头左后侧；左手放在背后或置于臀下固定左肩关节

（图 4-4-3）。

牵伸方法：手用力将头拉向右前方。

注意事项：上身保持垂直，不要耸起左肩。

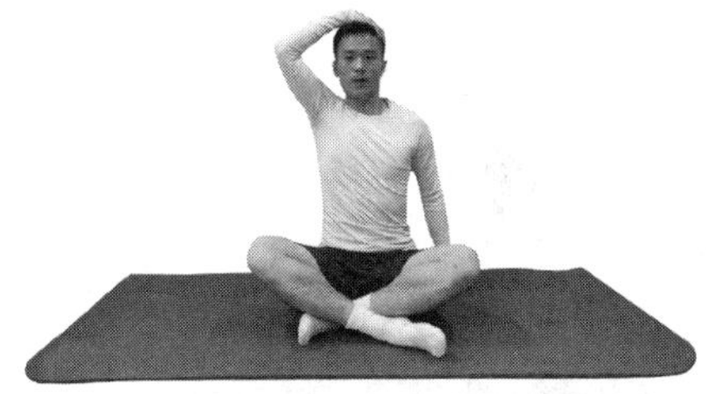

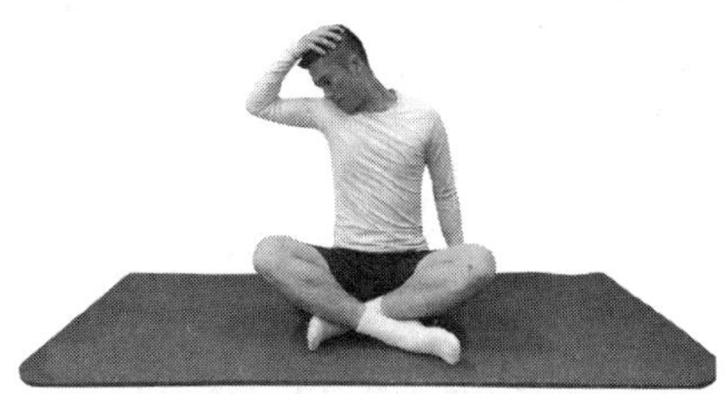

颈侧后方肌肉的主动牵伸

图 4-4-3　颈侧后方肌肉的主动牵伸

四、颈后方肌肉

主动牵伸

起始姿势：垂直坐位；双手抱在头后，双肘打开（图 4-4-4）。

牵伸方法：手用力将头拉向前下方。

注意事项：上身保持垂直，注意双手不要用力过猛。

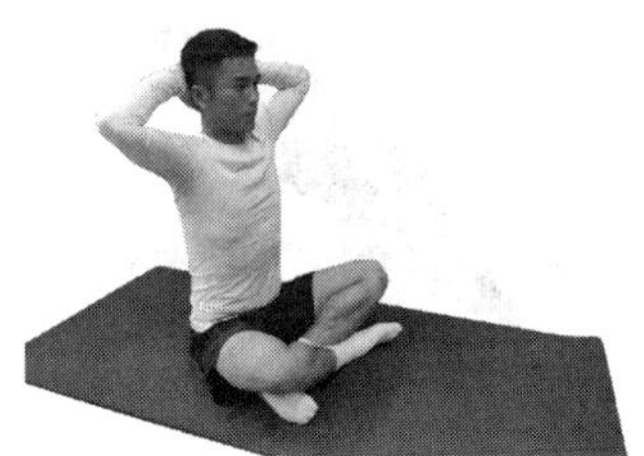

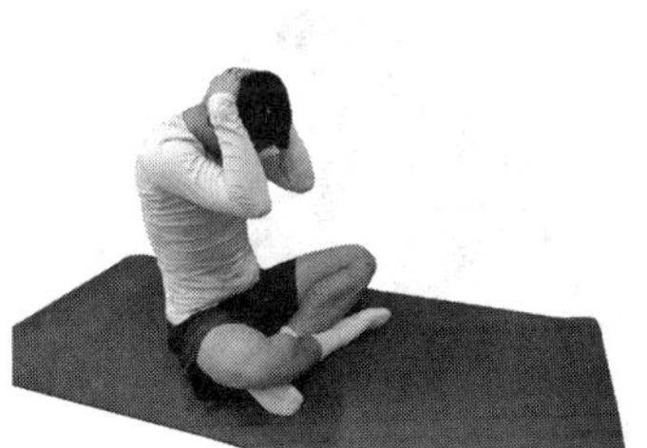

颈后肌肉的主动牵伸

图 4-4-4　颈后肌肉的主动牵伸

五、背部肌群

（一）主动牵伸

1. 方法一

起始姿势：垂直坐位；双膝分开；双肘关节置于双膝关节中间，双手抱住踝关节外侧（图 4-4-5）。

牵伸方法：身体前倾，肘关节尽量靠近垫子。

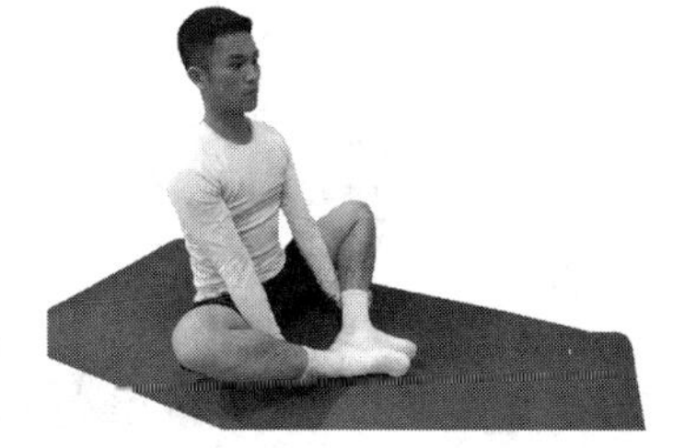

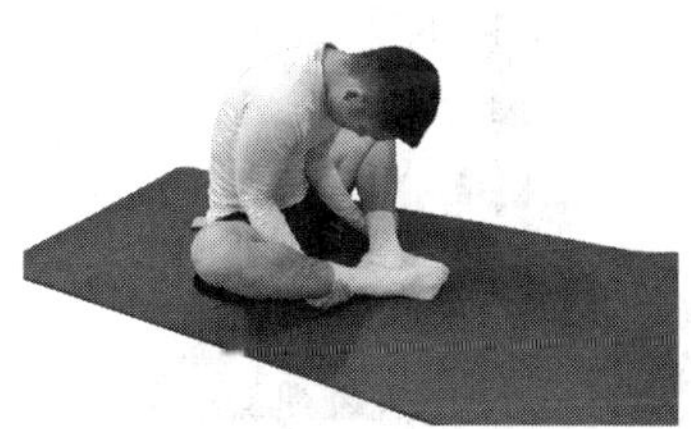

背部肌群的主动牵伸方法一

图 4-4-5　背部肌群的主动牵伸方法一

2. 方法二

起始姿势：垂直坐位；右下肢伸直，左下肢屈曲，左脚放在右膝关节外侧；右肘关节置于左膝关节外侧，左上肢放在身体左后方支撑身体（图 4-4-6）。

牵伸方法：上半身左旋转，右肘关节用力向右顶。

注意事项：躯干直立。

背部肌群的主动牵伸方法二

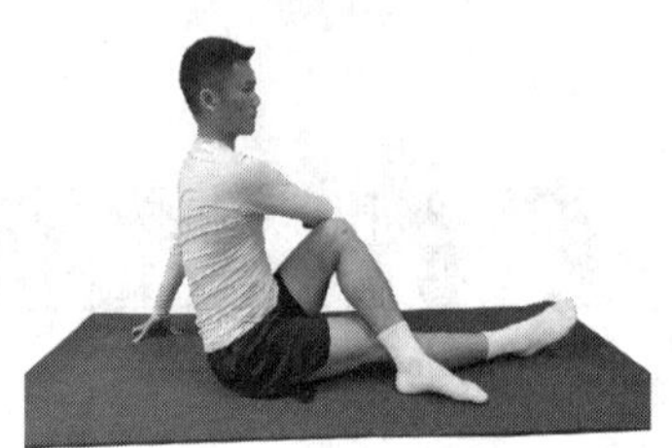

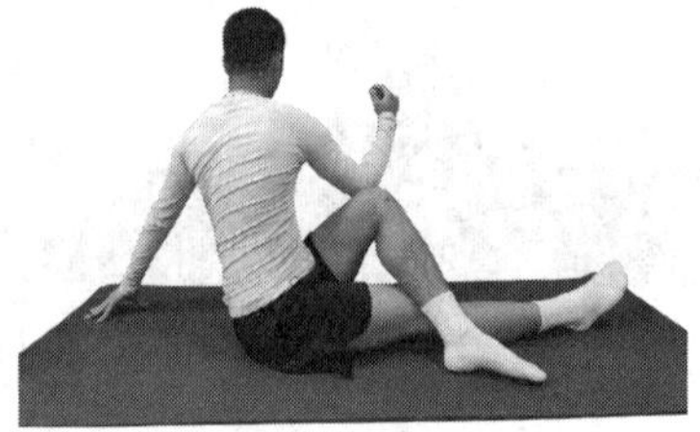

图 4-4-6 背部肌群的主动牵伸方法二

（二）被动牵伸

起始姿势：被牵伸者仰卧于垫上，右手打开掌心朝上；右下肢伸直，左髋关节、左膝关节屈曲，右脚放在左膝关节外；治疗师跪在被牵伸者右侧，右手扶住其右大腿外，左手压在其右肩关节（图 4-4-7）。

牵伸方法：将被牵伸者右肩关节固定，同时右手将其右膝关节向下用力压。

背部肌群的被动牵伸

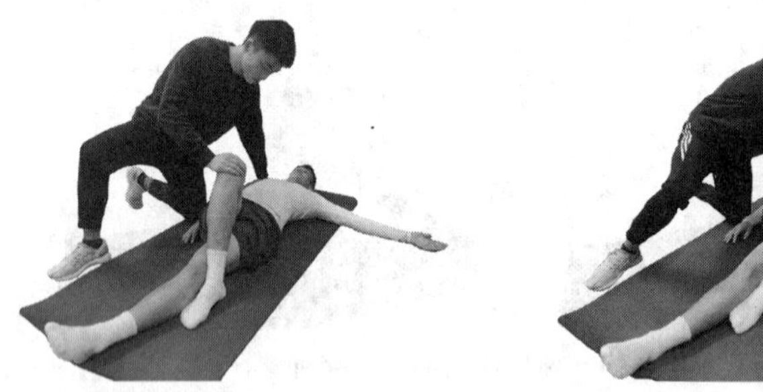

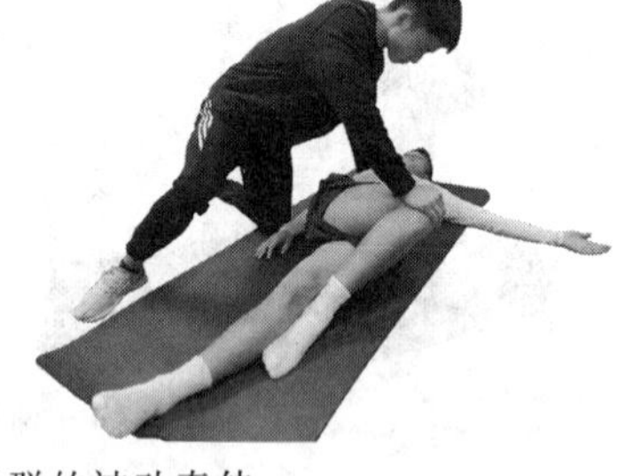

图 4-4-7 背部肌群的被动牵伸

六、腰方肌

起点：髂嵴及脊柱两侧；止点：第 12 肋；功能：躯干侧屈、后伸。

（一）主动牵伸

起始姿势：垂直坐位；双下肢分开；左上肢上举贴近耳旁，右手置于左侧骨盆（图 4-4-8）。

腰方肌的主动牵伸

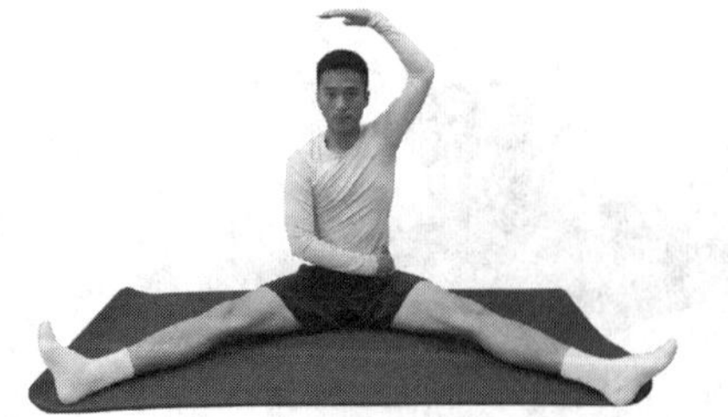

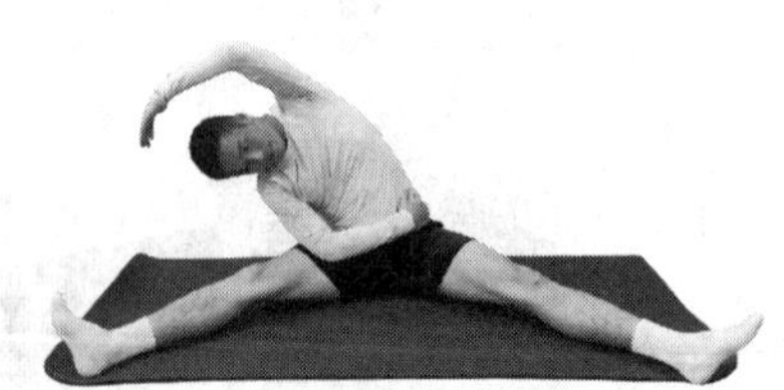

图 4-4-8 腰方肌的主动牵伸

牵伸方法：身体右侧倾。

注意事项：躯干不要前倾。

（二）被动牵伸

起始姿势：被牵伸者垂直坐位，双腿分开，左上肢提高，右手放在胸前；治疗师在被牵伸者左侧，右手扶住其左侧上臂，左手握住其右手腕（图 4-4-9）。

牵伸方法：将被牵伸者右手向左上方拉，同时左手向右下方推。

注意事项：躯干不要前倾。

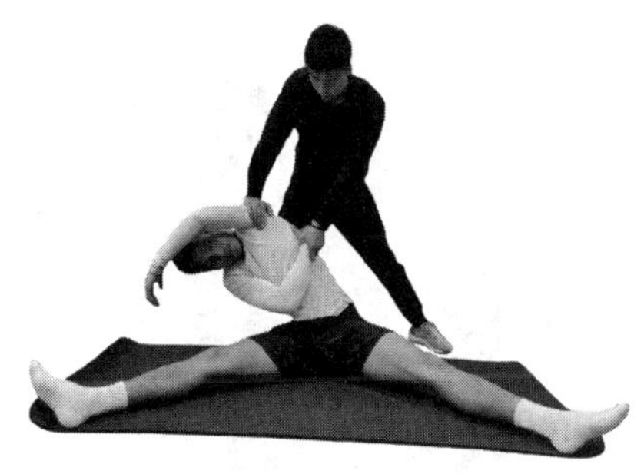

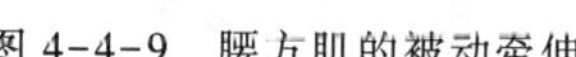
图 4-4-9　腰方肌的被动牵伸

七、腹部肌群

腹部肌群主要由腹直肌、腹外斜肌、腹内斜肌、腹横肌构成。功能：腹直肌，躯干屈曲；腹外斜肌、腹内斜肌，躯干侧倾、旋转；腹横肌，稳定椎体、收腹。

（一）主动牵伸

起始姿势：俯卧位；肘关节屈曲，掌心向下，扶在垫上（图 4-4-10）。

牵伸方法：逐渐伸直上肢，用双上肢力量将躯干推起。

注意事项：骨盆不要离开垫子。

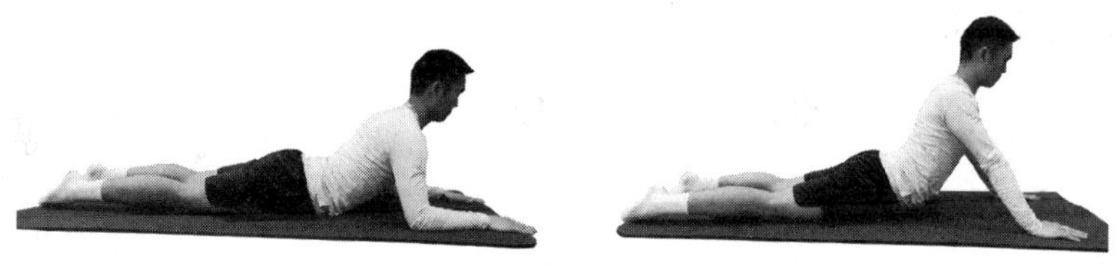

腹部肌群的主动牵伸

图 4-4-10　腹部肌群的主动牵伸

（二）被动牵伸

起始姿势：被牵伸者平仰卧在瑜伽球上；治疗师在被牵伸者侧面，左手扶住左肩关节，右手扶在其右髂骨（图 4-4-11）。

牵伸方法：右手稳定骨盆，左手发力将其躯干压向地面。

注意事项：此方法不适用于存在头晕问题的人群，拉伸时间不要长于 30 s。

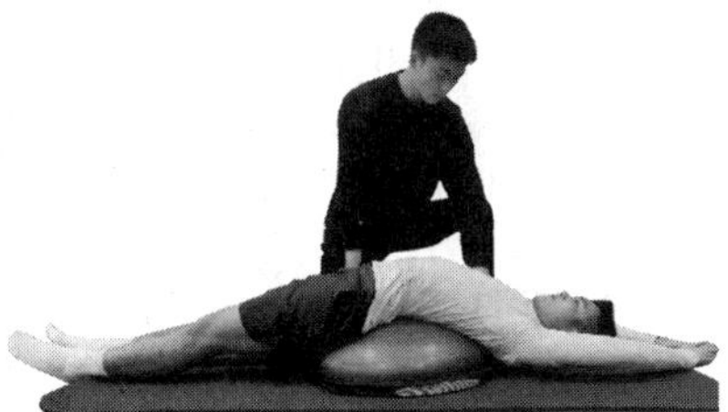

腹部肌群的被动牵伸

图 4-4-11　腹部肌群的被动牵伸

第五节　动态牵伸

1. 前后摆手（图 4-5-1）

牵伸方法：步行过程中，双侧肩关节交替前屈至 180°，进行动态牵伸训练。

动作目的：增加肩关节活动度，提高上肢协调能力。

注意事项：① 练习过程中上半身维持直立；② 手臂放松；③ 动作幅度逐渐增大。

前后摆手

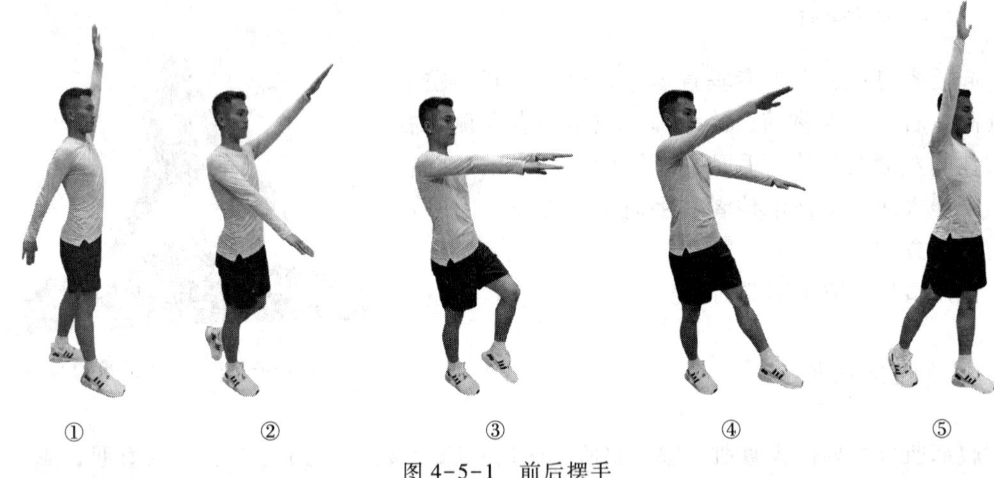

图 4-5-1　前后摆手

2. 肩肘摆手（图 4-5-2）

牵伸方法：步行过程中，先将双手抱在胸前，之后做扩胸运动，然后肩关节前屈，最后肩水平外展至最大角度。

动作目的：增加肩关节及肘关节活动度，对胸大肌进行牵伸。

注意事项：① 练习过程中上半身维持直立；② 手臂放松，动作过程中上肢平行于地面；③ 动作幅度逐渐增大。

肩肘摆手

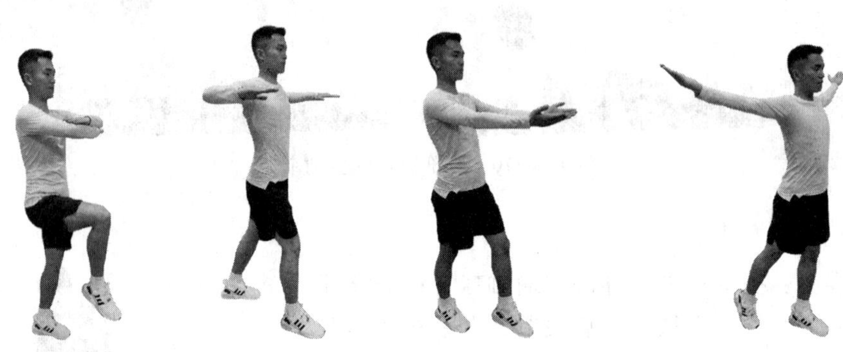

图 4-5-2　肩肘摆手

3. 手打圈（图 4-5-3）

牵伸方法：步行过程中，肩关节做环转运动。

动作目的：增加肩关节活动度，提高上肢协调能力。

注意事项：动作幅度逐渐增大。

4. 抬腿提踵前进（图 4-5-4）

牵伸方法：双手抱腿，使大腿贴近胸部，支撑腿与地面垂直，在腿部向胸部贴近时，支撑腿提踵。行走中进行练习。

动作目的：增加髋关节活动度，提高踝关节平衡能力及稳定性，拉伸臀部肌肉。

注意事项：练习过程中上身直立，动作幅度逐渐增大。

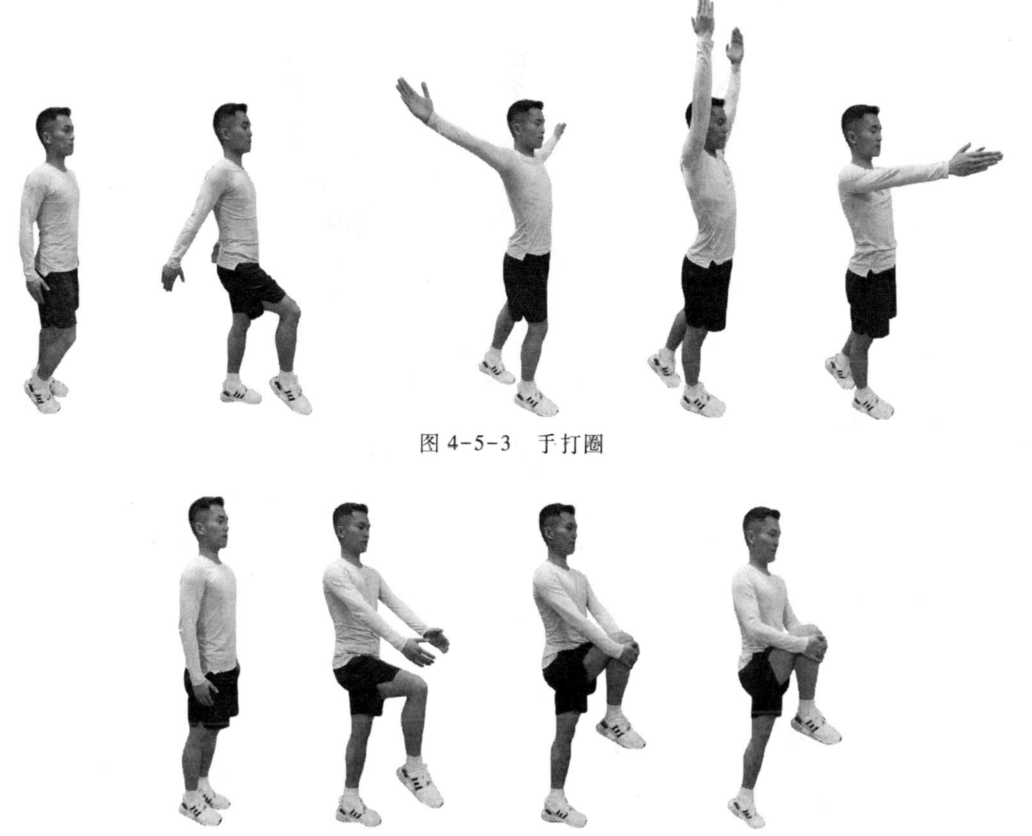

图 4-5-3　手打圈

手打圈

图 4-5-4　抬腿提踵前进

抬腿提踵前进

5. 髋外旋提踵前进（图 4-5-5）

牵伸方法：双手抱小腿向上提拉，使髋关节外旋，支撑腿与地面垂直，在提拉小腿时，支撑腿提踵。行走中进行练习。

动作目的：增加髋关节活动度，提高踝关节平衡能力及稳定性，牵伸臀部肌肉。

注意事项：练习过程中上身直立，动作幅度逐渐增大。

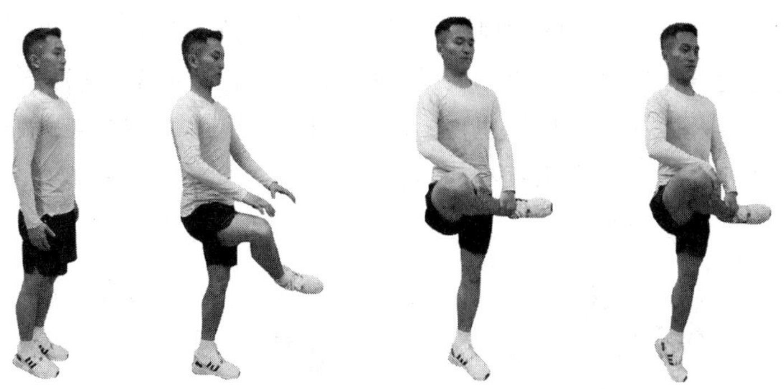

髋外旋提踵前进

图 4-5-5　髋外旋提踵前进

6. 屈膝提踵（图 4-5-6）

牵伸方法：① 保持髋关节不动；② 双手握住踝关节；③ 将小腿拉近大腿，支撑腿与地面垂直，在将小腿拉近大腿时，支撑腿提踵。

动作目的：提高踝关节平衡能力及稳定性，拉伸大腿前侧肌肉。

注意事项：动作幅度逐渐增大。

屈膝提踵

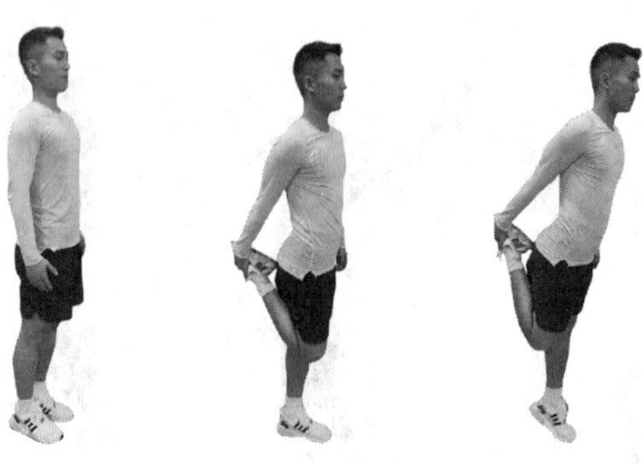

图 4-5-6　屈膝提踵

7. 前踢腿（图 4-5-7）

牵伸方法：步行过程中，前屈髋关节同时尽量保持膝关节伸直。

动作目的：牵伸大腿后侧肌肉，增加下肢平衡能力及骨盆控制能力。

注意事项：① 练习过程中上身直立；② 踢腿时，支撑腿和摆动腿均伸直，骨盆不能后倾；③ 动作幅度逐渐增大。

前踢腿

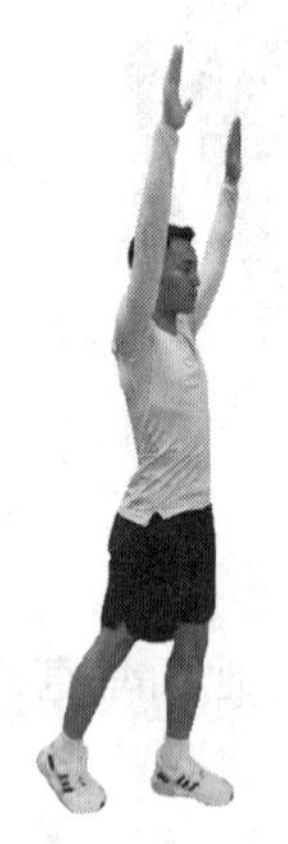
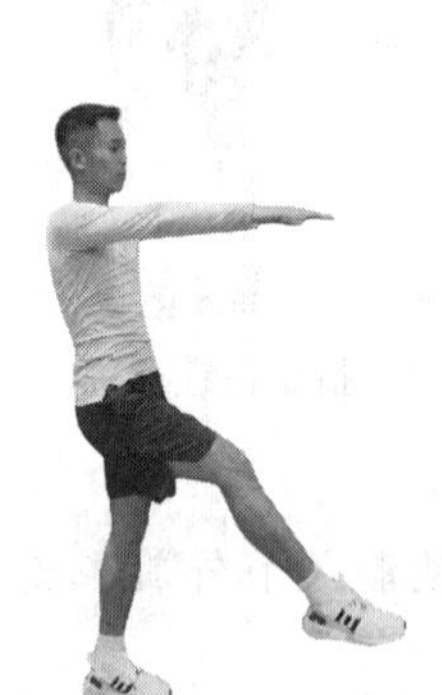
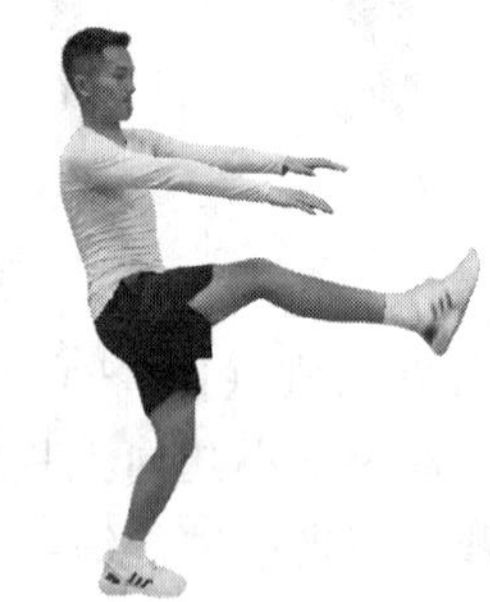

图 4-5-7　前踢腿

8. 直腿体前屈后退（图 4-5-8）

牵伸方法：① 单腿支撑，身体前倾，后腿与身体保持一条直线；② 身体前倾后，支撑腿后侧肌肉发力使身体回到直立位；③ 然后后退一步，另一条腿重复完成动作。

动作目的：牵伸及激活大腿后侧肌肉，增加下肢平衡能力及身体控制能力。

注意事项：练习过程中上身正直不能弯曲。

直腿体前屈后退

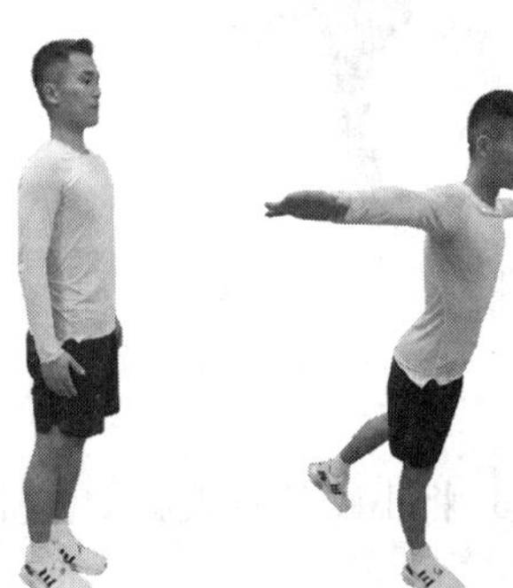
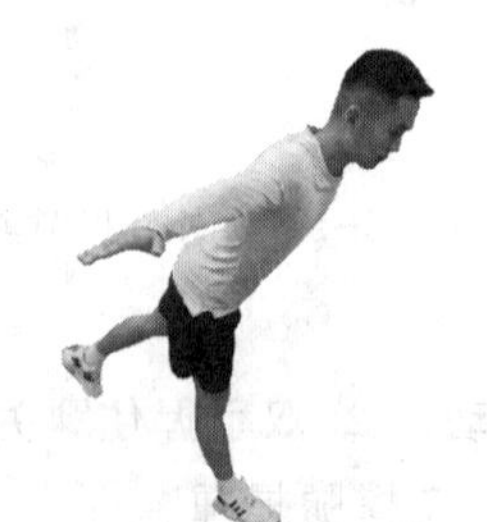
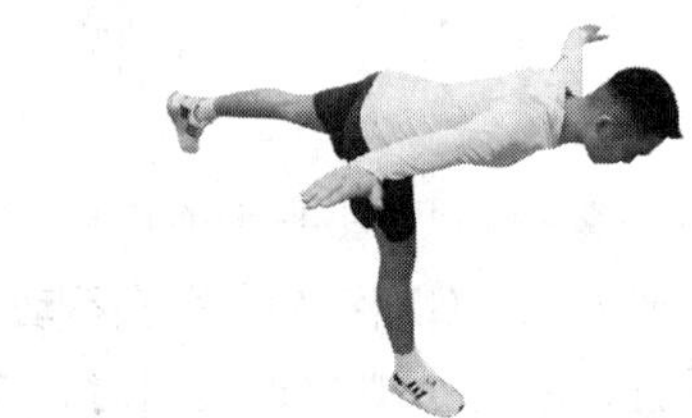

图 4-5-8　直腿体前屈后退

9. 弓步前进（图 4-5-9）

牵伸方法：下蹲过程中保持膝关节方向与足尖方向一致，屈膝 90°左右。

动作目的：增加髋关节活动度及骨盆控制能力。

注意事项：练习过程中上身始终直立。

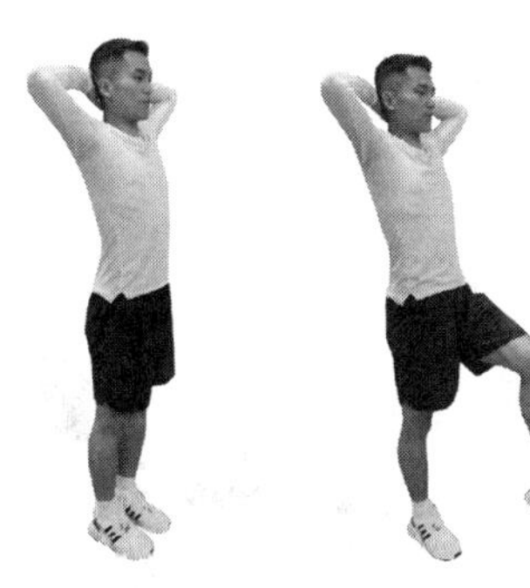
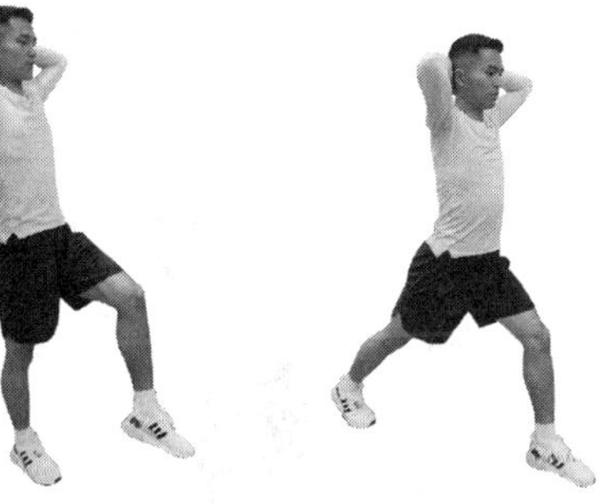
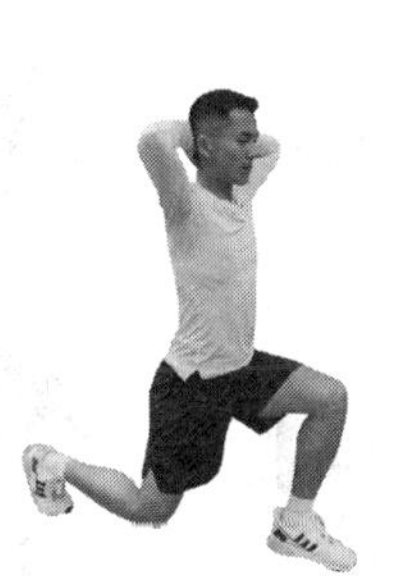

图 4-5-9　弓步前进

10. 弓步转体（图 4-5-10）

牵伸方法：① 下蹲过程中保持膝关节方向与足尖方向一致，屈膝 90°左右；② 双手交叉，身体前弓步且向一侧进行最大幅度旋转；③ 左右交替进行，动作幅度及速度逐渐增大。

动作目的：增加髋关节活动度，脊柱旋转活动度及骨盆控制能力。

注意事项：练习过程中上身始终直立，以脊柱为轴进行旋转运动。

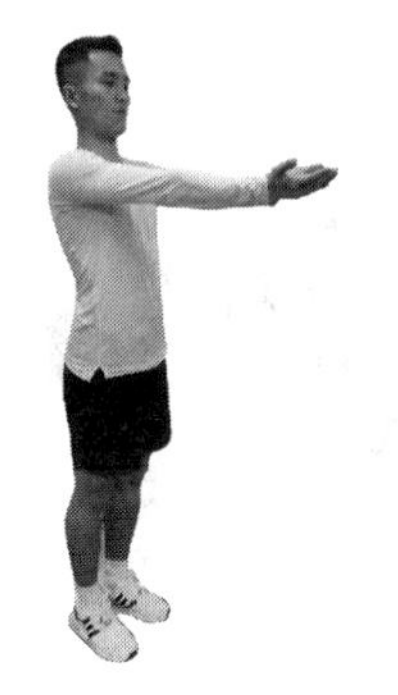
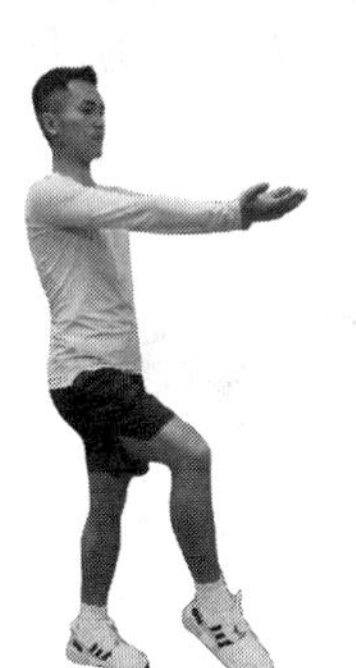
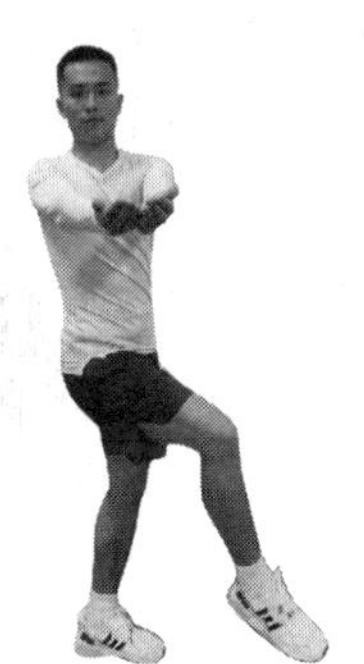
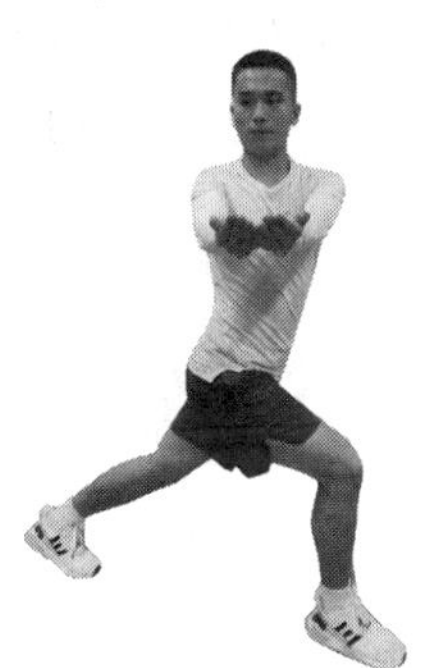

图 4-5-10　弓步转体

11. 横向弓步（图 4-5-11）

牵伸方法：双腿打开，略宽于肩，足尖方向轻微向外，前方膝关节屈曲 90°左右。

动作目的：增加髋关节横向活动度，拉伸大腿内侧肌肉。

注意事项：练习过程中上身始终直立。

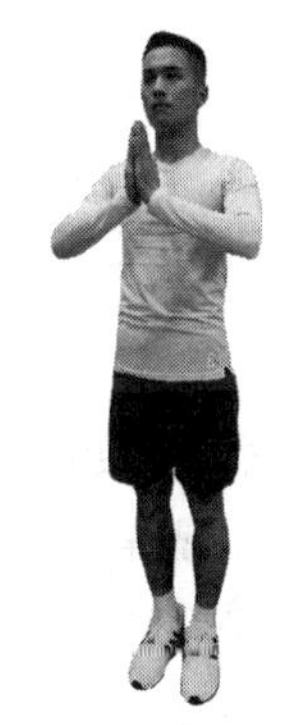
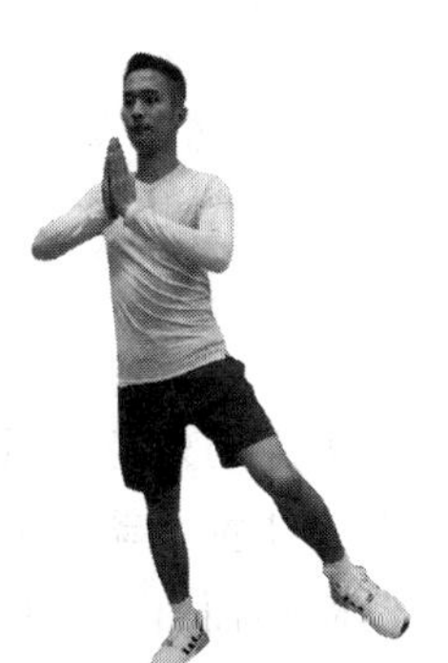
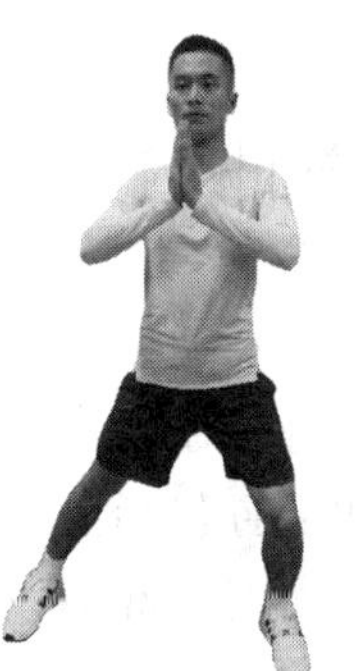
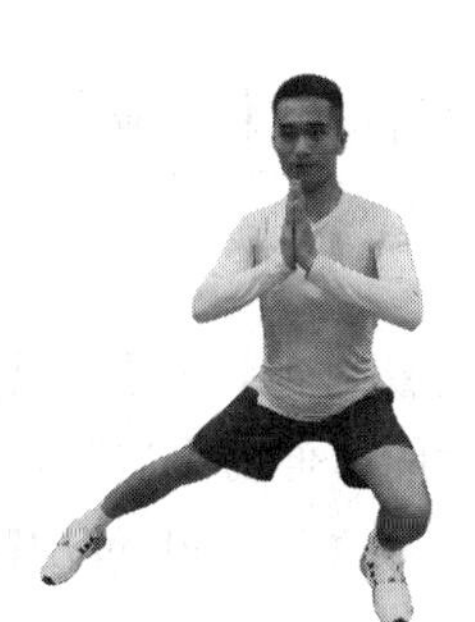

图 4-5-11　横向弓步

12. 弓步体前屈（图 4-5-12）

牵伸方法：① 下蹲时膝关节方向与足尖方向一致，前方膝关节屈曲 90°左右；② 后侧腿向前一步，重复以上动作，左右交替。

动作目的：增加髋关节活动度，激活背侧肌群。

注意事项：练习时身体前倾。

弓步体前屈

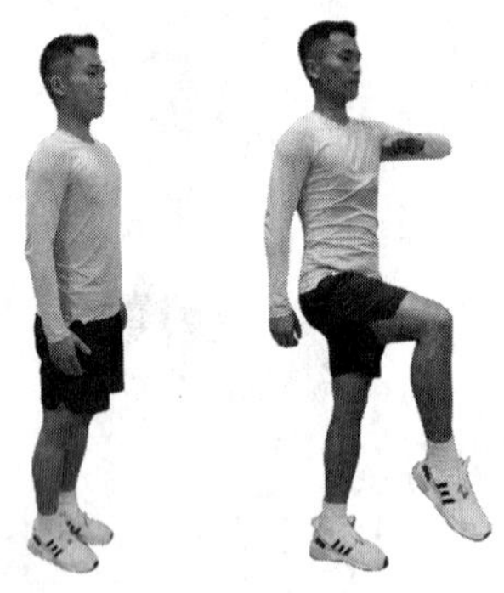

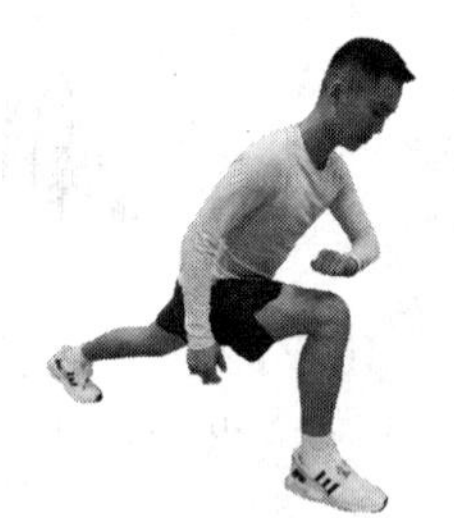

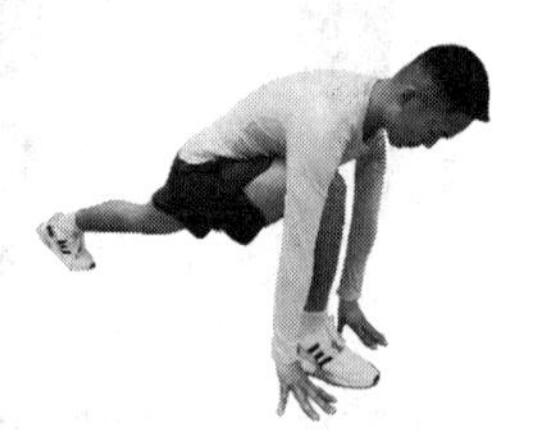

图 4-5-12　弓步体前屈

13. 手足前进（图 4-5-13）

牵伸方法：① 身体俯卧，双腿伸直；② 双腿交替前进，躯干屈曲；③ 然后双手交替向前爬行，至身体与地面平行为止。

动作目的：拉伸大腿后侧肌群，激活上、下肢及躯干肌群。

注意事项：练习时上身正直，双腿始终伸直。

手足前进

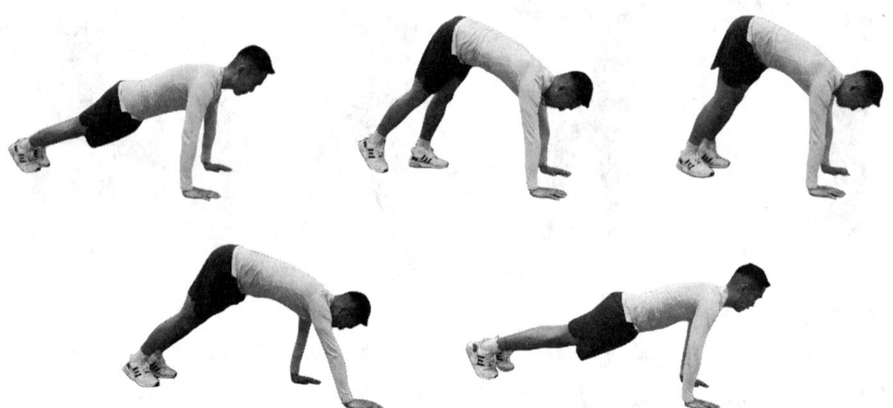

图 4-5-13　手足前进

第六节　机械被动牵伸

机械被动牵伸是指借助各种机械装置，给予较小强度的外部力量，对缩短的组织进行较长时间牵伸的方法。常见的装置包括重力牵引、滑轮装置、动态夹板及石膏等。牵伸时间通常持续 20~30 min 甚至数小时，相对于徒手被动牵伸而言，其更为有效、舒适。

一、重力牵引

常利用沙袋、哑铃等器具直接/间接置于患者肢体上对缩短的组织进行牵伸，根据患者组织缩短情况、耐受情况等调控器具的重量以及持续牵引的时间。

二、滑轮装置

指利用间接重力组成一个滑轮装置，根据滑车与患者身体的相对位置、滑车牵引的方向调节患者本身的位置，通过滑轮对患者的肢体进行拉伸以使其突破受限的活动范围，最终达到对缩短组织进行牵伸的目的。通常可使用中等强度重量对组织进行较长时间的牵伸。针对那些手法牵引进行有困难或效果差的患者可采用此牵伸方法。

三、支具及夹板

在牵伸后使用支具或动态夹板，可以使牵伸完毕的组织保持在最大的牵伸长度或角度，再次进行较长时间的牵伸，最终增加关节活动范围。其中，夹板多用于上肢，支具多用于躯干和下肢。

四、利用专用器械

（一）利用股四头肌训练椅进行股四头肌牵伸

患者屈髋 90°坐于训练椅上，此时将训练椅的一臂放置于患者胫骨前，治疗师上方手放于训练椅上，另一臂上方给予压力，尽量向后推患者小腿使膝关节屈曲，以达到牵伸股四头肌的作用。

（二）CPM（continuous passive motion）

CPM 是利用专用器械使关节进行较长持续时间缓慢被动运动的训练方法，常用的部位包括肩、肘和下肢。训练前可根据患者目前的情况预先设定关节活动范围、运动速度、持续时间等参数，使关节在设定好的关节活动范围内进行缓慢被动活动。CPM 具有防治因制动引起的关节挛缩，促进关节软骨、韧带和肌腱等组织修复，改善局部血液及淋巴循环，消肿，减轻疼痛等作用。

思考题

1. 简述肌肉牵伸技术的程序。
2. 简述肌肉牵伸技术的分类和方法。
3. 肌肉牵伸技术的适应证和禁忌证有哪些？

循证实践

实践训练

男性患者，32 岁，2021 年 5 月 8 日发生车祸，致左膝周疼痛、肿胀伴活动受限，赴成都某医院就诊，诊断为左股骨髁上粉碎性骨折，入院完善相关检查后，在麻醉下行“左股骨髁上粉碎性骨折切开复位内固定术”，术后生命体征平稳，伤口无感染，复查 X 射线提示：左股骨髁上骨折解剖复位，内固定良好。术后一周出院，术后两周切口拆线，患者术后长期处于髋、膝关节屈曲体位，期间没有经过系统功能训练，左膝关节活动受限，于 2021 年 6 月 10 日前往成都某运动医学康复中心治疗。治疗前测得左侧膝关节活动度为 0—30°—90°。

现请你以治疗师的身份思考：

1. 左股骨髁上粉碎性骨折术后为何出现关节活动度下降？

2. 请你采用肌肉牵伸技术，为患者制订整体干预计划，以改善关节活动度。

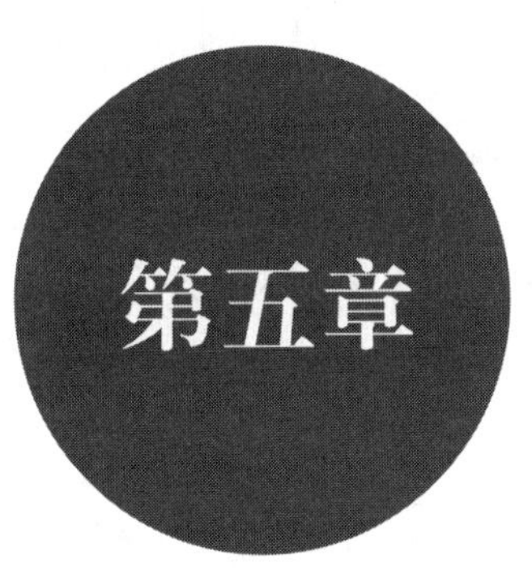

第五章 关节松动术

本章导言

关节松动术是康复治疗最基本的技术之一，其主要作用是改善关节活动度受限、减轻疼痛，目前广泛应用于肌肉骨骼系统、神经系统等疾病的康复治疗。本章主要介绍关节松动术的基本运动、实施步骤和临床应用；以图文并茂的形式介绍上肢、下肢和脊柱三个部分的关节松动术；旨帮助学生在短时间内掌握关节松动术重点内容，使学生在学习后，能够正确、安全、有效地对上肢、下肢和脊柱部分进行关节松动术的操作与应用。

学习目标

1. 了解关节松动术临床应用。
2. 掌握关节松动术实施步骤和操作方法。
3. 培养学生关节松动术循证思维能力，以及感受关节松动术创造者的大家风范（见章内二维码）。

第一节　概述

一、基本概念

（一）定义

关节运动的基本概念

关节松动术（joint mobilization）是一类用于改善关节功能障碍，如关节活动受限、疼痛的手法治疗技术，它是康复治疗中的基本技术之一。目前康复治疗中常见的关节松动术有 Maitland 松动术、Kaltenborn 松动术和 Mulligan 松动术。

（二）关节松动术的基本运动

关节松动术的基本运动类型为：生理性运动（physiologic motion）和附属运动（accessory motion）。

1. 生理性运动

生理性运动是指关节在生理范围内完成的运动，可以主动完成，也可以被动完成。例如，肩关节的外展、内收、前屈、后伸、内旋和外旋。

2. 附属运动

附属运动简介

附属运动是在关节生理范围之外，解剖范围之内完成的一种被动运动，是关节发挥正常功能不可缺少的运动，通常自己不能主动完成，需由他人或健侧肢体帮助完成。如一个人不能主动使膝关节中的胫股关节分离，但借助于他人或上肢，则可以轻易地完成胫股关节的分离。附属运动主要包括滚动、滑动、旋转、挤压、牵引和分离、转动等运动（图 5-1-1）。

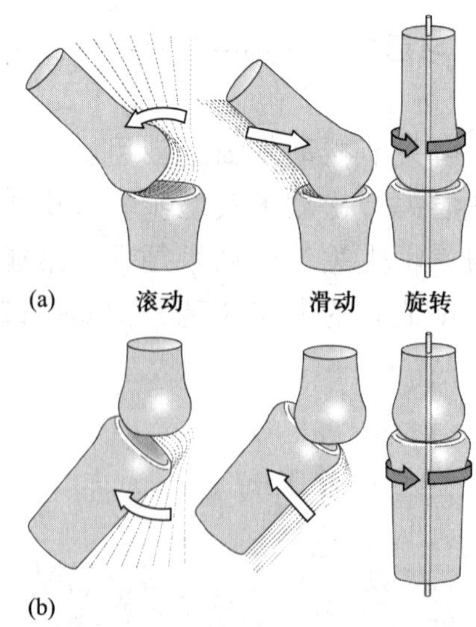

（a）凸面对凹面的运动；（b）凹面对凸面的运动。

图 5-1-1　关节的常见附属运动：滑动、滚动、旋转

二、常用的关节松动术

（一）Maitland 关节松动术

Maitland 根据关节的可动范围和操作时治疗者应用手法的幅度大小，将关节松动术分为 5 级，见表 5-1-1 和图 5-1-2。

表 5-1-1 Maitland 关节松动术分级

分级	内容
Ⅰ级	关节活动的起始端，小范围、节律性地来回振动关节
Ⅱ级	关节活动允许范围内，大幅度、节律性地来回振动关节，但不接触关节活动的起始端和终末端
Ⅲ级	关节活动允许范围内，大幅度、节律性地来回振动关节，每次均接触到关节活动的终末端，并能感觉到关节周围软组织的紧张
Ⅳ级	关节活动的终末端，小范围、节律性地来回振动关节，每次均接触到关节活动的终末端，并能感觉到关节周围软组织的紧张
Ⅴ级	在运动范围极限处以小幅度、快速的推进技术打断粘连组织，这是一种难度较高的技术

手法分级的选择：Ⅰ级和Ⅱ级手法用于治疗因疼痛引起的关节活动受限；Ⅲ级手法用于治疗关节疼痛并伴有僵硬；Ⅳ级手法用于治疗关节因周围软组织粘连、挛缩引起的关节活动受限。手法分级可用于关节的附属运动和生理性运动。当用于附属运动时，Ⅰ~Ⅳ级手法皆可选用。而进行生理性运动时，关节活动范围要达到正常的 60% 才可以应用，因此，多用Ⅲ~Ⅳ级手法，极少用Ⅰ级手法。

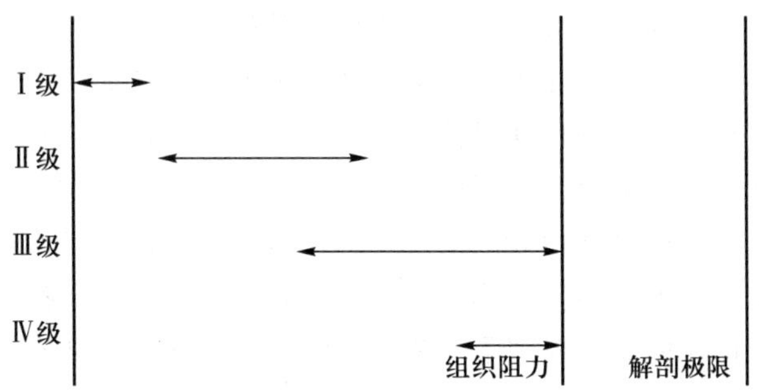

图 5-1-2 Maitland 关节松动术分级

Maitland 关节松动术知识窗

（二）Kaltenborn 关节松动术

Kaltenborn 关节松动术分成Ⅰ~Ⅲ级。评定时，以活动到Ⅱ级关节间隙运动的程度作为标准。Kaltenborn 关节松动术的分级标准见表 5-1-2 和图 5-1-3。

表 5-1-2 Kaltenborn 关节松动术分级

分级	内容
Ⅰ级	小幅度牵张，对关节囊不会产生应力
Ⅱ级	施行适度牵张或滑动，使关节周围组织拉紧
Ⅲ级	施行大幅度牵张或滑动，以牵拉关节囊及关节周围的结构

Kaltenborn 关节松动术知识窗

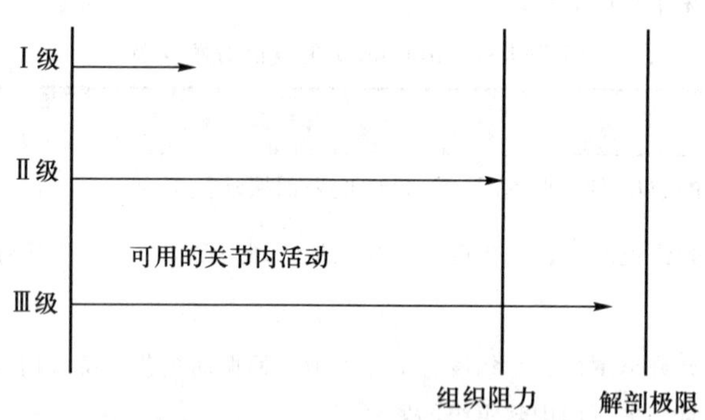

图 5-1-3 Kaltenborn 关节松动术分级

（三）Mulligan 关节松动术

Mulligan 关节松动术（mobilization with movement，MWM）是由新西兰的物理治疗师 Brian R Mulligan 和其同事经过数年研究而提出，也称为动态关节松动术。这种技术应用了关节内的持续滑动并配合关节的生理运动，可由受试者主动完成或由治疗师帮助被动完成。Mulligan 提倡，进行治疗时不能引起患者疼痛或加重疼痛，并可在一次治疗中选择多种治疗技术相结合，以取得最佳疗效。

Mulligan 关节松动术知识窗

动态关节松动术的特点：①无痛原则：在治疗过程中，尽量不能引起或加重患者的疼痛。如果出现疼痛，应立即停止治疗，如果技术和治疗平面均正确，患者仍感觉疼痛，则应换用其他手法治疗；②与其他关节松动术不同，动态关节松动术强调关节内的持续滑动且配合关节的生理运动。其原因在于，在运动状况下治疗会使症状得以改善，并更好地维持疗效；③动态关节松动术是一种针对性强的手法治疗，治疗师应及时询问和观察患者治疗后的反应，尤其是次日的情况，并以此为依据随时调整技术；④可在一次治疗中选择多种治疗技术相结合，以取得最佳疗效。治疗师进行传统关节松动术治疗的时候，患者是被动治疗，而动态关节松动术则强调肢体的运动。动态关节松动术具备主动训练和被动运动的双重优势：患者的运动使肌肉得到了刺激；而治疗师的帮助，则确保了患者能在无痛的情况下完成全范围活动。

三、关节松动术的实施步骤

（一）评定

全面细致的评定是关节松动术的基础。每种关节松动术既是评估技术，又是治疗技术。在治疗进程中，应连续系统地评估，包括治疗前、治疗中和治疗后的各个阶段。假如评定中患者存在关节活动受限或疼痛，首先应确定造成疼痛的因素及疼痛性质；其次明确治疗方向是什么，是缓解疼痛、牵张关节还是处理软组织粘连、挛缩等。

（二）患者的体位

患者及其接受治疗侧的肢体宜采取舒适的放松体位。

（三）治疗侧关节的体位

关节活动的评定和首次治疗时应采取休息体位（即关节囊最松弛的姿势位）。

（四）固定

一般固定关节的近端骨骼，可借由布带、治疗师的手或他人来固定。肢体的固定必须牢靠且舒适。

（五）关节松动术的等级或剂量

根据不同的情况或症状，选择不同的等级或剂量。

（六）治疗时作用力的部位

治疗时施加的作用力，应靠近相对的关节面，越近越好。作用力接触面积越大，治疗的过程越舒适，如使用手掌面接触比使用拇指接触更舒适。

（七）治疗运动的方向

治疗运动的方向应该是平行或垂直治疗平面的方向。治疗平面：是一个垂直于一条由旋转轴至关节凹面中心的线的平面。此平面存在于关节凹面，因此其位置是由凹面的骨骼位置来决定的。关节牵引技术的运动方向垂直于治疗平面，从而使两个关节面分离开来。滑动技术的治疗方向是与治疗平面平行的。滑移的方向是由凸凹定律决定的。必须注意移动整个骨骼，才能使一个关节面在相应关节面上滑动。切不可将骨骼作为力臂，做出有弧度的摆动动作，否则会产生转动而压迫关节面。

（八）治疗的开始及进展

无论是缓解关节疼痛还是增加关节内活动，其治疗的开始都是相同的，即在关节休息姿势或是最大松弛姿势下使用第Ⅱ级持续牵张关节面的技术。首先评估关节对治疗的反应如何，然后根据关节的反应程度决定进一步治疗。隔天评定关节对治疗的反应。

如果关节疼痛或敏感度增加，则将治疗的力度降低到第Ⅰ级的振动。如果情况好转或没有变化，可进行下一步骤的治疗。如果治疗目标是维持关节内活动，则重复相同的治疗；如果治疗目标是增加关节内活动，则可进展到使用持续性第Ⅲ级牵引或滑动的技术（图 5-1-4）。

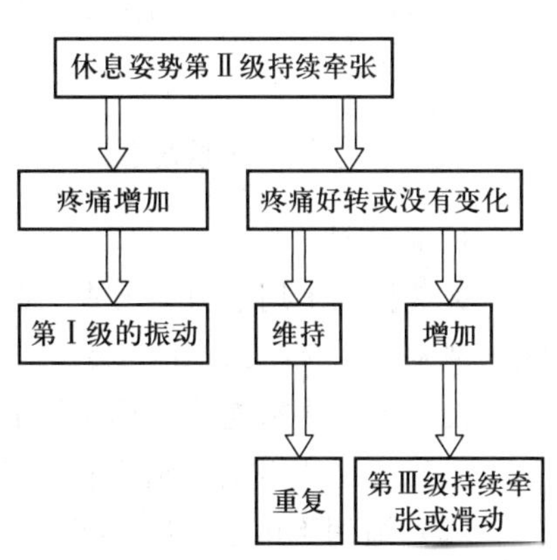

图 5-1-4　关节松动术治疗的开始及进展示意图

（九）治疗运动的速度、节奏和持续时间

第Ⅰ级和第Ⅳ级为快速的振动，如徒手振动。第Ⅱ级和第Ⅲ级为均匀平顺的振动，连续1~2 min，每秒振动2~3下。改变振动的速度可达到不同的效果：低幅度、高速的振动可以抑制疼痛，低速的振动可以放松肌紧张。

对于疼痛的关节，给予间歇性关节牵张7~10 s，中间休息几秒，可多次重复进行。应以患者对治疗的反应为依据，从而决定是否重复或停止治疗。对于运动受限的关节，给予最少6 s的牵张，接着稍放松，再以3~4 s为间隔，重复慢速的间歇性牵张。

（十）再次评定

治疗后或下次治疗前都应再次评定患者的关节活动度或疼痛程度，以治疗反应来确定下一步的治疗计划。

四、临床应用

（一）治疗作用

（1）恢复关节内结构的正常位置或无痛性位置，从而改善疼痛，恢复全范围的关节活动。

（2）关节固定时间过长时，会导致关节软骨萎缩，关节松动术可使滑膜液流动而刺激活动，提供并改善软骨的营养。

（3）关节固定后，会有关节内纤维组织增生、关节内粘连、韧带及关节囊挛缩，关节松动术可维持关节及其周围组织的延展性和韧性。

（4）关节受伤或退化后本体感觉反馈将减弱，从而影响到机体的神经肌肉反应。关节活动可为中枢神经系统提供有关姿势动作感觉信息，如静态姿势及活动速度的感觉传入，运动速度改变的感觉传入，运动方向感觉的传入，肌肉张力调节的感觉传入和伤害性刺激的感觉等。

关节松动术不能改变疾病本身的进展，如类风湿性关节炎，或受伤后炎症期。在这些疾病的情况下，治疗目的是要减轻疼痛，维持可用的关节内活动并减少因活动限制所造成的不良结果。

（二）适应证和禁忌证

1. 适应证

关节松动术用于力学因素引起的关节功能障碍。主要作用是维持现有的活动范围，延缓病情发展，预防因不活动引起的并发症，同时适用于关节附属运动丧失继发形成的关节囊、韧带紧缩或粘连等。具体如下：

（1）关节内及周围组织存在粘连现象，如冻结肩患者。

（2）适用于由于肌肉、关节引起疼痛的患者，或由于肌肉僵硬导致的关节正常的附属运动丧失的患者。

（3）关节内组织错乱的复位。例如，脊柱小关节紊乱、脱落的疏松组织阻碍关节的

活动范围。

（4）骨折或关节置换术后导致的关节活动度下降。

2. 禁忌证

（1）急性外伤或疾病引起的关节肿胀。

（2）关节活动已经过度、关节不稳定的患者。

（3）未愈合的骨折患者。

（4）恶性肿瘤疾病患者。

（5）严重骨质疏松患者。

（6）脊髓已受到挤压的患者。出现了对称性的临床症状，造成步态不稳等不适于关节松动术治疗的症状者。

（7）椎动脉血液供应不足的患者，尤其是老年人。

（8）类风湿性关节炎和关节强直性脊椎炎的急性期患者，不可松动第 1~2 颈椎。

（9）急性神经根性炎症或受压者。

第二节　上肢关节松动术

一、肩关节松动术

（一）盂肱关节松动术

盂肱关节休息位：肩部外展 55°，水平内收 30°并旋转，使前臂置于身体相对水平面上（肩胛平面）。

治疗平面：治疗平面位于关节盂窝并随着肩胛旋转而移动。

固定：用治疗带或助手辅助以固定肩胛骨。

1. 盂肱关节分离（图 5-2-1）

（1）患者体位。患者仰卧位，位于休息位置。

（2）治疗师体位。面向患者头部，一手抓住患者的腋下，拇指在前侧，其余四指位于背侧，另一手由外侧握持住肱骨。

（3）操作手法。由抓住腋下的手将肱骨向外侧移动。

（4）作用。测试、评估盂肱关节牵张活动的质与量，评估终末端感觉；初始治疗（持续第Ⅱ级牵张）；疼痛控制（振动，第Ⅰ级或第Ⅱ级牵张）；改善盂肱关节活动度（第Ⅲ级持续牵张）。

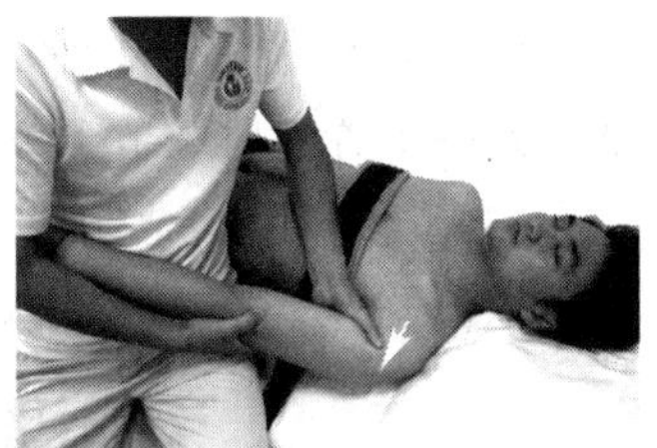

图 5-2-1　盂肱关节分离

盂肱关节分离

2. 盂肱关节尾端滑动（图 5-2-2）

（1）患者体位。患者仰卧位，位于休息位置。

（2）治疗师体位。面向患者，以躯干及一手肘部固定患者手臂，另一手虎口紧扣肱骨近端近肩峰的位置。

（3）操作手法。由肱骨上端的手将肱骨向尾端滑动，治疗师身体同时向后移动，在盂肱关节产生第Ⅲ级尾向滑动；要求身体和手行动一致。

（4）作用。增加外展活动度；若肱骨头上移，使其复位。

3. 盂肱关节尾端滑动进阶（图 5-2-3）

（1）患者体位。患者仰卧位，将肩由休息位外展至动作末端，在接近并超过 90°时，同时辅以肱骨外旋。

（2）治疗师体位。面向患者，一手固定患者手臂，另一手虎口紧扣肱骨近端近肩峰的位置。

（3）操作手法。治疗师以身体前倾在盂肱关节产生第Ⅲ级尾向滑动；要求身体和手施力方向一致。

（4）作用。进一步增加外展活动度。

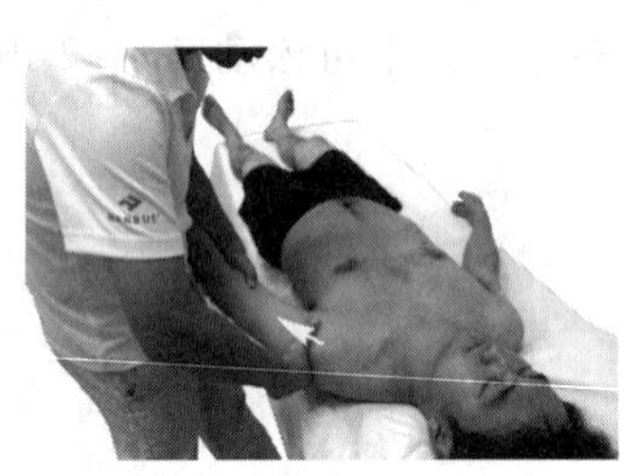

图 5-2-2　盂肱关节尾端滑动

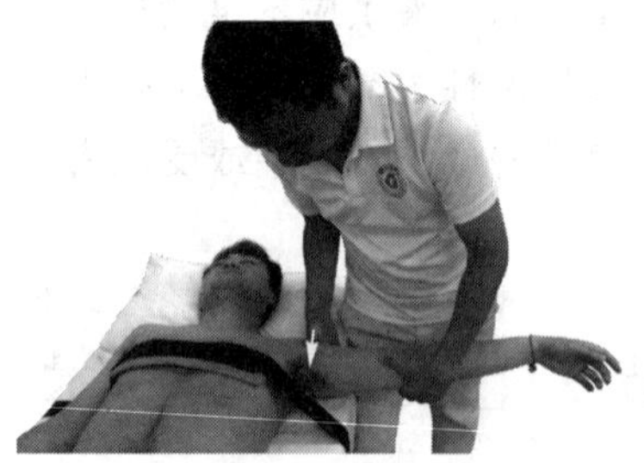

图 5-2-3　盂肱关节尾端滑动进阶

4. 盂肱关节前向后滑动（图 5-2-4）

（1）患者体位。患者仰卧位，手臂置于身侧休息体位。

（2）治疗师体位。治疗师以背部斜靠近患者，立于患者肩部与躯干之间。远侧手握住患臂肱骨远端并夹贴支撑于自身腰际，近侧手置于肱骨头处。

（3）操作手法。屈曲膝关节，通过置于肱骨头处的手将肱骨头向后滑动。注意肘关节伸直。

（4）作用。改善肩关节屈曲和内旋活动度。

5. 盂肱关节前向后滑动进阶（图 5-2-5）

（1）患者体位。患者仰卧位，肩屈曲 90°，内旋并屈肘。患者肩胛骨下置垫子以令其稳固。

（2）治疗师体位。治疗师面对患臂站立。一手握于肱骨近端以施加第Ⅰ级牵张的力量，另一手置于肘关节上方以施加垂直向下的力量。

（3）操作手法。施加力量于肘关节经由肱骨长轴，令肱骨产生前后向滑动。

（4）作用。进一步改善肩关节屈曲和内旋活动度。

盂肱关节前向后滑动

盂肱关节前向后滑动进阶

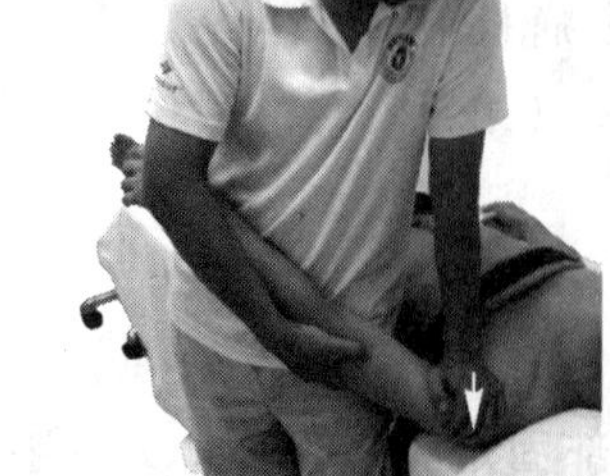

图 5-2-4　盂肱关节前向后滑动

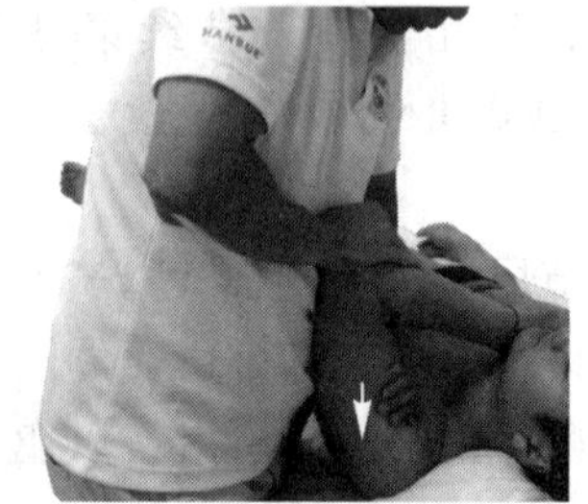

图 5-2-5　盂肱关节前向后滑动进阶

6. 盂肱关节后向前滑动（图 5-2-6）

（1）患者体位。患者俯卧位，可以楔形垫或毛巾卷置于喙突下，并使手臂自休息位悬垂于治疗床沿。

（2）治疗师体位。治疗师面向床头弓步贴于床沿站立，以大腿辅助固定患者上臂；远侧手握于患者肘部，近侧手尺侧外缘置于患者肩峰端后侧。

（3）操作手法。置于肩峰端后侧的手提供由后向前滑动的力量。

（4）作用。改善肩关节后伸和外旋活动度。

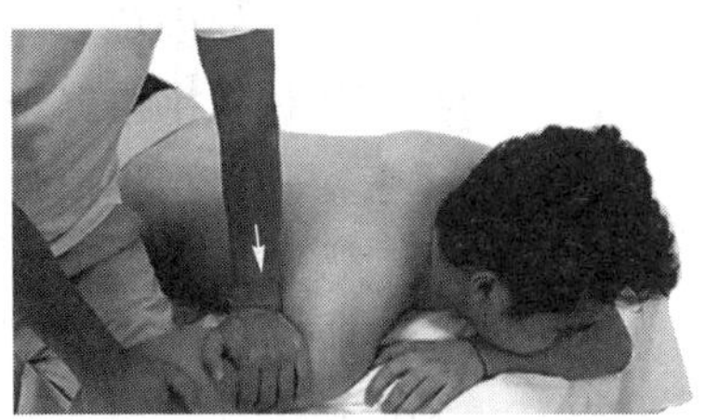

图 5-2-6　盂肱关节后向前滑动

盂肱关节后向前滑动

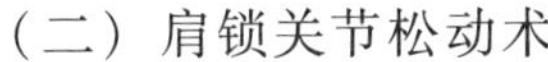

（二）肩锁关节松动术

肩锁关节休息位：手臂自然垂于身体两侧。

治疗平面：与肩锁关节关节面平行。

固定：一手固定肱骨。

肩锁关节后向前滑动（图 5-2-7）

（1）患者体位。坐位。

（2）治疗师体位。治疗师站于患者身后。

（3）操作手法。治疗师一手握持患肢肱骨头下方以稳定肩部，另一手拇指抵住锁骨后方的关节内侧面，从斜方肌（上束）将锁骨往前下推。

（4）作用。改善肩关节活动度。

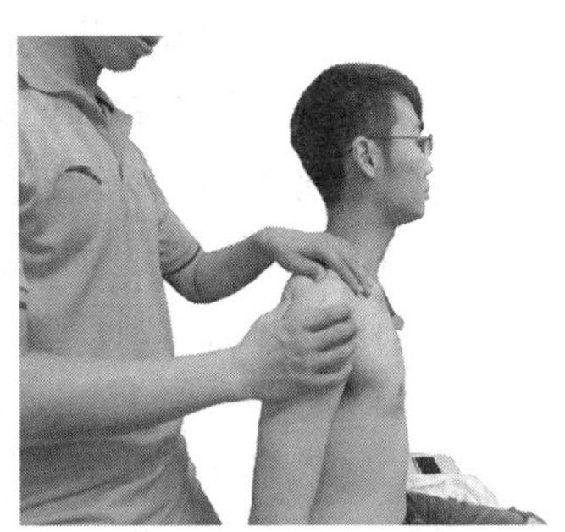

图 5-2-7　肩锁关节后向前滑动

肩锁关节后向前滑动

（三）胸锁关节松动术

胸锁关节休息位：手臂自然放置于身体两侧。

治疗平面：位于胸锁关节并随着锁骨移动而移动。

固定：助手辅助以固定肩部。

1. 胸锁关节前向后滑动（图 5-2-8）

（1）患者体位。仰卧位。

（2）治疗师体位。面对患者站于其身旁。治疗师一手固定患者肩部，另一手拇指定于患者锁骨近端前面，屈曲示指、中指节沿患者锁骨尾侧面支撑拇指。

（3）操作手法。拇指朝后侧推，即前向后滑动以增加锁骨后缩。

（4）作用。改善锁骨后缩活动度。

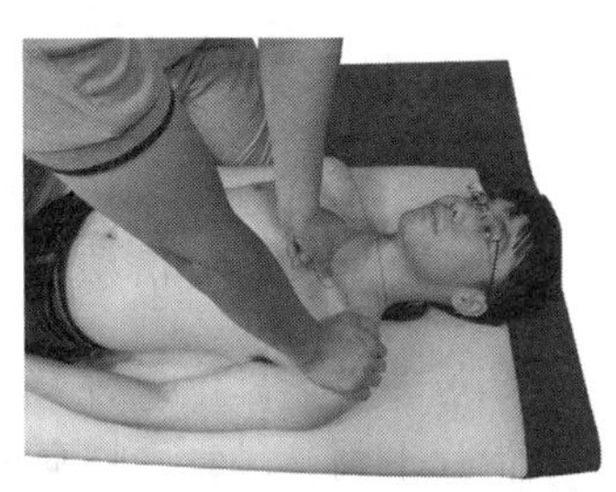

图 5-2-8　胸锁关节前向后滑动

胸锁关节前向后滑动

2. 胸锁关节后向前滑动（图 5-2-9）

（1）患者体位。仰卧位。

（2）治疗师体位。治疗师双手拇指在下，四指在上抓住患者锁骨。

（3）操作手法。双手四指共同将患者锁骨向前提起，即做由后向前滑动。

（4）作用。改善锁骨前突活动度。

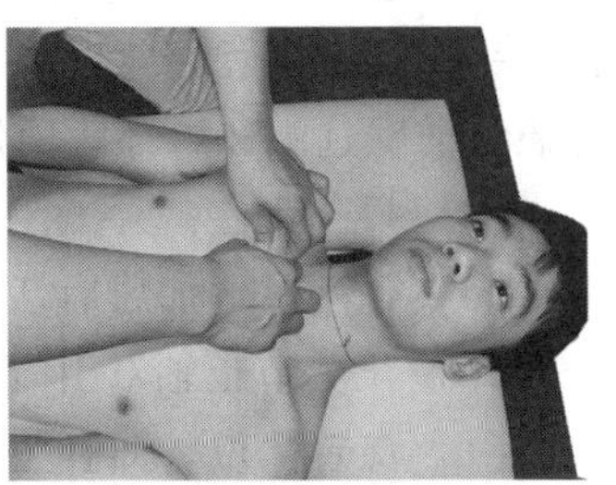

图 5-2-9　胸锁关节后向前滑动

胸锁关节后向前滑动

3. 胸锁关节向尾端滑动

（1）患者体位。仰卧位。

（2）治疗师体位。手指置于患者锁骨上方。

（3）操作手法。手指将锁骨近端向尾端推。

（4）作用。改善锁骨上举活动度。

4. 胸锁关节向头端滑动

（1）患者体位。仰卧位。

（2）治疗师体位。手指置于患者锁骨下方。

（3）操作手法。手指将锁骨近端向头端推。

（4）作用。改善锁骨下压活动度。

（四）肩胛胸壁关节松动术

肩胛胸壁关节休息位：肩胛骨前倾 10°，上旋 5°~10°，内旋 35°。

治疗平面：与肩胛胸壁关节平面平行，随着肩胛骨的移动而改变。

（1）患者体位。侧卧位。

肩胛胸壁关节松动术

（2）治疗师体位。面对患者站立，治疗师上方手扶于患者肩峰、喙突处以控制活动方向，下方手虎口扣住肩胛内侧缘及下角（图 5-2-10）。

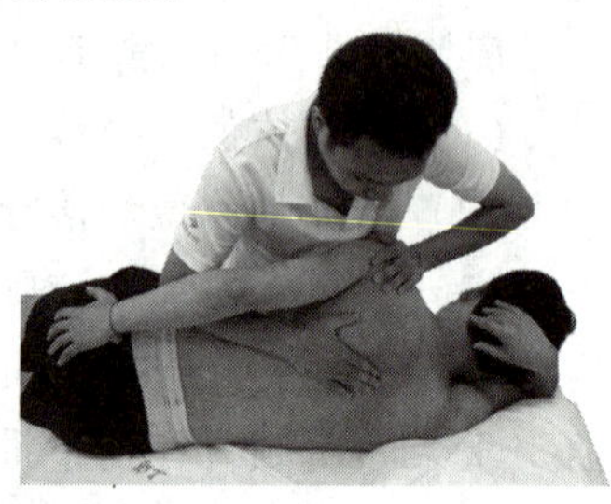

图 5-2-10 肩胛胸壁关节松动术

（3）操作手法。治疗师下方手将肩胛由下角提起或将肩峰朝所需的松动方向推送。

（4）作用。改善肩胛胸壁关节上提、下降、外展、内收、上回旋、下回旋等活动度。

二、肘关节松动术

（一）肱尺关节松动术

肱尺关节休息位：肘关节屈曲 70°，前臂旋后 10°。

治疗平面：尺骨鹰嘴窝内，与尺骨长轴呈 45°。

固定：用治疗带或助手辅助以固定肱骨。

1. 肱尺关节分离（图 5-2-11）

肱尺关节分离

（1）患者体位。仰卧位，屈肘 90°，前臂旋后位。

（2）治疗师体位。治疗师位于患侧，外侧手放在患者肘窝，手掌接触患者前臂近端，掌根靠近患者尺侧，内侧手握住患者前臂远端和腕部背面尺侧。

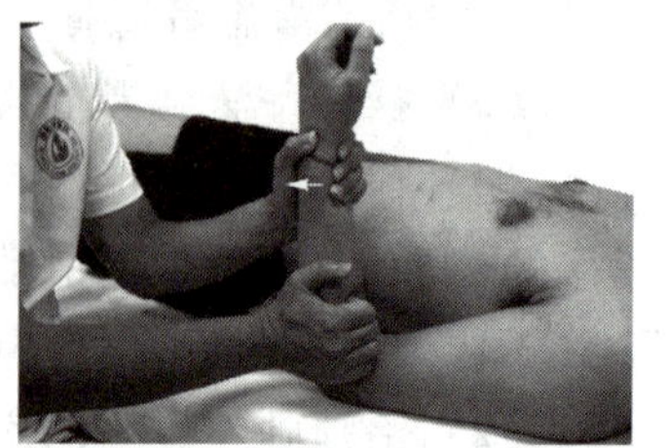

图 5-2-11 肱尺关节分离

（3）操作手法。外侧手固定，内侧手向足侧推动尺骨。

（4）作用。增加屈肘活动范围。

2. 肱尺关节长轴牵引（图 5-2-12）

（1）患者体位。仰卧位，肩稍外展，屈肘 90°，前臂旋前。

（2）治疗师体位。治疗师位于患侧，内侧手握住患者肱骨近端内侧，外侧手握住患者前臂远端尺侧。

（3）操作手法。内侧手固定，外侧手沿着长轴牵引尺骨。如果患者屈肘 90°有困难，可以在屈肘终点处完成这一手法。治疗师一手固定肱骨远端内侧，另一手握住前臂远端尺侧做长轴牵引。

（4）作用。增加屈肘活动范围。

3. 肱尺关节侧方滑动（图 5-2-13）

（1）患者体位。仰卧位，肩外展，伸肘，前臂旋后。

（2）治疗师体位。治疗师位于患侧，外侧手放在患者肱骨远端外侧，内侧手握住患者前臂近端尺侧。

（3）操作手法。外侧手固定，内侧手向桡侧推动尺骨。

（4）作用。增加肱尺关节的侧方活动。

肱尺关节长轴牵引

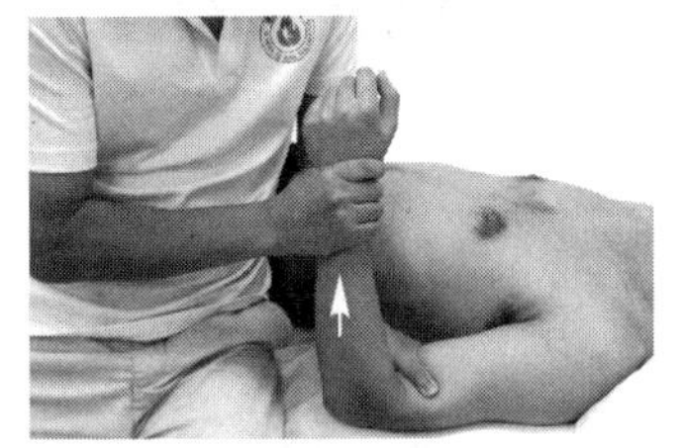
图 5-2-12　肱尺关节长轴牵引

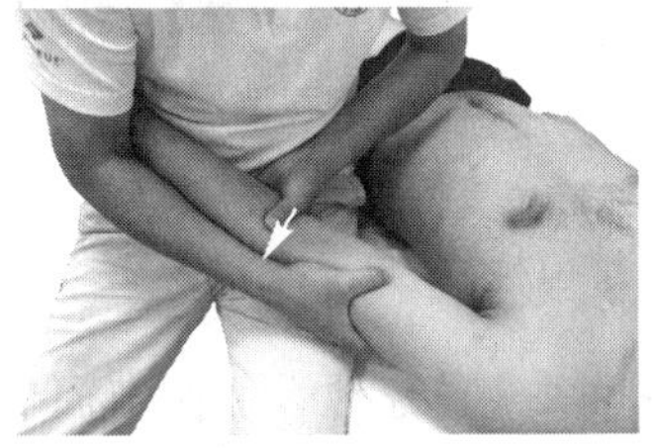
图 5-2-13　肱尺关节侧方滑动

肱尺关节侧方滑动

（二）肱桡关节松动术

肱桡关节休息位：肘关节伸直，前臂旋后。

治疗平面：桡骨头凹面内垂直于桡骨的长轴。

固定：治疗师一手固定肱骨。

1. 肱桡关节分离（图 5-2-14）

（1）患者体位。仰卧位，肩外展，肘关节在伸肘活动受限处，前臂旋后。

（2）治疗师体位。治疗师站在患侧外展上肢及躯干之间，内侧手握住患者肱骨远端，外侧手握住患者前臂远端桡侧。

（3）操作手法。内侧手固定，外侧手沿桡骨长轴和远端牵拉。

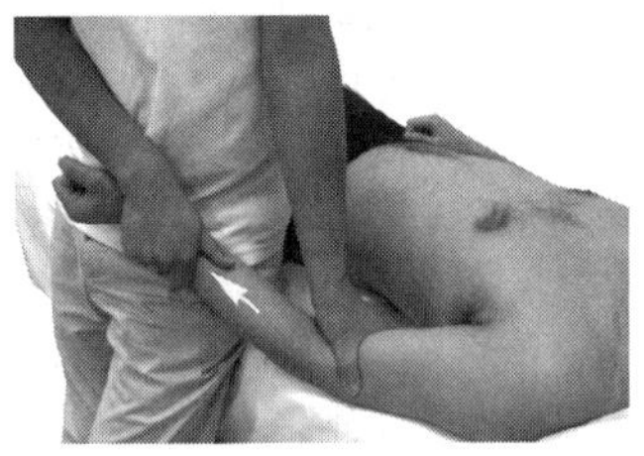
图 5-2-14　肱桡关节分离

肱桡关节分离

（4）作用。增加肱桡关节的活动范围，增加屈肘和伸肘活动范围。

2. 肱桡关节背侧滑动或掌侧滑动（图 5-2-15）

（1）患者体位。仰卧位或坐位，肘关节伸直并旋后。

（2）治疗师体位。治疗师在患者手臂内侧面固定肱骨，外侧手的手掌置于患者桡骨头的掌面，手指置于患者桡骨头背侧。

（3）操作手法。用手掌将桡骨头向背侧推，或是用手指将其向掌侧推。

（4）作用。背侧活动可改善关节伸直活动度；掌侧活动可改善关节屈曲活动度。

3. 肱桡关节挤压（图 5-2-16）

（1）患者体位。坐位或仰卧位。

（2）治疗师体位。治疗师一只手的大鱼际部与患者手的大鱼际部相扣合；另一只手固定好患者的肱骨及尺骨近端。

（3）操作手法。大鱼际部施力，沿着桡骨长轴推，同时前臂旋后。

（4）作用。改善肘关节半脱位。

肱桡关节背侧滑动或掌侧滑动

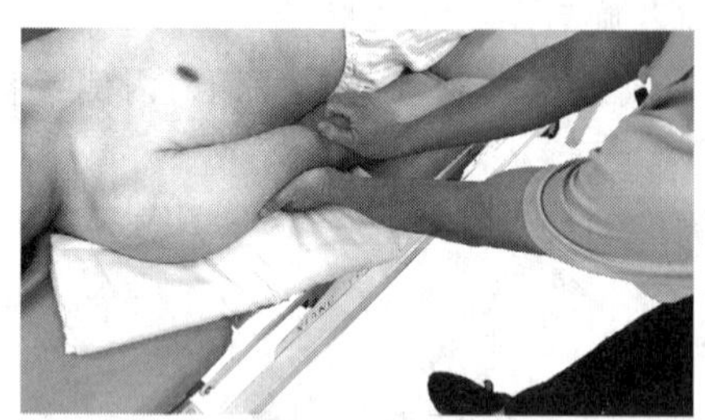

图 5-2-15　肱桡关节背侧滑动或掌侧滑动

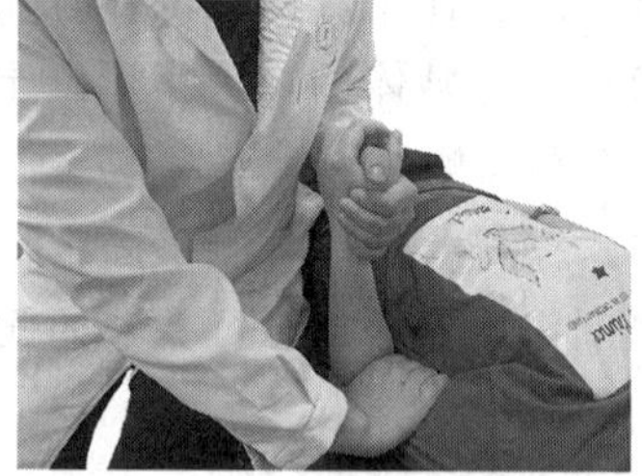

图 5-2-16　肱桡关节挤压

（三）近端桡尺关节松动术

近端桡尺关节休息位：肘关节屈曲 70°，前臂旋后 35°。

治疗平面：尺骨上的桡骨切迹与尺骨的长轴平行。

固定：治疗师一手固定患者尺骨。

近端桡尺关节背侧滑动或掌侧滑动（图 5-2-17）

（1）患者体位。坐位或仰卧位，肘关节及前臂休息位。

（2）治疗师体位。治疗师位于患侧，内侧手拇指放在患者桡骨小头处，四指放在患者肘窝，外侧手握住患者前臂远端及腕部。

（3）操作手法。以手掌将桡骨头向掌侧推，或是由除拇指外其余四指向背侧拉。

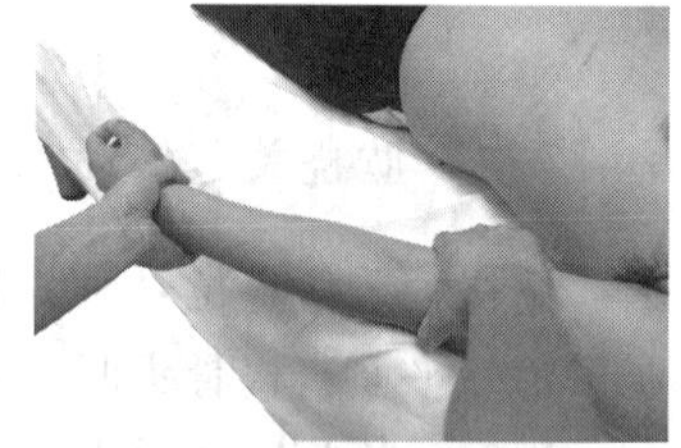

图 5-2-17　近端桡尺关节背侧滑动或掌侧滑动

（4）作用。背侧滑动可改善前臂旋前；掌侧滑动可改善前臂旋后。

三、腕关节松动术

（一）远端桡尺关节松动术

远端桡尺关节休息位：前臂旋后 10°。

治疗平面：桡骨平面与桡骨长轴平行。

固定：治疗师一手固定患者尺骨远端。

远端桡尺关节背侧滑动或掌侧滑动

远端桡尺关节背侧滑动或掌侧滑动（图 5-2-18）

（1）患者体位。仰卧位，肩关节外展 30°，肘关节屈曲 90°。

（2）治疗师体位。治疗师位于患侧前臂旁。双手的拇指和示指弯曲，分别固定患者前臂的桡骨和尺骨，使其保持正中位。

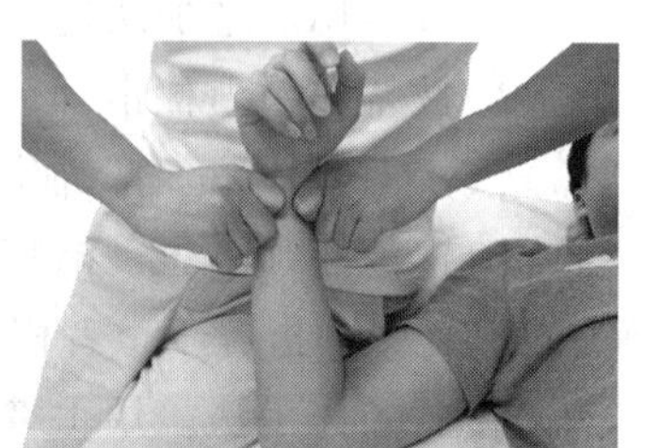

图 5-2-18　远端桡尺关节背侧滑动或掌侧滑动

（3）操作手法。将桡骨远端向背侧滑动或向掌侧滑动。

（4）作用。背侧滑动可改善腕关节旋前；掌侧滑动改善腕关节旋后。

（二）桡腕关节松动术

桡腕关节休息位：以桡骨为准，第3掌骨稍向尺偏。

治疗平面：在桡骨关节面内，与桡骨长轴垂直。

固定：远端桡骨和尺骨。

1. 桡腕关节分离（图5-2-19）

（1）患者体位。坐位，前臂置于治疗床面，手腕垂于床边缘。

（2）治疗师体位。治疗师一手握住患者尺骨茎突，将桡骨与尺骨固定于治疗床面，另一手握住患者远端腕骨。

（3）操作手法。将腕骨向远端拉。

（4）作用。缓解疼痛，增加腕关节活动度。

2. 桡腕关节背侧滑动或掌侧滑动（图5-2-20）

（1）患者体位。坐位，前臂置于治疗床面，手腕垂于床边缘。

（2）治疗师体位。治疗师一手握住患者尺骨茎突，将桡骨与尺骨固定于治疗床面，另一手握住患者远端腕骨。

（3）操作手法。将腕骨向背侧或掌侧滑动。

（4）作用。背侧滑动改善腕关节屈曲，掌侧滑动改善腕关节伸展。

3. 桡腕关节尺侧滑动或桡侧滑动（图5-2-21）

（1）患者体位。坐位，前臂置于治疗床面，手腕垂于床边缘。

（2）治疗师体位。治疗师一手握住患者尺骨茎突，将桡骨与尺骨固定于治疗床面，另一手握住患者远端腕骨。

（3）操作手法。将腕骨向尺侧或桡侧滑动。

（4）作用。尺侧滑动改善腕关节桡偏，桡侧滑动改善腕关节尺偏。

桡腕关节分离

桡腕关节背侧及掌侧滑动

桡腕关节尺侧及桡侧滑动

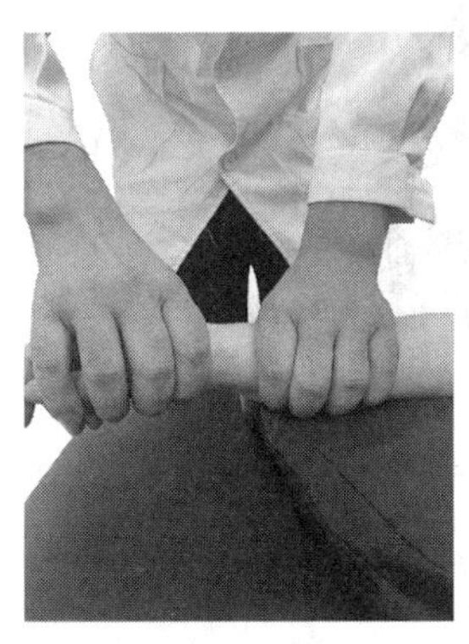
图5-2-19　桡腕关节分离

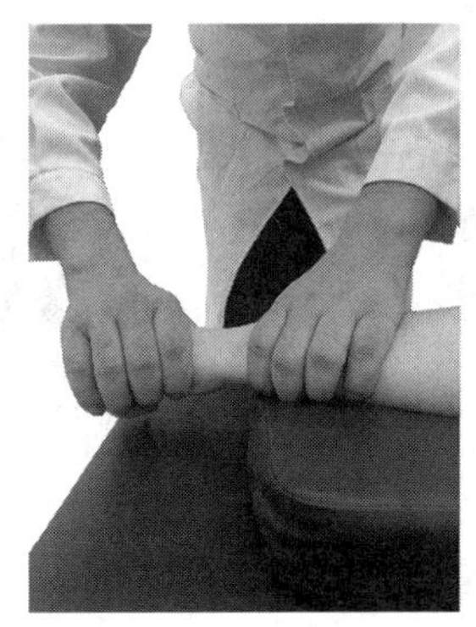
图5-2-20　桡腕关节背侧滑动或掌侧滑动

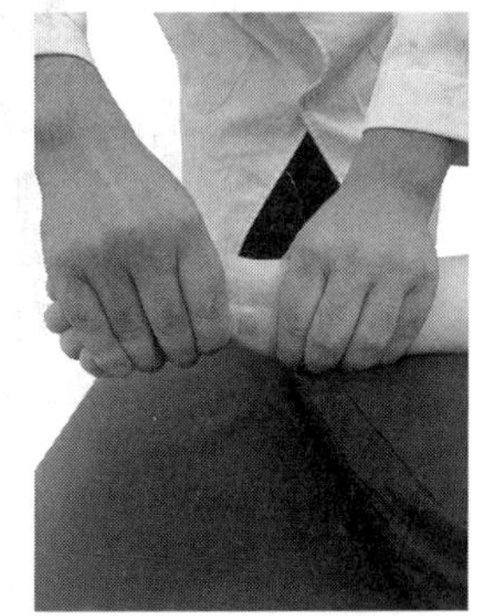
图5-2-21　桡腕关节尺侧滑动或桡侧滑动

第三节　下肢关节松动术

一、髋关节松动术

髋关节休息位：屈曲 30°，外展 30°，稍外旋。

治疗平面：位于髋臼并随着股骨旋转而移动。

固定：用治疗带将骨盆固定。

1. 髋关节尾端滑动（图 5-3-1）

（1）患者体位。仰卧位，屈髋屈膝。

（2）治疗师体位。治疗师面向患者髋部，站于患侧。

（3）操作手法。治疗师双手固定于患者大腿根部外侧，双臂固定住患者股骨位置，沿着垂直于股骨纵轴线的方向向下拉伸关节，每次均能碰触到髋关节的终末端，并能感受到周边软组织的紧张。

（4）作用。改善髋关节的关节活动障碍。

2. 髋关节前向后滑动（图 5-3-2）

（1）患者体位。仰卧位，髋部放于床尾端，患侧髋关节屈曲 30°，健侧屈髋屈膝，双手环抱于膝关节，以稳定骨盆。

（2）治疗师体位。治疗师站在患肢的内侧，治疗带分别固定于治疗师肩部和患者大腿下方，治疗师远端手放在患者大腿末端下方，近端手放在患者大腿近端前面。

（3）操作手法。治疗师上肢伸直，患者膝关节屈曲，通过近端手给予向后的作用力。

（4）作用。改善髋关节屈曲和内旋活动度。

髋关节尾端滑动

髋关节前向后滑动

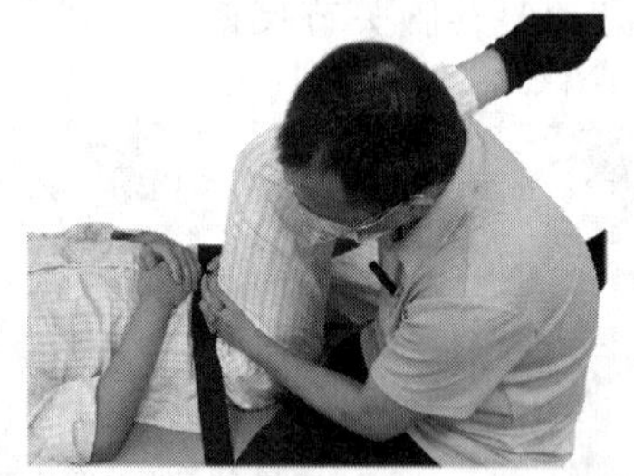

图 5-3-1　髋关节尾端滑动

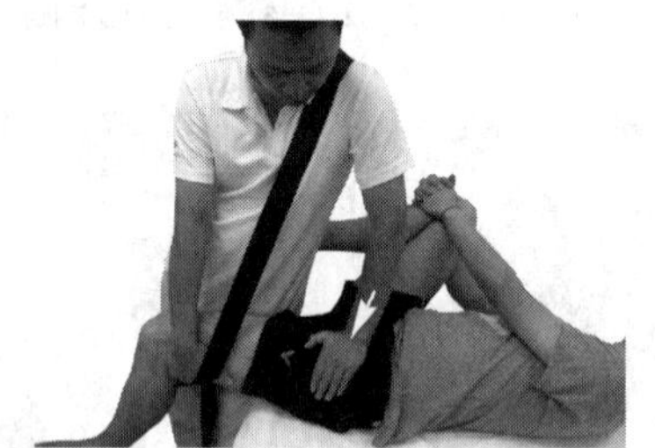

图 5-3-2　髋关节前向后滑动

3. 髋关节后向前滑动（图 5-3-3）

（1）患者体位。健侧卧位，屈髋屈膝，双腿之间夹一枕头。

（2）治疗师体位。治疗师在患者后侧，一手固定于患者髂前上棘以稳定住骨盆，另一手放在患者大转子后面。

（3）操作手法。放置在大转子的手给予向前的作用力。

（4）作用。改善髋关节伸直和外旋。

4. 髋关节长轴牵引与前向后的组合松动（图 5-3-4）

（1）患者体位。仰卧位，髋关节屈曲、外展 30°。

（2）治疗师体位和操作手法。一名治疗师站在治疗床的尾端，用治疗带套住其躯干和患者的足踝部，双手握于患者足踝近端，身体向后仰，以身体重量作为牵引患者髋关节的作用力。在牵引髋关节的同时，另一治疗师双上肢伸直，双手置于患者患侧大腿近端，施以前向后的力。

（3）作用。减轻疼痛，改善髋关节屈曲和内旋。

髋关节后向前滑动

髋关节长轴牵引与前向后的组合松动

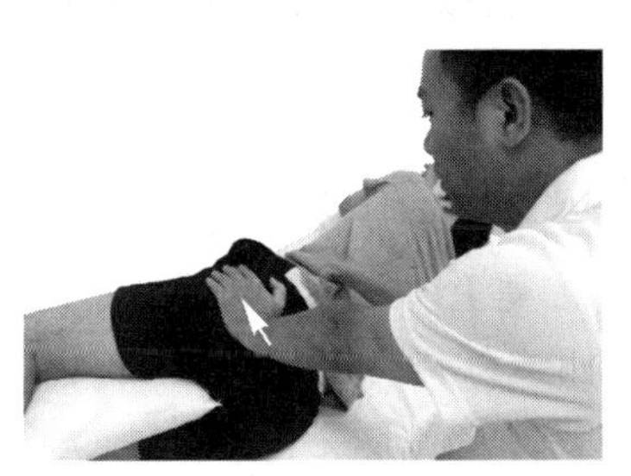

图 5-3-3　髋关节后向前滑动

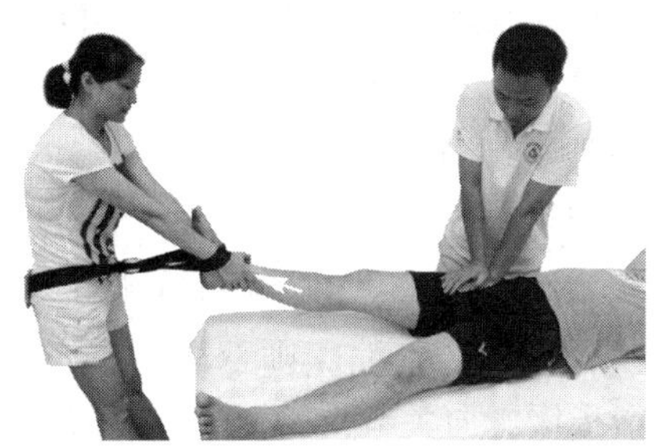

图 5-3-4　髋关节长轴牵引与前向后的组合松动

二、膝关节松动术

（一）髌股关节松动术

髌股关节休息位：膝关节屈曲 25°。

治疗平面：与髌股关节平面平行。

固定：固定股骨。

1. 髌股关节上下滑动

（1）患者体位。仰卧位，稍屈膝，在腘窝下垫一毛巾卷（或垫子、沙袋等）。

（2）治疗师体位。治疗师面向患者站立于患侧。

（3）操作手法。向下（向足部）滑动（图 5-3-5）。治疗师下方手对准患者髌骨下端，拇指和四指环握髌骨两侧；上方手掌根部尺侧抵住髌骨上缘，腕关节保持背伸，前臂用力将髌骨向下推动。下方手控制髌骨滑动过程中的稳定性和方向，必要时可在髌骨上施加相对于股骨的压力。向上（向头部）滑动（图 5-3-6）。治疗师上方手对准患者髌骨上端，手拇指和四指环握髌骨两侧；下方手掌根部尺侧抵住髌骨下端，腕关节保持背伸，前臂用力将髌骨向上推动。

（4）作用。缓解疼痛，提高膝关节活动度。

髌股关节上、下滑动

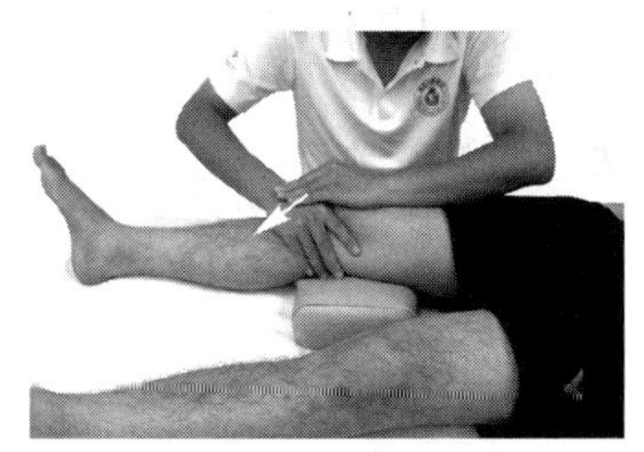

图 5-3-5　髌股关节向下滑动

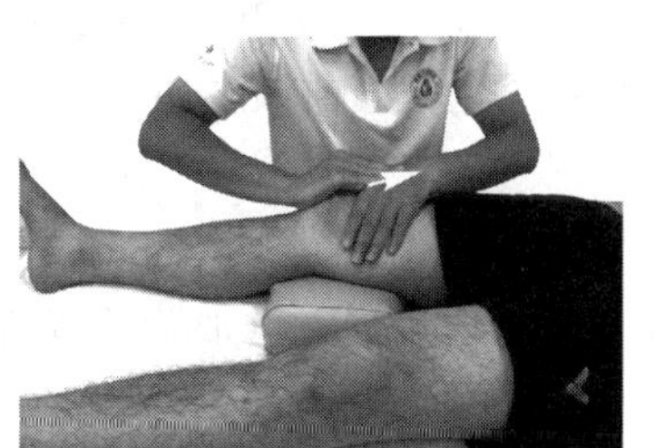

图 5-3-6　髌股关节向上滑动

2. 髌股关节内、外侧滑动（图 5-3-7）

（1）患者体位。仰卧位，腘窝下垫一毛巾卷（或垫子、沙袋等），膝关节稍屈曲。

（2）治疗师体位。治疗师站在患侧膝关节外侧。

（3）操作手法。治疗师双手拇指伸展，放在患者髌骨外侧，示指放在对侧（股骨远端、胫骨近端）。双手固定，手臂发力，同时将髌骨向外侧或内侧推动。采用Ⅰ级手法时，将髌骨从休息位移动 5 mm。采用Ⅲ级、Ⅳ级手法时，将髌骨移动至受限位置。

（4）作用。缓解疼痛，提高膝关节活动度。

3. 髌股关节分离（图 5-3-8）

（1）患者体位。仰卧位，膝关节稍屈曲或无痛体位。

（2）治疗师体位。治疗师面向患者膝关节或坐在治疗凳上。

（3）操作手法。治疗师双手拇指放在患者髌骨内侧或外侧缘，双手示指放在对侧。拇指和示指缓慢向关节内挤压，接触髌骨底面。腕关节背伸使髌股关节分离。

（4）作用。缓解疼痛，提高膝关节活动度。

髌股关节内、外侧滑动

髌股关节分离

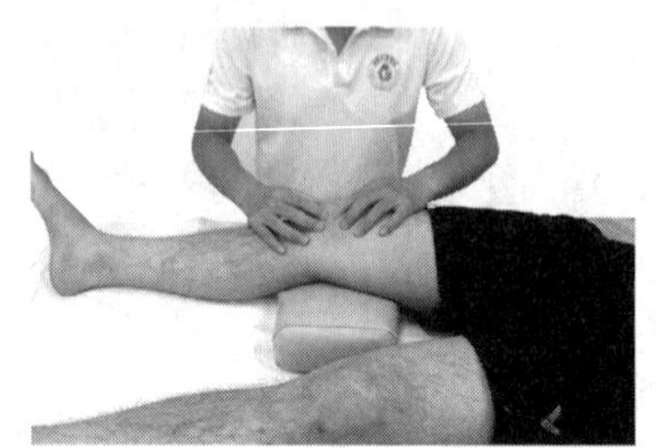

图 5-3-7　髌股关节内、外侧滑动

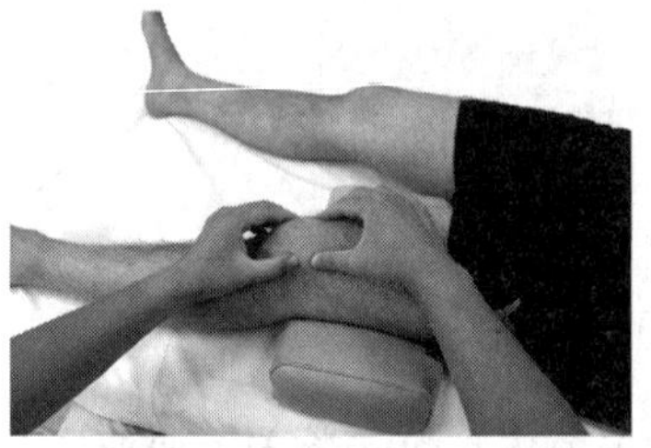

图 5-3-8　髌股关节分离

（二）胫股关节松动术

胫股关节休息位：膝关节屈曲 25°。

治疗平面：沿着胫骨平台表面，随膝关节角度改变而改变。

固定：用治疗带固定股骨。

1. 胫股关节分离

（1）患者体位。仰卧位，腘窝下垫一枕头（或垫子、沙袋等），膝关节稍屈曲；或俯卧位，膝关节屈曲，用固定带固定患者大腿。

（2）治疗师体位。治疗师面向患者膝关节，站在患侧。

（3）操作手法一（图 5-3-9①）。治疗师双手握住患者小腿近端，尽量靠近关节面，其中拇指握住胫骨粗隆，双前臂同时用力将小腿沿股骨干向远端牵拉。

操作手法二（图 5-3-9②）。治疗师面向患者足部，站在患侧。双手握住小腿远端，双前臂固定小腿，上身向前倾斜用力将小腿向足端牵拉。

操作手法三（图 5-3-9③）。治疗师站立位，双手握住患者小腿近端，上肢伸直，身体向后倾。

（4）作用。缓解疼痛，增加膝关节活动度。

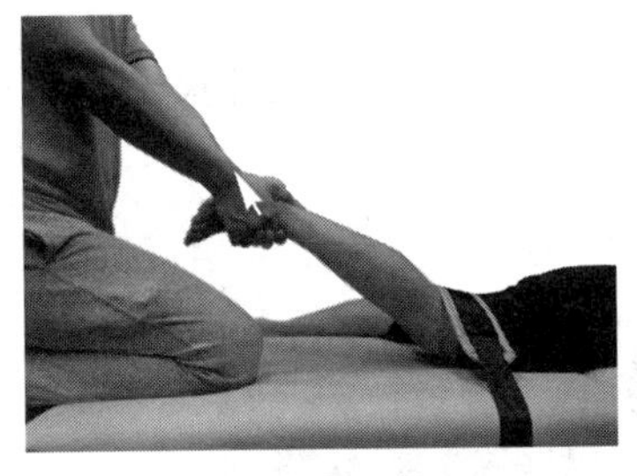

①

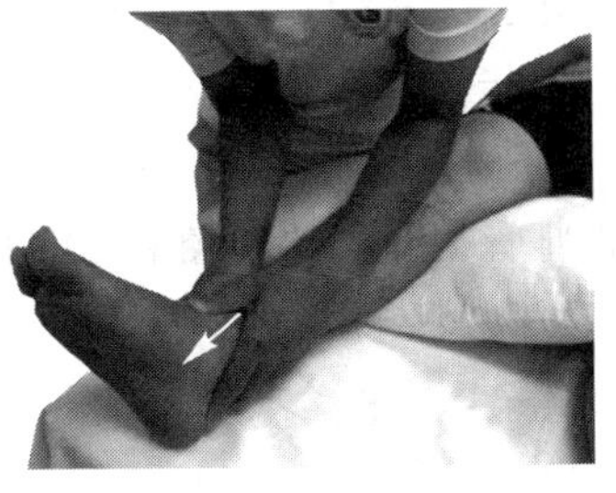

②

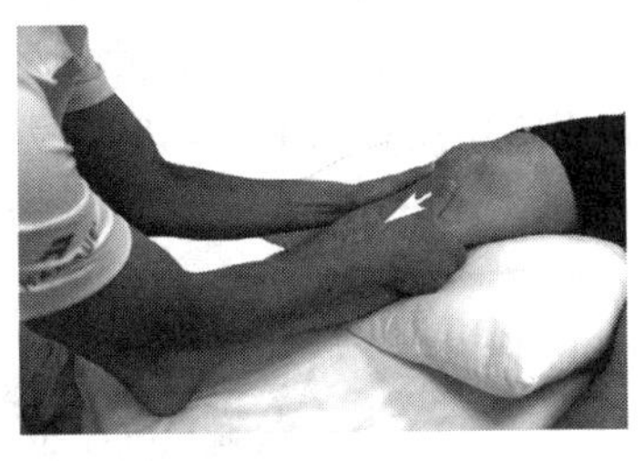

③

胫股关节分离

图 5-3-9 胫股关节分离手法

2. 胫股关节前向后滑动（图 5-3-10）

（1）患者体位。仰卧位，膝关节屈曲。

（2）治疗师体位。治疗师面对患者，上肢伸直，双手拇指及大鱼际肌置于患者胫骨近端。

（3）操作手法。通过身体前倾，使胫骨向后滑动。

（4）作用。改善膝关节屈曲活动范围。

3. 胫股关节后向前滑动（图 5-3-11）

（1）患者体位。俯卧位，膝关节休息位。

（2）治疗师体位。治疗师位于患侧，一手固定患者足部，另一手的掌部置于患者胫骨近端后面。

（3）操作手法。置于胫骨近端后面的掌部垂直胫骨纵轴向下用力，将胫骨向前侧滑动。

（4）作用。改善膝关节伸直活动范围。

胫股关节前向后滑动

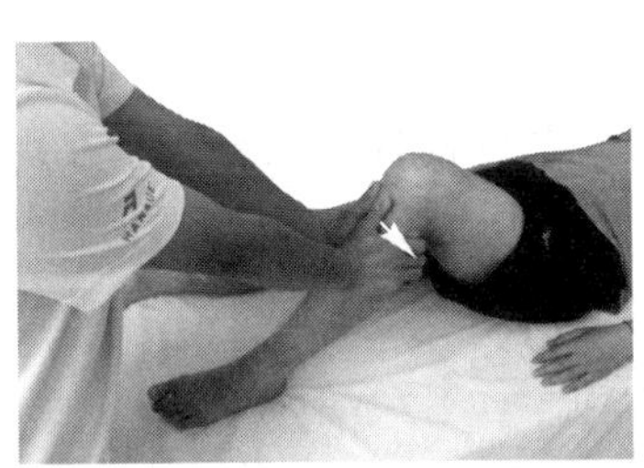

图 5-3-10 胫股关节前向后滑动

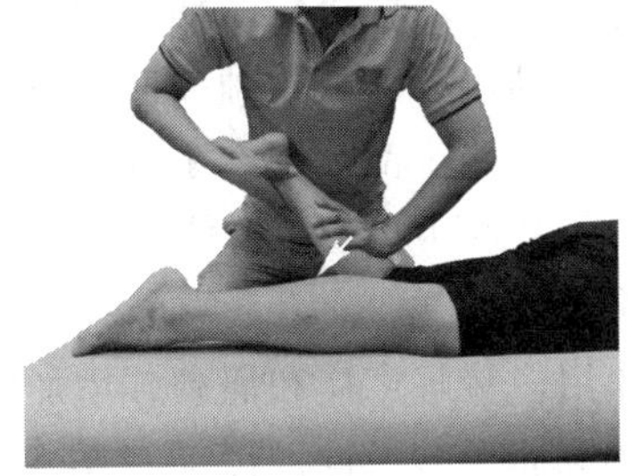

图 5-3-11 胫股关节后向前滑动

胫股关节后向前滑动

（三）近端胫腓关节松动术

治疗平面：与近端胫腓关节平面平行。

固定：固定胫骨。

1. 近端胫腓关节前向后滑动（图 5-3-12）

（1）患者体位。健侧卧位，膝关节屈曲，小腿平放在治疗床上。

（2）治疗师体位。治疗师站立，面对患者。

（3）操作手法。治疗师双手拇指放在患者腓骨小头前缘，其余四指放在患者膝关节周围起固定作用，双前臂同时用力，将患者腓骨小头向后推动。

（4）作用。缓解疼痛，改善腓骨小头处的神经卡压症状。

2. 近端胫腓关节后向前滑动（图 5-3-13）

（1）患者体位。健侧卧位，膝关节屈曲，小腿平放在治疗床上。

（2）治疗师体位。治疗师站在患者身后。

（3）操作手法。治疗师双手拇指放在患者腓骨小头后缘，其余四指放在膝关节周围起固定作用；双前臂同时用力，将腓骨小头向前推动。

（4）作用。缓解疼痛，改善腓骨小头处的神经卡压症状。

胫腓关节前向后滑动

胫腓关节后向前滑动

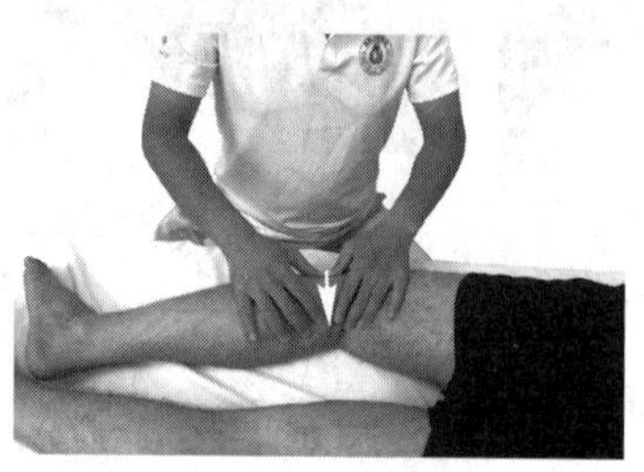

图 5-3-12　近端胫腓关节前向后滑动

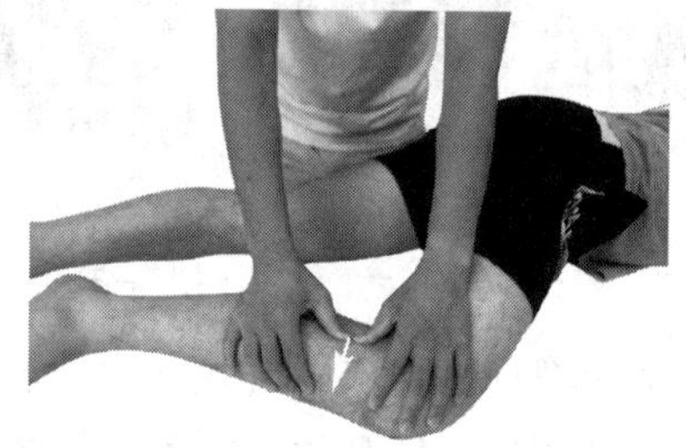

图 5-3-13　近端胫腓关节后向前滑动

三、踝关节松动术

（一）远端胫腓关节松动术

治疗平面：与远端胫腓关节平面平行。

固定：固定胫骨。

1. 远端胫腓关节前向后滑动（图 5-3-14）

（1）患者体位。俯卧位，屈膝 90°。

（2）治疗师体位。治疗师面向患者站立。

（3）操作手法。治疗师右手的鱼际放置在患者外踝的前缘，其余四指在踝周围向后自然分开；左手鱼际放置在内踝的后缘，其余四指在踝周围自然分开。两前臂相对，施加力量与患者躯干的中心轴相平行。

（4）作用。缓解疼痛和僵硬，增加踝关节活动范围。

2. 远端胫腓关节后向前滑动（图 5-3-15）

（1）患者体位。俯卧位，屈膝 90°。

（2）治疗师体位。治疗师面向患者站立。

（3）操作手法。治疗师左手的鱼际放置在患者外踝的后缘，指尖向足趾方向；右手鱼际放置在内踝的前缘，指尖向足跟方向。两前臂相对，施加力量与患者躯干的中心轴相平行。

（4）作用。缓解疼痛和僵硬，增加踝关节活动范围。

远端胫腓关节前向后滑动

远端胫腓关节后向前滑动

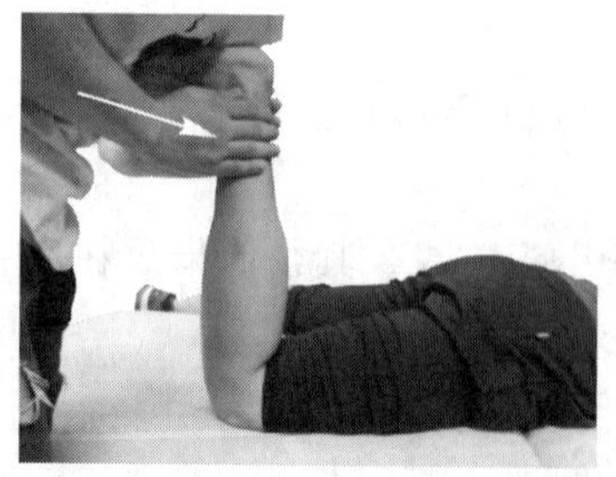

图 5-3-14　远端胫腓关节前向后滑动

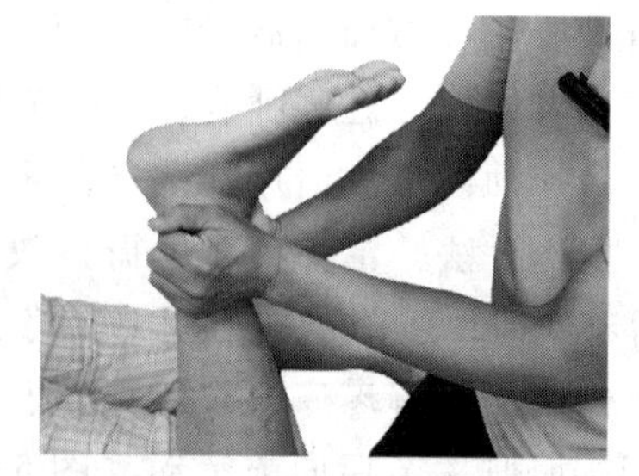

图 5-3-15　远端胫腓关节后向前滑动

（二）胫距关节松动术

胫距关节休息位：趾屈 10°。

治疗平面：在踝关节平面内，相对于小腿前后方向。

固定：以治疗带固定胫骨。

胫距关节分离

1. 胫距关节分离（图 5-3-16）

（1）患者体位。仰卧位，下肢伸直，休息位。

（2）治疗师体位。治疗师站在床尾，双手环握患者距小腿关节远端的足背部，两手拇指放在足底面。

（3）操作手法。治疗师身体向后倾，将足背部沿着小腿长轴向远端拉。

（4）作用。缓解疼痛和僵硬，增加踝关节的活动范围。

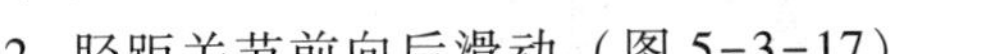

图 5-3-16　胫距关节分离

2. 胫距关节前向后滑动（图 5-3-17）

（1）患者体位。俯卧位，患足置于床边。

（2）治疗师体位。面向患者站立。

（3）操作手法。治疗师左手掌根放在患者胫骨、腓骨后表面，指尖指向近端；右手握住前足的内侧缘，拇指放在跖面，其余四指于背侧面，前臂向相反方向运动。

（4）作用。缓解疼痛和僵硬，增加踝关节的活动范围。

3. 胫距关节后向前滑动（图 5-3-18）

（1）患者体位。俯卧位，患足垂于床边。

（2）治疗师体位。面向患足站立。

（3）操作手法。治疗师近侧手固定，远侧手手掌旋后，掌根放在患者跟骨上，指尖指向近端，施加垂直向下的力。

（4）作用。缓解疼痛和僵硬，增加踝关节的活动范围。

胫距关节前向后滑动

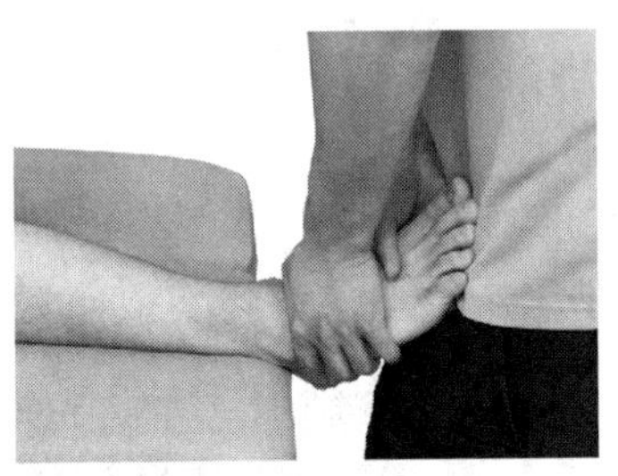

图 5-3-17　胫距关节前向后滑动

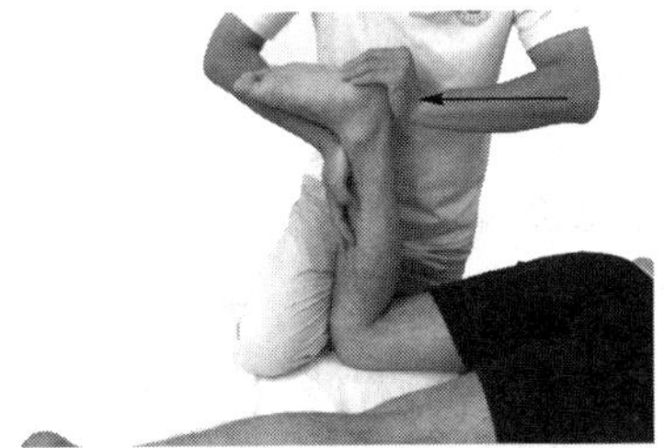

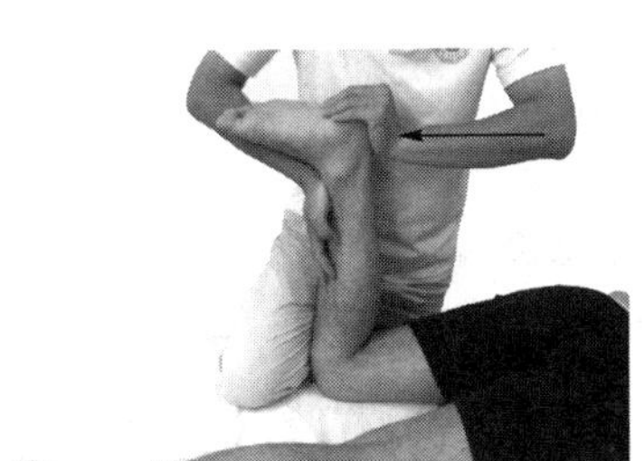

图 5-3-18　胫距关节后向前滑动

胫距关节后向前滑动

（三）距下关节松动术

距下关节休息位：跖屈 10°。

治疗平面：在踝关节平面内，相对于小腿前后方向。

固定：以治疗带固定胫骨。

距下关节分离

1. 距下关节分离（图 5-3-19）

（1）患者体位。仰卧位，足跟垂出床缘，踝关节背屈位。

（2）治疗师体位。治疗师一只手从足部后方抓住患者患侧

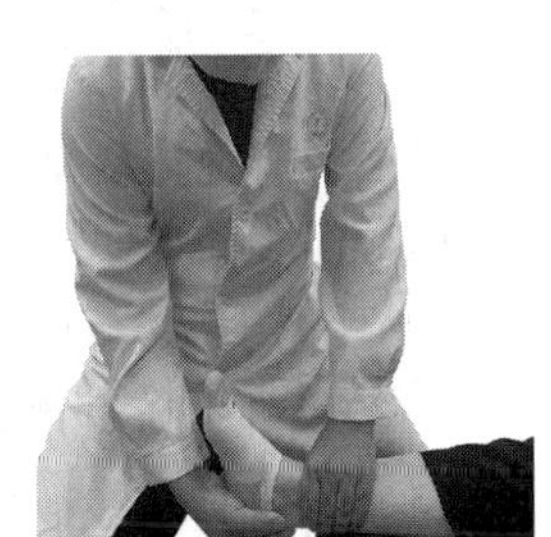

图 5-3-19　距下关节分离

跟骨，另一只手固定距骨与踝部。

（3）操作手法。沿着小腿长轴的方向，将跟骨往远端拉。

（4）作用。控制疼痛，内、外翻的一般松动。

2. 距下关节内侧或外侧滑动（图 5-3-20）

（1）患者体位。侧卧位或俯卧位。

（2）治疗师体位。治疗师一只手固定患者患侧距骨，另一手的掌根部放在跟骨外侧，其余手指握住足跟。

（3）操作手法。以手掌根部将跟骨向内侧推动，或以手掌根部向外侧推动。

（4）作用。向内侧滑动可改善足外翻活动度，向外侧滑动可改善足内翻活动度。

距下关节内侧及外侧滑动

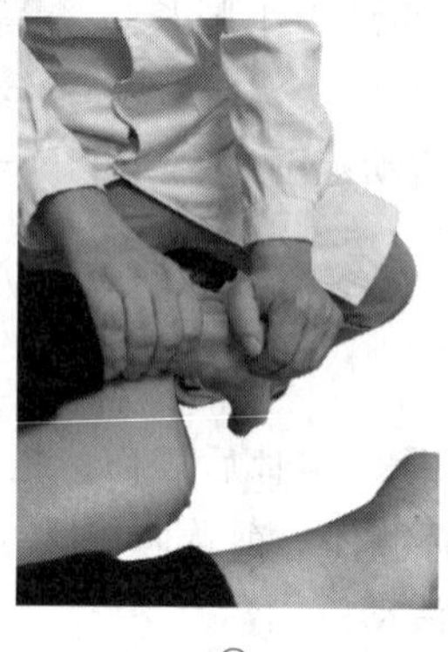

①

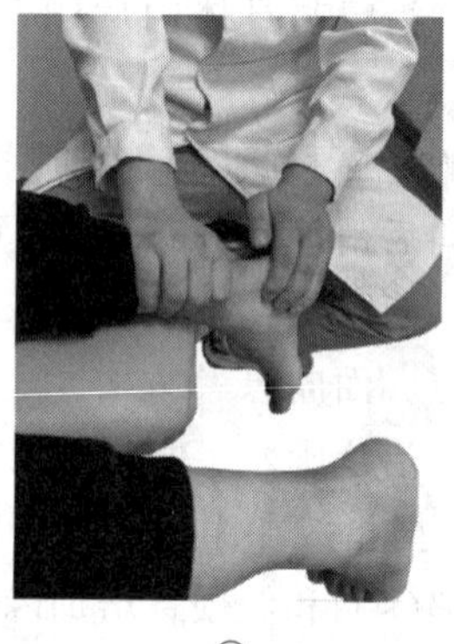

②

图 5-3-20 距下关节内侧或外侧滑动

第四节 脊柱关节松动术

一、颈椎关节松动术

颈椎休息位：轻度后伸。

1. 颈椎分离（图 5-4-1）

（1）患者体位。仰卧位，头和颈椎中立位。

（2）治疗师体位。治疗师站在床头，右手托住患者枕骨后，拇指在右侧耳后，其余四指在左侧耳后；左手放在患者下颌下方，前臂掌侧放在患者左侧面部。

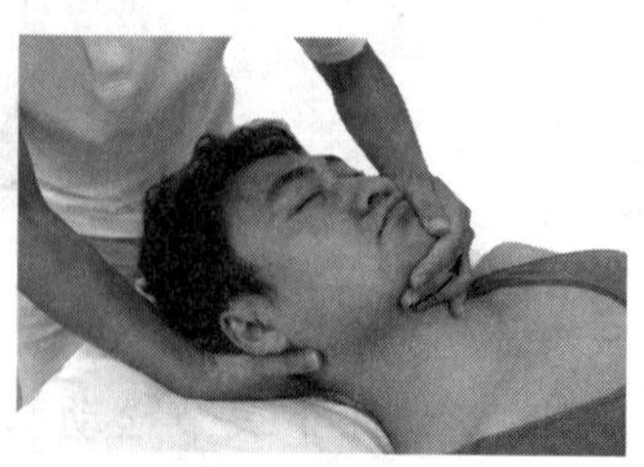

图 5-4-1 颈椎分离

（3）操作手法。治疗师双手固定，借助身体后倾作用力，将患者头部向后牵拉。上颈段病变在中立位牵引；中下颈段病变在头前屈 10°~15°牵引。

（4）作用。缓解疼痛，松动颈椎。

2. 颈椎棘突垂直滑动（图 5-4-2）

（1）患者体位。俯卧位，头部中立位。

（2）治疗师体位。治疗师站在患者头侧。

（3）操作手法。治疗师使用拇指指尖定位触摸想要治疗的脊椎的棘突，双手拇指并置在同一棘突上，施予向前的力量。

（4）作用。①改善颈椎节段所有方向的活动度；②中央前向滑动改善屈曲、后伸。

3. 颈椎棘突侧方滑动（图 5-4-3）

（1）患者体位。俯卧位，头部中立位。

（2）治疗师体位。治疗师站在患者头侧。

（3）操作手法。治疗师首先定位到想要治疗的脊椎的棘突，接着向外侧滑动大约一个拇指的宽度，双手拇指并置在同一棘突上将棘突向对侧推动。

（4）作用。①改善颈椎节段所有方向的活动度；②单侧滑动改善颈椎侧弯和旋转。

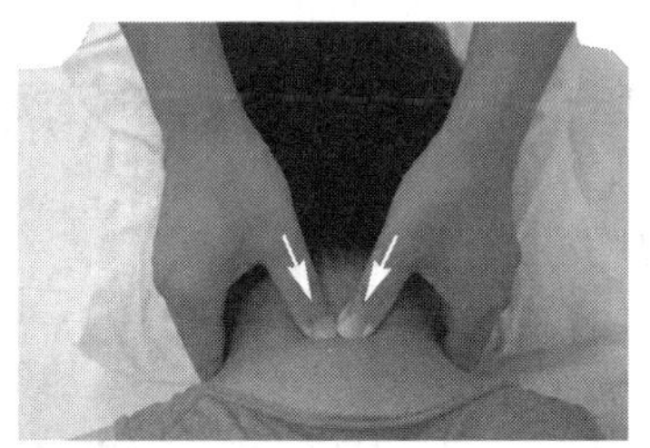

图 5-4-2　颈椎棘突垂直滑动

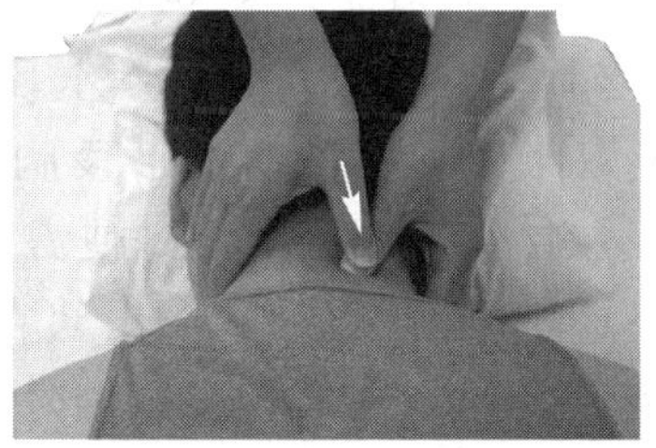

图 5-4-3　颈椎棘突侧方滑动

4. 颈椎横突垂直滑动

（1）患者体位。同颈椎棘突垂直滑动的体位。

（2）治疗师体位。治疗师面对患者头部站立，双手拇指放在患者同一椎体的一侧横突上，拇指指背相接触。

（3）操作手法。治疗师内侧手拇指固定，外侧手借助上肢力量将患者横突垂直向腹侧推动。

（4）作用。改善颈椎旋转活动度。

5. 颈椎侧屈摆动

（1）患者体位。仰卧位，头部伸出治疗床外，枕在治疗师的大腿部。

（2）治疗师体位。治疗师面对患者头部站立。向右侧屈时，右手放在患者颈部右侧，示指和中指放在拟松动的相邻椎体横突上，左手托住下颌，前臂放在面部左侧托住头部；向左侧屈时，则方向相反。

（3）操作手法。治疗师左手及前臂固定，上身左转使患者颈椎向右侧屈，向左侧屈时则方向相反。

（4）作用。改善颈椎侧屈活动度。

6. 颈椎屈伸摆动

（1）患者体位。仰卧位，头部伸出治疗床外，枕在治疗师的大腿部。

（2）治疗师体位。治疗师面对患者头部站立，一侧大腿向前屈曲，支撑患者头后部，双手托起患者枕部，两侧拇指放在耳后。

（3）操作手法。治疗师双手固定，通过其双肩上下耸动使患者颈椎前屈、后伸。

（4）作用。改善颈椎屈伸活动度。

7. 颈椎旋转摆动

（1）患者体位。仰卧位，头部伸出治疗床外，枕在治疗师的大腿部。

（2）治疗师体位。治疗师面对患者头部站立。向左旋转时，左手托住患者下颌，右手放在患者枕骨部位；向右旋转时则相反。

（3）操作手法。治疗师双手固定，向左旋转时左手向左、右手向右，同时用力使患者头部向左转动；向右旋转时则相反。

（4）作用。改善颈椎旋转活动度。

二、胸椎关节松动术

胸椎休息位：屈伸中立位。

1. 胸椎棘突垂直滑动（图 5-4-4）

（1）患者体位。俯卧位，松动上段胸椎（$T_{1\sim5}$）时，前额平放于双手背面；松动中下段胸椎（$T_{5\sim9}$，$T_{10\sim12}$）时，头转向一侧，上肢放于体侧，使需要松动的胸椎节段放松。如果患者胸椎伸展位有疼痛，可在胸下垫一枕头。

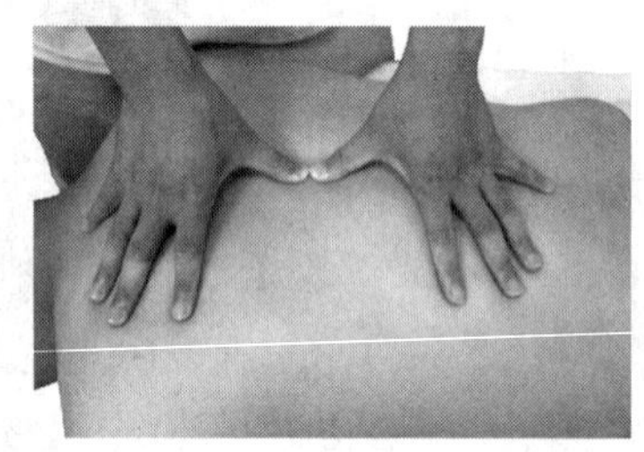

图 5-4-4　胸椎棘突垂直滑动

（2）治疗师体位。松动上段胸椎时，治疗师站在患者头端；松动中下段时，治疗师站在患者体侧。① 上胸段（$T_{1\sim5}$）棘突较大，治疗师双手拇指可指尖相对或前后并排放于患者棘突上，其余手指自然分开放在胸壁上稳定拇指；② 中胸段（$T_{5\sim9}$），治疗师双手拇指指尖相对放于患者棘突上，其余手指自然分开放在胸壁上稳定拇指；③ 下胸段（$T_{9\sim12}$），治疗师的肩膀应与压力方向一致，与下胸椎平面的垂直，双手拇指指尖相对放于棘突上或用第 5 掌骨的前内侧部分放于棘突上，避免豌豆骨按压棘突导致的患者不适感。

（3）操作手法。治疗师拇指指腹放在患者棘突上，拇指指间关节过伸及掌指关节微屈。治疗师身体前倾，肘关节微屈。作用于患者椎体上的压力来自治疗师自身的重力而不仅仅是用拇指的挤压，使患者胸椎在垂直体表的方向上产生节律性振动。

（4）作用。增加胸椎屈伸活动度，缓解疼痛。

2. 胸椎棘突侧方滑动

（1）患者体位。俯卧位，上肢放于体侧或外展 90°，屈肘，前臂垂于治疗床两侧。

（2）治疗师体位。治疗师面对患者站在患侧，双手拇指分别放在患者相邻的棘突侧方或双手拇指重叠放在拟松动棘突的侧方，其余四指分开放在胸背部。

（3）操作手法。治疗师拇指固定，借助上身稍前倾作用力将患者棘突向对侧推动。

（4）作用。改善胸椎旋转活动度。

3. 胸椎横突垂直滑动

（1）患者体位。俯卧位，上肢放于体侧或外展 90°，屈肘，前臂垂于治疗床两侧。

（2）治疗师体位。治疗师面对患者站在患侧，双手拇指放在拟松动胸椎的一侧横突上，指尖相对或相重叠。

（3）操作手法。治疗师双手固定，借助上身前倾作用力将患者横突垂直向腹侧按压。

（4）作用。改善胸椎侧屈及旋转活动度。

4. 胸椎旋转摆动

（1）患者体位。坐位，双上肢胸前交叉，双手分别放在对侧肩部。

（2）治疗师体位。治疗师站在患者左侧，向右旋转时，左手放在其右肩部侧面，右手放在右侧肩背部；向左旋转时，治疗师站位则相反。

（3）操作手法。治疗师双手固定，向右旋转时，双上肢同时用力，使患者胸椎随身体上部向右转动；向左旋转时则相反。

（4）作用。改善胸椎旋转活动度。

三、腰椎关节松动术

腰椎休息位：屈伸中立位。

1. 腰椎棘突垂直滑动（图 5-4-5）

（1）患者体位。俯卧位，双上肢置于身体两旁，双膝下方垫一个枕头。

（2）治疗师体位。治疗师站在患者体侧，将右手（选择方便的那只手）置于患者背部，手的尺侧边缘豌豆骨和钩骨与患者的棘突接触，实施松动。治疗师需调节治疗床的高度，使得双肩正对患者的椎骨上方。

（3）操作手法。治疗师双手固定，借助上身前倾作用，将患者棘突向腹侧按压。

（4）作用。改善腰椎屈伸活动度。

2. 腰椎棘突侧方滑动（图 5-4-6）

（1）患者体位。俯卧位，双上肢置于身体两旁，双膝下方垫一个枕头。

（2）治疗师体位。治疗师面对患者站在患侧，双手拇指分别放在患者相邻的棘突侧方，其余四指放在腰部。

（3）操作手法。治疗师双手固定，借助上身前倾作用，将患者棘突向对侧推动。

（4）作用。改善腰椎旋转活动度。

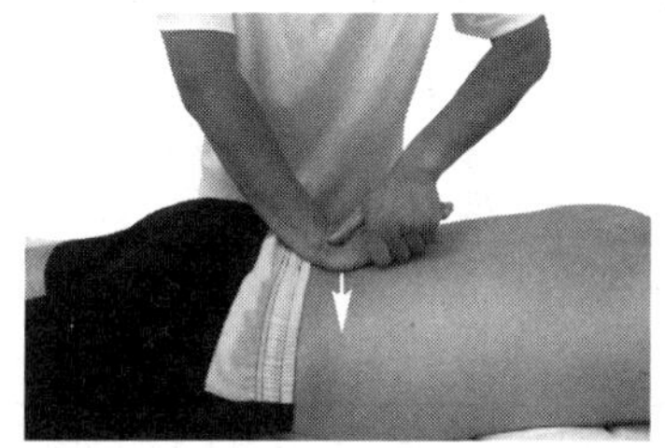

图 5-4-5　腰椎棘突垂直滑动

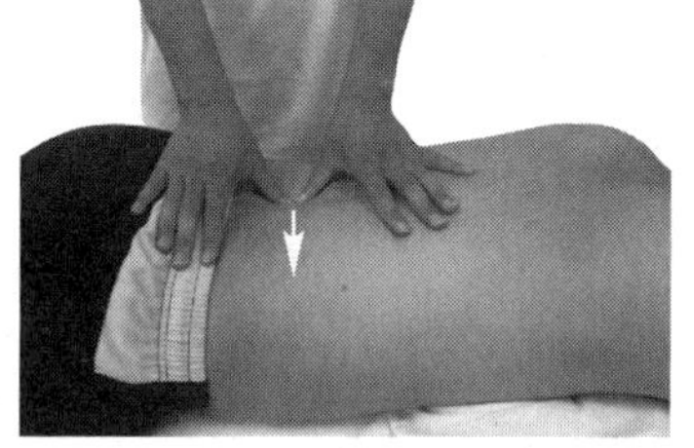

图 5-4-6　腰椎棘突侧方滑动

3. 腰椎横突垂直滑动

（1）患者体位。俯卧位，双上肢置于身体两旁，双膝下方垫一个枕头。

（2）治疗师体位。治疗师面对患者站在患侧，双手拇指放在拟松动腰椎的一侧横突上。

（3）操作手法。治疗师双手固定，借助上身前倾作用，将患者横突向腹侧推动。

（4）作用。改善腰椎侧屈及旋转活动度。

4. 腰椎旋转摆动（图 5-4 7）

（1）患者体位。侧卧位，患侧在上，屈曲髋关节和膝关节。松动的腰椎节段越偏上，屈髋角度越小；

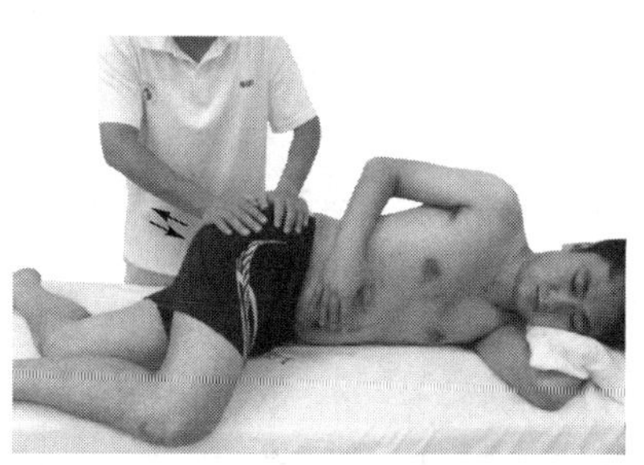

图 5-4-7　腰椎旋转摆动

节段越偏下，屈髋角度越大。

（2）治疗师体位。治疗师站在患者身后，双手放在髂嵴后缘。

（3）操作手法。治疗师双手固定，双上肢同时用力将患者髂骨向前推动。如果患者关节比较僵硬，治疗师可以一只手放在患者髂嵴后缘，另一只手放在患者上方肩部内侧，双手同时反方向来回摆动。此手法对中段腰椎病变效果较好。若是下段腰椎病变，可以将患者上方下肢垂于治疗床沿的一侧，借助下肢的重力来改善摆动幅度。

（4）作用。改善腰椎旋转活动度。

思考题

循证实践

1. 简述关节松动术中的手法分级标准。
2. 阐述关节松动术的临床应用指征。
3. 阐述关节松动术的实施步骤。

实践训练

女性患者，60 岁，2020 年 9 月 11 日不慎摔伤致右上肢活动受限赴上海某医院就诊，摄 X 射线片显示右锁骨远端骨折。2020 年 9 月 15 日行“切开复位钢板内固定术”，术后生命体征平稳，伤口无感染。期间没有经过系统功能训练，患者因肩关节活动受限于 2020 年 11 月 23 日转入上海某运动医学康复中心治疗。治疗前测得的肩关节活动度结果如下：

	肩关节主动运动	肩关节被动运动
肩关节前屈	85°	112°
肩关节外展	78°	96°
肩关节内旋	18°	27°
肩关节外旋	24°	32°

现请你以治疗师的身份思考：

1. 锁骨骨折术后为什么导致肩关节前屈、外展、内、外旋活动度受限？

2. 请你采用关节松动术治疗方法，为患者制订整体干预计划，以提高患者受限的肩关节活动度。

第六章 肌力训练

本章导言

肌力训练是康复治疗基本的技术之一，肌力训练可以提高肌肉力量与肌肉耐力，提高肌肉力量，优化身体成分，预防骨质疏松，并可以在一定程度上提高心血管功能，降低发生心血管疾病的风险。本章主要介绍肌力训练的基本概念、实施步骤和临床应用；以图文并茂的形式介绍上肢、下肢和躯干三个部分的肌力训练技术。本章将帮助学生在短时间内掌握肌力训练技术重点内容，使学生能够掌握上肢、下肢和躯干部分肌力训练的实际操作方法。

学习目标

1. 了解肌力训练的临床应用。
2. 掌握肌力训练实施步骤和操作方法。
3. 培养学生肌力训练技术循证思维能力。

第一节　概述

肌力下降是临床上最常见的症状之一，常会引起人体各类日常生活活动的障碍，如坐、站、步行障碍等。肌力训练的主要目的在于提高患者肌肉收缩力量，可广泛应用于脑卒中、骨折术后肌肉力量恢复等肌力下降表现的康复治疗中。

一、基本概念

（一）肌力训练定义

通过有计划、有步骤地学习和辅导，患者的肌肉收缩所能产生的最大力量增加的方法称为肌力训练。

（二）肌力训练的基本概念

肌肉力量（muscle strength）：指肌肉收缩所能产生的最大力量，简称肌力。肌肉主要通过肌力对外界做功。

肌肉耐力（muscle endurance）：指有关肌肉持续进行某项特定任务（作业）的能力。其大小可以用从开始收缩直到出现疲劳时已收缩了的总次数或所经历的时间来评定。

向心性收缩（concentric contraction）：指当肌肉收缩时，肌肉的起点与止点之间的距离缩短的一种训练方式，其运动功能是产生加速运动。例如，屈曲肘关节时肱二头肌的收缩，伸膝时股四头肌收缩等。

离心性收缩（eccentric contraction）：指使肌肉起止点之间距离被动地延长，肌肉同时产生较大张力的一种训练方式。其主要作用是使动作的快慢或肢体落下的速度得到控制，其运动学的功能是减速。例如，在太极拳活动中保持肢体姿势的肌肉收缩、下蹲时的股四头肌收缩、上肢负重屈肘后缓慢伸肘过程中肱二头肌的收缩等。

二、影响肌力大小的因素

（一）直接因素

1. 肌肉的生理横截面面积
2. 肌肉的初长度
3. 运动单位募集及释放速率
4. 肌纤维走向与肌腱长轴的关系
5. 肌腱和结缔组织的完整性

影响肌力大小的因素

（二）间接因素

1. 肌肉内部功能状况
2. 肌肉的收缩方式及收缩速度
3. 中枢神经和周围神经调节
4. 年龄和性别
5. 心理因素

三、肌力训练的基本原则

1. 施加适当阻力原则
2. 渐进抗阻力训练原则
3. 超量负荷原则
4. 个体化原则
5. 反复训练原则
6. 分级训练原则

肌力训练的基本原则

四、肌力评定

（一）肌力评定的目的

1. 判定肌力低下的程度及其发生的原因
2. 制订肌肉锻炼的运动处方
3. 对治疗效果的判断

（二）肌力评定的分类

根据是否使用器械进行分类：分为徒手肌力评定和仪器检查评定；根据肌肉收缩形式进行分类，分为等长肌力评定、等张肌力评定及等速肌力评定；根据部位进行评定分类：分为头面、四肢、躯干、手、足等部位肌力评定；根据评定目的进行分类：分为爆发力、局部肌肉耐力等评定。徒手肌力评定和仪器检查评定分述如下：

1. 徒手肌力评定

徒手肌力评定（manual muscle test，MMT）即不使用器械，检查者徒手对肌力进行评定。该方法由 Lovett 于 1916 年提出，以肌肉抗重力及抗阻力的程度进行分级检查。其中 3 级是徒手肌力检查的中心，即恰好能够抗重力，完成全关节活动范围，但不能抵抗阻力。该方法简便、易行、科学、实用，在临床上应用广泛。但是难以排除检查者主观评价的误差，定量分级标准粗略。肌力评定时，要求检查者熟悉肌肉的解剖位置，按照规定的肢体位置、姿势进行，防止代偿动作的影响。

Lovett 肌力分级标准：

M0：肌力完全消失，无收缩；

M1：肌肉能收缩，但不能使关节活动；

M2：肌肉能收缩，关节能轻微活动，但不能对抗地心引力；

M3：能对抗肢体重力，但不能对抗阻力；

M4：能对抗阻力使关节活动，但力量较弱；

M5：肌力正常。

2. 仪器检查评定

通过各种仪器刺激神经和肌肉，根据肌肉收缩的反应，除可判断肌力外，还可了解神经对肌肉的支配情况及神经的损害程度。仪器检查评定共分为以下几种：

（1）电诊断仪检查。通过低频脉冲对神经、肌肉的刺激，将肌肉收缩的反应描记成图并加以判断。

（2）肌电图检查。将针状电极刺入所需检查的肌肉内，观察肌肉的活动电位，以判断神经、肌肉的情况。

（3）肌力仪检查。使用特定的仪器，检查时患者肢体抵抗其负载杠杆，用力抬动肢体或者屈曲肢体，肌力仪可自动描记出肢体的肌力曲线，该曲线图可供判断当时的肌力。

（4）等速运动检查。除能锻炼肌力外，还能根据其描记图分析其肌张力的幅度以及与力矩的关系。

五、肌力训练方法的选择

肌力训练方法应根据患者肌肉，与之相关的骨、关节情况而选择。

（1）若肌肉存在急性损伤时，如肌肉急性拉伤、挫伤等情况，不宜进行肌力训练，待肌肉组织修复后方可视情况进行肌力训练。

（2）若肌肉组织无损伤，与之相关的骨、关节无急性损伤或者炎症等情况，可根据肌力的大小进行训练方法的选择。此情况多见于脑瘫、偏瘫、脑卒中后遗症、脊髓损伤等患者。

① 肌力 0 级的患者：可以采用电刺激、传递神经冲动、被动运动的方法进行肌力训练。

② 肌力 1 级的患者：可以采用肌肉电刺激疗法、助力运动及等长收缩运动的训练方法进行肌力训练。

③ 肌力 2 级的患者：可以采用肌肉电刺激疗法、主动运动（免负荷）、助力运动及等长收缩运动的训练方法进行肌力训练。

④ 肌力 3 级的患者：可以采用主动运动、抗阻运动、等长收缩运动、等张收缩运动的训练方法进行肌力训练。

⑤ 肌力 4 级、5 级的患者：此时肌肉收缩能克服外来阻力完成肢体关节的活动，可以采用抗阻运动进行肌力训练。训练的形式，根据是否需要借助器械，分为徒手抗阻主动训练和器械抗阻主动训练两种；根据肌肉收缩形式，可以分为等张抗阻训练、等长抗阻训练及等速训练。

（3）若肌肉组织无损伤，与之相关的骨、关节存在急性损伤或者炎症等情况，可以采用等长收缩运动，即以静力性运动的方式进行肌力的训练。例如，桡骨远端骨折小夹板固定后，进行握拳的前臂静力性运动；踝关节骨折内固定术后，进行的踝泵运动；膝关节急性滑膜炎时，进行的股四头肌静力性收缩运动等，以上训练方法锻炼肌力的同时可以起到改善血液循环，促进肿胀消退等诸多作用。

六、肌力训练方法的分类

（一）按照肌肉收缩形式分类

1. 等长收缩（isometric exercise）

等长收缩是指肌肉收缩时，肌肉起止点之间的距离无变化，其肌纤维长度基本不变，亦不发生关节运动，但肌张力明显增高。具体训练方法为：患者全力或接近全力收缩肌肉并维持 3～10 s，一般为保持 6 s，每次训练进行 3 组，中间休息 2～3 min，每日训练一次。将肌肉收缩并维持 6 s 所加的最大重量称为 1RM（1 repetition maximum），通常以 1RM 为基准进行等长训练。应每周重新测定一次 1RM，再逐渐增加负荷的重量。

（1）适应证。需要增强肌力的患者，尤其在关节不能或不宜运动时（如关节有石膏或夹板固定，关节创伤、炎症和肿胀等），用于延缓和减轻肌肉失用性萎缩。一般肌力在 2～5 级的肌肉可进行等长收缩训练。

（2）优点。动作较为简单，容易掌握；不需要或需要很少的器械；可用于某些等张训练不易锻炼或无法锻炼的肌群，如四肢的内收肌群；可在石膏、夹板固定时或关节活动范围内存在疼痛症状等情况下应用；潜在的损伤少，较为安全，故可在术后早期康复应用，或教会患者后在家中进行；不引起肌肉肥大；所用的时间较少，费用较低。

（3）缺点。增强的肌力与训练时的角度密切相关，仅在关节活动范围的某一角度上才能获得训练效果，若欲达到关节活动范围内各点均增强肌力的目的，则需要逐点训练，这相对较为费时；由于等长收缩时的屏气效应，可加重心血管负担；除非有专门的测定仪器，否则无法向患者提供肌力改变的反馈。

（4）训练方式。

① 徒手等长运动：受训肢体不承担负荷，而保持肌肉的等长收缩活动，如踝泵运动（图 6-1-1）。

图 6-1-1　踝泵运动

② 肌肉固定练习：适用于肢体在石膏固定中。要求肌肉收缩时不能引起任何关节的运动，如股四头肌在伸展位石膏固定的情况下进行等长收缩训练（图 6-1-2）。

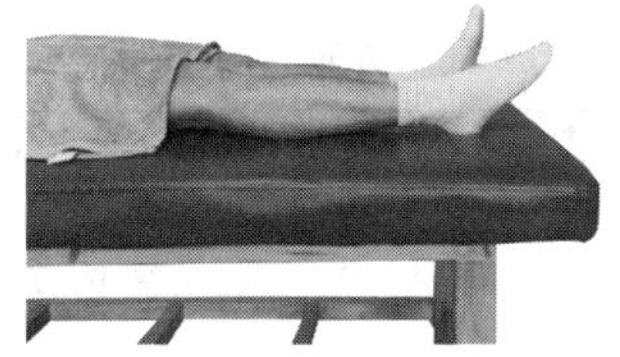
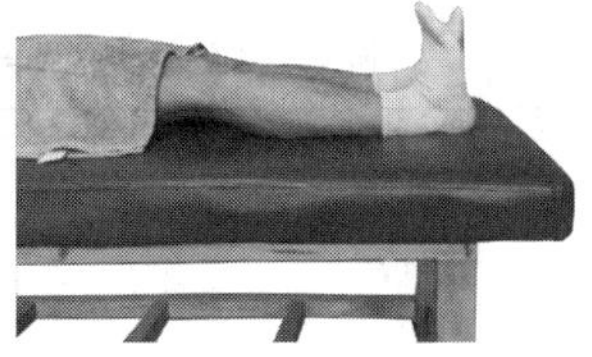

图 6-1-2　股四头肌在伸展位石膏固定的情况下进行等长收缩训练

③ 利用器具：可利用墙壁、地板、肋木和床等各种固定不动的器械和物品，保持肢体肌肉的等长收缩，如靠墙静蹲（图 6-1-3）。

2. 等张训练（isotonic exercise）

等张训练是指在有阻力的情况下进行的肌肉收缩，收缩过程中肌张力基本保持不变，但肌肉长度发生变化，产生关节运动。根据肌肉起止部位的活动方向，可分为向心性收缩和离心性收缩（图 6-1-4）。

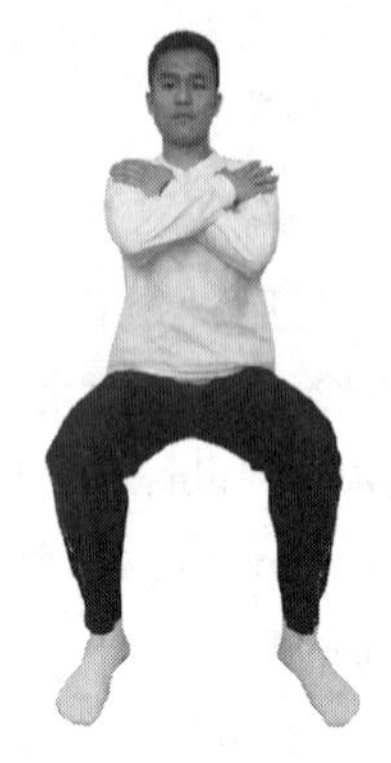

图 6-1-3　靠墙静蹲

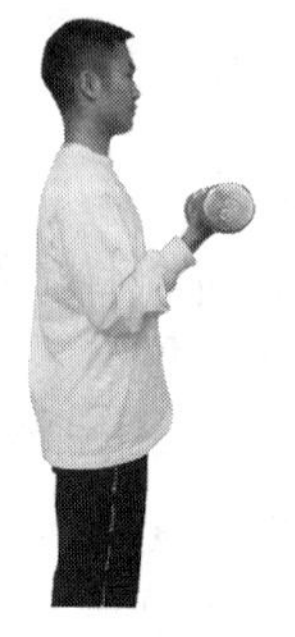

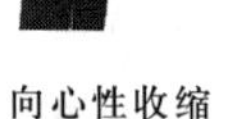

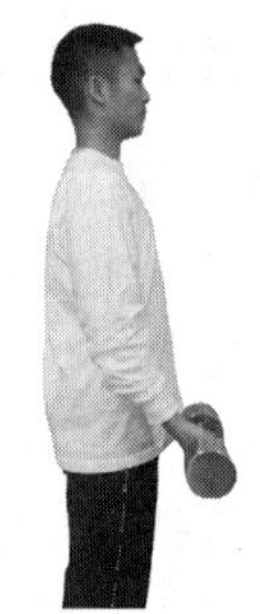

向心性收缩　　离心性收缩

图 6-1-4　肱二头肌等张训练

（1）适应证。根据肌力的恢复程度。3~5 级肌力的患者均可进行等张收缩训练。

（2）优点。训练方式丰富，有各种器械可供选择、使用；可在全关节活动范围内运动，在任何角度上均可获得训练效果；可客观量化地观察运动情况、肌力的大小改变及进展情况，因此具有较好的心理学效应；不同于等长收缩训练，一般不产生血压的明显上升，因此更适宜老年人和心血管系统疾病的患者；可训练患者的辅助肌和稳定肌；器械价格相对合理（如哑铃等自由重量的器械），教会患者后可在家中训练。

（3）缺点。应用器械提供的技术、阻力必须与患者自身的肌力水平相匹配；训练时需要一定的医疗监督；训练相对较为费时，如确定、调整运动量或仪器参数调整均需要耗费一定的时间。

（4）训练方式。训练方式需根据患者的能力和需要来选择徒手或器械抗阻训练，而训练时可采用向心性收缩训练或离心性收缩训练，其中等张训练既可以是离心性收缩训练或向心性收缩训练，还可以是两者兼有，即阻力可在肌肉伸长或缩短时增加。在早期训练时，当肌力较弱时，可采取轻量徒手抗阻离心性收缩训练，当肌力改善时，可增加徒手肌力抗阻向心性收缩。当肌力增加时，可采用器械抗阻的向心性或者离心性收缩训练。

等长收缩运动和等张收缩运动的区别见表 6-1-1。

表 6-1-1　等长收缩运动和等张收缩运动的区别

区别点	等长收缩运动	等张收缩运动
肌肉长度	不发生变化	变长或缩短
肌肉张力	加强	不变
关节运动	无	有
适用范围	骨折后石膏固定，疼痛，肿胀	主动运动，抗阻运动
范围	肌肉全力收缩并维持 3~10 s	肌肉反复收缩、放松

3. 等速训练（isokinetic exercise）

在等速运动过程中，欲保持预定角速度不变，即需要专门的装置具备感应系统感受运动环节每一点肌力大小的改变，并通过反馈调节系统即改变阻力大小使之与肌力大小的改变相匹配，这样方可使预定的角速度在整个运动环节中保持不变（图 6-1-5）。

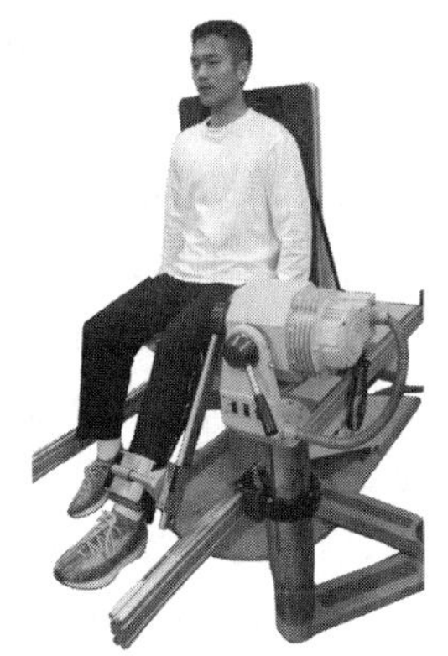

图 6-1-5　等速训练

（1）适应证。对于肌力低于 3 级的患者，可先在持续被动活动（CPM）模式下进行抗阻运动，以进行肌肉的早期训练；对于肌力为 3 级及以上的患者可选用向心性收缩训练和离心性收缩训练。

（2）优点。可根据肌肉长度变化、肌力强弱、力臂长短、疼痛疲劳等状况，提供一种顺应性阻力，使肌肉在整个活动范围内始终承受最大阻力，产生最大肌力，从而提高训练效率。患者所遇到的阻力为一种顺应性阻力，即当肌肉疲劳或肌力较弱时，阻力也随之下降，一旦停止用力，阻力也将停止，不会过度负荷而导致肌肉损伤。可同时训练主动肌和拮抗肌，使关节稳定性增强；可提供不同速度的训练，适应日常功能的需要。

（3）缺点。由于等速练习的速度受到控制，限制了爆发力的增长；肌肉只能在向心收缩的状态完成动作，因此一般等速练习器上不能进行离心性收缩练习；关节运动的起、止点无阻力，导致起止点位置的肌肉不能达到最大负荷；等速训练仪器价格相对昂贵，患者负担的训练单价较高，也不宜普及；治疗师需花费一定时间对仪器进行熟悉，且每次训练的时间较多。

（4）训练方式。

① 等速向心肌力训练：是最常用的一种肌力训练方式。由于等速仪器能提供不同的运动速度，因此可根据不同病情需要，选择一系列不同的运动速度进行肌力训练，又称为运动速度谱训练。运动速度谱包括：慢速（1°/s～60°/s）、中速（60°/s～180°/s）、快速（180°/s～300°/s）及功能性运动速度（300°/s～1 000°/s）。

② 等速离心肌力训练：等速仪器可提供向心收缩/离心收缩、离心收缩/离心收缩两种训练方式。在前一种训练方式中，主要训练一组肌群，如顺时针方向是肌群的向心收缩，逆时针方向则为同一肌群的离心收缩，从而形成一组肌群向心收缩-离心收缩连续的收缩方式；后一种训练方式，可同时训练主动肌和拮抗肌两组肌群的离心收缩肌力，提高两组肌群的肌力；在临床中可根据患者具体情况加以选择。

③ 短弧等速肌力训练：是指在限定运动范围内，进行等速肌力训练的一种方法，主要适用于关节及周围软组织损伤后关节活动受限、疼痛的患者。运动系统伤病常导致关节及周围软组织的损伤，当关节活动至一定角度时，可引起损伤部位的疼痛，在力矩曲线上表现为“疼痛弧”；如在“疼痛弧”内进行运动，有时会加重损伤，甚至引起新的损伤，对关节功能康复不利。

（二）按照有无阻力分类

1. 辅助主动训练

在外力的辅助下，患者通过主动收缩肌肉完成运动或动作。辅助力量由治疗师或患者的健肢提供，亦可利用器械、引力或水的浮力帮助完成。

（1）适应证。

适用于肌力较弱尚不能独自主动完成运动的部位，也就是当肌力恢复到 2 级时，应开始进行此类运动，以逐步增强肌力。在训练时，要随着肌力的恢复不断地改变辅助的方式和调节辅助量。

（2）训练方式。

① 徒手辅助主动训练（图 6-1-6）：利用治疗师的手法，不需要任何器械的帮助。当肌力为 1 级或 2 级时，治疗师帮助患者进行主动运动。例如，当股四头肌肌力为 2 级时，让患者侧卧位，训练侧在上方，膝关节屈曲，治疗师面向患者站立，一只手拖起上方下肢，让患者主动伸展下方的膝关节，同时治疗师的另一只手在上方小腿后方稍加辅助力量。随着肌力的改善，随时可以做辅助量的精细调节，不受任何条件的限制，这样效果较好。缺点是治疗师与患者一对一的训练，比较费时费力。

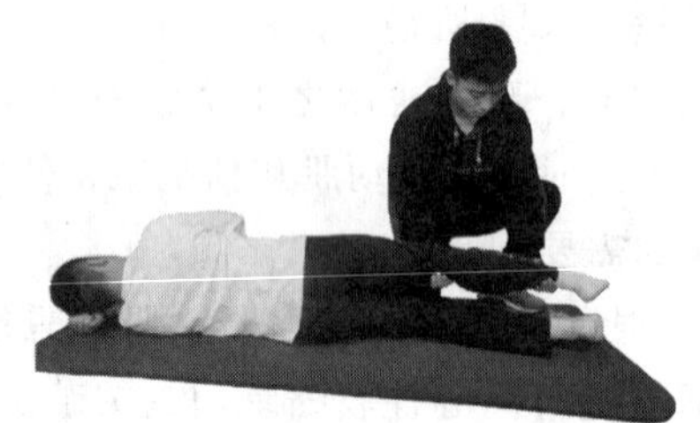
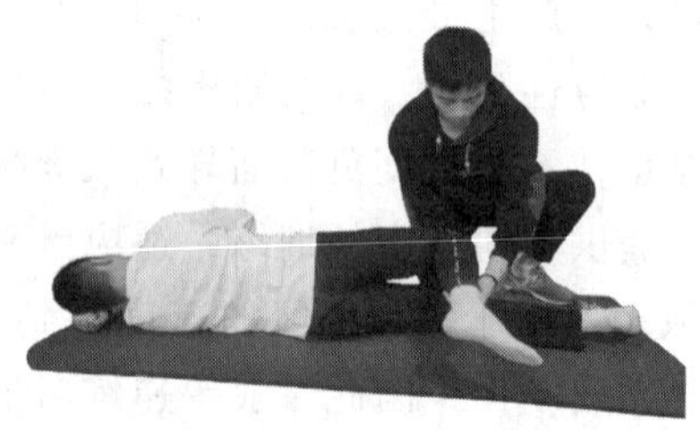

图 6-1-6　徒手辅助主动训练

② 悬吊辅助主动训练：利用绳索、挂钩、滑轮等简单装置，将训练肢体悬吊起来，以减轻肢体的自身重量，然后在水平面上进行训练，可利用变化的体位和不同位置的滑轮、挂钩设计出丰富多彩的训练方法。例如，训练股四头肌的肌力时，患者侧卧位，患侧在上，可在膝关节垂直方向的上方置一挂钩，另一端用吊带在踝关节处固定，用绳索悬吊，使小腿悬空，让患者完成膝关节的全范围屈伸运动，此动作宜缓慢、充分，要避免下肢借助惯性做钟摆样动作。训练时，治疗师要注意固定膝关节，以防止摇摆而降低训练效果。随着肌力的改善，还可以调节挂钩的位置、改变运动面的倾斜度、用手指稍加阻力或用重锤做阻力，以增加训练难度。

③ 滑面辅助主动训练：在光滑的板面上利用滑石粉或固定小滑车等方法减少肢体与滑板之间的摩擦力，也可通过垫毛巾或加大滑板的倾斜度等方法加大摩擦力，患者在板上滑动。此训练是在克服一定阻力下进行的，比徒手和悬吊的辅助方法难度有所提高。

④ 滑车和重锤辅助主动训练：以上三种运动均是在水平面上进行的，而利用滑车和重锤辅助训练是在垂直面上进行的。此方法适用于拮抗肌可拉起重锤的患者，且只适用于髋、肩、膝等大关节，不能用于手指、腕、肘和踝关节。

⑤ 浮力辅助主动训练：在水中进行运动训练时，利用水对肢体的浮力或加上漂浮物减轻对肢体重力的影响，进行辅助主动运动。

2. 主动训练

患者主动以肌肉收缩形式完成的运动。运动时既不需要助力，亦不用克服外来阻力。

（1）适应证。

适用于肌力达 3 级以上的患者。另外，运动的速度、次数、间歇等要根据患者的实际情况给予适当的指导。

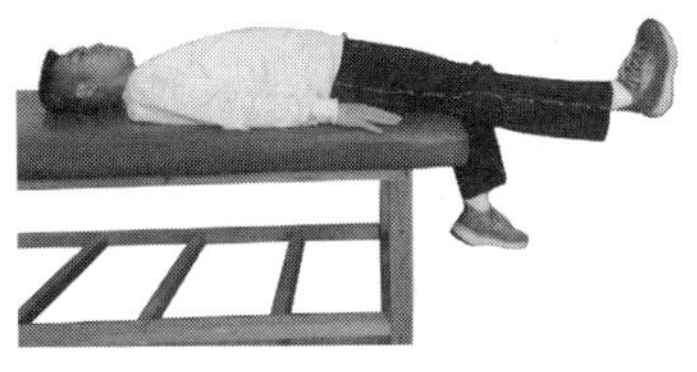
图 6-1-7　仰卧位伸膝主动训练

（2）训练方式（图 6-1-7）。

训练中应取正确的体位和姿势，将肢体置于抗重力位，防止代偿运动。

3. 抗阻训练

在肌肉收缩过程中，需克服外来阻力才能完成的主动运动。

（1）适应证。

适用于肌力已达到 4 级或 5 级，能克服重力和外来阻力完成全关节活动范围运动的患者。

（2）禁忌证。

对有下列症状的患者应禁止使用抗阻训练：肌肉、关节发炎或肿胀；患者训练的时候或训练 24 h 后仍感到关节、肌肉疼痛；关节不稳定，如肌腱断裂或关节周围肌张力极其低下；2 级以上高血压或其他心血管并发症。

（3）注意事项。

避免持续的握力训练，防止血压过度增加；增加负荷训练时避免长时间憋气，否则将加重心肺的负担。在训练中应调节呼吸，用力时要吸气，放松时将气体慢慢呼出；应在治疗师监督下进行负荷较重、危险性较大的训练；训练时的负荷量要缓慢、逐渐地增加。

（4）训练方式。

具体做法与辅助主动运动的形式相同，利用徒手、滑车、重锤、弹簧、重物、摩擦力、流体阻力等，但作用的方向相反。

① 徒手抗阻主动训练（图 6-1-8）：固定位置与辅助主动运动形式相同，固定关节近端。阻力的方向与运动的肢体成直角，根据训练要求，阻力的部位与姿势应适当变换。加阻力时不可过急，宜缓慢，使运动中的肌肉收缩时间延长，一次动作 2~3 s 完成，开始时在轻微阻力下主动运动 10 次，然后加大阻力，使肌肉全力收缩 10 次，可做向心性等张收缩，也可做离心性等张收缩及等长收缩。训练时，对骨折患者要注意加阻力的部位和大小。这样可以保护骨折需要固定的部位，以免影响骨折恢复。

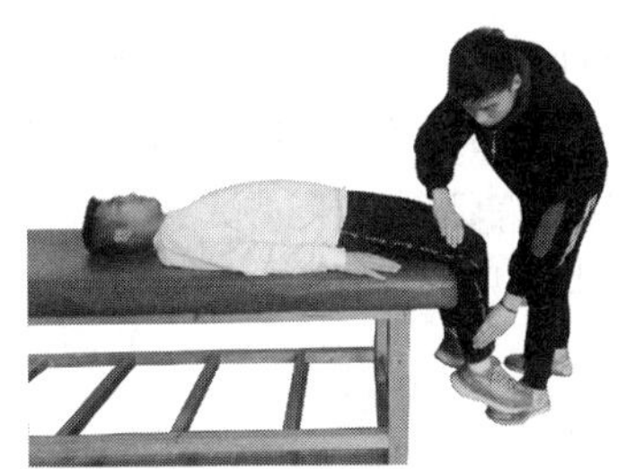
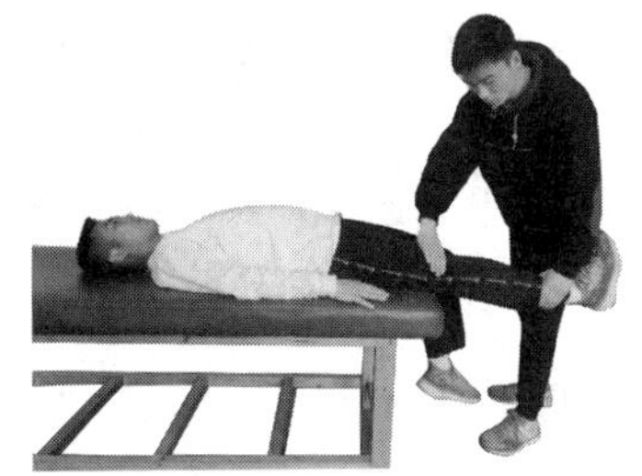
图 6-1-8　徒手伸膝抗阻主动训练

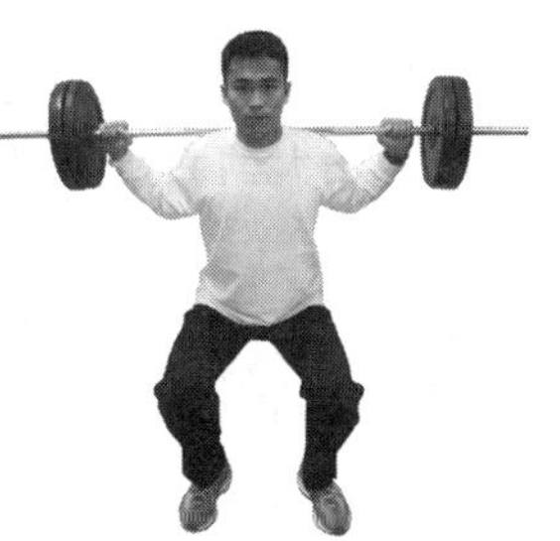
图 6-1-9　加重物抗阻力主动训练

② 加重物抗阻力主动训练（图 6-1-9）：患者直接用手拿重物或把重的东西系在身体某部位进行练习，如利用杠铃进行下蹲负重练习。

③ 使用重锤与滑车抗阻力主动训练：此方法用重锤做阻力，用滑车改变牵引的方向，牵引方向与肢体应成 90°，肌肉可发挥最大力量。运动时速度不宜过快，肌肉收缩到极限后应停 2~3 s，无论是向心性收缩还是离心性收缩，每个动作都要缓

慢进行。

④ 利用弹力带抗阻力主动训练（图 6-1-10）：俯卧位利用弹力带进行腘绳肌抗阻训练。

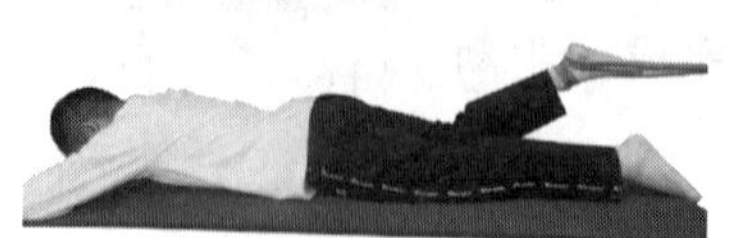
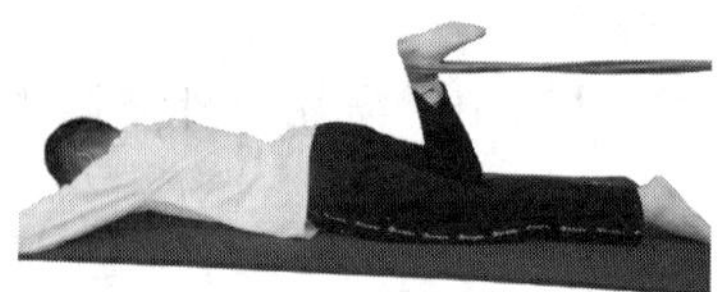

图 6-1-10　俯卧位利用弹力带进行腘绳肌抗阻训练

⑤ 水中抗阻力主动训练：利用浮力可协助运动，对抗浮力的运动就是抗阻力运动，可在四肢末端拴上浮子，再向下方运动克服浮力的助力。

血流限制性训练具体内容

（三）特殊肌力训练方式——血流限制性训练

血流限制训练（blood flow restriction training，BFRT）也称加压训练、KAATSU 训练，是一种通过特殊装置（如止血带、弹力带、加压袖带等）对肢体施加外部压力，以限制肢体动静脉中的血液流动而引起肢体肌肉局部缺血，同时与小强度抗阻运动或有氧运动相结合的一种运动康复训练方法。

血流限制性训练视频

七、肌力训练的注意事项

（一）选择适当的训练方法

适当的训练方法可有效增强肌肉的力量。应根据功能的需要和现有的训练设备，选用适当的负荷量、肌肉收缩的类型、动作进行的强度、重复次数等。

（1）肌力的训练目的。明确训练目的是加强肌肉的瞬间爆发力还是加强耐久力，是维持原肌力还是增加肌力。肌力强化的目的不同，训练的方法也不同。

（2）考虑肌力现有水平。增强肌力的效果与训练方法是否恰当、直接相关。训练前，应先评定训练部位的关节活动范围和肌力，并根据肌力现有等级选择运动方法。

（3）关节活动是否受限。要考虑有无关节不允许活动的问题，如肌腱手术后、骨折后、石膏固定等，并充分考虑有无疼痛、姿势与体位是否受限等。

（二）注意调节阻力

增强肌力训练的关键点之一是阻力的施加及调整是否得当。

（1）部位。阻力通常加在需要增强肌力的肌肉附着部位远端，这样用较少的力量即可产生较大的力矩。通常加阻力的部位，也要根据患者的状况来定。例如，当股四头肌肌力达到 4 级时，可在小腿的位置施加阻力；当肌力未达到 4 级时，可在小腿的上 1/3 处施加阻力或用两个手指的力量施加阻力；当肌力比 4 级稍强时，可在踝关节处施加阻力（图 6-1-11）。

（2）方向。阻力的方向总是与肌肉收缩使关节发生运动的方向相反。

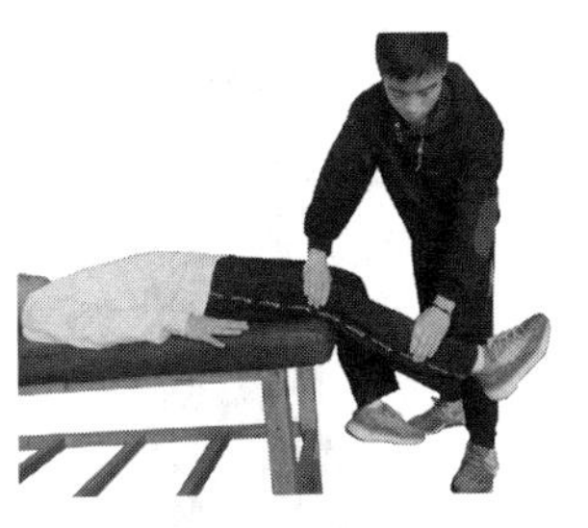

① 当肌力达到4级

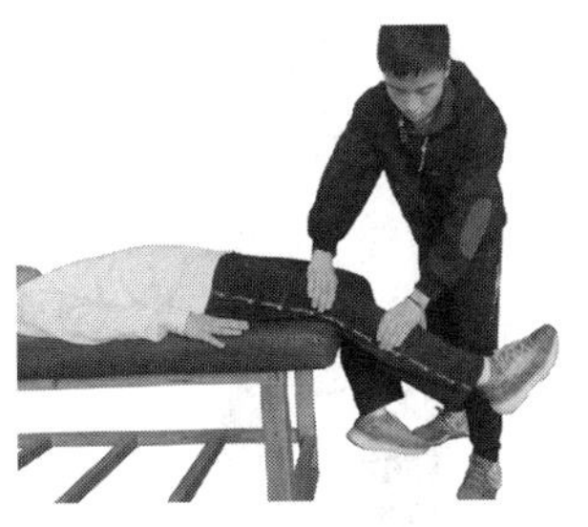

② 当肌力未达到4级

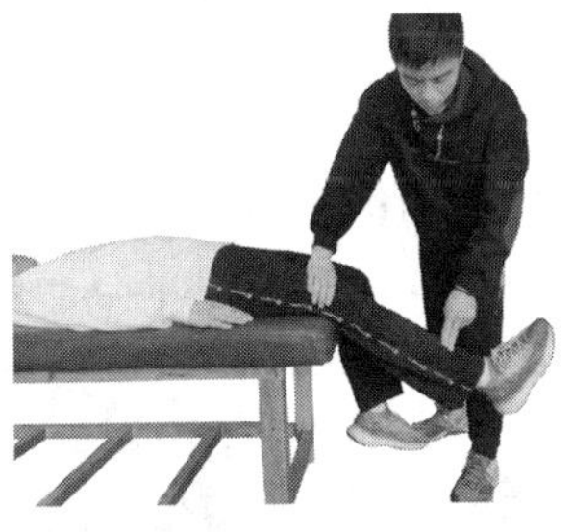

③ 当肌力未达到4级

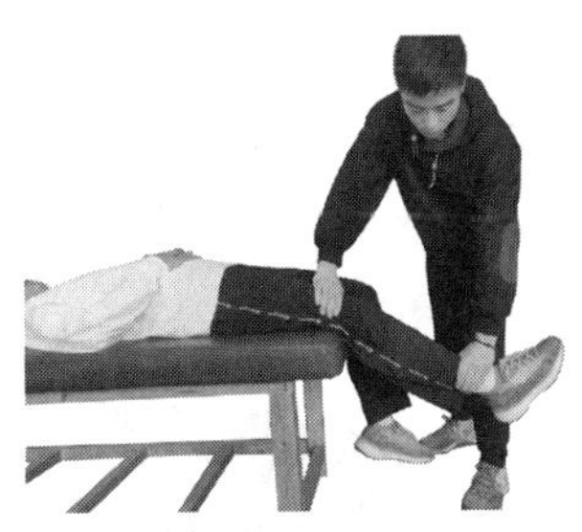

④ 当肌力比4级稍强

图 6-1-11 徒手施加阻力的部位

(3) 强度。每次施加阻力的强度应平稳、非跳动性，并能使患者顺利完成全关节活动范围的活动。

(4) 下列情况时，可降低阻力或改变施加阻力的部位：患者不能完成全范围的关节活动；加阻力的部位疼痛；肌肉出现震颤；出现替代或代偿性运动。

(三) 掌握正确的运动量

每次训练均要引起一定程度的肌肉疲劳，才能达到增强肌力的目的，但原则上以训练后的第二天不感到疲劳和疼痛为宜。若训练引起肌肉急性损伤，发生持续性疼痛或引起肌力减退，则说明训练量过大。因此，训练量应根据患者的身体状况，从较小的负荷开始，然后逐渐增大。

(四) 固定及姿势体位

固定主要作用于肌肉的起点，治疗师可用手、沙袋、弹力带等固定患者关节的近端，以提高肌力训练效果，并选取适于运动的姿势、体位及能防止代偿性运动的体位。在增强肌力训练时，不准许出现代偿动作。例如，行髋关节的屈曲动作，当髂腰肌、股四头肌肌力较弱时，缝匠肌可出现代偿性动作，即髋部屈曲时将出现下肢外展、外旋，因此在训练屈髋肌时，应防止缝匠肌的代偿动作，控制大腿外展、外旋，从正前方做屈髋训练（图 6-1-12）。又如，做髋外展动作，臀中肌肌力弱时，腰大肌等出现代偿性动作，在外展的同时将引起大腿的外旋，因此训练臀中肌时要将大腿置于内、外旋的中间位置，然后再进行外展动作（图 6-1-13）。治疗师也可利用徒手或固定等方法来抑制患者出现代偿性动作。

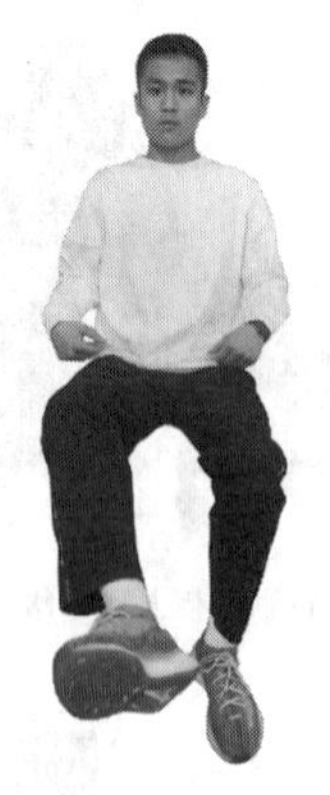

① 髋部出现外展、外旋等代偿性动作

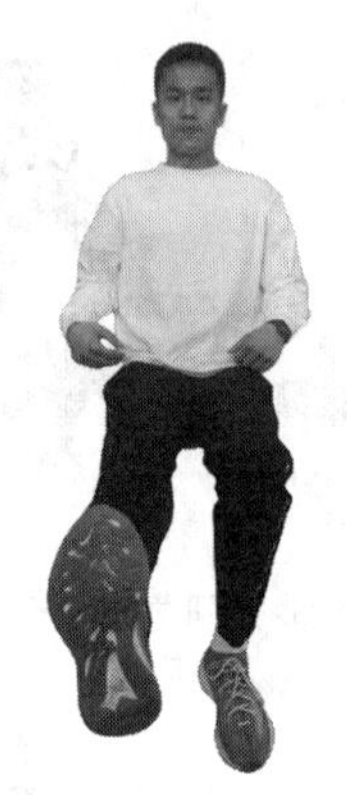

② 髋部去除代偿性动作

图 6-1-12　关节的屈曲动作

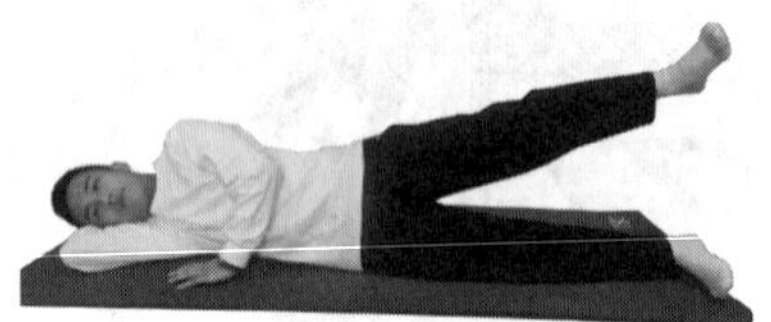

① 髋部出现外旋等代偿性动作

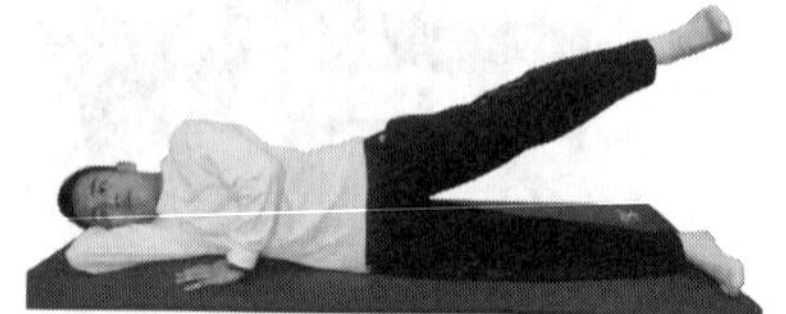

② 髋部去除代偿性动作

图 6-1-13　髋关节的外展动作

（五）对患者进行讲解和鼓励

向患者说明练习此肌肉的目的和方法，让患者了解肌力加强后所产生的作用。因为肌力增强训练效果是否明显，也与患者的训练积极性有极大的关系。因此，让患者掌握正确的训练方法和要领，以及明确练习此肌肉的目的和方法，积极配合训练才会取得好的效果。

（六）做好正确详细的训练记录

认真、细致记录患者的训练情况，包括训练时患者对运动负荷的适应能力、训练的运动量是否适宜、训练中患者的状况、在训练前后随时测试肌力的进展情况，并根据患者的状况随时调整训练的强度、时间等（表 6-1-2）。在训练中，如行等长抗阻力运动，特别是对抗较大的阻力时，具有明显的升血压反应，加之等长运动伴有憋气，会对心血管造成额外的负荷，所以患有高血压、冠心病或其他心血管疾病者应禁止在等长抗阻运动时过分用力或憋气，如有不适应详细记录。

表 6-1-2　肌力训练记录表

训练的肌肉	关节运动	训练方法	负荷量	体位
股四头肌	伸膝	抗阻力主动运动	5 kg	坐位
肱三头肌	伸肘	抗阻力主动运动	4 kg	仰卧位

第二节　上肢肌力训练

一、肩关节肌力训练

（一）肩关节屈肌肌力训练

1. 肩关节前屈徒手抗阻训练（图 6-2-1）

患者体位：仰卧位，上肢放在体侧，伸肘。

治疗师位置：面向患者站立，下方手握住患者前臂远端掌侧，上方手放在肱骨远端，向下施加阻力。

抗阻力方法：患者抗阻力全范围前屈肩关节。

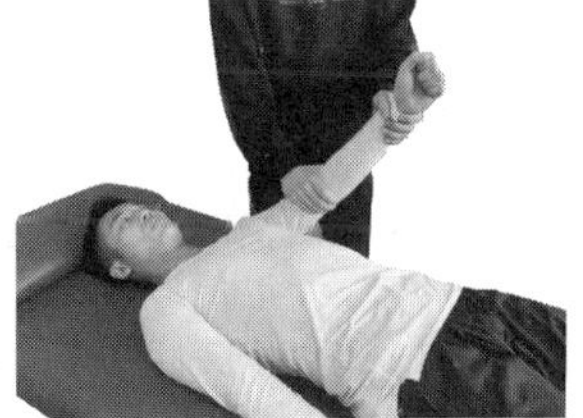

图 6-2-1　肩关节前屈徒手抗阻训练

2. 肩关节前屈弹力带抗阻训练（图 6-2-2）

患者体位：站立位。

具体操作：患者一手握住弹力带，一只脚固定弹力带，抗阻力全范围前屈肩关节。

（二）肩关节伸肌肌力训练

1. 肩关节后伸徒手抗阻训练（图 6-2-3）

患者体位：俯卧位，上肢放在体侧，伸肘。

治疗师位置：面向患者站立，上方手放在患者肩后，固定肩胛骨，伸直肘关节，下方手放在腕关节或肱骨远端，向下施加阻力。

抗阻力方法：患者抗阻力全范围后伸肩关节。

2. 肩关节后伸弹力带抗阻训练（图 6-2-4）

患者体位：站立位。

具体操作：患者一手握住弹力带，一只脚固定弹力带，抗阻力全范围后伸肩关节。

肩关节前屈弹力带抗阻训练

肩关节后伸弹力带抗阻训练

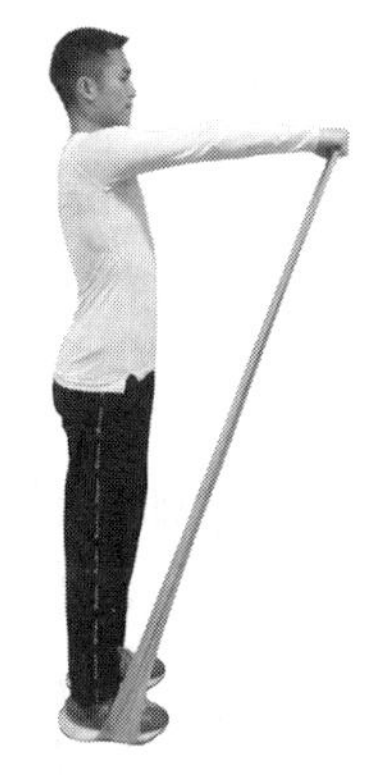

图 6-2-2　肩关节前屈弹力带抗阻训练

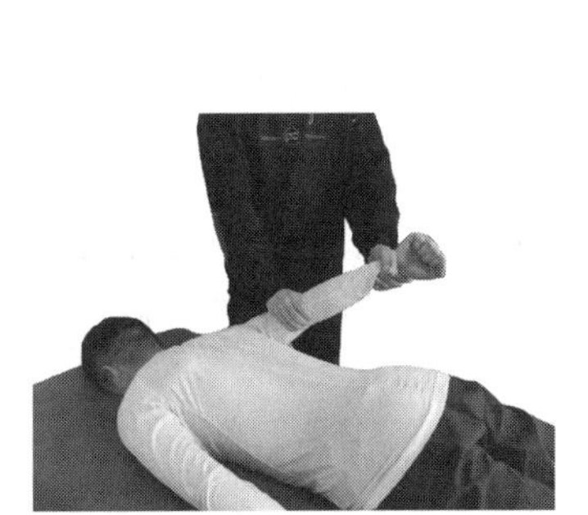

图 6-2-3　肩关节后伸徒手抗阻训练

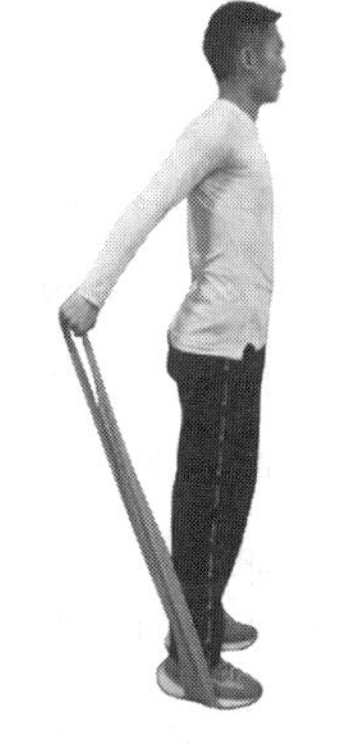

图 6-2-4　肩关节后伸弹力带抗阻训练

（三）肩关节外展肌力训练

1. 肩关节外展徒手抗阻训练（图 6-2-5）

患者体位：仰卧位，上肢放在体侧，屈肘 90°，前臂中立位。

治疗师位置：面向患者站立，上方手放在患者肱骨远端外侧，并向内施加阻力，下方手握住前臂远端掌侧，以保持稳定。

抗阻力方法：患者抗阻力全范围外展上肢。

2. 肩关节外展弹力带抗阻训练（图 6-2-6）

患者体位：站立位。

具体操作：患者一手握住弹力带，一只脚固定弹力带，抗阻力全范围外展肩关节。

（四）肩关节内收肌力训练

肩关节内收徒手抗阻训练（图 6-2-7）

患者体位：仰卧位，上肢外展 90°，前臂中立位。

治疗师位置：面向患者站立，上方手放在患者肩后面固定肩胛骨，下方手放在肱骨远端内侧向外施加阻力。

抗阻力方法：患者抗阻力全范围内收上肢。

肩关节弹力带外展抗阻训练

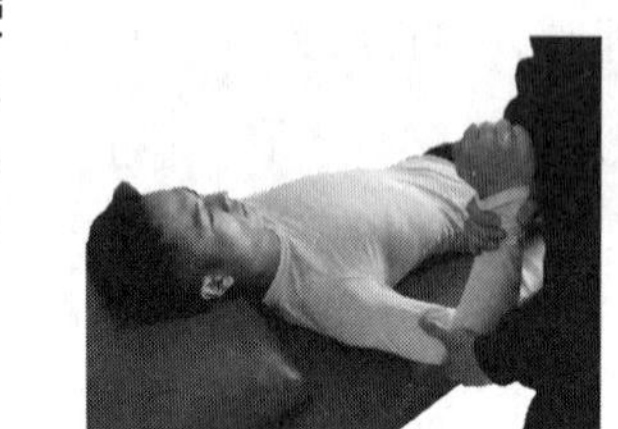

图 6-2-5　肩关节外展徒手抗阻训练

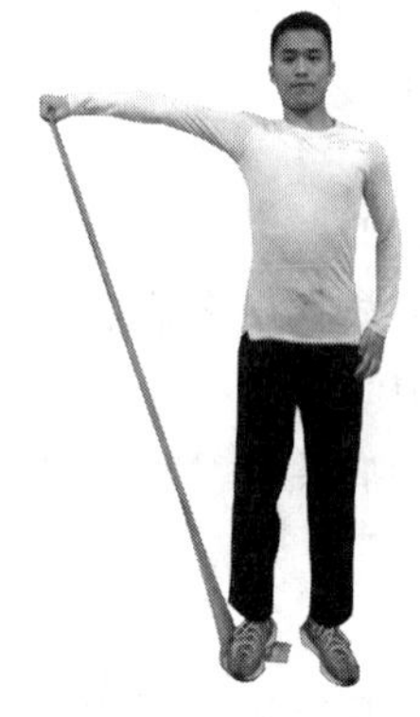

图 6-2-6　肩关节弹力带外展抗阻训练

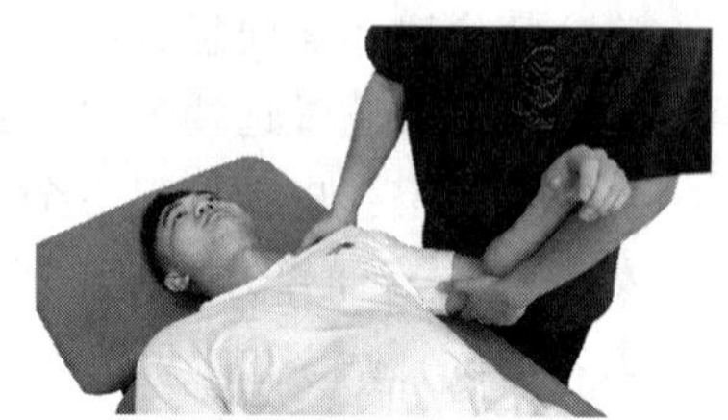

图 6-2-7　肩关节内收徒手抗阻训练

（五）肩关节内、外旋肌力训练

1. 肩关节 90°外旋徒手抗阻训练（图 6-2-8）

患者体位：仰卧位，肩外展 90°，屈肘 90°，肘部放在床沿。

治疗师位置：面向患者站立，上方手握住患者肩部，保持稳定，下方手握住前臂远端背侧并向足部的方向施加阻力。

抗阻力方法：患者抗阻力全范围外旋肩关节。

2. 肩关节 0°外旋徒手抗阻训练（图 6-2-9）

患者体位：仰卧位，屈肘 90°，肘部放在床沿。

治疗师位置：面向患者站立，上方手握住患者肩部，保持稳定，下方手握住前臂远端背侧并向内施加阻力。

抗阻力方法：患者抗阻力全范围外旋肩关节。

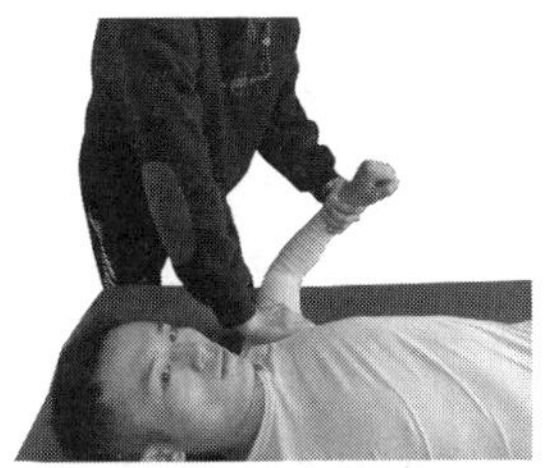
图 6-2-8　肩关节 90° 外旋徒手抗阻训练

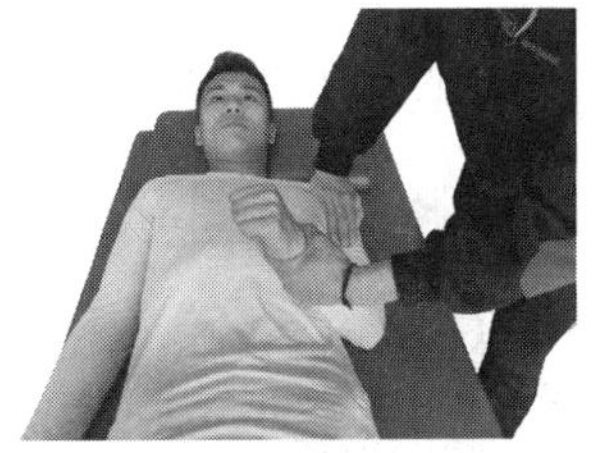
图 6-2-9　肩关节 0° 外旋徒手抗阻训练

3. 肩关节外旋弹力带抗阻训练（6-2-10）

患者体位：站立位。

具体操作：患者双手握住弹力带，抗阻力全范围外旋肩关节。

4. 肩关节 90°内旋徒手抗阻训练（图 6-2-11）

患者体位：仰卧位，肩外展 90°，屈肘 90°，肘部放在床沿，前臂旋前位垂直向上。

治疗师位置：站在患者头侧，上方手握住患者肘关节内侧，保持稳定，下方手握住前臂尺侧远端并施加阻力。

抗阻力方法：患者抗阻力全范围内旋肩关节。

5. 肩关节 0°内旋徒手抗阻训练（图 6-2-12）

患者体位：仰卧位，屈肘 90°，肘部放在床沿。

治疗师位置：面向患者站立，上方手握住患者肩部，保持稳定，下方手握住前臂远端背侧并向外施加阻力。

抗阻力方法：患者抗阻力全范围外旋肩关节。

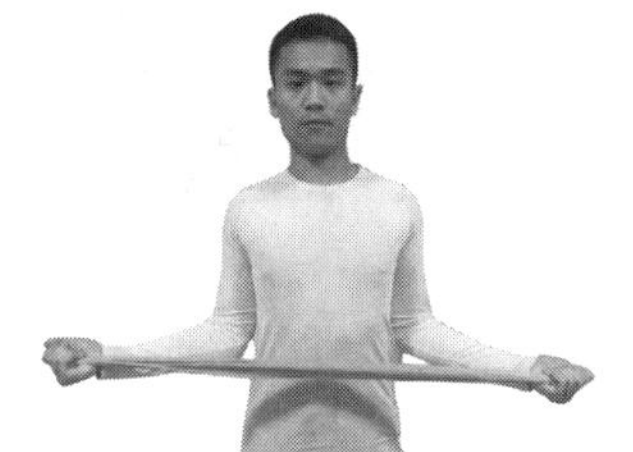
图 6-2-10　肩关节外旋弹力带抗阻训练

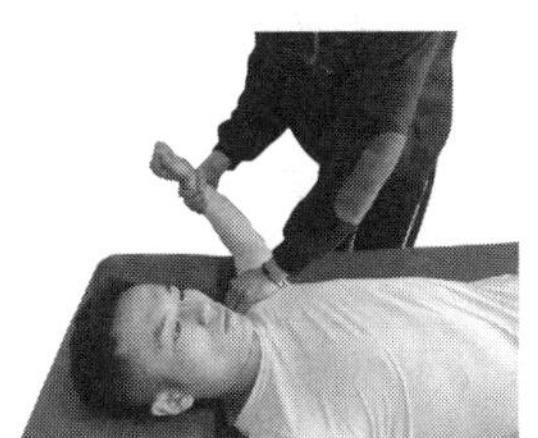
图 6-2-11　肩关节 90° 内旋徒手抗阻训练

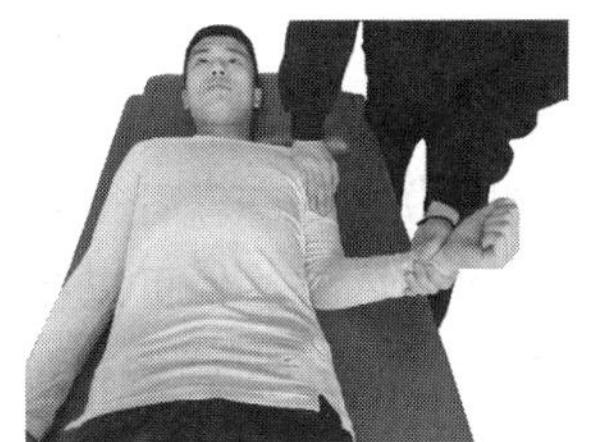
图 6-2-12　肩关节 0° 内旋徒手抗阻训练

肩关节外旋弹力带抗阻训练

（六）肩胛骨肌力训练

1. 肩胛骨上提肌力训练（图 6-2-13）

患者体位：坐位，上肢放于体侧。

治疗师位置：站在患者身后，双手放在其两侧肩部，四指在前，拇指在后，同时向下施加阻力。

抗阻力方法：患者双肩同时向上抬，对抗阻力。

2. 肩胛骨下压肌力训练（图 6-2-14）

患者体位：坐位，上肢放于体侧。

治疗师位置：坐在患者患侧，一手置于其肘关节以保持患侧上肢伸直，另一手托住患者手掌并向上施加阻力。

抗阻力方法：患者用力向足部方向推治疗师的手。

肩胛骨上提肌力训练

肩胛骨下压肌力训练

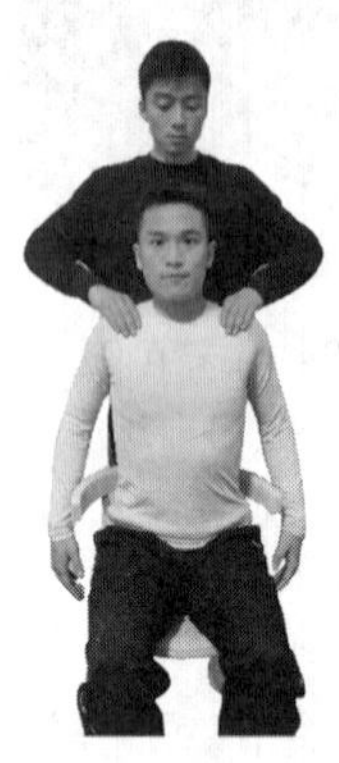

图 6-2-13　肩胛骨上提肌力训练

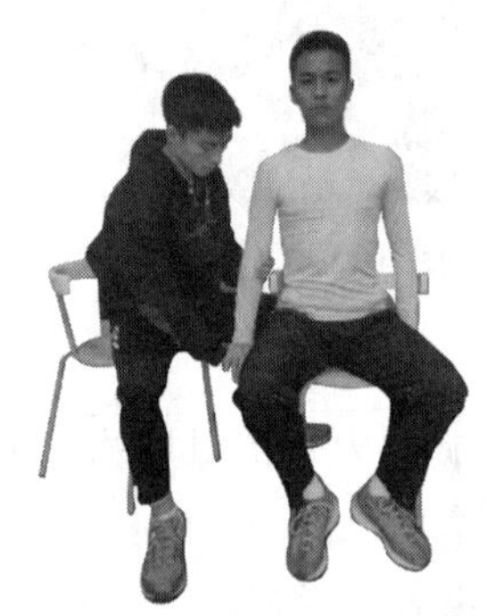

图 6-2-14　肩胛骨下压肌力训练

二、肘关节肌力训练

（一）肘关节屈肌肌力训练

1. 肘关节屈曲徒手抗阻训练（图 6-2-15）

患者体位：仰卧位，上肢放在体侧，屈曲肘关节，前臂处于旋后、旋前及正中位置，分别锻炼肱肌、肱二头肌、肱桡肌的肌力。

治疗师位置：面向患者，一手在其肩部固定肱骨，另一手固定在前臂并向足部的方向施加阻力。

抗阻力方法：患者抗阻力全范围屈肘。

上述锻炼方法也可以在坐位进行。

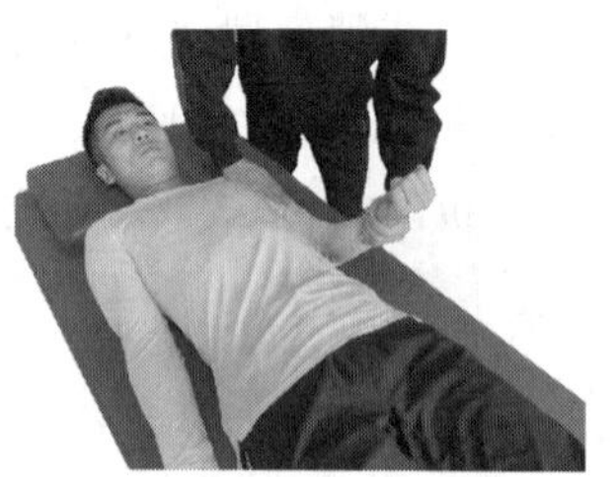

图 6-2-15　肘关节屈曲徒手抗阻训练

2. 肘关节屈肌弹力带抗阻训练（图 6-2-16）

患者体位：站立位。

具体操作：患者一手握住弹力带，一只脚固定弹力带，抗阻力全范围屈曲肘关节。

（二）肘关节伸肌肌力训练

1. 肘关节伸展徒手抗阻训练（图 6-2-17）

患者体位：仰卧位，肩关节外展 90°，屈肘，前臂垂于床沿。

治疗师位置：面向患者站立，一手放在其肱骨远端背侧，一手放在前臂远端并向下施加阻力。

抗阻力方法：患者抗阻力全范围伸肘。

上述方法也可以在坐位或者仰卧位进行。

2. 肘关节伸展弹力带抗阻训练（图 6-2-18）

患者体位：站立位。

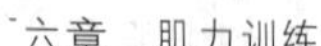

具体操作：患者一手握住弹力带，一只脚固定弹力带，抗阻力全范围伸肘关节。

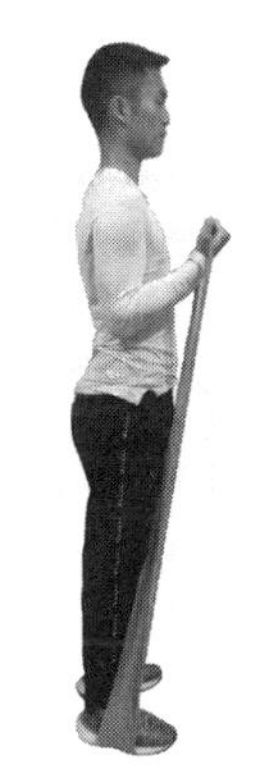
图 6-2-16　肘关节屈肌弹力带抗阻训练

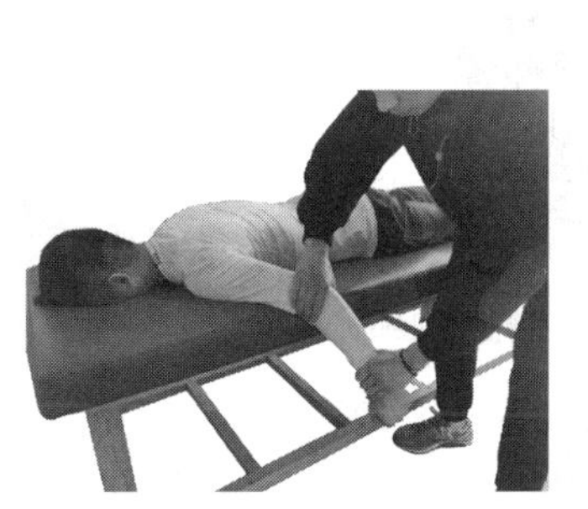
图 6-2-17　肘关节伸展徒手训练

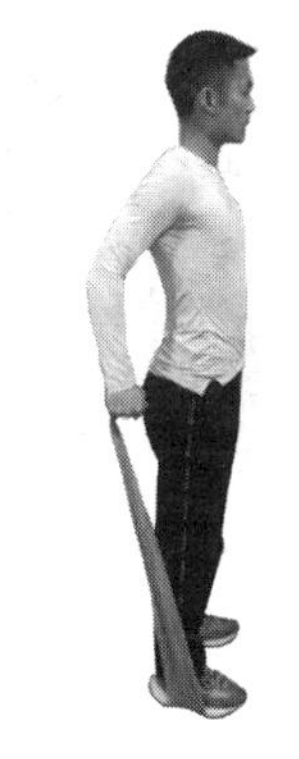
图 6-2-18　肘关节伸展弹力带抗阻训练

肘关节屈肌弹力带抗阻训练

肘关节伸展弹力带抗阻训练

（三）肘关节旋转肌力训练

前臂旋前或旋后徒手肌力训练（图 6-2-19）

患者体位：仰卧位，上肢外展，屈肘 90°，前臂中立位。

治疗师位置：面向患者站立，双手交叉固定其前臂远端，增强旋前肌群肌力时，在前臂远端向背侧施加阻力；增强旋后肌群肌力时，在前臂远端向掌侧施加阻力。

抗阻力方法：患者抗阻力全范围旋前或旋后。

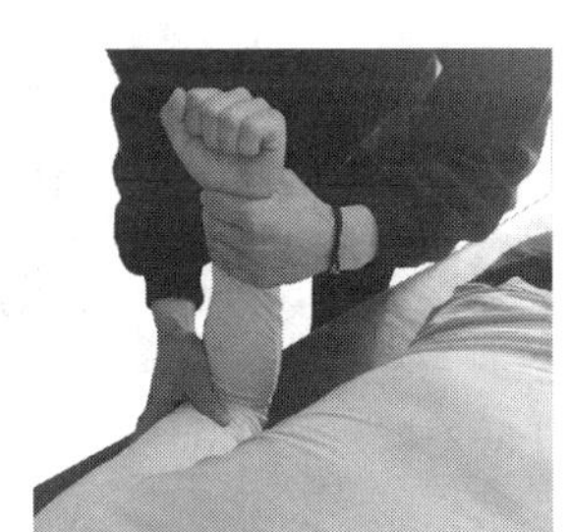
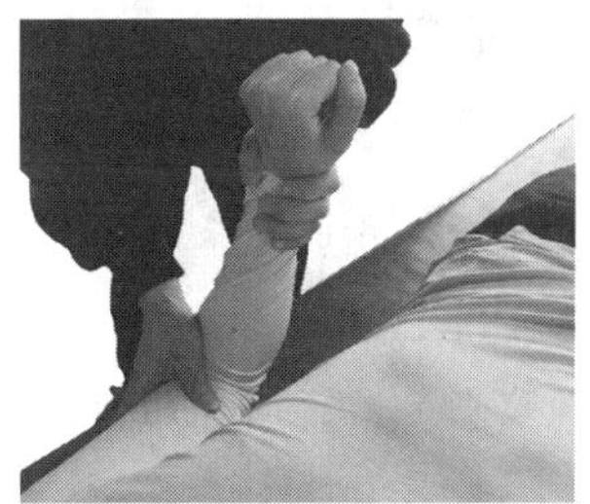
图 6-2-19　前臂旋前或旋后徒手肌力训练

三、腕部肌力训练

（一）腕关节屈肌肌力训练

1. 腕关节屈肌徒手抗阻训练（图 6-2-20）

患者体位：坐在床旁，前臂旋后放在床上。

治疗师位置：面向患者，一手放在患者前臂远端，固定前臂，另一手握住掌骨并向床面施加阻力。

抗阻力方法：患者抗阻力全范围屈腕。

2. 腕关节屈曲弹力带抗阻训练（图 6-2-21）

患者体位：坐位。

具体操作：弹力带固定住，患者一手握住弹力带，全关节活动范围屈曲腕关节。

腕关节屈曲弹力带抗阻训练

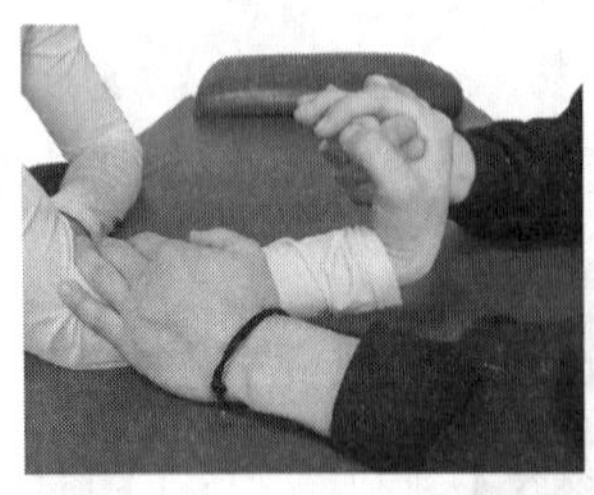

图 6-2-20　腕关节屈肌徒手抗阻训练

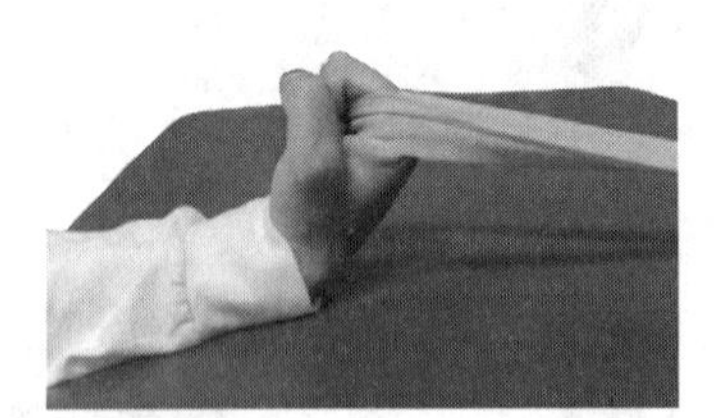

图 6-2-21　腕关节屈曲弹力带抗阻训练

（二）腕关节伸肌肌力训练

1. 腕关节伸展徒手抗阻训练（图 6-2-22）

患者体位：坐在床旁，前臂旋前放在床上。

治疗师位置：面向患者，一手放在患者前臂远端背侧，另一手握住手背并向床面施加阻力。

抗阻力方法：患者抗阻力全范围伸腕。

2. 腕关节伸展弹力带抗阻训练（图 6-2-23）

患者体位：坐位。

具体操作：弹力带固定住，患者一手握住弹力带，全关节活动范围伸展腕关节。

腕关节伸展弹力带抗阻训练

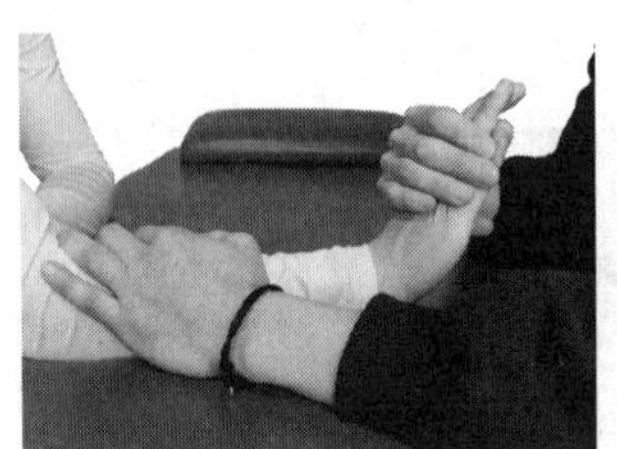

图 6-2-22　腕关节伸展徒手抗阻训练

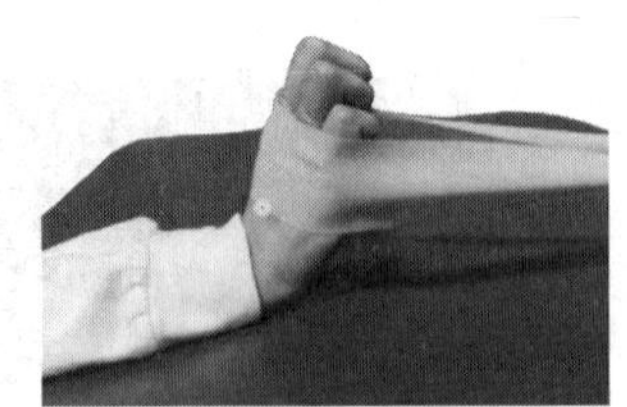

图 6-2-23　腕关节伸展弹力带抗阻训练

（三）腕关节桡侧偏和尺侧偏肌力训练

1. 腕关节桡侧偏和尺侧偏徒手肌力训练（图 6-2-24）

患者体位：坐在床旁，前臂旋前放在床上。

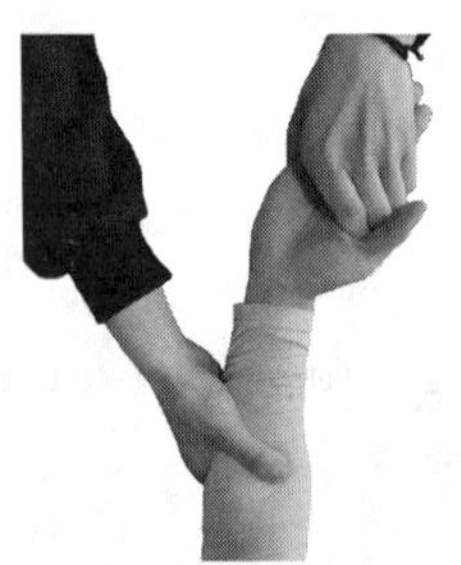

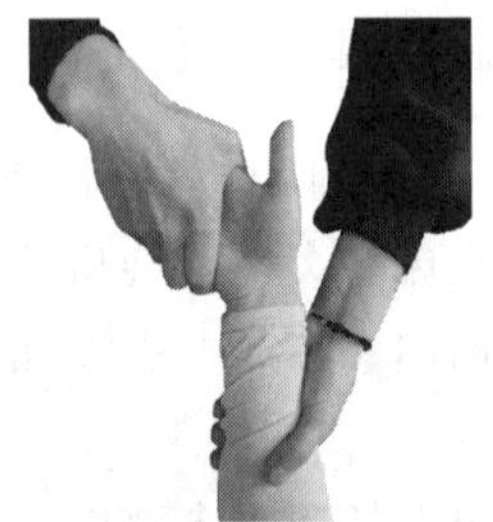

图 6-2-24　腕关节桡侧偏和尺侧偏徒手肌力训练

治疗师体位：面向患者，一手放在患者前臂背侧远端，当增强桡侧偏的肌力时，另一手放在掌骨桡侧并向尺侧施加阻力；当增强尺侧偏肌群肌力时，另一手放在第五掌骨并向桡侧施加阻力。

抗阻力方法：患者抗阻力全范围桡侧偏或尺侧偏。

2. 腕关节桡侧偏和尺侧偏弹力带抗阻训练（图 6-2-25）

患者体位：坐位。

具体操作：弹力带固定住，患者一手握住弹力带，在全关节活动范围桡侧和尺侧偏腕关节。

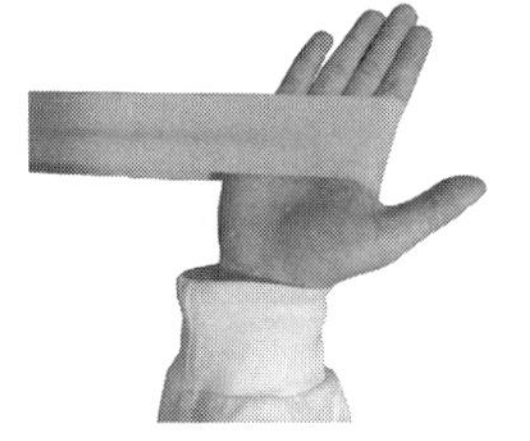

图 6-2-25　腕关节桡侧偏和尺侧偏弹力带抗阻训练

腕关节桡侧偏弹力带抗阻训练

四、手部肌力训练

（一）掌指关节屈曲肌力训练（图 6-2-26）

患者体位：坐在床旁，前臂旋后放在床上。

治疗师位置：面向患者，一手固定在患者掌骨，另一手放在近端指骨并向下施加阻力。

抗阻力方法：患者抗阻力全范围屈曲掌指关节。

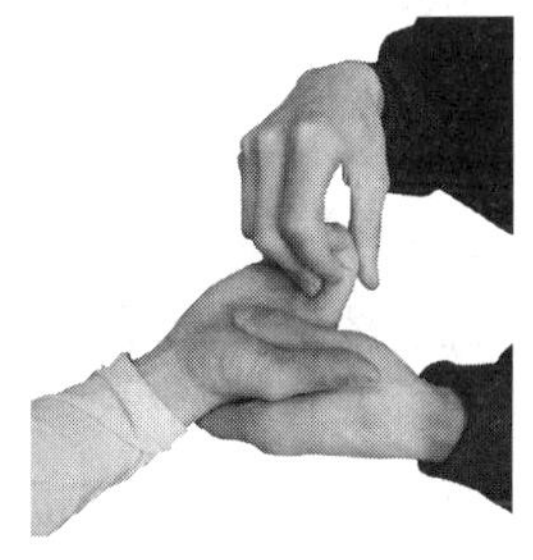

图 6-2-26　掌指关节屈曲肌力训练

腕关节尺侧偏弹力带抗阻训练

（二）指间关节屈曲肌力训练（图 6-2-27）

患者体位：坐在床旁，前臂中立位放在床上。

治疗师位置：面向患者，一手固定在患者近端指间关节，另一手握住指间关节的远端并向指腹施加阻力。

抗阻力方法：患者抗阻力全范围屈曲指间关节。

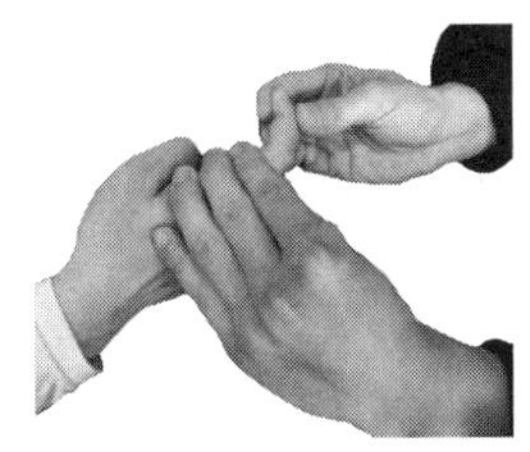

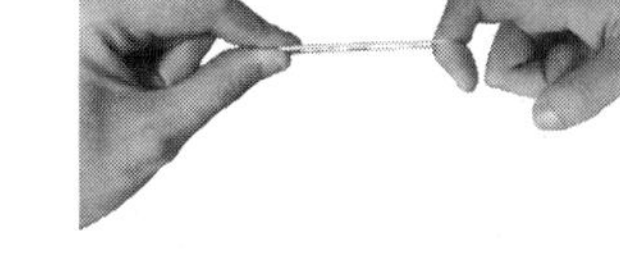

图 6-2-27　指间关节屈曲肌力训练

（三）对掌肌群肌力训练（图 6-2-28）

患者体位：坐在床旁，前臂旋后放在床上。

治疗师位置：面向患者站在床旁，双手分别握住患者第一掌骨和第五掌骨，并分别向外侧施加阻力。

抗阻力方法：患者抗阻力对掌。

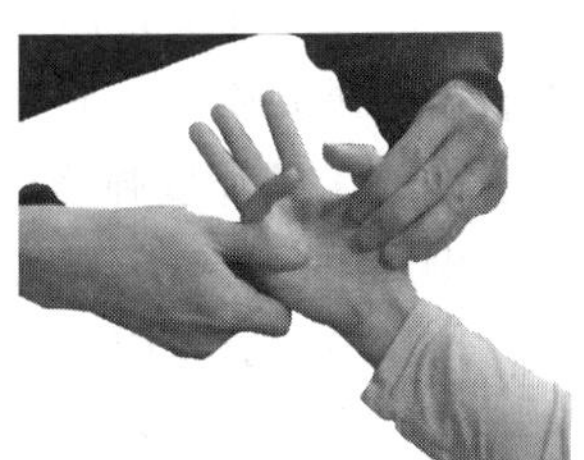

图 6-2-28　对掌肌群肌力训练

第三节 下肢肌力训练

一、髋关节肌力训练

（一）髋关节屈曲肌力训练

1. 髋关节屈曲徒手抗阻训练（图 6-3-1）

患者体位：仰卧位，下肢屈髋屈膝。

治疗师位置及具体操作：站在患者患侧，双手将患侧下肢托起，屈髋屈膝 90°，下方手托住足及踝关节，上方手放在大腿远端并向足的方向施加阻力，嘱患者向头的方向屈髋。

2. 髋关节屈曲弹力带抗阻训练（图 6-3-2）

患者体位：仰卧位，下肢伸直。

器械及具体操作：大腿远端置于床沿，健侧腿可用凳子支撑。把弹力带一端固定在治疗床下，另一端套在患侧大腿远端前侧，屈髋拉长弹力带。

髋关节屈曲弹力带抗阻训练

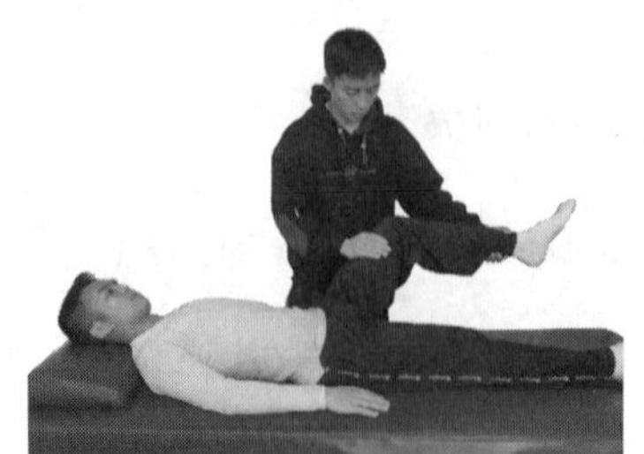

图 6-3-1 髋关节屈曲徒手抗阻训练

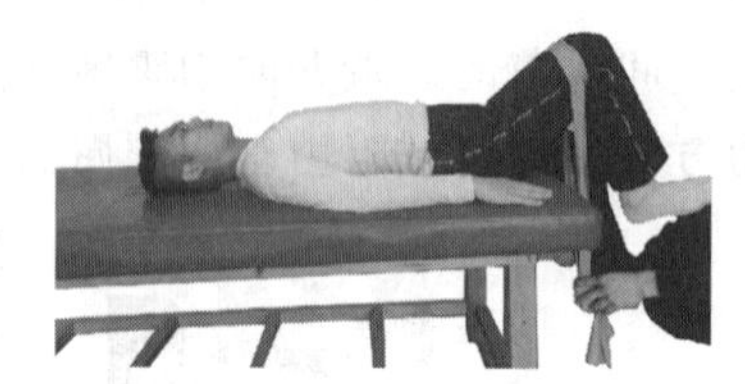

图 6-3-2 髋关节屈曲弹力带抗阻训练

（二）髋关节伸展肌力训练

1. 髋关节伸展徒手抗阻训练（图 6-3-3）

患者体位：俯卧位，下肢伸直。

治疗师位置及具体操作：站在患者患侧，上方手及前臂放在其臀部，固定骨盆，下方手放在大腿远端腘窝上并向下施加阻力，嘱患者向垂直于床面方向后伸髋。

2. 髋关节伸展弹力带抗阻训练（图 6-3-4）

患者体位：俯卧位，下肢伸直。

器械及具体操作：大腿远端置于床沿，健侧腿可用凳子支撑。把弹力带一端固定在治疗床下，另一端套在患侧大腿远端后侧，后伸髋拉长弹力带。

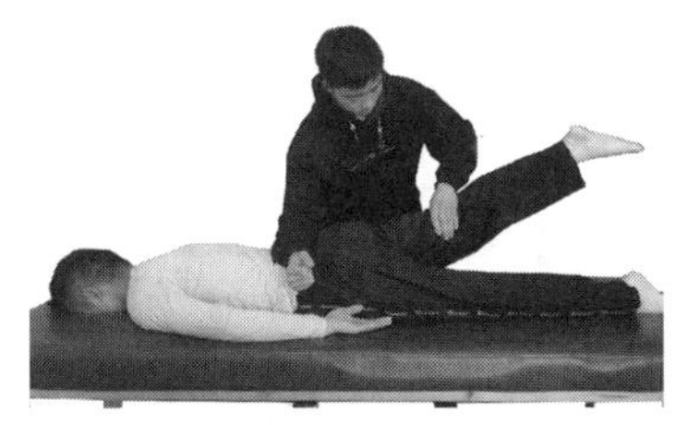
图 6-3-3　髋关节伸展徒手抗阻训练

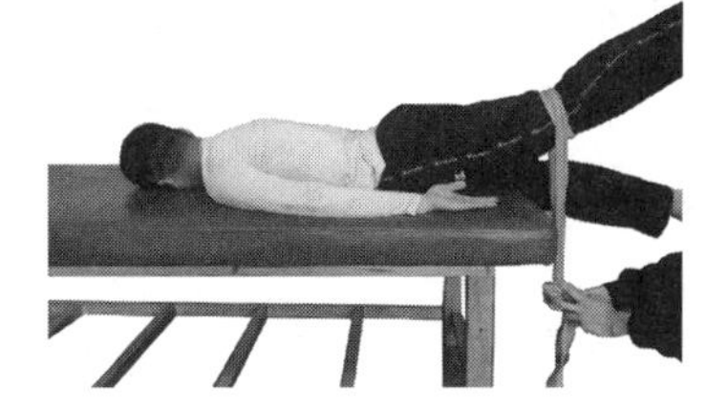
图 6-3-4　髋关节伸展弹力带抗阻训练

髋关节伸展弹力带抗阻训练

（三）髋关节外展肌力训练

1. 髋关节外展徒手抗阻训练（图 6-3-5）

患者体位：侧卧中立位，患侧在上，下肢伸直。

治疗师位置及具体操作：站在患者一侧，上方手放在患者髂嵴固定骨盆，下方手放在大腿远端外侧并向下施加阻力。

2. 髋关节外展弹力带抗阻训练（图 6-3-6）

患者体位：侧卧位，患侧在上，下肢伸直。

器械及具体操作：将弹力带套在对侧股骨远端外侧，另一端套在患侧股骨远端外侧，对侧下肢保持不动，患侧下肢伸直水平外展拉长弹力带。

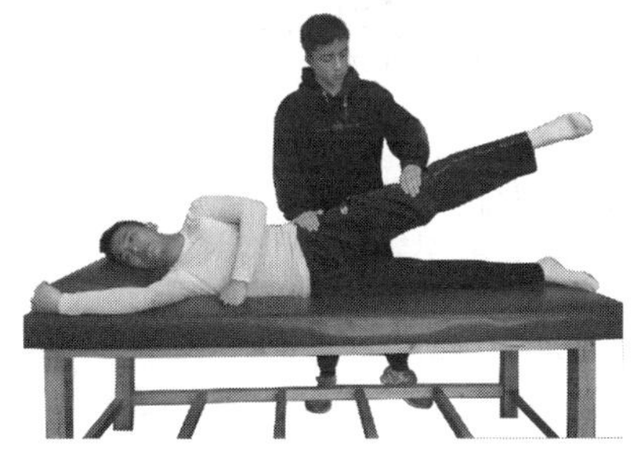
图 6-3-5　髋关节外展徒手抗阻训练

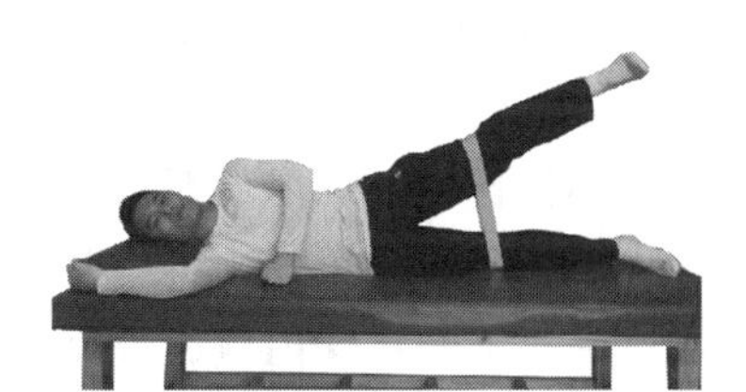
图 6-3-6　髋关节外展弹力带抗阻训练

髋关节外展弹力带抗阻训练

（四）髋关节内收肌力训练

1. 髋关节内收徒手抗阻训练（图 6-3-7）

患者体位：侧卧位，患侧在下方，下肢伸直。

治疗师位置及具体操作：一手托起患者对侧下肢，另一手放在患侧大腿远端内侧，并垂直向下施加阻力。

2. 髋关节内收弹力带抗阻训练（图 6-3-8）

患者体位：仰卧位，下肢伸直，对侧下肢外展 25°，训练侧下肢外展 30°。

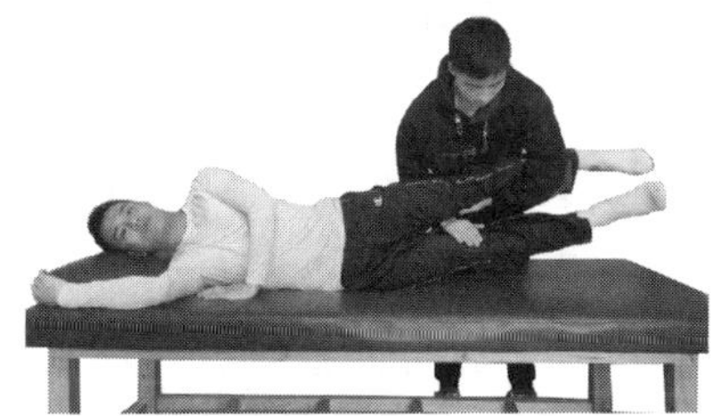
图 6-3-7　髋关节内收徒手抗阻训练

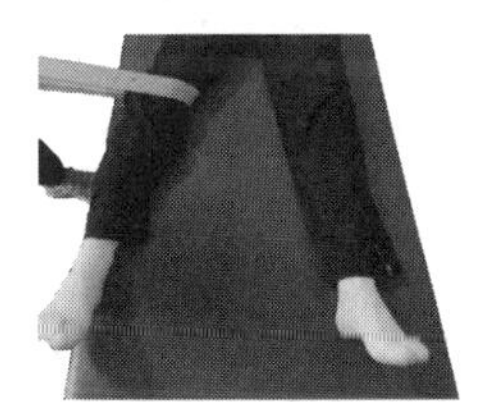
图 6-3-8　髋关节内收弹力带抗阻训练

髋关节内收弹力带抗阻训练

器械及具体操作：将弹力带一端固定于患肢外侧，另一端套在大腿远端内侧，向内收拉长弹力带。

（五）髋关节旋转肌力训练

1. 髋关节内旋（小腿向外）或外旋（小腿向内）徒手抗阻训练

患者体位：俯卧位，患侧下肢屈膝 90°。

治疗师位置及具体操作：上方手及前臂放在患者臀部固定骨盆。训练内旋肌群时，下方手握住患者外踝并向内侧施加阻力（图 6-3-9①）；训练外旋肌群时，下方手握住患者内踝并向外侧施加阻力（图 6-3-9②）。

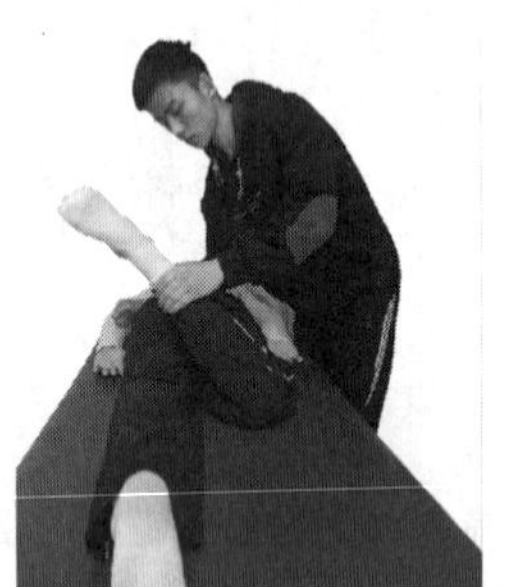

① 内旋髋

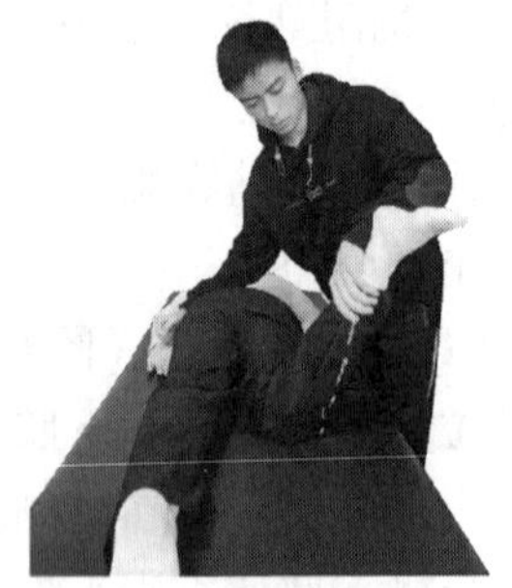

② 外旋髋

图 6-3-9 髋关节内旋或外旋徒手抗阻训练

2. 髋关节内旋或外旋弹力带抗阻训练

患者体位：坐位，双下肢垂于治疗床，固定患侧大腿远端。

器械及具体操作：训练内旋肌群时，弹力带一端固定于患肢内侧，另一端套在小腿远端外侧，髋内旋抗阻，拉长弹力带（图 6-3-10①）；训练外旋肌群时，弹力带一端固定于患肢外侧，另一端套在踝内侧，髋外旋抗阻，拉长弹力带（图 6-3-10②）。

髋关节内旋弹力带抗阻训练

髋关节外旋弹力带抗阻训练

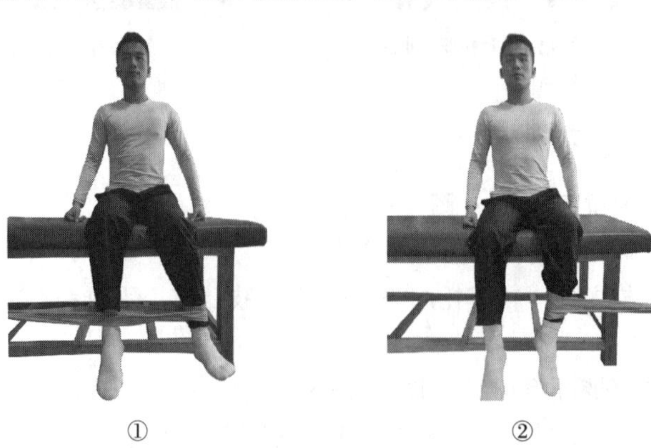

①　　②

图 6-3-10 髋关节内旋或外旋弹力带抗阻训练

二、膝关节肌力训练

（一）膝关节屈曲肌力训练

1. 膝关节屈曲徒手抗阻训练（图 6-3-11）

患者体位：俯卧位，下肢伸直。

治疗师位置及具体操作：上方手放在患者臀部固定骨盆，下方手放在小腿远端掌侧向下施加阻力。

2. 膝关节屈曲弹力带抗阻训练（图 6-3-12）

患者体位：俯卧位，下肢伸直。

器械及具体操作：固定患者骨盆使其紧贴床面，弹力带一端固定在足侧远端，另一端套在小腿远端后侧，拉长弹力带，屈膝抗阻。

膝关节屈曲弹力带抗阻训练

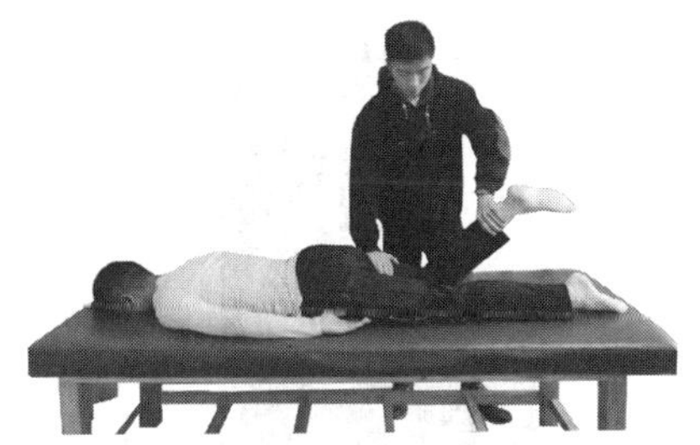
图 6-3-11　膝关节屈曲徒手抗阻训练

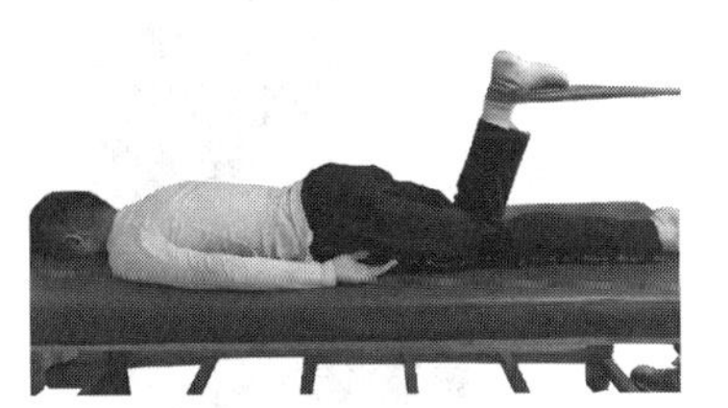
图 6-3-12　膝关节屈曲弹力带抗阻训练

（二）膝关节伸展肌力训练

1. 膝关节伸展徒手抗阻训练（图 6-3-13）

患者体位：坐位，小腿垂于床沿。

治疗师位置及具体操作：上方手放在患者膝关节上方，固定股骨，下方手握住小腿远端前侧，并垂直向后施加阻力。

2. 膝关节伸展弹力带抗阻训练（图 6-3-14）

患者体位：坐位，小腿垂于床沿。

器械及具体操作：将患者膝关节上方固定，弹力带一端固定在小腿后侧，另一端套在小腿远端前侧，拉长弹力带，伸膝抗阻。

膝关节伸展弹力带抗阻训练

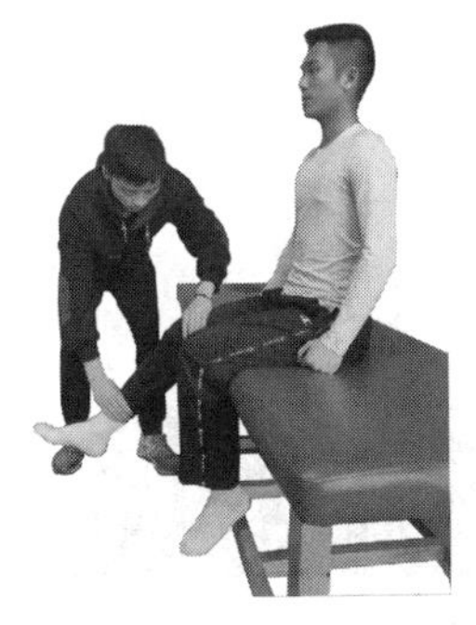
图 6-3-13　膝关节伸展徒手抗阻训练

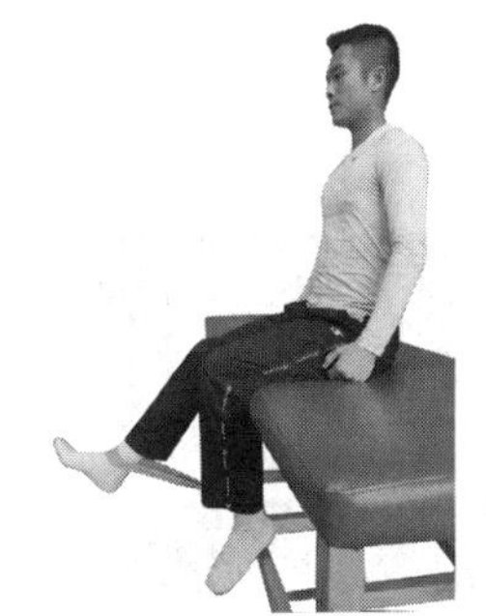
图 6-3-14　膝关节伸展弹力带抗阻训练

三、踝关节肌力训练

（一）踝关节伸肌肌力训练

1. 踝关节背伸徒手抗阻训练（图 6-3-15）

患者体位：仰卧位，稍屈膝，踝中立位。

治疗师位置及具体操作：一手握住患者足跟，另一手放在足背并向足底施加阻力，患者对抗阻力勾脚背。

2. 踝关节背伸弹力带抗阻训练（图 6-3-16）

患者体位：仰卧位，稍屈膝，踝中立位。

器械及具体操作：将弹力带一端固定于患者足底稍远处，另一端套在足背，勾脚背拉长弹力带。

踝关节背伸弹力带抗阻训练

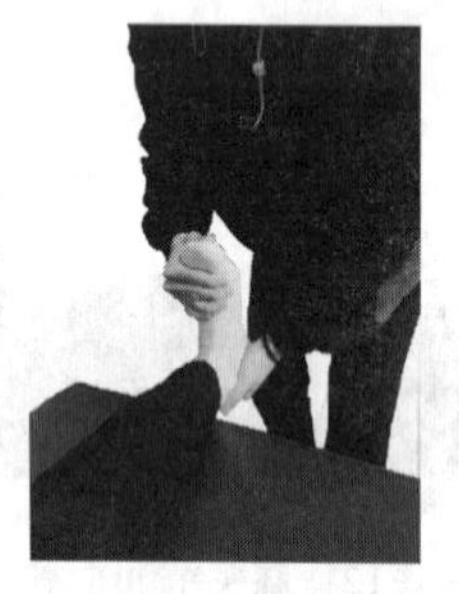

图 6-3-15　踝关节背伸徒手抗阻训练

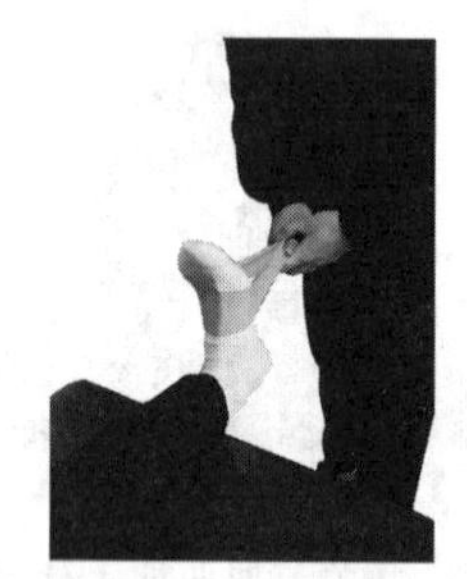

图 6-3-16　踝关节背伸弹力带抗阻训练

（二）踝关节跖屈肌力训练

1. 踝关节跖屈徒手抗阻训练（图 6-3-17）

患者体位：仰卧位，稍屈膝，踝中立位。

治疗师位置及具体操作：上方手放在患者小腿近端，固定胫骨，下方手握住足跟，前臂掌侧抵住足底并向足背方向施加阻力。

2. 踝关节跖屈弹力带抗阻训练（图 6-3-18）

患者体位：长坐位，下肢伸直，踝中立位。

器械及具体操作：患者抓住弹力带一端向躯干方向拉，另一端套在足底，足尖向下绷脚背拉长弹力带。

踝关节跖屈弹力带抗阻训练

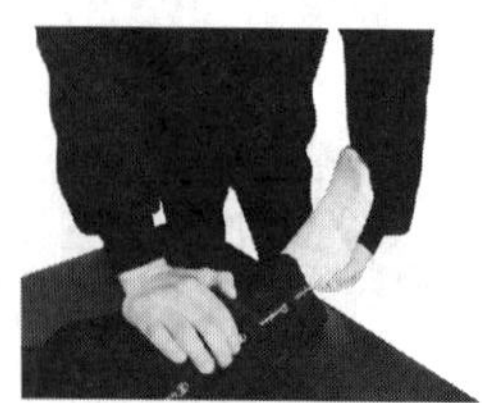

图 6-3-17　踝关节跖屈徒手抗阻训练

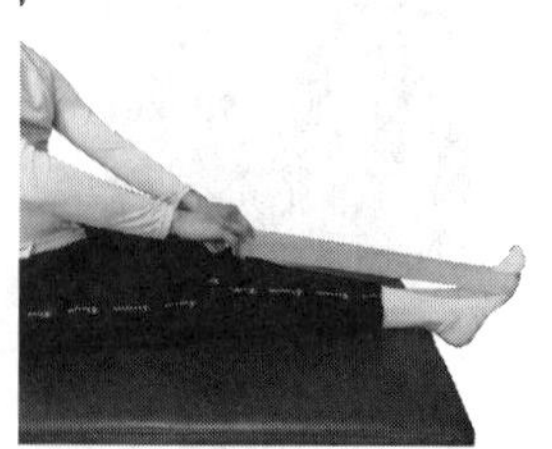

图 6-3-18　踝关节跖屈弹力带抗阻训练

（三）踝关节内/外翻肌力训练

1. 踝关节内/外翻徒手抗阻训练（图 6-3-19）

患者体位：仰卧位，踝中立位。

治疗师位置及具体操作：一手握住患者小腿远端。训练内翻肌群时，另一手握住足的侧缘并向外侧施加阻力（图 6-3-19①）；训练外翻肌群施时，另一手握住足的外侧缘并向内侧施加阻力（图 6-3-19②）。

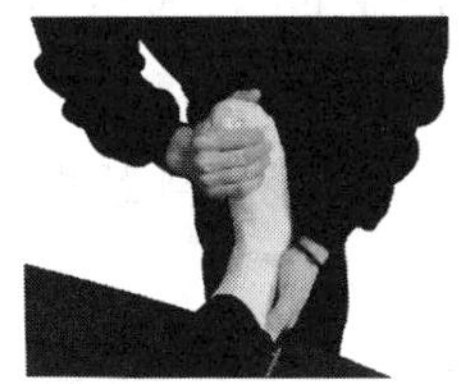

① 踝内翻

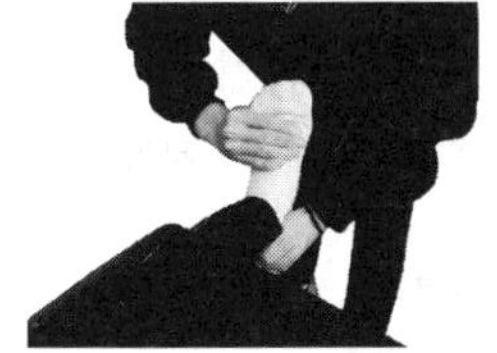

② 踝外翻

图 6-3-19 踝关节内/外翻徒手抗阻训练

2. 踝关节内/外翻弹力带抗阻训练（图 6-3-20）

患者体位：长坐位，下肢伸直，踝中立位。

器械及具体操作：训练内翻肌群时，弹力带一端固定于患者足外侧稍远处，另一端套在足上，内翻拉长弹力带（图 6-3-20①）；训练外翻肌群时，弹力带两端分别套在双侧足外缘，外翻拉长弹力带（图 6-3-20②）。

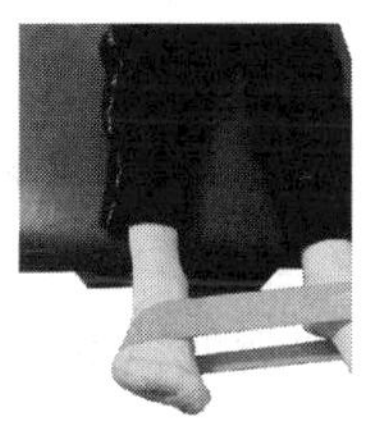

① 踝内翻

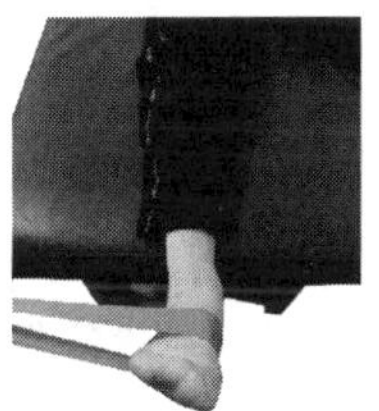

② 踝外翻

图 6-3-20 踝关节内/外翻弹力带抗阻训练

踝关节内翻弹力带抗阻训练

踝关节外翻弹力带抗阻训练

第四节 躯干肌力训练

一、颈部肌力训练

（一）颈部前屈肌群肌力训练

1. 治疗师辅助抗阻前屈

患者体位：坐位，上肢放在体侧，两手自然下垂。

治疗师位置：位于患者身后站立，两手手指交叉放在患者前额处，向患者后方施加阻力。

抗阻力方法：患者抗阻力缓慢有力地向前抗阻屈颈椎。

2. 患者自主等长抗阻前屈（图 6-4-1）

患者体位：坐位，肩关节前屈 180°，肘关节前屈 90°，双手手指交叉，手掌贴紧额头。

抗阻方法：患者缓慢有力地持续发力，双手向后发力，进行颈椎屈肌肌群的等长收缩。

3. 弹力带抗阻前屈（图 6-4-2）

患者体位：坐位，肩关节前屈 180°，肘关节前屈 90°，双手持弹力带两端放在额头，双手置于脑后，（或将弹力带一端固定于脑后方，另一端套在头上）。

抗阻方法：进行屈曲的动作，要求动作缓慢有力，感受到颈椎屈肌肌群的收缩。

弹力带抗阻前屈

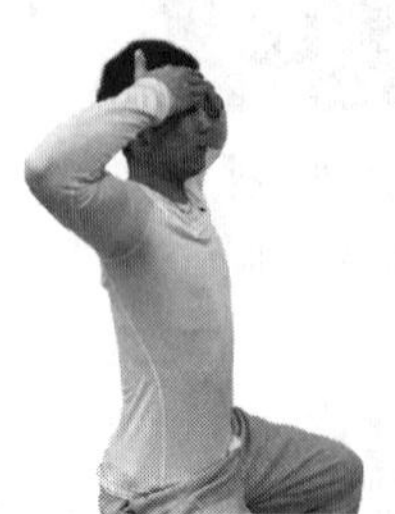
图 6-4-1　患者自主等长抗阻前屈

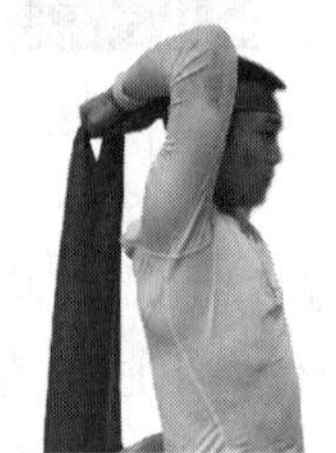
图 6-4-2　弹力带抗阻前屈

（二）颈部后伸肌群肌力训练

1. 弹力带抗阻后伸（图 6-4-3）

患者体位：坐位，肩关节前屈 90°，肘关节前屈 90°，双手握住弹力带的两端，弹力带放置于枕骨位置。

抗阻方法：双手握住弹力带保持位置不变，头向后伸，用力缓慢、持续。

2. 对抗治疗师抗阻后伸（图 6-4-4）

患者体位：坐位，上肢放在体侧，双手自然垂于身体两侧。

治疗师位置：于患者身后站立，双手大鱼际相接，手指微微张开，托住患者枕骨，向前用力。

抗阻方法：患者向后伸颈椎，对抗治疗师向前推的力。

3. 患者自主抗阻等长后伸（图 6-4-5）

患者体位：坐位，肩关节屈曲 150°，肘关节屈曲 90°，双手交叉位于枕骨位置，双手向前施加阻力。

抗阻方法：患者颈椎后伸发力，对抗双手交叉向前的力进行等长收缩。

弹力带抗阻后伸

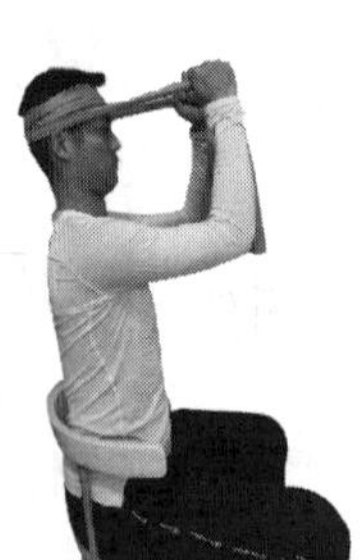
图 6-4-3　弹力带抗阻后伸

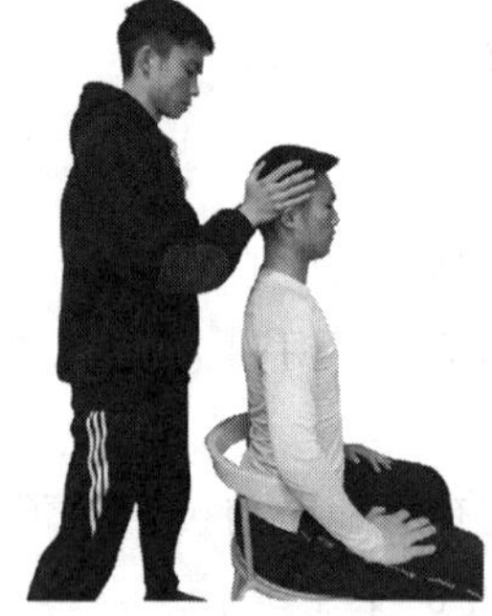
图 6-4-4　对抗治疗师抗阻后伸

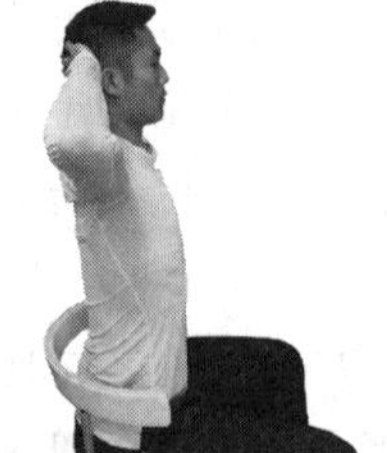
图 6-4-5　患者自主抗阻等长后伸

（三）颈部侧屈肌群的肌力训练

弹力带抗阻侧偏（图 6-4-6）

患者体位：坐位，上肢一手自然悬垂于体侧；另一手握住弹力带一端，另一端套在头上，维持不动。

抗阻方法：患者向手握弹力带方向用力，颈椎对侧侧方肌群用力抗阻。

（四）等长颈椎旋转训练

弹力带抗阻旋转（图 6-4-7）

患者体位：坐位，双手握住弹力带两侧，将弹力带置于头部前方交叉，弹力带略高于眼睛。

抗阻方法：抓紧弹力带，颈部保持中立位，下颌略微内收，向外伸展一侧手臂，向远离头部的方向拉伸弹力带。缓慢返回初始位置，并重复伸展另一侧手。

弹力带抗阻侧偏 1

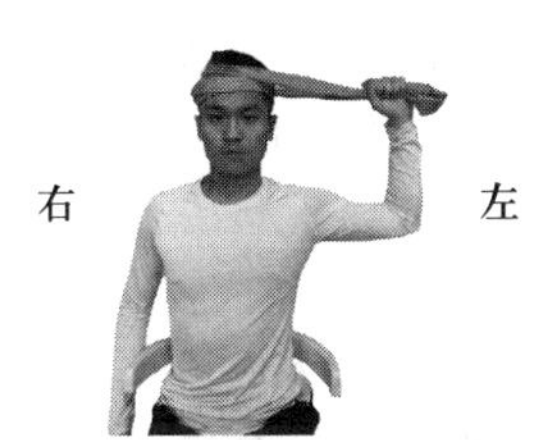

图 6-4-6　弹力带抗阻侧偏

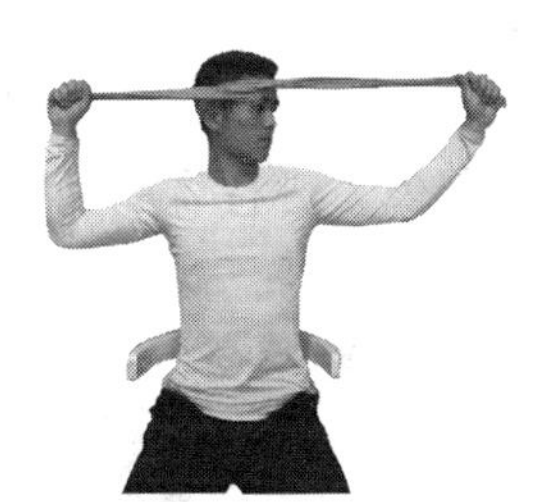

图 6-4-7　弹力带抗阻旋转

弹力带抗阻侧偏 2

二、胸部肌力训练

1. 跪姿胸部旋转训练

患者体位：俯卧位，双膝、单手支撑于地面并固定；一侧手放到头相同侧（图 6-4-8）。

抗阻方法：躯干向手抬起侧方向旋转到最大角度。

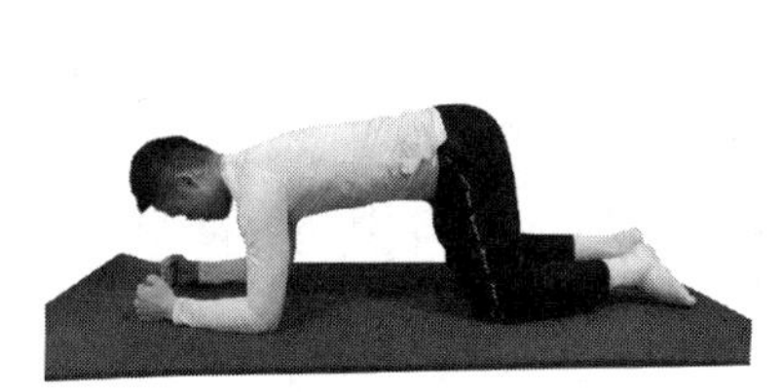

①　　②

图 6-4-8　跪姿胸椎旋转训练

弹力带抗阻旋转

2. 弹力带后背训练

患者体位：站立位，双手握住弹力带，弹力带位置控制在肩胛骨肩胛冈高度的位置。

抗阻方法：患者双手握住弹力带，屈肘同时肩外旋，做肩胛骨后缩动作。要求动作发力均匀缓慢，增加后背中斜方肌和菱形肌力量，增加胸椎上部的稳定性。

3. 弹力带夹胸训练（图 6-4-9）

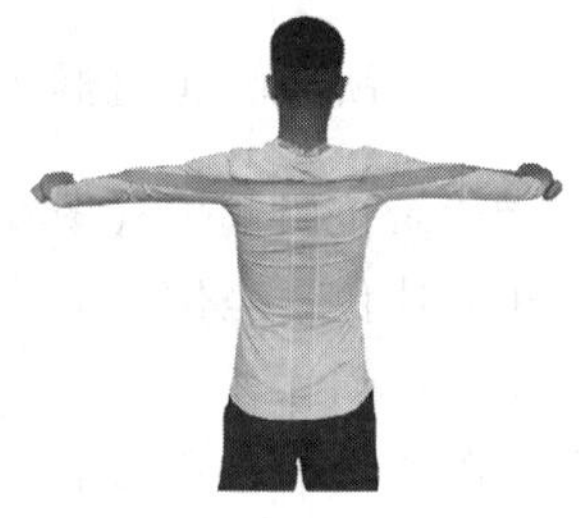

图 6-4-9　弹力带夹胸训练

患者体位：站立位，双手握住弹力带两端，弹力带放置于身体后侧胸背段，肩关节外展 90°，小臂外旋 90°。

抗阻方法：患者沉肩，肘部微微弯曲，双手握住弹力带的两端做水平内收，水平内收到胸中缝位置保持顶峰收缩 3～5 s。

三、腰部肌力训练

（一）腰部深层肌力训练

1. 猫狗式（图 6-4-10）

患者体位：俯卧位，手膝位支撑于地面并固定，用骨盆前倾与后倾来主导脊椎做“S”和“C”形动作。

抗阻方法：“S”形时，胸腰端发力进行塌腰动作，骨盆前倾，同时伴随着吸气；“C”形时，腰腹部发力进行含胸动作，骨盆后倾，同时伴随着吐气。

猫狗式

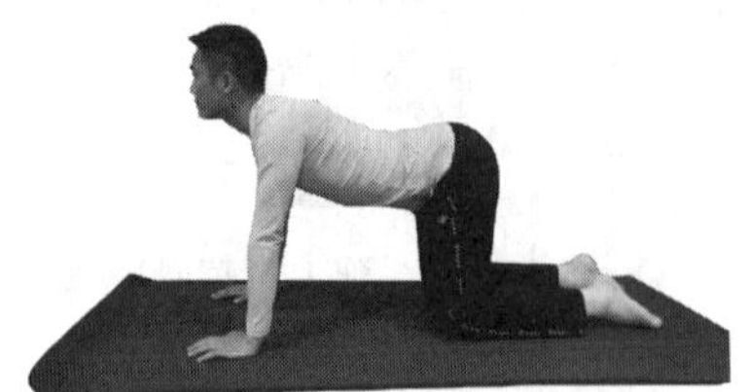

图 6-4-10　猫狗式

2. 仰卧位压腰（多裂肌）（图 6-4-11）

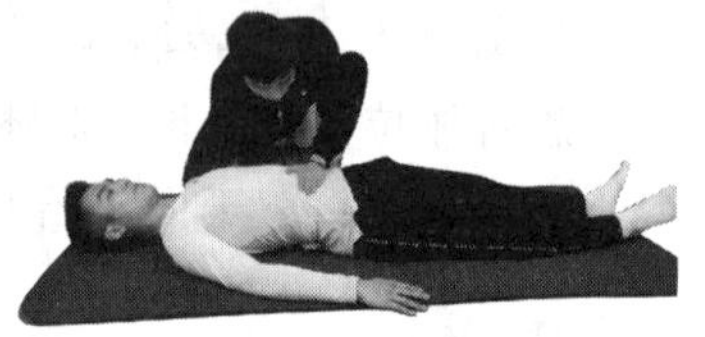

图 6-4-11　仰卧位压腰

患者体位：仰卧位，双手手掌自然放置于身体两侧，下肢伸直，腰部贴紧瑜伽垫。

仰卧位压腰

治疗师位置：位于患者侧方，单腿蹲下，将一侧手放在患者腰下，感受患者腰向下发力，另一侧手放在患者腹部感受患者腹部发力。

抗阻方法：患者吸气时，腰腹发力，腰部抬起，抬到腰部距离瑜伽垫一拳距离处时，配合吐气将腰部下放，用力下压，感受腰部深层肌肉发力。

3. 死虫式（腹横肌）（图 6-4-12）

患者体位：仰卧位，平躺在瑜伽垫上，背部紧贴地面，肩关节屈曲 90°，肘关节伸直，髋关节屈曲 90°，膝关节屈曲 90°，腰腹部肌群发力，核心肌群收紧。

抗阻方法：吸气时，将一条腿伸直平放，但是脚不要着地，同时对侧肩关节继续屈曲 90°，达到肩关节屈曲 180°左右。呼气时，用腹部的力量将伸直的腿和肩关节收回至起始位。一侧完成后换另一侧重复以上动作，两侧交替重复完成动作。

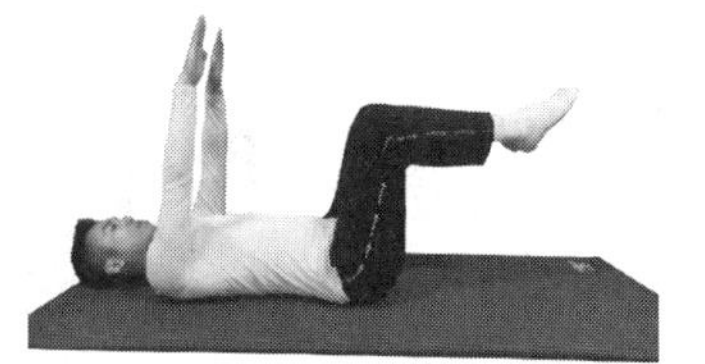
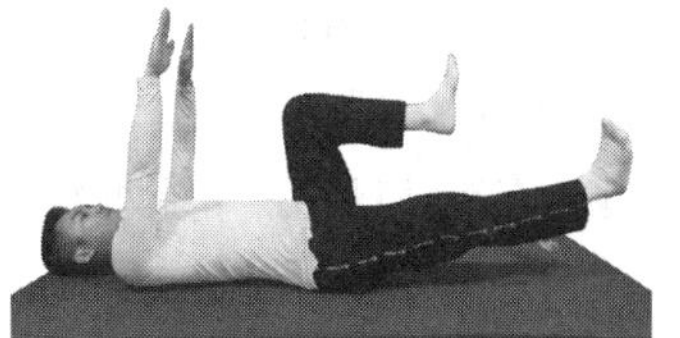

图 6-4-12　死虫式

死虫式

4. 弹力带“死虫子”体位核心控制（图 6-4-13）

患者体位：仰卧位，躺在瑜伽垫上，双手握住弹力带，膝关节屈曲 90°，将弹力带另一端固定在同大腿高度的栏杆上（图 6-4-13①）。

抗阻方法：上部分躯干得到控制后，可以在骨盆处于中立位时做髋关节的活动，配合腹式呼吸，吐气时屈曲，吸气时下放，整个过程中确保骨盆在中立位，上部核心固定收紧。该动作可强化腹部核心力量，加强胸椎稳定性（图 6-4-13②）。

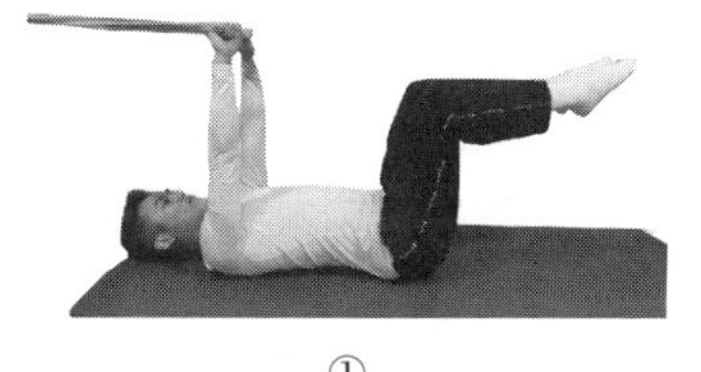
①
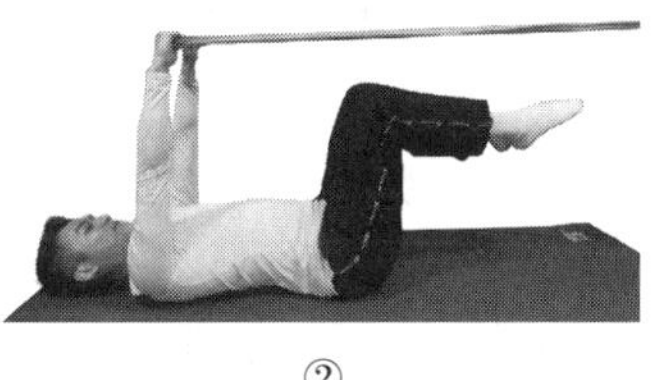
②

图 6-4-13　弹力带“死虫子”体位核心控制

弹力带死虫式体位核心控制 1

弹力带死虫式体位核心控制 2

（二）腰部浅表层肌力训练

1. 臀桥（图 6-4-14）

患者体位：仰卧位，双手自然放于身体两侧，手掌贴于地面，屈膝，双脚踩实于瑜伽垫上（图 6-4-14①）。

抗阻方法：臀大肌内收夹紧，骨盆后倾，腰腹部核心收紧，逐步将腰椎抬起，进而整个肩胛骨抬离地面（图 6-4-14②）。

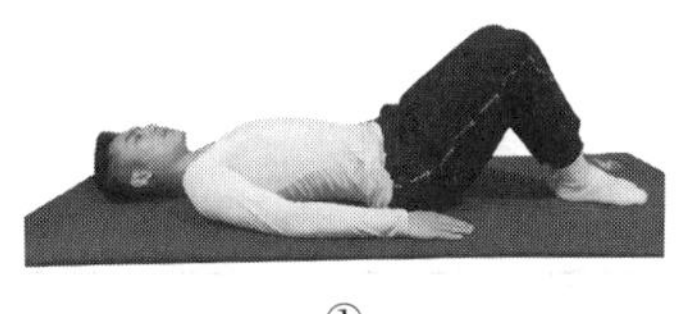
①
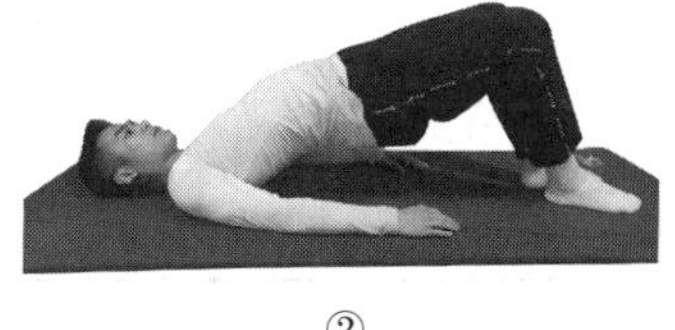
②

图 6-4-14　臀桥

2. 侧桥（图 6-4-15）

患者体位：侧卧位，足膝位侧桥支撑，下方手屈肘 90°支撑，上方手叉腰辅助躯干保持稳定。

抗阻方法：患者足膝位侧桥支撑，完成单腿外展动作。注意在完成推举、腿下放过程中，躯干和骨盆保持稳定。要求发力缓慢均匀，速度不能过快。侧桥主要是训练患者腹横肌、腹斜肌、腹直肌的肌力，强化腰椎的稳定性。

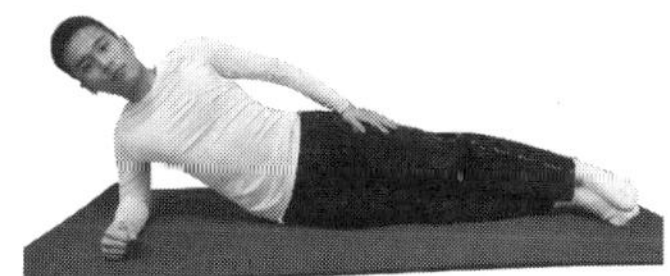
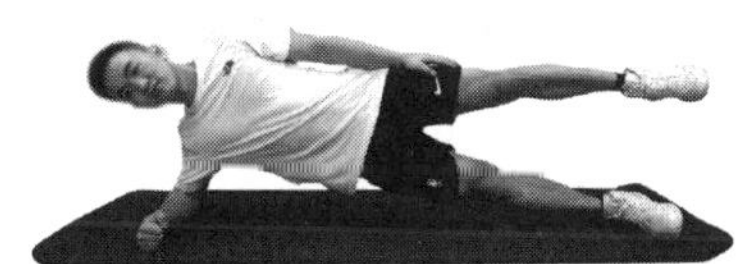

图 6-4-15　侧桥

3. 平板支撑（图 6-4-16）

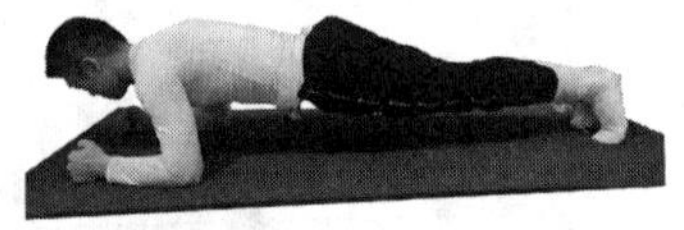

图 6-4-16　平板支撑

患者体位：俯卧位，肘脚位支撑，双足分开，距离与肩同宽。肘部接触地面的点与肩在一条垂线上，支撑点在双肩正下方。头、肩、背、臀保持在同一平面内。

抗阻方法：腰腹部、核心肌群收紧进行等长收缩，要求发力时呼吸均匀有规律。

思考题

循证实践

1. 影响肌力大小的因素有哪些？
2. 肌力训练的基本原则有哪些？
3. 如何选择肌力的训练方法？

实践训练

患者男性，32 岁，2021 年 8 月 5 日在打篮球时突感左后脚跟有“枪击感”，赴成都某医院就诊，诊断为左跟腱断裂，于当日在急诊下行“左跟腱断裂断端缝合术”，术后生命体征平稳，伤口无感染，同时予患者行左下肢长腿石膏托外固定，术后 4 周更换为短腿石膏，术后 8 周拆除石膏，期间没有经过系统功能训练，患者拆除石膏后，因左踝关节活动受限，左下肢肌肉萎缩，于 2021 年 10 月 8 日转入成都某运动医学康复中心治疗。治疗前测得的大腿围度、小腿围度及踝关节活动度如下：

	左侧	右侧
大腿围度	49 cm	52 cm
小腿围度	36 cm	38 cm
踝关节跖屈	45°	45°
踝关节背伸	-10°	20°

现请你以治疗师的身份思考：

1. 跟腱断裂术后为何出现肌肉萎缩及关节活动度下降？
2. 请你采用肌力训练技术，为患者制订整体干预计划，以提高患者下肢肌力。

第七章 有氧运动

本章导言

有氧运动是康复治疗最常见的运动疗法之一，它对人体多个系统均有良好的作用，主要用于提高心血管系统、呼吸系统和新陈代谢的功能，目前广泛应用于心血管疾病、代谢性疾病、呼吸系统疾病、神经系统疾病以及癌症等的康复治疗，并且适用于全民健身锻炼。本章主要介绍有氧运动的训练方式、临床应用的适应证和禁忌证；通过表格的形式归纳总结有氧运动在不同系统疾病运动处方中的应用及其注意事项。通过本章的学习，将帮助学生加深对有氧运动训练的认识，能够正确、安全、有效地为患者制订科学、合理的运动处方。

学习目标

1. 了解有氧运动的临床应用。
2. 掌握有氧运动处方的制订和实施方法。
3. 培养学生运用有氧运动循证思维的能力，以及深入了解有氧运动在不同领域的作用。

第一节　概述

一、定义

有氧运动的供能原理

有氧运动（aerobics）又称有氧训练，是主要以有氧代谢提供运动中所需能量的运动方式。进行有氧训练时，为了满足机体对氧的需要，心排出量增加，加速血液循环，可以产生肌肉和血管效应，提高人的耐力质素，增强心肺功能，改善机体代谢。

二、有氧运动的训练方式

（一）持续训练法

有氧运动的测量指标

强度较低、持续时间较长且不间歇的训练方法，主要适用于提高心肺功能和发展有氧代谢能力。

（二）乳酸阈强度训练法

个体乳酸阈强度是发展有氧耐力训练的最佳强度，运用此强度进行训练，能够显著提高有氧工作能力。

（三）间歇训练法

在两次练习之间有适当的间歇，间歇期间不是完全地休息，而是进行较低强度的练习。此方法完成的总工作量大，有利于发展有氧代谢能力；心血管和呼吸系统承受较大的负荷，能显著提高心肺机能。

（四）高原训练法

有氧运动处方的制订和实施

利用此种方法训练，人体需要承受高原缺氧和运动缺氧两种负荷，极大地调动了身体机能的潜力，提高有氧能力。多适用于运动员的训练。

三、临床应用

（一）治疗作用

1. 对神经系统的影响
2. 对循环系统的影响
3. 对呼吸系统的影响
4. 对运动系统的影响
5. 对血液的影响

有氧运动的治疗作用

6. 对血脂代谢的影响
7. 对免疫的影响
8. 对身体成分和体重的影响
9. 对抗氧化（衰老）的影响

（二）适应证和禁忌证

1. 适应证

（1）心血管疾病。陈旧性心肌梗死、稳定型心绞痛、轻-中度原发性高血压、隐性冠心病、轻度慢性充血性心力衰竭、冠状动脉腔内扩张成型术后、心脏移植术后、冠状动脉分流术后等。

（2）代谢性疾病。糖尿病、单纯性肥胖。

（3）慢性呼吸系统疾病。慢性阻塞性肺疾病、慢性支气管炎、哮喘（非发作状态）、肺气肿、肺结核恢复期、胸腔手术后恢复期。

（4）其他慢性疾病。慢性肾衰竭稳定期、慢性疲劳综合征、慢性疼痛综合征、长期缺乏体力活动及长期卧床恢复期。

（5）神经系统疾病。脑卒中、帕金森病、脊髓损伤、阿尔茨海默病和多发性硬化等。

（6）癌症。乳腺癌、结肠癌、前列腺癌和宫颈癌等。

（7）全民的健身锻炼。

2. 禁忌证

（1）各种疾病急性发作期或进展期。

（2）心血管功能不稳定，包括：严重的左心功能障碍、不稳定型心绞痛、不可控制的心力衰竭、致命性心律失常（室性或室上性心动过速、多源性室性期前收缩、快速型房颤、房室传导阻滞等）、近期心肌梗死后非稳定期、心内膜炎、急性心包炎、心肌炎、不可控制的高血压、严重主动脉瓣狭窄、急性肺动脉栓塞、怀疑或确诊主动脉瘤、血栓性脉管炎或心脏血栓、血流动力学不稳定或需要高剂量或多种血管活性药物。

（3）重度血小板减少。

（4）深静脉血栓形成。

（5）不稳定性骨折；严重骨质疏松，活动时有骨折的危险。

（6）主观不合作或不能理解运动，精神疾病发作期间或严重神经症。

（7）感知认知功能障碍。

第二节　有氧运动在健康人群的应用

随着互联网社会的发展，久坐行为逐渐增加，身体活动水平严重不足、体质不断下降和肥胖等问题日益严峻。早在 1997 年世界卫生组织（WHO）就指出：吸烟、过量饮酒、不良饮食习惯以及运动量不足是慢性疾病发病率逐年上升的主要原因。2003 年 WHO 全球健康新战略建议人们：一生中坚持运动锻炼。2020 年最新发布的《WHO 关于身体活动久坐的行为指南》明确指出，定期的身体活动对心脏、身体和精神都有益处，人人都可以从增加身体活动和减少久坐行为中受益，其中有氧运动被放在一个极其重要的位置，适用范围几乎涵盖所有人群。关于健康人群，提供如下建议：

一、儿童和青少年（5~17 岁）

在儿童和青少年中，定期的运动锻炼可以改善身体健康，有益于心血管健康，增强心肺功能和肌肉、骨骼健康；对青少年的学习成绩、认知功能（如执行功能）、大脑结构和大脑活动有重要影响；可以提高心理健康水平，减少抑郁症的发生；还可以预防和减轻青少年肥胖症。

儿童和青少年的运动处方为：一周中平均每天至少进行 60 min 的中等强度到剧烈的身体活动，以有氧运动为主。每周至少 3 天进行剧烈的有氧运动。

二、成年人（18~64 岁）

通过定期的身体活动，可以改善成年人全因死亡率、心血管疾病死亡率；减少新发的高血压、2 型糖尿病和新发位点特异性肿瘤；改善心理健康和认知健康状况，减少焦虑和抑郁症状；提高睡眠质量；还能改善 BMI。

成年人的有氧运动处方为：每周进行 150~300 min 的中等强度有氧运动或者进行 75~150 min 的剧烈有氧运动；或者中等强度和剧烈强度进行组合的运动。

三、老年人（65 岁以上）

对于老年人来说，身体活动的健康获益可以跟成年人一致。另外，定期进行有氧运动可以帮助其保持骨骼健康，减少跌倒相关伤害，延缓身体各方面功能的衰退。

老年人的有氧运动处方：每周进行 150~300 min 的中等强度有氧运动或者 75~150 min 的剧烈有氧运动；或者中等强度和剧烈强度进行组合的运动。老年人应该进行多样化的身体活动，保证每周 3 天或以上的运动时间，太极拳可作为首选的运动项目。

四、孕期妇女和产后妇女

对于孕期妇女和产后妇女来说，在孕期和产后的身体活动对于母婴健康有很大的益处。一方面是可以降低先兆子痫、妊娠高血压、妊娠糖尿病、妊娠期过度增重、分娩并发症和产后抑郁的风险；另一方面可以减少新生儿并发症，对出生体重无不良影响；死产风险未见增加。

对于所有无禁忌证的孕期妇女和产后妇女来说，整个孕期和产后都应该定期进行身体活动，每周应该进行至少 150 min 中等强度的有氧运动。

第三节　有氧运动在不同疾病人群的应用

一、呼吸系统疾病（表 7-3-1）

表 7-3-1　呼吸系统疾病的有氧运动处方

	慢性阻塞性肺疾病	间质性肺病	肺移植术后
运动频率	3～5 次·周$^{-1}$	每周 3 次	每周 3 次
运动强度	低强度活动：30%～40%最大强度；高强度活动：60%～80%最大强度；替代标准：Borg 评分为 4～6 分	目标心率为靶心率的 70%～80%	在 25%的峰值时，热身1 min 后，交替进行；100%峰值时，30 s 的运动和 30 s 的休息
运动时间	20～60 min·次$^{-1}$	30～45 min·次$^{-1}$	20 min·次$^{-1}$
运动方式	步行或骑自行车	跑步机	间歇训练（蹬车）
注意事项	中度至重度的患者初始可参加间歇运动，每次持续数分钟。停止运动的指标为：① 胸痛、呼吸困难（Borg 评分>6 分）；② 强烈的疲劳感（Brog 评分>6 分）；③ 眩晕、恶心甚至呕吐、面色苍白、大汗、收缩压≥180 mmHg、SPO_2≤85%	运动过程中氧饱和度要>85%	关注运动过程中的氧饱和度（下降不超过 4%）和心率，避免发生低氧血症

二、心血管系统疾病（表 7-3-2）

表 7-3-2　心血管系统疾病的有氧运动处方

	冠状动脉疾病	慢性心力衰竭	高血压
运动频率	3～7 次·周$^{-1}$	3～7 次·周$^{-1}$	每周 3 次
运动强度	中等强度连续训练：达到训练前 CPET 测试中通气阈时的 HR 或 40%～80%最大心率或储备摄氧量或峰值摄氧量或 RPE11～16 分用以辅助客观测量 HR 高强度间歇运动：以线性功率递增试验达到的最大负荷（峰值间隔）的 50%的强度，重复 20 s，然后以 10%的强度进行 40 s 的恢复期 家庭步行计划：主观感受 Borg 评分为 11～13 分	40%～80%的最大心率；或 50%～85%的最大摄氧量；或 Borg 评分为 12～18 分	40%～70%的最大摄氧量连续运动；或 3～4 min 在 80%～85%的最大心率，间歇为 4 min，最大心率的 60%～70%的间歇运动

续表

	冠状动脉疾病	慢性心力衰竭	高血压
运动时间	每次 40~60 min（包含热身活动和整理活动），推荐更长时间或者一天多次累计	每次 30~120 min（15~20 min 的健美操热身阶段，然后是 40 min 的有氧运动，最后进行整理活动）	每次 30 min 中等强度或 20 min 高强度间歇有氧运动
运动方式	骑自行车、步行、爬楼梯、蹬椭圆机、功率车等有节奏的大肌群运动	骑自行车、跑步机	间歇训练（蹬车），游泳，跑步机，步行
注意事项	根据患者情况，循序渐进地调整训练强度。警惕运动过程出现心绞痛或其他心功能不全症状以及运动不耐受的体征或症状	出现意志疲劳和呼吸困难、胸部不适和头晕等症状时停止运动	患者尽量避开两个血压高峰期进行运动，清晨 6—9 点和下午 5—7 点；运动不能代替降压药，血压高于 160/100 mmHg，不建议立即运动，通过降压药先把血压降到 160/100 mmHg 以下，同时没有头痛、头晕等症状方可进行运动

三、肌肉骨骼疾病（表 7-3-3）

表 7-3-3　肌肉骨骼疾病的有氧运动处方

	非特异性腰痛	非特异性颈痛	骨质疏松症	骨关节炎
运动频率	3~5 次·周$^{-1}$	≥3 次·周$^{-1}$	每周 3 次	中等强度为 5 次·周$^{-1}$；高强度为 3 次·周$^{-1}$
运动强度	60%~90% 的最大心率	目标心率为靶心率的 60%	最大心率的 50%~75%	中等强度为 HRmax：64%~76%，HRR：40%~60%，$\dot{V}O_2max$，46%~63%，RPE：5~6 分，METs：3~5.9 高强度为 HRmax：77%~95%，HRR：60%~85%，$\dot{V}O_2max$，63%~90%，RPE：7~8 分，METs：≥6
运动时间	15~60 min·次$^{-1}$	30~45 min·次$^{-1}$	45 min·次$^{-1}$；或 150~300 min·周$^{-1}$	中等强度为每天 30~60 min，每次至少 10 min，总计 150~300 min·周$^{-1}$；或高强度为每天 20~30 min 的连续活动，总计 75~150 min·周$^{-1}$

续表

	非特异性腰痛	非特异性颈痛	骨质疏松症	骨关节炎
运动方式	步行、骑自行车、慢跑、游泳	步行、骑自行车	跑步机	步行、游泳、水上运动、骑自行车
注意事项	从较小的活动量开始并持续，给予足够的时间进行适应，尤其是老年人，应避免损伤和其他不良事件，并提高长期行为改变的可能性		每次运动前要热身，时间为10~15 min，主要是进行关节处的活动；避免进行高冲击性的运动，如篮球、跳绳等，减少躯干弯曲、旋转的动作	避免选择对骨关节造成过度压力的运动方式；控制体重保护关节；锻炼前要充分热身，注意适当的强度，运动量不要超过身体负荷，否则极易引起关节组织的损伤

四、神经系统疾病（表7-3-4，表7-3-5）

表7-3-4　神经系统疾病的有氧运动处方（一）

	脑卒中	帕金森病	脊髓损伤	阿尔茨海默病
运动频率	3~5次·周$^{-1}$	≥3次·周$^{-1}$	每周3次	3~5次·周$^{-1}$
运动强度	50%~70%的最大心率。最大心率的计算方法有以下两种方式：206.9－(0.67×年龄)，服用β受体阻滞药物的患者用164-(0.7×年龄）预测最大心率	个体化最大心率的60%~75%	HIIT：70% HRmax热身10 min后，85%~95% HRmax 4组×4 min；中间穿插70% HRmax 3组×3 min恢复期；中等强度连续运动为70% HRmax	HRmax：60%~80%；HRR：50%~70%
运动时间	持续20~60 min或几次10 min的运动	30~60 min·次$^{-1}$；或由10 min的热身、40 min的中等强度有氧间歇训练和10 min整理活动组成（有氧间歇分为8组5 min的间隔，包括快速3 min转260次和2 min转60次的功率自行车）	中等强度：每次连续45 min；高强度间歇：每次35 min	30~90 min·次$^{-1}$；一周内至少进行150 min中等强度的有氧运动，或至少进行75 min高强度有氧运动，或者将中等强度运动和高强度运动相结合

续表

	脑卒中	帕金森病	脊髓损伤	阿尔茨海默病
运动方式	地面步行、跑步机（有或没有体重支持）、骑自行车、游泳和仰卧踏步	跑步机、太极、步行、舞蹈、功率自行车	手臂和腿部功率自行车、机器人辅助训练、轮椅推进	功率自行车、骑自行车、有氧健身操、快走、步行、跑步机、椭圆机
注意事项	需要考虑中风的严重程度，对于耐力差或存在中度或重度缺陷的患者，从持续运动 10 min 开始，可以有短暂的休息时间，直到患者适应这个时间。在使用跑步机时，要考虑平衡和安全问题	确保周围环境的安全；运动时最好有其他人在场，可以随时提醒和改正异常的姿势并且提供保护，防止跌倒；训练中要经常间断休息，以防止过度疲劳；如果在运动时感到疼痛，应立即终止	在运动中，应间歇监测自主性反射障碍和直立性低血压的症状或体征，以确保患者的安全。如果出现上述症状，应立即停止运动，并采取相应的措施	AD 患者由于年龄大、认知和运动能力退化等，更需要注意运动安全问题；制订运动处方时需要充分考虑个人情况和所处环境，根据不同的人、不同时间和不同地方制订不同方案；利用音乐治疗、艺术行为等方法可以增加 AD 患者的运动依从性

表 7-3-5　神经系统疾病的有氧运动处方（二）

	多发性硬化	吉兰-巴雷综合征恢复期	抑郁症	焦虑症
运动频率	渐进间歇高强度：2 次·周$^{-1}$，间歇和连续训练各 1 次；低到中等强度：2~5 次·周$^{-1}$	3 次·周$^{-1}$	3~5 次·周$^{-1}$	4 次·周$^{-1}$
运动强度	渐进间歇高强度：65%~90% 的最大心率；低到中等强度：$\dot{V}O_2max$：40%~70%，HRmax：60%~80%，HRR：40%~60%	最大心率的 75%~85%	60%~80% 年龄调整的最大心率储备	
运动时间	每次持续 30~60 min	每次 30 min（5 min 热身，20 min 正式运动，5 min 整理活动）	≥30 min·次$^{-1}$	40 min·次$^{-1}$（热身活动和整理活动各 5 min）
运动方式	功率自行车（上肢、下肢）、水上运动、蹬车、步行、在机器人辅助重量支持的跑步机运动	步行、骑自行车	跑步、骑自行车、户外散步或徒步旅行	

续表

	多发性硬化	吉兰-巴雷综合征恢复期	抑郁症	焦虑症
注意事项	建议初始训练时间为10~40 min，可拆分成3个10 min；通过增加运动的持续时间或频率来进阶训练，需要检查是否可以容忍更高的强度	在运动中应该注重与呼吸配合，练习应循序渐进	考虑患者喜欢的有氧运动的类型，循序渐进，从小运动量开始，减少患者放弃或不坚持的概率，并尽量减少因运动和精神药物之间的相互作用而造成的伤害风险	

五、代谢性疾病（表 7-3-6）

表 7-3-6　代谢性疾病的有氧运动处方

	肥胖	1 型糖尿病	2 型糖尿病	非酒精性脂肪肝
运动频率	≥5 次・周$^{-1}$	3~7 天・周$^{-1}$	2~3 次・周$^{-1}$	
运动强度	开始时为 40%~60% HRR，逐渐增加到 ≥60% HRR	40%-59% $\dot{V}O_{2}max$；RPE 为 11~12 分	从 60% $\dot{V}O_{2}max$ 开始，逐渐增加到 75%	
运动时间	每天 30 min，一周至少 150 min，逐渐增加至每天 60 min，一周 300 min	150 min・周$^{-1}$的中等强度或 75 min・周$^{-1}$的较大强度运动	150 min・周$^{-1}$的中等到较大强度运动	从开始每次 30 min，逐渐增加到每次 60 min
运动方式	跑步、骑自行车、游泳	持续的、节律性的大肌肉群活动，如快走、功率自行车和游泳等		有氧健身操、快走、群体活动
注意事项	可将运动拆分为若干段的累计，每段至少 10 min；运动减肥应与饮食控制相结合；持之以恒，并且循序渐进，避免造成运动损伤	运动前、后应严格监控血糖，运动前血糖水平为 100 mg・dL^{-1}（5.6 mmol・L^{-1}），则应补充碳水化合物；周围神经病变患者运动时应采取适当的足部护理，有破溃者应限制负重训练		循序渐进地运动，运动量要从小到大；每次在做运动前要做好充足的准备工作；不能空腹运动，避免低血糖；运动训练期间，避免体重下降过快

六、癌症（表 7-3-7）

表 7-3-7　癌症的有氧运动处方

	乳腺癌	结肠癌	前列腺癌
运动频率	3~5 天·周$^{-1}$		
运动强度	起初是 40%~60%HRR，逐渐增加到 60%~85%HRR		
运动时间	150 min·周$^{-1}$的中等强度或 75 min·周$^{-1}$的较大强度运动		
运动方式	持续的、节律性的大肌肉群活动，如跑步、快走、骑自行车和游泳等		
注意事项	注意上肢和肩部的病变	有造瘘口的患者应避免游泳	加强盆底肌的训练
	对于癌症患者应该采取缓慢的渐进性运动进度，避免因为运动过度导致疲劳增加或者使其他常见症状恶化；对于已经发生转移性病变的患者要调整运动处方，避免发生骨折；若出现头晕、恶心、胸痛等异常情况，应立即停止运动		

七、泌尿系统疾病（表 7-3-8）

表 7-3-8　泌尿系统疾病的有氧运动处方

	慢性肾病	肾移植术后	血液透析患者
运动频率	3~5 次·周$^{-1}$	3 次·周$^{-1}$	3 次·周$^{-1}$
运动强度	60%~80%的最大摄氧量	目标心率为靶心率的 80%；RPE：13~15	RPE：12~14 分；Borg：13~15
运动时间	30~60 min·次$^{-1}$		15~30 min·次$^{-1}$
运动方式	跑步机、椭圆机和卧式固定自行车		步行、上下台阶、功率自行车
注意事项	每次运动前要热身；循序渐进地增加运动时间、运动频率和运动强度；如果患者感到不舒服，当收缩压≥180 mmHg、舒张压≥95 mmHg、心跳≥60 次·min^{-1}、外周氧饱和度≤88%时，暂停运动；运动中出现胸、臂、颈或下颌等部位的烧灼痛、酸痛、缩窄感或充实感时，明显气喘、明显头晕、眼前发黑、周身无力、运动中自感有说不出的难受时，应停止运动		

思考题

1. 简述有氧运动的训练方式。
2. 阐述如何制订代谢性疾病的运动处方。

3. 阐述不同的人群在有氧运动过程中的注意事项（请列举出三例）。

实践训练

男性患者，75 岁，身高 172 cm，体重 56 kg，已退休，和老伴住一楼，每天去公园散步，陪老伴去菜市场买菜。40 余年来，一直反复咳嗽、咳痰及喘息，平时服用些止咳平喘的药物，病情控制较好。有吸烟史 55 年，原每天吸烟 20 支，持续 50 年，近 5 年来，减少到 5 支/天，并未戒烟。

6 天前突然加重伴咯血，即刻入院治疗，现病情得到控制，但是不能活动，一转换体位就喘气，从床边走到卫生间更加喘气得厉害，需要 10 min 才能缓过来。查体：神清，消瘦，呼吸急促且用嘴呼吸，气管有痰无法咳出。双肺呼吸音粗，可闻及广泛哮喘音及湿啰音。肺 CT：慢支、肺气肿。诊断为慢性支气管炎、阻塞性肺气肿。

物理治疗评估结果：

（1）胸廓扩张度减小，形状大致对称，嘴唇发绀。

（2）在安静状态下，患者为胸式呼吸，呼吸频率正常为 30 次/min。

（3）胸廓形状为桶状胸，安静状态下呼吸时两侧胸廓对称。

（4）胸廓活动度下降，约 1.5 cm。

（5）双肺呼吸音对称粗糙，未见明显干湿性啰音，呼吸音强度减弱，说话成句，说话时音量较低。

（6）肺通气功能显示：FVC 为 57%，FEV1 为 40%，FEV1：FVC = 70%，MEF 为 25%。

现请你以治疗师的身份思考：

1. 归纳总结患者目前存在的主要问题。

2. 请你采用有氧运动训练方法，为患者制订合适的运动处方，以提高患者活动能力。

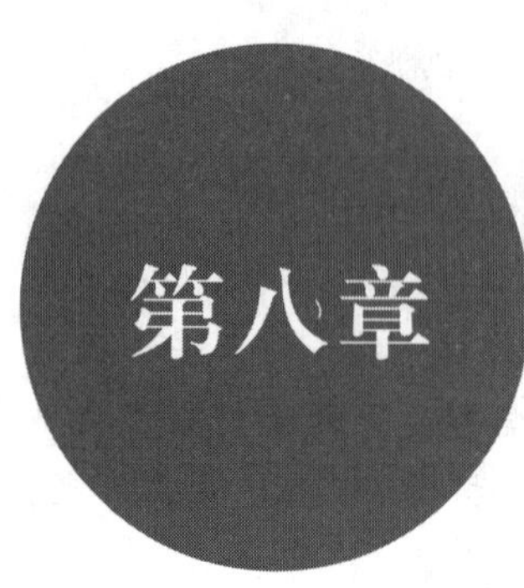

平衡与协调训练

本章导言

平衡与协调训练是临床常用的运动疗法之一，广泛应用于因各种原因导致的平衡功能障碍和协调功能障碍的患者，如中枢神经损伤致偏瘫、截瘫、脑瘫等，周围神经损伤致肌肉无力，运动系统肌肉骨骼病损等。本章在介绍平衡与协调特征的基础上，详细讲解了平衡的不同体位的训练方法和协调的训练方法。

学习目标

1. 熟练掌握平衡功能的定义和分类。
2. 掌握不同体位下的平衡训练方法。
3. 正确指导偏瘫、截瘫和截肢患者进行平衡功能训练。
4. 正确指导患者进行协调训练。
5. 规范平衡训练中治疗师体位和患者体位，同时规范协调训练的动作。

第一节　概述

平衡是一项复杂的运动控制任务，涉及感官信息的输入和整合，评估身体在空间中的位置和运动，是一种在环境和任务的背景下采取适当的肌肉骨骼反应控制身体的功能。因此，平衡控制需要神经和肌肉骨骼系统的相互作用和上下连接效应。

平衡功能是由视觉、前庭系统、本体感觉共同参与并调控的一种维持身体相对位置稳定的能力。较好的平衡功能是人体维持正常生活和从事相关功能活动的前提。

一、平衡的定义和分类

（一）平衡相关的基本定义

平衡或姿势稳定性，是一个通用的术语，用来描述身体位置在平衡状态下的静态和动态过程。当物体处于静止状态（静态平衡）下，所接受的各个方向的作用力大小相等、方向相反，或在运动或外力作用时可以自动调整并维持姿势的一种能力。

平衡相关的基本定义

（二）平衡的分类

1. 静态平衡

静态平衡是指人体或人体某一部位处于某种特定的姿势（如坐或站）时保持稳定的状态，静态平衡又称为一级平衡。

2. 动态平衡

影响平衡训练的因素

动态平衡包括两个方面：① 自动态平衡：是指人体在进行各种自主运动，如由坐到站或由站到坐等各种姿势间的转换运动时，能重新获得稳定状态的能力（二级平衡）；② 他动态平衡：是指人体受到外界干扰，如推、拉等产生反应、恢复稳定状态的能力（三级平衡）。

二、影响平衡的因素

躯体感觉系统

（一）影响平衡训练的因素

支撑面积、平衡的条件、稳定极限、摆动频率、与平衡相关的感觉的作用、与平衡相关的运动控制系统。

前庭系统

（二）传感系统和平衡控制

平衡控制的感觉整合

感知一个人的身体位置和在空间中的运动，需要将来自多个感觉系统中的周围感受器的信息组合，包括视觉系统、躯体感觉（本体感觉、关节和皮肤感受器）系统、前庭系统和平衡控制的感觉整合。视觉系统提供了以下几点信息：① 头部相对于环境的位置；② 头部的方向，保持水平的凝视；③ 头部运动的方向和速度，当人的头部移动时，会感到周围的物体向反方向移动。

三、平衡控制的类型

（一）功能性任务需要的不同类型平衡控制

（1）静态平衡控制。静止时保持稳定的抗重力位置，如站立和坐。

（2）动态平衡控制。在移动的支撑面或在稳定的表面上移动，如坐、站立转换或行走，保持物体的稳定状态。

（3）自发姿势反应保持平衡。意外的外部干扰，如站在突然向前加速的公交车上。

（二）平衡控制的运动策略

为了保持平衡，身体必须不断调整其所在空间的位置，以保持重心在支持面上，或者在干扰后使重心回到原点。霍拉克和纳什纳详细描述了健康成年人用于恢复平衡的三种主要移动策略，称为踝策略、髋策略和迈步策略（图 8-1-1）。

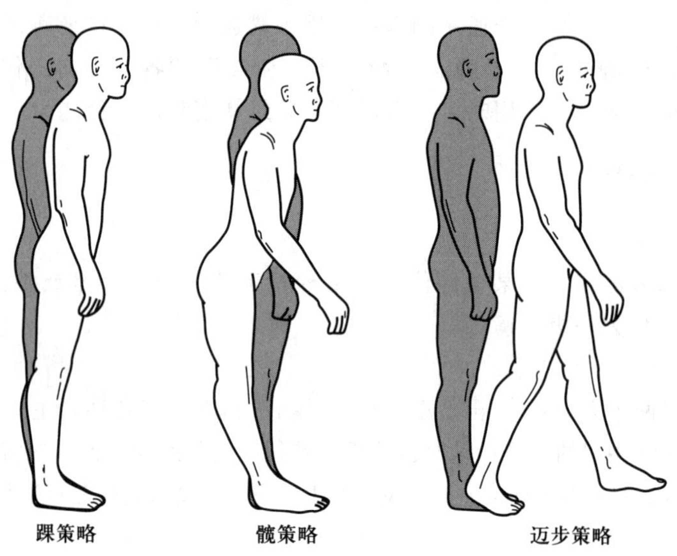

图 8-1-1　移动策略示意图

1. 踝策略（矢状面）

静止站立和小干扰期间（低速干扰通常发生在大而坚固的表面上），脚踝所处的动作会使人体重心恢复到稳定的位置。对于导致前向平衡失调的、小的外部扰动（平台向后位移），肌肉通常按远端至近端的顺序激活：干扰开始后 90～100 ms 腓肠肌开始活动，接着腘绳肌在 20～30 ms 后被激活，最后激活的是脊柱旁的肌肉。由于身体向后不稳定，所以肌肉活动开始于胫前肌，其次是股四头肌和腹肌。踝策略是所有平衡策略中最先激活的策略。

2. 髋策略

面对快速和/或大的外部干扰，或对于使用重心以接近稳定性极限的运动，通常采用髋策略。髋策略使用快速屈髋或伸髋来移动支持面内的重心。当躯干在一个方向上快速旋转时，支撑面向反方向产生了水平（剪切）力。研究与髋策略相关的肌肉活动可以让一个人横站在一个窄的平衡木上。肌肉通常按从近端到远端的顺序被激活：在干扰开始后 80~90 ms 腹肌被激活，接着是股四头肌；身体后倾时，会首先激活竖脊肌，接着是腘绳肌。

3. 迈步策略

如果一个很大的力将重心移出了稳定极限，那么就使用向前或向后的迈步扩大支持面，恢复平衡控制就是迈步策略，如在不平坦的地面上绊脚后采取的不协调步态。

4. 组合策略

研究表明，姿势受到干扰后的运动响应模式比纳尔纳最初描述的更复杂且多样化。根据控制需求，大多数正常人采取组合策略维持平衡。

第二节　平衡功能的评估

平衡功能的评估方法

平衡功能的检查与评估主要包括以下方法：

（一）观察法

观察坐、站立和行走等过程中的平衡状态。

（二）量表法

信度和效度较好的量表主要有 Berg 平衡量表、Tinnetti 量表，以及“站起-走”计时测试。

（三）平衡测试仪

平衡测试仪是近年来国际上发展较快的定量评定平衡能力的一种测试方法，其种类包括 Balance Performance Monitor（BPM）、Balance Master、Smart Balance、Equitest 等。

（四）静力性平衡测试和动态平衡测试

1. 静力性平衡测试

静力性平衡测试通过观察受试者在不同姿势下保持平衡的能力进行评估。临床中较为常见有以下几种测试方法：

（1）睁闭眼平衡测试。受试者两脚平行站立，眼睛睁开再闭上 30 s。

（2）单腿平衡站立。单腿平衡站立测试要求受试者不穿鞋单腿站立，双臂交叉或双手放在臀部，不让双腿接触。每条腿做三次 30 s 的测试，记录保持最好的一次或三次测验的平均时间。

（3）让受试者双脚站立，双手放在臀部，然后抬起一条腿，将抬起腿的脚趾顶在另一条腿的膝关节上。依照测试人员口令，受试者抬起支撑腿的脚后跟，踮起脚尖站立，尽可能长时间地保持平衡，脚后跟不触地，另一只脚也不离开膝关节。正常成年人单侧的下肢应能保持 20~30 s 的平衡。

2. 动态平衡测试

动态平衡能力可通过观察受试者在不稳定表面（如泡沫或瑞士球）上站立或坐下的能力来评估；从一种姿势过渡到另一种姿势（如从仰卧到坐或从坐到站立的转换）；并进行行走、跳跃、单脚跳和跳绳等活动。

（1）5次坐-站试验。可用于评估坐-站之间运动时的平衡控制能力。受试者坐在椅子上，双臂交叉于胸前，然后以最快的速度站起来坐回去，连续5次，记录完成时间。

（2）星移平衡测试。下肢完成人体平衡极限挑战的一项测试。受试者被指示在用一只腿保持平衡的情况下，用对侧腿在8个指定的方向达到最远的位置。

（3）Y-平衡测试（YBT）。患者的一条腿做3个方向（前、后内侧和后外侧）上的测试。经证明，YBT可预测运动员的下肢损伤风险。

第三节　平衡功能的训练

一、平衡功能训练的基本原则

安全性：训练过程中保证患者的安全，预防跌倒。

循序渐进：训练强度由易至难。

个体化：训练方式因人而异，因地制宜。

综合性训练：采用综合训练的方式。

二、平衡功能训练的基本方法

（一）坐位平衡训练

对于截瘫的患者，在进行平衡训练时应该由前臂支撑下的俯卧位、肘膝跪位、双膝跪位、半跪位逐渐过渡到坐位和站立位。

偏瘫患者早期多由于不能保持躯干的直立而不能保持坐位平衡，截瘫的患者如果躯干肌肉瘫痪或无力也难以保持坐位平衡，还有许多其他疾患如帕金森病等也会引起坐位平衡障碍，这些情况均需要进行坐位平衡训练。坐位平衡训练主要包括长坐位平衡训练和端坐位平衡训练，前者多适用于截瘫患者，后者多适用于偏瘫患者。

1. 长坐位平衡训练

坐位静态平衡训练

（1）静态平衡训练。患者取长坐位，前方放一面镜子，治疗师于患者的后方，首先辅助患者保持静态平衡，逐渐减少辅助力量，待患者能够独立保持静态平衡30 min后，再进行动态平衡训练（图8-3-1）。

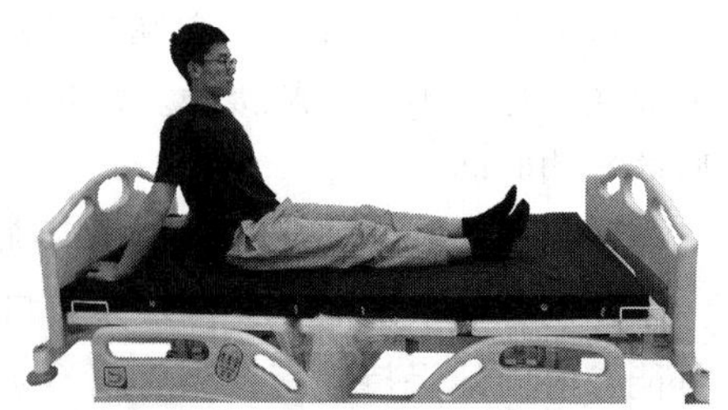

图8-3-1　长坐位平衡训练

（2）他动态平衡训练。患者取长坐位，坐于治疗床上，治疗师向侧方或前、后方推动患者，使患者离开原来的起始位，开始时推动的幅度要小，待患者能够恢复平衡，再加大推动的幅度。患者也可坐于平衡板上，治疗师向各个方向推动患者（图 8-3-2）。

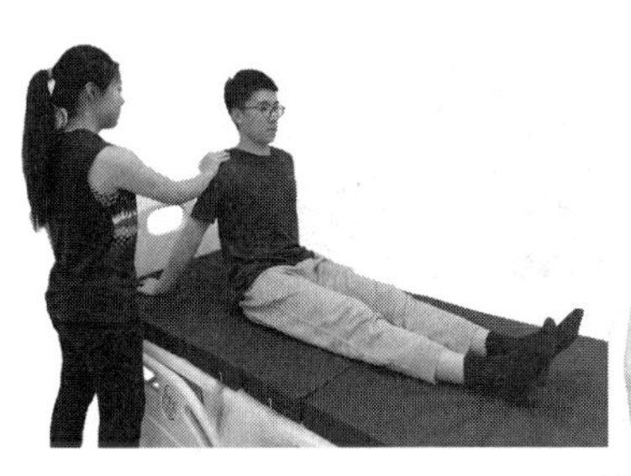
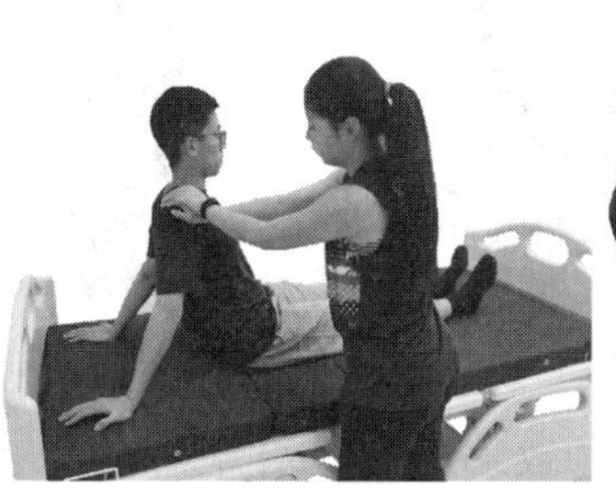
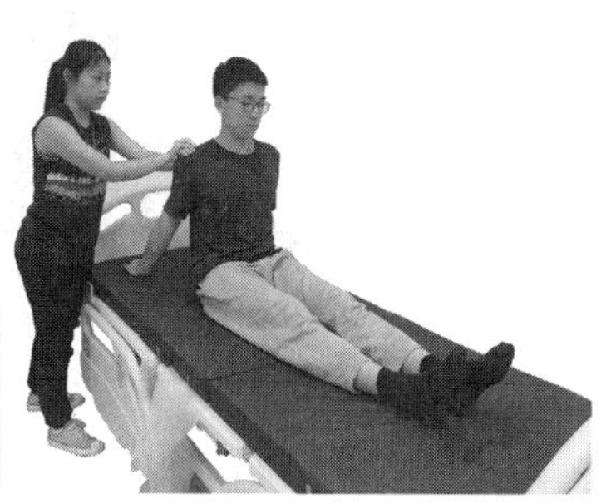

长坐位他动态平衡训练

图 8-3-2　长坐位他动态平衡训练

（3）自动态平衡训练。患者取长坐位，治疗师可指示患者向左右或前后等各个方向倾斜，躯干向左侧屈或旋转，或双上肢从前方或侧方抬起至水平位，或抬起举至头顶，并保持长坐位平衡。当患者能够保持一定时间的平衡，就可以进行下面的训练。

① 触碰物体训练：治疗师位于患者的对面，手拿物体放于患者的正前方、侧前方、正上方、侧上方、正下方、侧下方等不同的方向，让患者来触碰治疗师手中的物体。

② 抛球、接球训练：可进一步增加患者的平衡能力，也可增加患者双上肢和腹背肌的肌力和肌耐力。在进行抛接球训练时，要注意从不同的角度向患者抛球，同时可逐渐增加抛球的距离和力度来增加训练的难度（图 8-3-3）。

2. 端坐位平衡训练

只有很好地保持端坐位平衡，才能进行站立位的平衡训练，为步行做好准备。

（1）静态平衡训练。患者取端坐位，开始时治疗师可辅助患者保持静态平衡，待患者能够独立保持静态平衡一定时间后，再进行动态平衡训练（图 8-3-4）。

长坐位抛球、接球训练

端坐位静态平衡训练

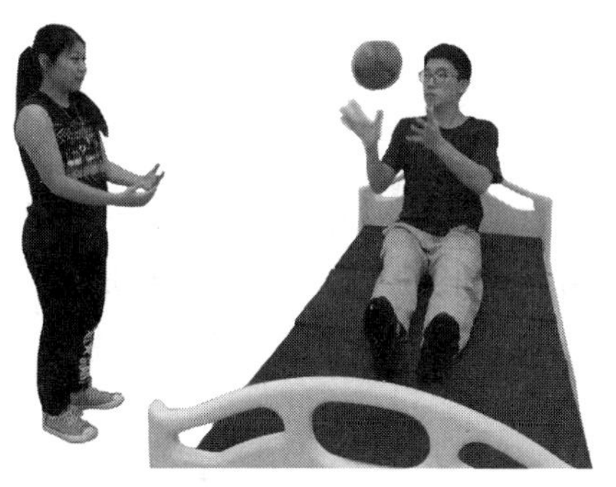

图 8-3-3　长坐位抛球、接球训练

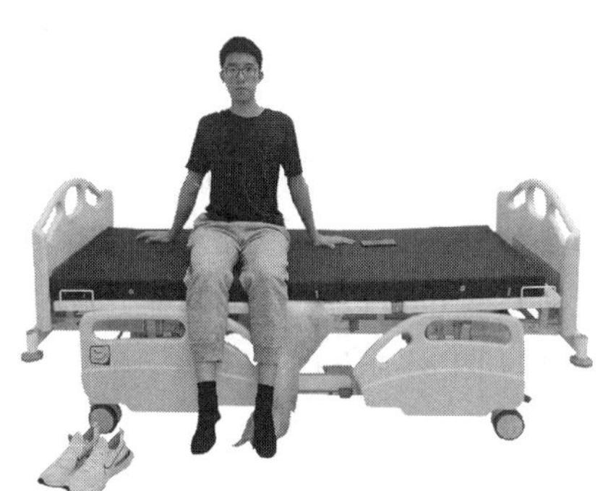

图 8-3-4　端坐位静态平衡训练

（2）他动态平衡训练。患者取端坐位，坐于治疗床上，治疗师向各个方向推动患者，推动的力度逐渐加大，患者能够恢复平衡和维持坐位，然后患者可坐于治疗板上及训练球上，治疗师向各个方向推动患者。这样提供的是一个活动的或活动而软的支撑面，更难保持平衡，从而增加了训练的难度。患者可以通过增加或减少双手接触床面的面积来增加难度或者减轻难度（图 8-3-5）。

端坐位他动态平衡训练

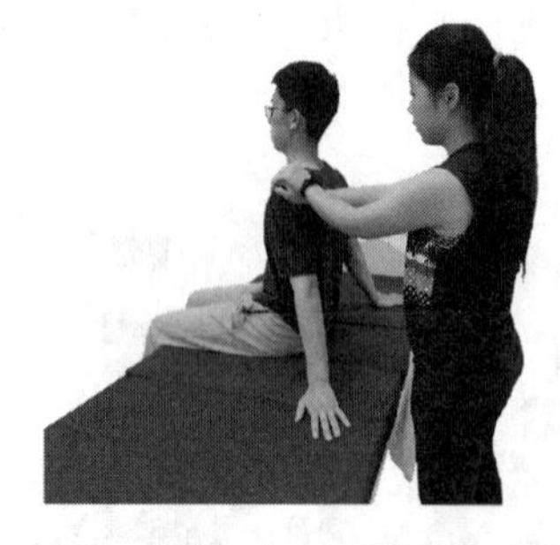

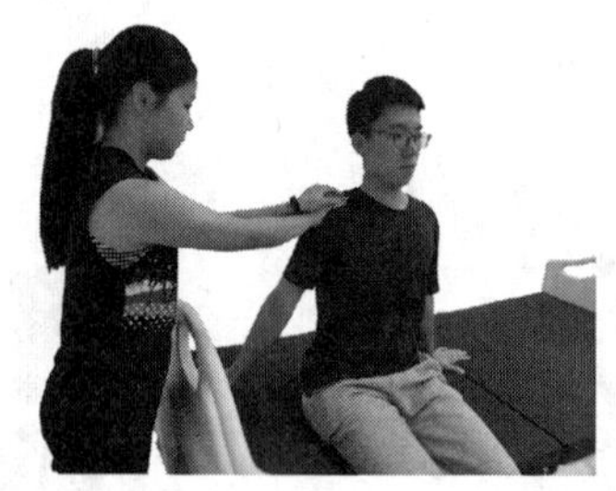

图 8-3-5　端坐位他动态平衡训练

（3）自动态平衡训练。患者取端坐位，治疗师可指示患者向各个方向活动，侧屈或旋转躯干，或活动上肢的同时保持端坐位平衡。治疗师位于患者的对面，手拿物体放于患者的各个方向，让患者来触碰。治疗师从不同的角度向患者抛球，并逐渐增加抛球的距离和力度。在坚实或者平整的接触面上如果能保持较好的稳定，可以采取不同的接触平面的大小和形状。例如，图中所示的 Bobath 球的平衡训练，患者可以先靠在球上，保持平衡之后坐在球面上维持身体的稳定。在此过程中，治疗师需要尽量保持患者的重心在可控范围内，预防跌倒（图 8-3-6）。

不同接触面端坐位平衡训练

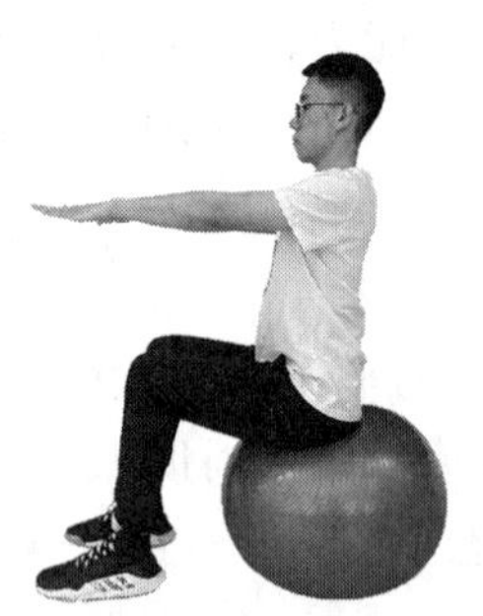

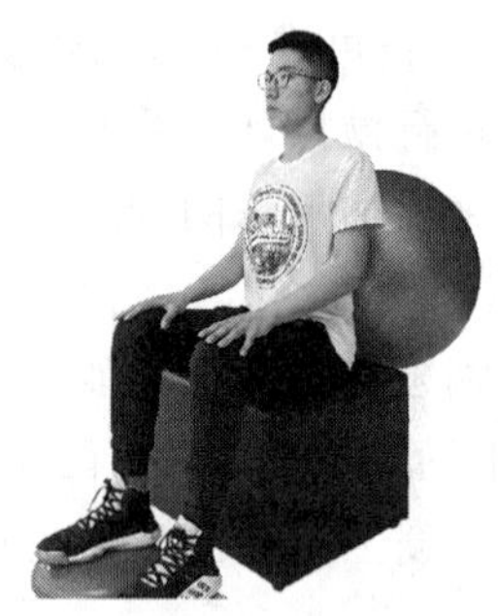

图 8-3-6　不同接触面端坐位自动态平衡训练

（二）仰卧位平衡训练

仰卧位平衡训练多适用于偏瘫患者以及下肢肌力小于 3 级的患者，早期的骨折术后患者若无法负重也可以采取此训练方法，仰卧位平衡训练主要为桥式运动，包括双桥运动和单桥运动（图 8-3-7）。

仰卧位平衡训练

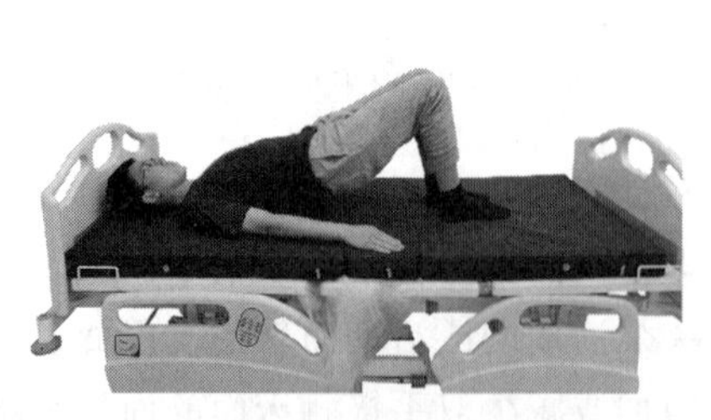

① 双桥运动

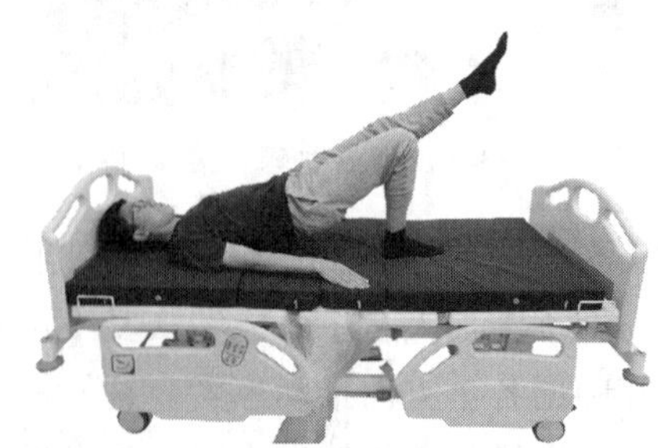

② 单桥运动

图 8-3-7　桥式运动训练

1. 桥式运动方法

完成伸髋、屈膝、足平踏于床面的动作。

2. 桥式运动训练

治疗师可将一只手放在患者的患膝上，然后向前下方拉压膝关节，另一只手拍打患侧臀部，刺激臀肌收缩，帮助患髋伸展。

（三）俯卧位平衡训练

适用于截瘫患者，是上肢和肩部的强化训练及持拐步行前的准备训练。

1. 静态平衡训练

患者取俯卧位，前臂支撑上肢体重，保持静态平衡；在进行俯卧位平衡训练前可以嘱咐患者先采取肘撑位将上半身抬离床面（图 8-3-8）。在肘撑位若能够较好地支撑上半身的稳定以及保持 30 s 以上时，可以进行进阶的训练：掌撑位俯卧平衡训练。进行这个训练的要点是骨盆将要离开床面为宜。

俯卧位静态双上肢支撑平衡训练

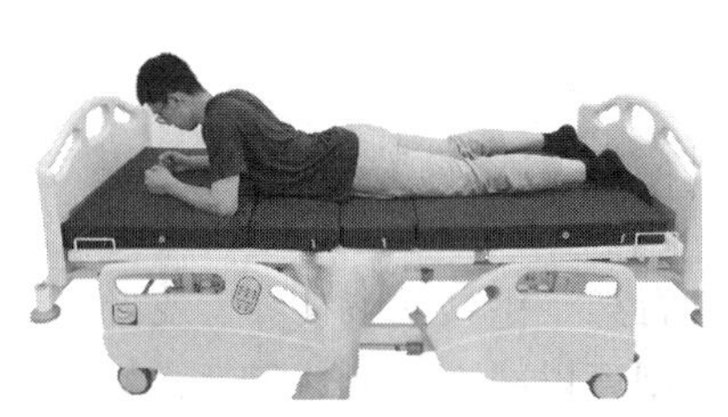

① 肘撑位

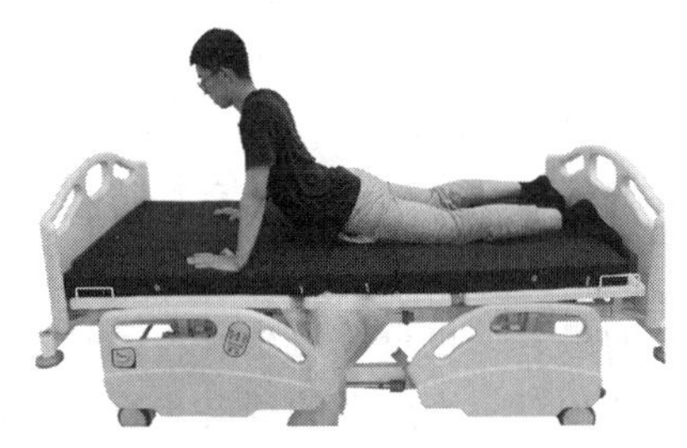

② 掌撑位

图 8-3-8 俯卧位静态双上肢支撑平衡训练

2. 他动态平衡训练

治疗师向各个方向推动患者的肩部，进行他动态平衡训练（图 8-3-9）。

不同支撑体位的他动态平衡训练

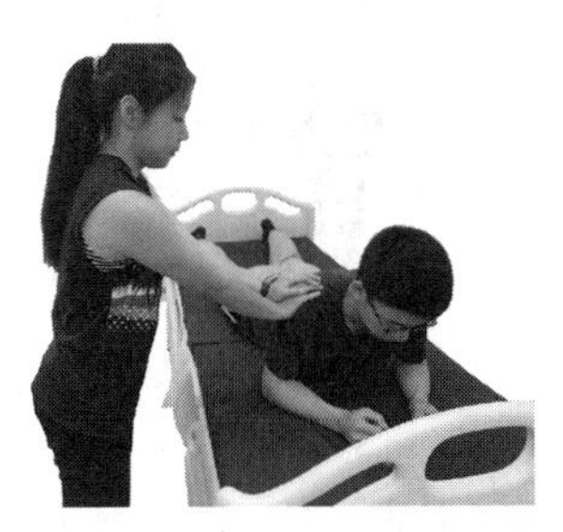

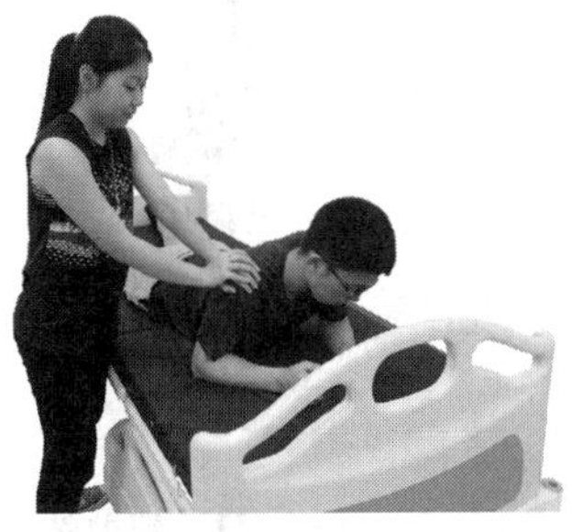

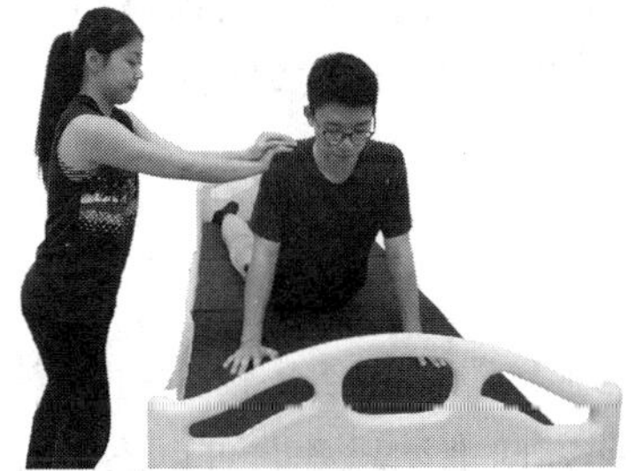

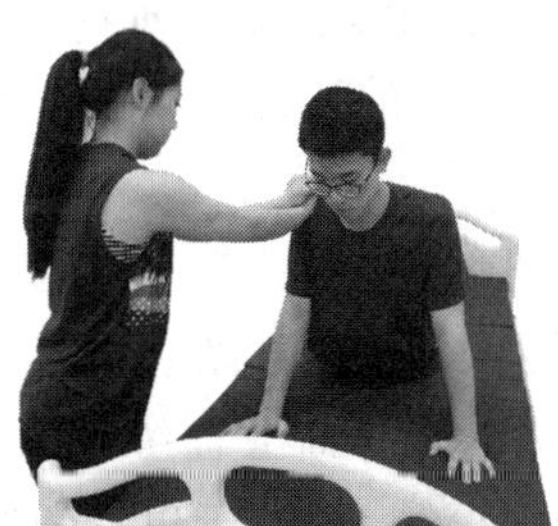

图 8-3-9 不同支撑体位的他动态平衡训练

3. 自动态平衡训练

进行自动态平衡训练，患者自己向各个方向活动（图 8-3-10）。

俯卧位自动态平衡训练

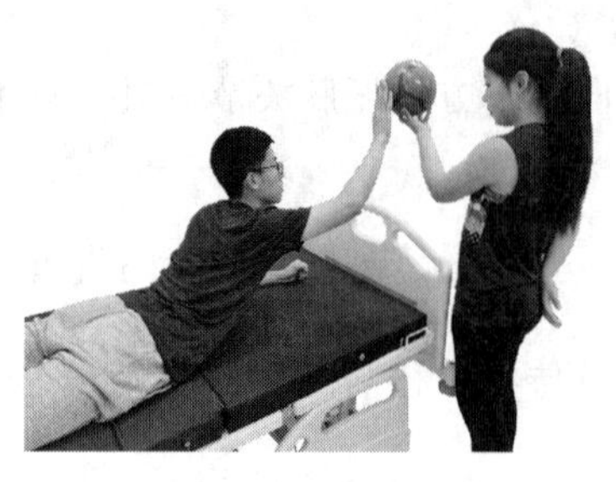
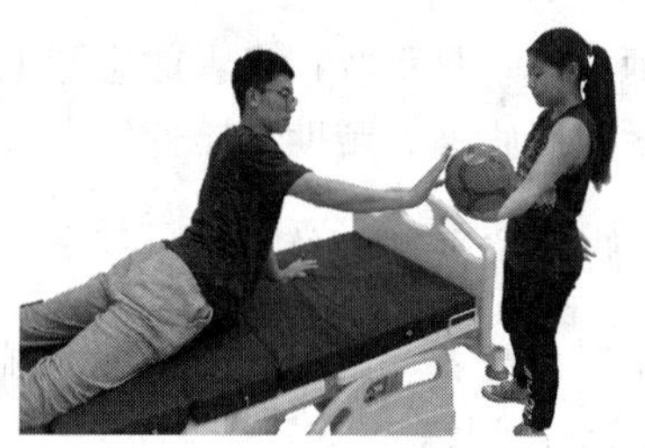

图 8-3-10　俯卧位自动态平衡训练

（四）站立位平衡训练

患者的坐位平衡改善后，即可以进行站立位平衡训练。无论是偏瘫、截瘫还是其他情况引起的平衡功能障碍，进行站立位的平衡训练，都是为步行做好准备，并最终达到步行的目的。

1. 静态平衡训练

先进行辅助站立训练，然后进行独立站立训练。

（1）辅助站立训练。在患者尚不能独立站立时，需首先进行辅助站立训练。可以由治疗师扶助患者，也可以由患者自己扶助肋木、助行架、手杖或腋杖等，或者患者处于平行杠内扶助步行。当患者的静态步行稍微改善后，则可以减少辅助的程度，如由两位治疗师扶助减少为一位治疗师扶助，或由辅助助行架改为扶助四角拐（图 8-3-11），由四角拐再改为三角拐，再改为单脚拐。当平衡功能进一步改善，不需要辅助站立后，则开始进行独立站立训练。

辅助站立训练

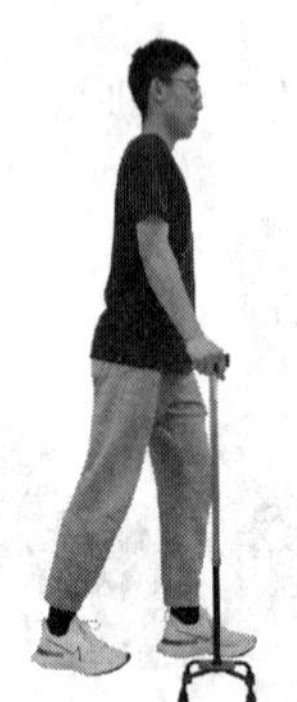
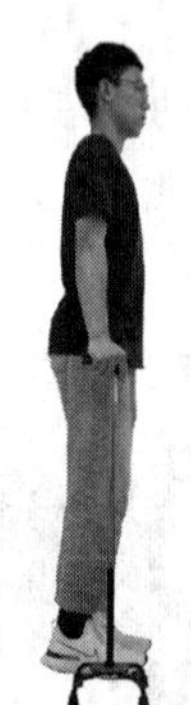

图 8-3-11　辅助站立训练（运用手杖进行支撑）

（2）独立站立训练。患者面对镜子保持独立站立位，这样在训练时可以提供视觉反馈，协助调整不正确的姿势。独立站立可保持平衡达到一定的时间后，就可以进行他动态站立平衡训练。

2. 他动态平衡训练

患者面对镜子保持独立站立位。

（1）硬而大的支撑面上训练。患者站在平地上，双足分开较大的距离，有较大的支撑面，保持平衡。治疗师站于患者旁边，向不同方向推动患者，可以逐渐增加推动的力度和幅度，增加难度。

（2）软而小的支撑面上训练。随着平衡功能的改善，可以由硬的支撑面改为小而软的支撑面，如站在气垫上（图 8-3-12）或软的床垫上等，也可以缩小支撑面，并足站立，或单足站立；然后治疗师向各个方向推动患者，使其失衡后再恢复平衡。

（3）活动的支撑面上训练。可以提供活动的支撑面给患者站立，如平衡板，进一步增加训练的难度，然后治疗师向各个方向推动患者。

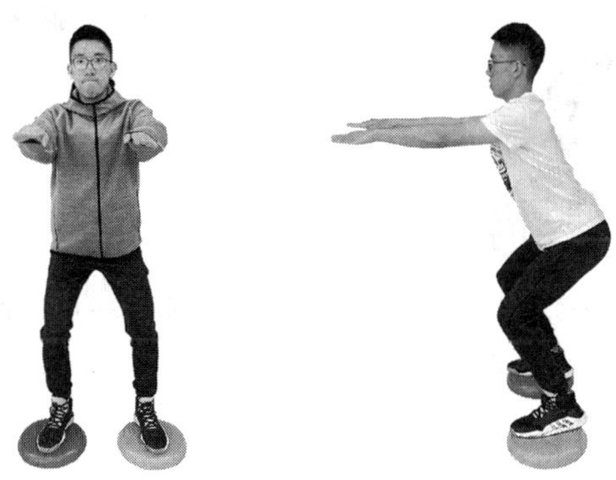

图 8-3-12　采用软平衡垫进行训练

3. 自动态平衡训练

患者仍需要面对镜子站立，治疗师站于患者旁边。自动态平衡的训练方法较多，常用方法如下：

（1）向各个方向活动。站立时足保持不动，身体交替向侧方、前方或后方倾斜并保持平衡；身体交替向左右转动并保持平衡。

（2）左、右侧下肢交替负重。左、右侧下肢交替支撑体重，每次保持 5～10 s，治疗师需特别注意监护患者，以免发生跌倒，也需注意矫正不正确的姿势。

（3）触碰物体。治疗师手拿物体，放于患者的正前方、侧前方、正上方、侧上方、正下方、侧下方等各个方向，让患者来触碰物体（图 8-3-13）。

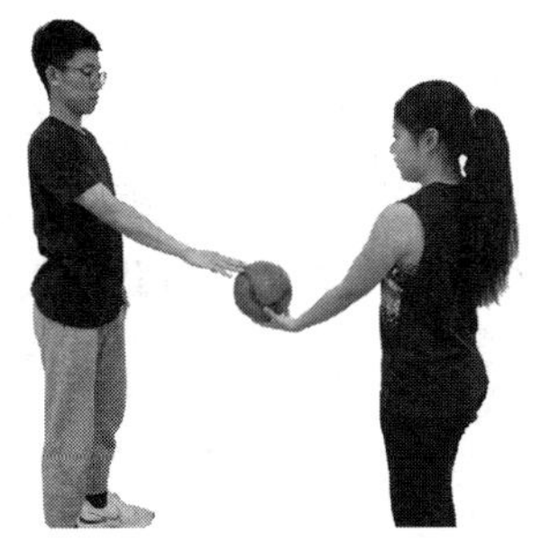

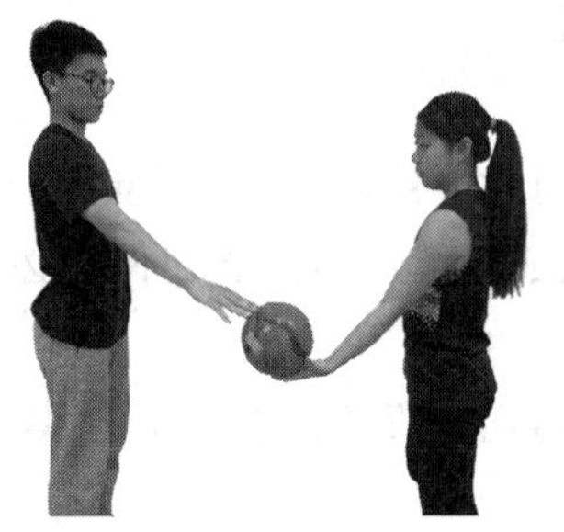

站立位自动态触碰物体训练

图 8-3-13　站立位自动态触碰物体训练

（4）抛、接球训练。在进行抛、接球训练时，可以从不同的角度向患者抛球，同时可通过逐渐增加抛球的距离和力度来增加训练的难度。

（五）复杂任务的平衡功能训练

除了以上介绍的平衡训练方式外，可以根据患者的情况给予不同的复杂模式下的平衡任务训练，合理地运用软垫和平衡球结合患者的功能状态设计不同强度和难度的平衡动作。例如，可以采用平衡垫与弓箭步进行训练（图 8-3-14），可以手持 bobath 球进行不稳定平面的深蹲平衡训练（图 8-3-15）。通过以上平衡训练可以更多地调动患者的踝策略和髋策略来维持平衡。

复杂任务的平衡训练

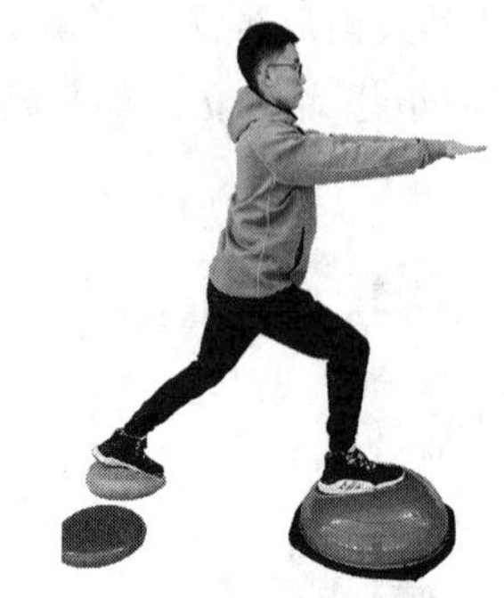

图 8-3-14　平衡垫的弓箭步前伸训练

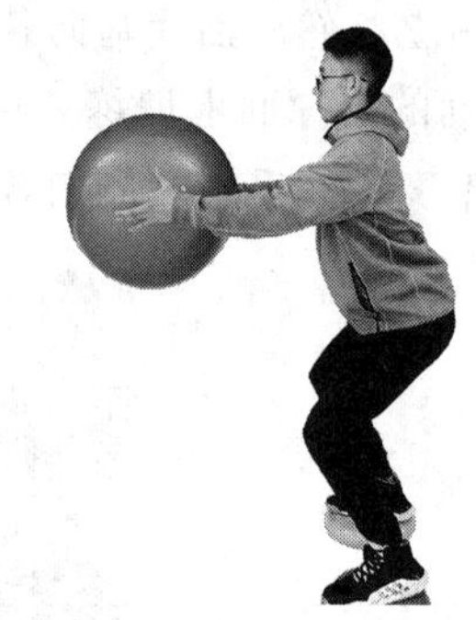

图 8-3-15　平衡垫的深蹲平衡训练

三、平衡训练的注意事项

（1）适用于具有平衡功能障碍的患者。

（2）当患者具有严重的心肺等疾患，生命体征不稳定时，暂不宜训练。

（3）训练时，治疗师要在患者旁边注意监护，以免发生跌倒。

（4）训练前、训练中或出院前要注意对平衡功能进行评定，以便于制订或修改训练方案，当患者同时存在其他功能障碍时，要注意综合康复。

第四节　协调功能的评定和训练

一、协调的定义

人体多组肌群共同参与并相互配合，进行平稳、准确、良好控制的运动能力称为协调。协调是完成精细运动技能动作的必要条件。协调功能障碍又称为共济失调。

二、协调功能障碍的主要分类

（一）小脑性共济失调

协调功能障碍的主要分类

（二）大脑性共济失调

（三）感觉性共济失调

三、协调的评定

让受试者进行简单的有节奏的和重复性的对称运动，使用最多的试验包括：指鼻试验、指-指试验、轮替试验、食指对指试验、拇指对指试验、握拳试验、拍膝试验、跟-膝-胫试验、旋转试验和拍地试验。

1. 指鼻试验

嘱受试者将前臂外旋、伸直，以示指触自己的鼻尖，先慢后快，先睁眼后闭眼，反复上述运动（图 8-4-1）。

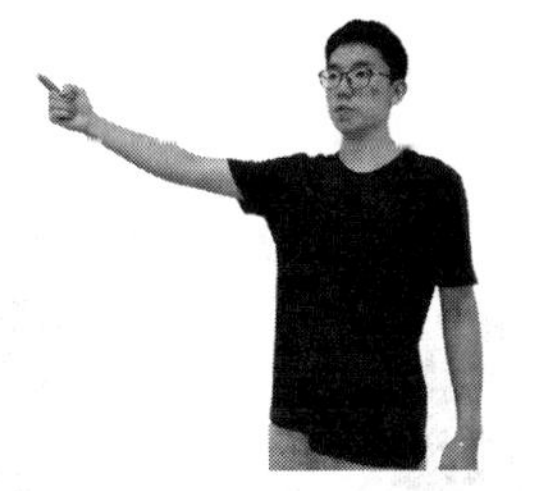
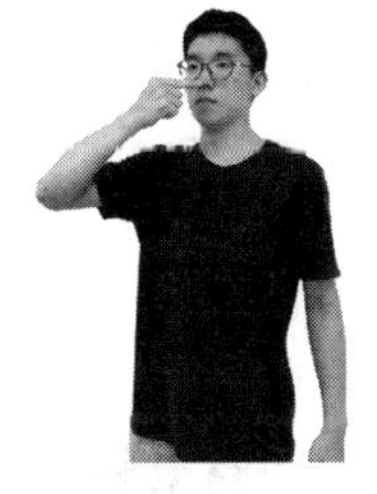

指鼻试验

图 8-4-1　指鼻试验

2. 指-指试验（finger- finger test）

嘱受试者伸直示指，屈肘，然后伸直前臂以示指触碰对侧的示指，先睁眼后闭眼，正常人可准确完成（图 8-4-2）。若总是偏向一侧，则提示患者有协调功能障碍。

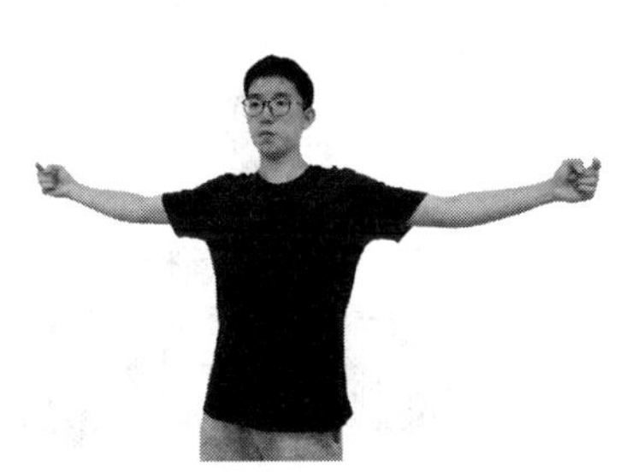
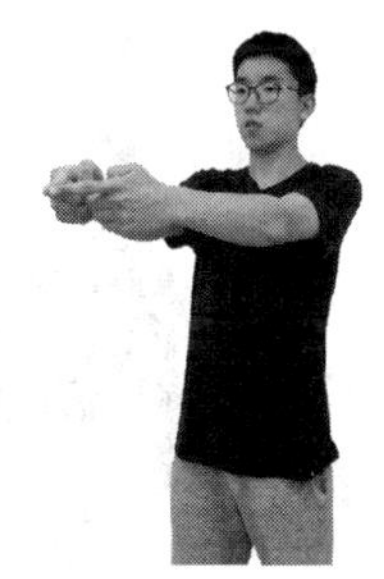

指-指试验

图 8-4-2　指-指试验

四、影响协调训练的因素和训练原则

（一）影响协调训练的因素

（1）与协调有关的感觉的作用。如平衡能力、本体感觉等。
（2）协调动作的频率。
（3）协调有关的运动控制系统。
（4）其他因素。如精神、心理、认知和患者的主动性等。

（二）协调训练的基本原则

（1）由易到难，循序渐进。
（2）重复性训练。
（3）针对性训练。

（4）综合性训练。

五、协调训练方法

（一）上肢协调训练

轮替动作练习：主要根据关节的活动方向而进行。

双上肢交替上举（图 8-4-3），双上肢交替前伸（图 8-4-4），前臂旋前、旋后（图 8-4-5）、腕屈伸，交替屈肘，双手交替掌心拍掌背。其他：画画，下跳棋等，或使用套圈板、木插板进行作业治疗。

肩关节轮替训练

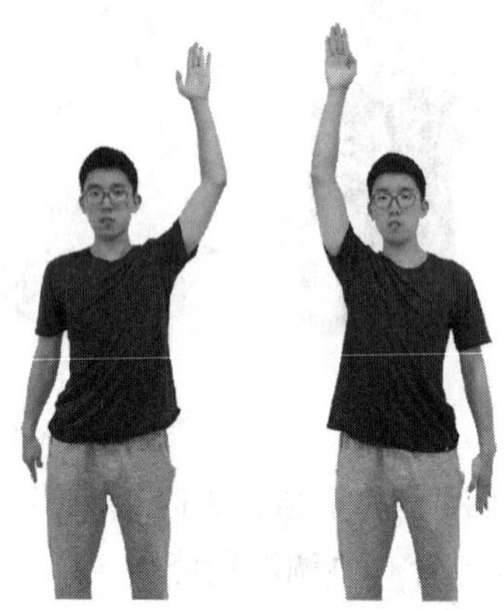

图 8-4-3　双上肢交替上举

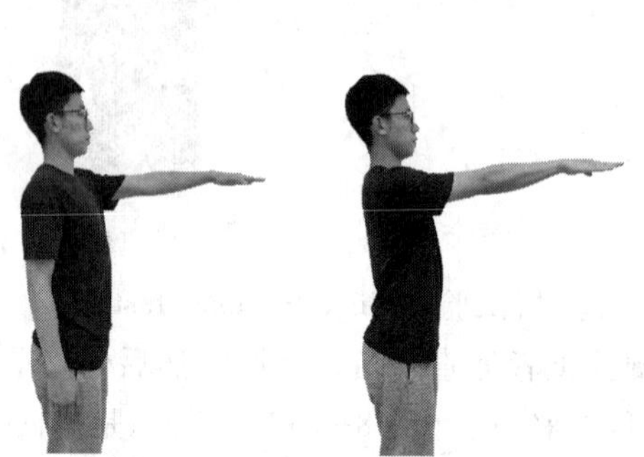

图 8-4-4　双上肢交替前伸

前臂旋前、旋后

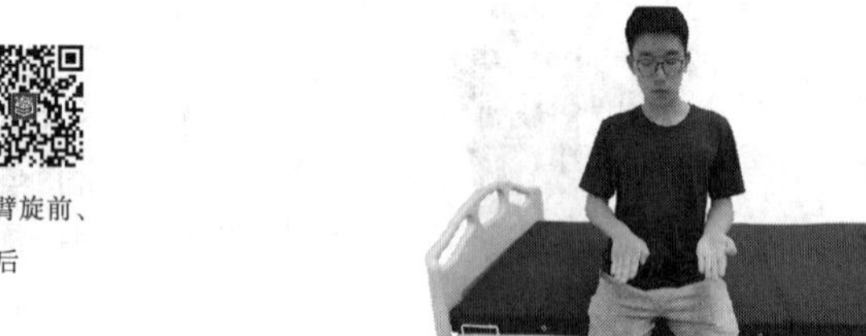

图 8-4-5　前臂旋前、旋后

（二）下肢协调训练

轮替动作：交替屈髋屈膝（图 8-4-6），交替伸膝，坐位交替踏步（图 8-4-7），拍地练习。

交替屈髋屈膝

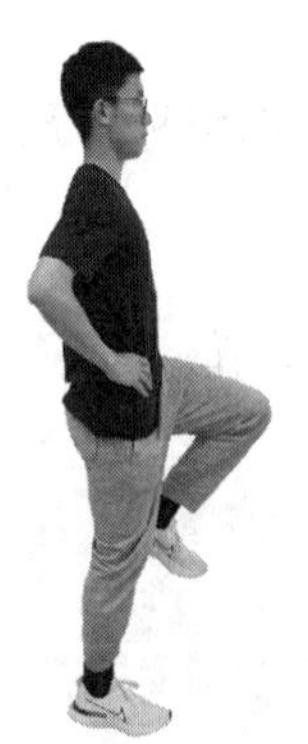

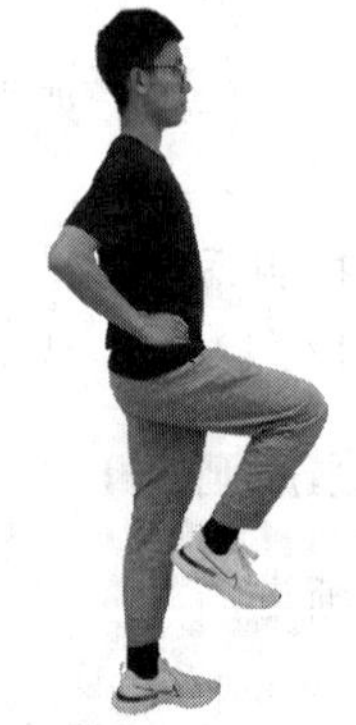

图 8-4-6　交替屈髋屈膝

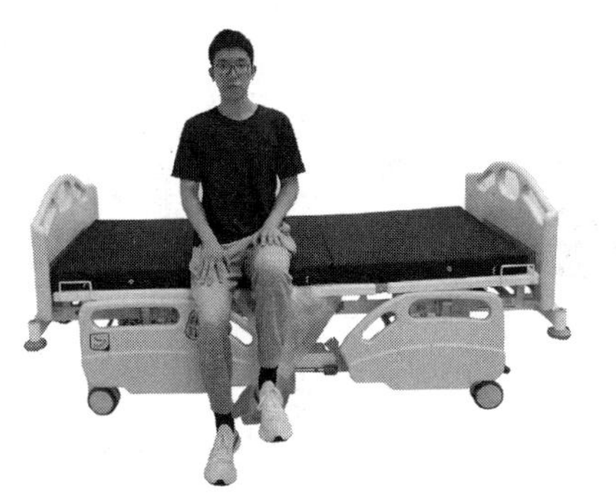
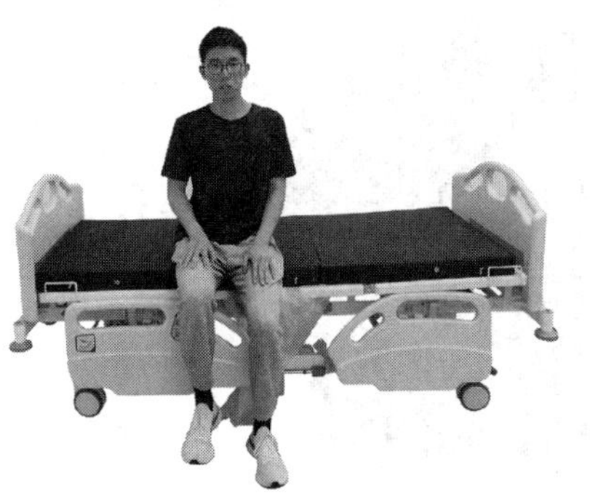

图 8-4-7 坐位交替踏步

（三）原地踏步走

原地高抬腿跑。

（四）其他

跳绳，踢毽子等。

六、协调训练注意事项

（1）协调功能训练适用具有协调功能障碍的患者。

（2）当患者具有严重的心律失常、心力衰竭或严重感染、严重的痉挛等，则暂不宜训练。

（3）训练前、训练中要注意对协调功能进行评定，以了解问题所在，以便于制订或修改训练方案。

（4）协调功能训练不是孤立进行的，要同时进行相应的肌力训练、平衡功能训练等其他训练。

思考题

1. 思考下肢膝关节骨折术后的患者适合的早期平衡训练方式。
2. 思考在平衡训练中对于有协调障碍的患者较好的训练方式。

实践训练

1. 患者，65 岁，男性，脑梗死术后 3 月余，目前处于 Brunnstorm Ⅲ期，下肢主要关键肌力 3 级，坐位平衡 2 级，站位平衡 1 级。请问有哪些平衡训练方法可以适用？

2. 患者，32 岁，男性，前交叉韧带断裂术后两周，目前膝关节活动度下降，关节肿胀，下肢主要关键肌力 4 级，坐位平衡 3 级，站立位平衡 2 级。请问有哪些平衡训练方法可以适用？

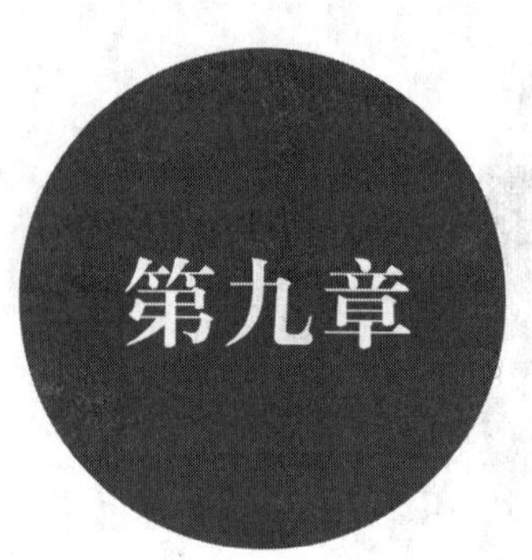

第九章 步行训练

本章导言

步行训练是临床常用的运动疗法之一，广泛应用于因各种原因导致行走功能障碍的患者，如中枢神经损伤致偏瘫、截瘫、脑瘫等，周围神经损伤致肌肉无力，运动系统肌肉骨骼病损等。本章在介绍正常步态特征和步态分析基础上，举例、分析临床常见异常步态及原因，重点介绍常用助行器及其使用和当前临床常用的步态训练辅助设备。

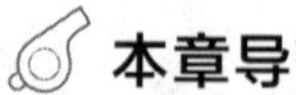

学习目标

1. 掌握正常步态周期的组成及相关评定参数。
2. 熟悉临床常用步态分析的方法。
3. 了解常见异常步态原因。
4. 正确指导偏瘫、截瘫和截肢患者进行步行功能训练。
5. 正确进行减重步态训练的操作。
6. 要求学生不仅能规范地指导患者进行步行训练，而且能切身体验步行障碍患者使用的各种助行器，培养其关爱患者、爱岗奉献的职业素养。

第一节　正常步态

直立行走是人类区别于其他动物的主要特征之一，正常步态有赖于中枢神经系统、周围神经系统及肌肉骨骼系统的协调工作，第一级水平即神经学水平为运动单位的兴奋性和抑制性汇聚信号；第二级水平即肌肉水平是肌肉力量的大小通过运动单位募集率的高低而体现；第三级水平即关节水平是所有主动肌与拮抗肌力矩作用的结果。正常人走路是人体四肢、躯干都参与的复杂的但非常协调的运动过程，正常步态具有身体平稳、步长适当和耗能最少的特点。正常成年人行走时，抬头、挺胸、双臂自然下垂于身体的两侧，双下肢均匀有节奏地周期性交替摆动，重心对称地左右移动，关节屈伸及步态的时空参数具有良好的对称性。

但许多因素会对步行产生影响甚至造成步行功能障碍，从而给人们的日常生活、学习和工作带来极大的影响。步行功能训练是物理治疗的重要部分，以步态分析为基础。步态分析是对患者行走方式的检查，包括定性分析和定量分析。应用步态分析进行障碍学诊断，分析障碍发生的原因，对制订康复治疗方案以及评价疗效有重要的临床应用价值。

一、步行参数

（一）基本参数

步行基本参数包括步长（step length）、步幅（stride length）、步频（cadence）、步宽（stride width）、足偏角（toe out angle）、步速（gait velocity）、步行时人体重心的变化、躯体和骨盆的运动（图 9-1-1）。

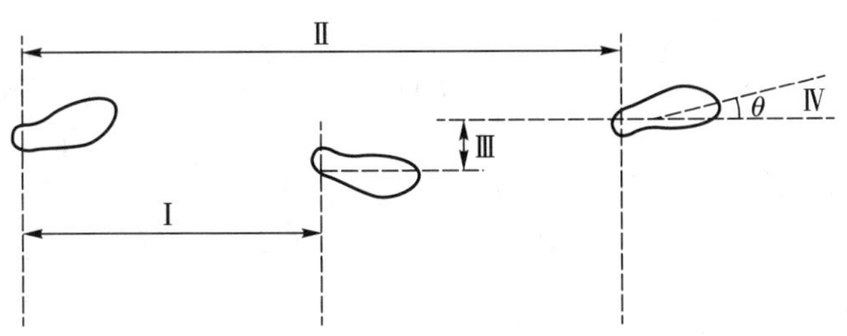

Ⅰ：步长；Ⅱ：跨步长；Ⅲ：步宽；Ⅳ：足偏角。

图 9-1-1　步行基本参数

步行基本参数简介

正常步行周期中骨盆和下肢各关节角度变化

（二）步行周期

步行周期即行走的过程中一侧足跟着地至该侧的足跟再次着地时所经过的时间，一般成年人的步态周期为 1～1.32 s。正常人的步行周期包括支撑相和摆动相，步行与跑步之间的最大区别在于，步行过程中会出现左右双腿同时着地的双支撑相，而跑步则会出现双腿同时腾空的时相。如在竞走比赛中判定运动员是否违规，即以运动员在运动过程中是否出现两腿同时离地的现象（腾空）为依据。

1. 支撑相

步行周期

下肢接触地面和承受重力的时相，包括开始触地期、承重反应期、支撑相中期、足跟离地和足趾离地期，约占步行周期的 60%。

2. 摆动相

下肢在空中向前摆动的时相，即足离开地面向前迈步到再次落地之间的时间，占步行周期的 40%，包括：摆动初期、摆动中期和摆动末期。

正常步行周期中主要肌肉的作用见表 9-1-1，图 9-1-2。

表 9-1-1 正常步行周期中主要肌肉的作用

肌肉	步行周期
腓肠肌、比目鱼肌	支撑相中期至蹬离，首次触地
臀大肌	摆动相末期，首次触地至支撑相中期
腘绳肌	摆动相中期，首次触地至承重反应结束
髂腰肌、股内收肌	足离地至摆动相早期
股四头肌	摆动相末期，首次触地至支撑相中期，足离地至摆动相早期
胫骨前肌	首次触地至承重反应结束，足离地至再次触地

步行能力的主要生物力学因素

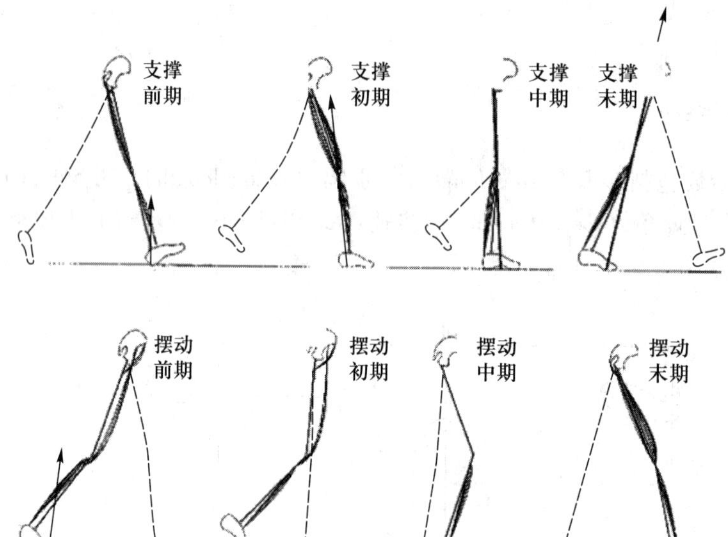

图 9-1-2 步行周期中主要肌肉的作用

二、步态分析

（一）定性分析法

通常采用目测观察获得第一手资料，通过与正常步态比较，并结合临床经验来识别异常步态的特征，找出问题所在。定性分析不需要昂贵设备就可以获得有关步态的特征性资料，但有一定的主观性，结果的准确性与观察者的技术水平和临床经验有直接关系。也可以利用摄像机将行走过程记录下来，反复观看，细致观察分析，提高分析的客观性、可靠性。

观察法：步态观察时，要注意全身姿势和步态，包括步行节律、稳定性、流畅性、对称性、重心偏移、手臂摆动、诸关节姿态与角度、患者神态与表情、辅助装置（矫形器、助行器）的作用等。在自然步态观察的基础上，可以要求患者加快步速，减少足接触面（踮足或足跟步行）或步宽（两足沿中线步行），以凸显异常；也可以通过增大接触面或给予支撑（足矫形垫或矫形器），以改善异常，从而协助评估。观察指标包括：步行周期时相是否合理、左右是否对称、行进是否稳定和流畅；疼痛是否干扰步行以及部位、性质与程度与步行障碍的关系，发作时间与步行障碍的关系；足跟是否先着地，足趾离地是否稳定等。

（二）定量分析法

借助器械或者专门的设备对步态进行运动学和动力学的分析，比较先进的是步态分析系统，能够为制订治疗计划和评定疗效提供客观数据。

所用的器械或设备可以非常简单，如卷尺、秒表、量角器等测量工具以及能留下足印的设备；也可以是较为复杂，如利用电子角度计、肌电图、录像、高速摄影，甚至步态分析仪等设备，通过运动学参数、动力学参数、肌电活动参数及能量参数进行这项工作。分析方法包括：足印法、电子步态垫、关节角度计分析、三维步态分析系统（图 9-1-3）。

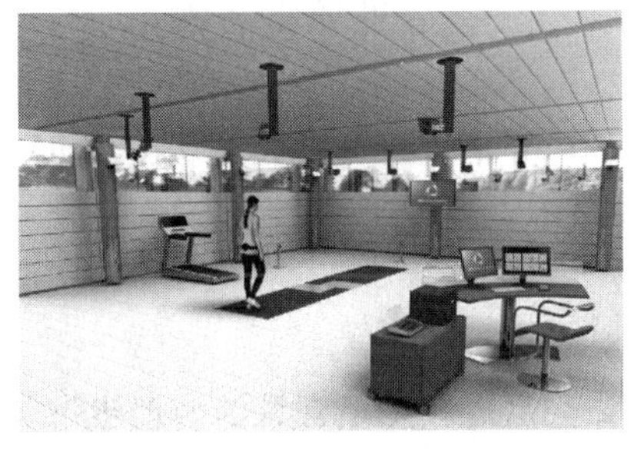

图 9-1-3　三维步态分析系统

第二节　异常步态

一、分类

（一）支撑相障碍

支撑相的活动属于闭链运动，足、踝、膝、髋、骨盆、躯干、上肢、颈、头均参与步行姿势。闭链系统的任何改变都将引起整个运动链的改变，远端承重轴（踝关节）对整体姿态的影响最大。

1. 支撑面异常

足内翻、足外翻、踝内翻伴足内翻、踝外翻伴足外翻、足趾屈曲、䠴趾背伸等均会引起支撑面异常。

2. 肢体不稳

由于肌力、肌张力障碍或关节畸形导致支撑相踝背屈不足或过分跖屈、膝关节屈曲或过伸、膝内翻或外翻、髋关节内收或屈曲，致使肢体不稳。肌肉协同障碍亦会影响肢体运动。如髋内收肌参与屈肌协同运动，但过度内收，则会使足着地时失去平衡而跌倒或根本不能摆动患肢。

3. 躯干不稳

一般为髋、膝、踝关节异常导致的代偿性改变。

（二）摆动相障碍

摆动相的活动属于开链运动，各关节可以有相对孤立的姿势改变，但是往往引起对侧支撑相下肢姿态发生代偿性改变，对近端轴（髋关节）的影响最大。

1. 肢体廓清障碍

垂足、膝僵硬、髋关节屈曲受限、髋关节内收受限等均会导致肢体廓清障碍。

2. 肢体行进障碍

膝僵硬、髋关节屈曲受限或对侧髋关节后伸受限、髋关节内收等均会导致肢体行进障碍。

二、常见异常步态

异常步态可以孤立存在，也可以合并存在，构成复杂的临床症状。

（一）单纯性异常

1. 足内翻

足内翻是最常见的病理步态，多见于上运动神经元病变患者，常合并足下垂和足趾屈曲。足内翻患者步行时，足触地部位主要是足前外侧缘，特别是第五趾骨基底部，常有承重部位疼痛，导致踝关节不稳，进而影响全身平衡。支撑相早期和中期由于踝背屈障碍，导致胫骨前向移动受限，从而促使支撑相末期膝关节过伸，以代偿胫骨前移不足。由于膝关节过伸，足蹬离力降低，使关节做功显著下降。髋关节也可发生代偿性屈曲。患肢摆动相地面廓清能力降低。纠正足内翻往往是步态障碍患者改善步态的第一要素，与足内翻畸形相关的肌肉包括：胫骨前肌、胫骨后肌、趾长屈肌、腓肠肌、比目鱼肌、踇长伸肌和腓骨长肌。其中，胫骨前肌、胫骨后肌、腓肠肌和比目鱼肌过分活跃较常见，与踇长伸肌过度活动也有关联。

2. 足外翻

足外翻多见于脑瘫患者，表现为步行时足向外侧倾斜，支撑相足内侧触地，可有足趾屈曲畸形。足外翻可以导致舟骨部位胼胝生成和足内侧（第一趾骨）疼痛，明显影响支撑相负重。步行时，身体重心主要落在踝前内侧，踝背屈往往受限，同样影响胫骨前向移动，增加外翻。严重畸形者可导致两腿长度不等，跟距关节疼痛和踝关节不稳。早期支撑相可有膝关节过伸，足蹬离缺乏力量，摆动相踝关节跖屈导致肢体廓清障碍（膝关节和髋关节可产生代偿性屈曲）。动态肌电图可见腓骨长肌、腓骨短肌、趾长屈肌、腓肠肌、比目鱼肌过度活跃或痉挛，胫骨前肌、胫骨后肌活动降低或肌力下降。

3. 足下垂

足下垂指摆动相踝关节背屈不足，常与足内翻或足外翻同时存在，可导致廓清障碍。代偿机制包括：摆动相增加同侧屈髋、屈膝，下肢划圈行进，躯干向对侧倾斜。常见的病因是胫骨前肌无活动或活动时相异常。单纯的足下垂主要见于脊髓损伤和周围神经损伤。

4. 足趾屈曲

支撑相足趾保持屈曲。常见于神经损伤、长期制动和挛缩。常伴有足下垂和足内翻。患者主诉穿鞋时足趾尖和跖趾关节背面疼痛，伴有胼胝生成。患者常缩短患肢步长和支撑时间，导致足推进相力量减少。相关的肌肉包括：趾长屈肌、𧿹长伸肌和𧿹长屈肌。踝关节背屈时使该畸形加重。动态肌电图常可见趾长屈肌、𧿹长屈肌活动时间明显延长，腓肠肌和比目鱼肌异常活跃，趾长伸肌活动减弱。

5. 𧿹趾背伸

常见于中枢神经损伤患者，且多见于双腿。患者步行时（支撑相和摆动相）𧿹趾均背伸，常伴有足下垂和足内翻。患者主诉支撑相𧿹趾和足底第一跖趾关节处疼痛，在支撑相早期和中期负重困难，因此常缩短受累侧支撑相，使摆动相时间超过支撑相，从而影响支撑相末期或摆动前期的足蹬离力。动态肌电图可显示腓肠肌群过度活跃；摆动相𧿹长伸肌加强活动，以代偿足下垂，相应的趾长屈肌活动减弱；胫骨前肌和胫骨后肌则有可能减弱，但也可以活跃。动态肌电图检查对选择正确的治疗方向有关键的作用。

6. 膝塌陷

小腿三头肌（比目鱼肌为主）无力时，胫骨在支撑相中期和后期前向行进过度，导致踝关节不稳或膝塌陷步态。患者出现膝关节过早屈曲，同时伴有对侧步长缩短，同侧足推进延迟，如果患者采用增加股四头肌收缩的方式避免膝关节过早屈曲，并稳定膝关节，将导致同侧膝关节在支撑相末期屈曲延迟，最终导致伸膝肌过用综合征。患者在不能维持膝关节稳定时，必须使用上肢支持膝关节，以进行代偿。有关的肌肉包括：腓肠肌、比目鱼肌和股四头肌。股四头肌肌电活动可延长和过度活跃。

7. 膝僵直

支撑相晚期和摆动初期的关节屈曲角度<40°（正常为60°），同时髋关节屈曲程度及时相均延迟。摆动相膝关节屈曲是由髋关节屈曲带动，髋关节屈曲减少将降低膝关节屈曲度，从而减少其摆动相力矩，结果导致拖足。患者往往在摆动相采用划圈步态，尽量抬髋或对侧下肢踮足（过早提踵）来代偿。动态肌电图通常显示股直肌、股中间肌、股内侧肌和股外侧肌过分活跃，髂腰肌活动降低，有时臀大肌和腘绳肌活动增加。如果同时存在足内翻，将加重膝僵直。膝僵直常见于上运动神经元病变患者，以及踝关节跖屈或髋关节屈曲畸形患者。固定膝关节矫形器和假肢也会导致同样的步态。

8. 膝过伸

膝过伸很常见，但一般是代偿性改变，多见于支撑相早期。常见的诱因包括：一侧膝关节无力导致对侧代偿膝过伸；跖屈肌痉挛或挛缩导致膝过伸；膝塌陷步态时采用膝过伸代偿；支撑相伸膝肌痉挛；躯干前屈时重力线落在膝关节中心前方，促使膝关节后伸以保持平衡。

9. 膝屈曲

膝屈曲较少见，一般为骨关节畸形或病变所致。患者在支撑相和摆动相都保持屈膝姿势。患者在支撑相时，必须使用代偿机制以稳定膝关节。由于患者在摆动相末期不能伸膝，致使步长缩短。腘绳肌、股四头肌、腓肠肌、比目鱼肌的动态肌电图常显示腘绳肌内侧头比外侧头活跃，腓肠肌通常过分活跃，特别是在摆动相。动力学研究常可见伸膝受限伴髋关节屈曲增加。

10. 髋过屈

主要表现为支撑相髋关节屈曲，特别在支撑相中后期。如果畸形为单侧，对侧下肢呈现功能性过长，步长缩短，同时采用抬髋行进或躯干倾斜以代偿摆动相的廓清功能。动态肌电图常见髂腰肌、股直肌、髋内收肌过度活跃，而伸髋肌和棘旁肌减弱。伸髋肌无力可导致躯干不稳，髋关节后伸困难；伸膝肌无力及踝关节跖屈畸形可引起伸髋肌过用综合征，导致伸髋肌无力；髋关节过屈时，膝关节常发生继发性屈曲畸形，加重步态障碍。髋关节屈曲及其继发性畸形不仅影响步态，严重时还会影响护理、大小便，甚至不得不坐轮椅。因此，治疗可以用于改善不能步行的患者生活和护理质量。

11. 髋过度内收

髋关节过度内收表现为剪刀步态，最常见于脑瘫和脑外伤患者。患者在摆动相髋关节内收，与对侧下肢交叉，步宽或足支撑面缩小，致使平衡困难，同时影响摆动相地面廓清和肢体前向运动。此外，髋过度内收还会干扰生活活动，如穿衣、卫生、如厕和性生活。相关的肌肉包括：髋内收肌群、髋外展肌群、髂腰肌、耻骨肌、缝匠肌、腘绳肌内侧和臀大肌。内收肌痉挛或过度活动，即内收和外展肌群不平衡是主要的原因。

12. 髋屈曲不足

屈髋肌无力或伸髋肌痉挛/挛缩可造成髋关节屈曲不足，使肢体在摆动相不能有效地抬高，引起廓清障碍。患者可通过髋关节外旋，采用内收肌收缩来代偿。对侧鞋抬高可以适当代偿。

（二）中枢神经损伤步态

1. 偏瘫步态（图 9-2-1）

偏瘫步态

偏瘫步态又称划圈步态，常见于脑损伤患者。多数患者表现为摆动相足下垂、足内翻、直膝、髋关节外旋的划圈步态，可以伴有踇趾背伸、足趾卷曲、膝过伸等。患肢单支撑相显著缩短，双支撑相延长，步宽加大，步长、步幅缩短，步频、步速降低。

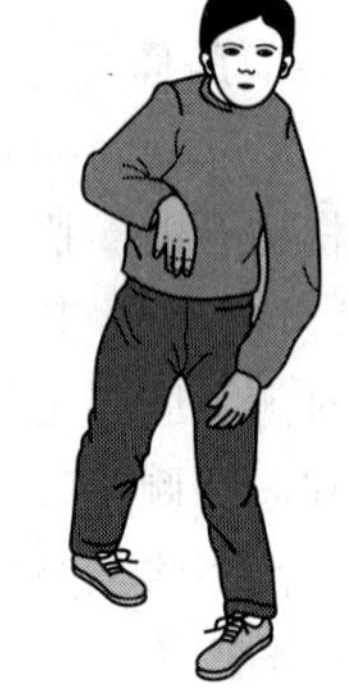

图 9-2-1　偏瘫步态

（1）偏瘫步态的具体表现。

① 支撑前期：足跟着地不充分，经常是前足或整个足底或足底外侧缘着地，这是由于足背屈不足，伸膝不完全或足内翻所致。

② 支撑初期：踝关节过度跖屈，呈马蹄足，是由于跟腱挛缩或小腿三头肌痉挛，使前足首先着地，正常足跟着地的滚动动作丧失，致使步态不平滑。正常胫骨在足跟处摇滚向前运动比大腿向前运动快，引起膝屈曲，而偏瘫患者吸收缓冲体重冲力的膝屈曲消失。前足着地反而给胫骨产生向后的推力，妨碍身体向前推进和利用下肢的动量向前，使能量消耗增加。足内翻多由于胫骨前肌在摆动期过度活跃，或小腿三头肌提前活动引起。足外侧缘着地使负重面不稳定。当髋内收肌过度活动、共济失调、本体感觉受损时，可引起患足在健足前方着地，易致内翻损伤或不稳跌倒。

③ 支撑中期：由于挛缩、过度屈肌活动和强力的伸展模式，正常踝关节从 15°跖屈位至大约 10°，背屈位的转移动作消失，患者不能将重心从足跟转移到前足。同时，出现两种代偿方式。如果膝活动度良好，就会出现膝过伸；如果患者有充分的伸髋控制能力，或有手杖支撑时，就会出现躯干前倾。两种情况均使骨盆后缩处于足跟的后上方，影响了身体向前的动量和步长。

④ 支撑末期：由于挛缩、痉挛屈曲足趾的疼痛，体重转移至前足会引起支撑不稳，

故可表现为整个站立期没有足跟离地。

⑤ 摆动前期：患者因站立稳定性不够，常失去摆动前期。此时患者膝持久伸直而不能作摆动准备。正常步态摆动前期的被动膝屈曲消失。

⑥ 摆动初期：因屈膝不足，靠患肢向外侧绕圈来代偿，有时靠站立健肢的跳跃，或身体向健侧倾斜来代偿。代偿不足便出现足趾拖曳向前。

⑦ 摆动中期：因踝背屈肌力不足，不能使足离地，足趾继续拖曳向前。另外，由于屈肌的强力协同收缩，或伸趾肌活动不足，会出现摆动时足内翻。

⑧ 摆动末期：通常偏瘫患者以踝跖屈、膝半屈的姿势着地。这不仅缩短了步长，而且使开始承重时患足肌肉处于高度活动的姿势下，增加能量消耗。

（2）偏瘫步态的原因。

① 共同运动：中枢神经损伤后，患侧肢体不能做单关节的、随意的分离运动，只能做多关节的同时运动，形成了特有的异常运动模式，称为共同运动。共同运动是偏瘫患者常见的一种肢体异常活动的表现，分为屈曲模式和伸展模式。伸髋同时屈膝的能力是行走时摆动期开始的基础，而偏瘫患者在摆动期时，因共同运动模式而形成屈髋、屈膝、足内翻的动作，不能在摆动末期伸膝。

② 痉挛：脑卒中患者肌张力增高是低位中枢的代偿性改变，具有一定的积极意义，而过高的肌张力产生痉挛则造成运动障碍。偏瘫患者下肢伸肌痉挛占优，导致膝关节不能自如屈曲。

③ 肌力减弱：下肢肌力是步行能力最重要的决定因素。股四头肌、腘绳肌肌力对增强膝关节的稳定性、改善平衡能力非常重要，如股四头肌肌力减弱，与股二头肌之间的运动协调性差，站立相可导致膝过伸。胫骨前肌肌力减弱则引起足下垂。

④ 下肢感觉障碍：中风偏瘫患者往往在运动障碍的同时伴有下肢感觉障碍，足部大部分的皮肤感觉和本体感觉减退，从而对步行能力产生影响。

⑤ 紧张性反射：可导致患者姿势变换障碍，驱动制动能力下降，干扰正常步行。

2. 帕金森病步态（图 9-2-2）

表现为步履蹒跚，步幅和步长缩短，步速降低，躯体僵硬。

3. 脑瘫步态（图 9-2-3）

脑瘫步态又称剪刀步态，表现为髋关节屈曲、内收、内旋，足下垂及足内翻，行走时双膝互相摩擦，甚至两腿完全交叉，呈典型的“剪刀式”步态。

帕金森病步态

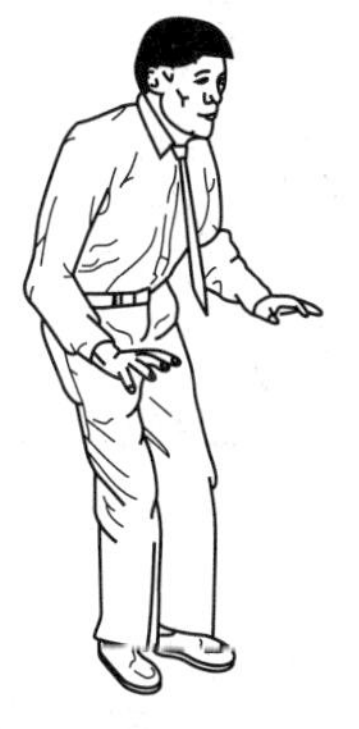

图 9-2-2　帕金森病步态

剪刀式步态

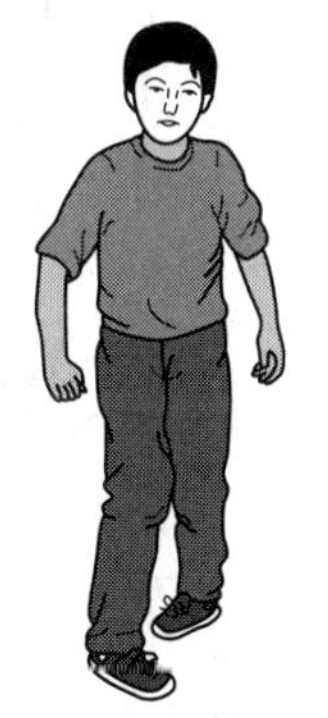

图 9-2-3　剪刀式步态

（三）周围神经损伤步态

1. 臀大肌无力步态（图 9-2-4）

臀大肌无力步态

臀大肌是主要的伸髋及脊柱稳定肌。在足触地时控制重心向前。肌力下降时，其作用改由韧带支持及棘旁肌代偿，导致在支撑相早期臀部突然后退，中期腰部前凸，以保持重力线在髋关节之后。腘绳肌可以部分代偿臀大肌，但是周围神经损伤时，腘绳肌与臀大肌的神经支配往往同时损害。臀大肌步态表现出躯干前后摆动显著增加，类似鹅行走的姿态，又称为鹅步。

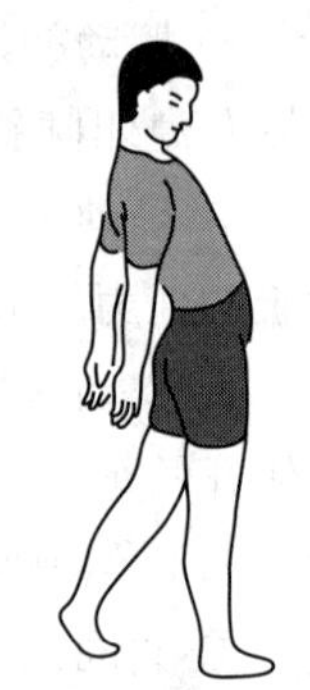
图 9-2-4　臀大肌无力步态

2. 臀中肌无力步态（图 9-2-5）

臀中肌在迈步相起到稳定支持骨盆作用，臀中肌无力时出现 Trendelenburg 征阳性，即在患侧支撑相时，患侧骨盆上抬，躯干向患侧侧屈，健侧骨盆下降；从而使重心维持在髋关节上方，减少对稳定骨盆所需肌力的要求，双侧臀中肌无力，步行时上身左右交替摇摆，状如鸭子，又称鸭步。

3. 屈髋肌无力步态

屈髋肌是摆动相主要的加速肌，其肌力降低造成摆动相肢体行进缺乏动力，只有通过躯干在支撑相末期向后，摆动相早期突然向前摆动来进行代偿，患侧步长明显缩短。

4. 股四头肌无力步态（图 9-2-6）

常见于股神经麻痹导致的股四头肌瘫痪。股四头肌无力使支撑相早期膝关节处于过伸位，用臀大肌保持股骨近端位置，用比目鱼肌保持股骨远端位置，从而保持膝关节稳定。膝关节过伸导致躯干前屈，产生额外的膝关节后向力矩。长期处于此状态将极大地增加膝关节韧带和关节囊负荷，导致损伤和疼痛。

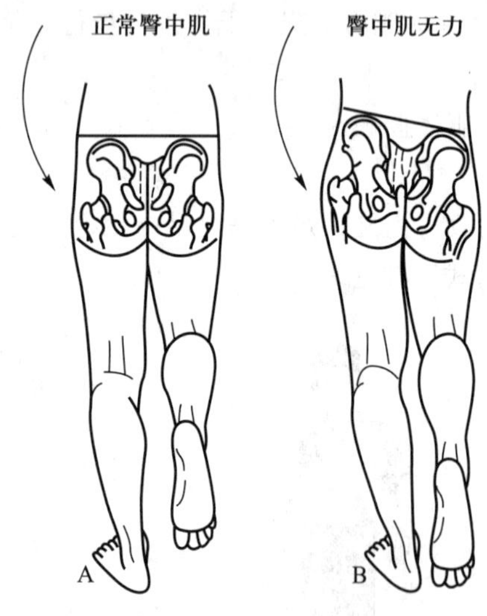

图 9-2-5　臀中肌无力步态

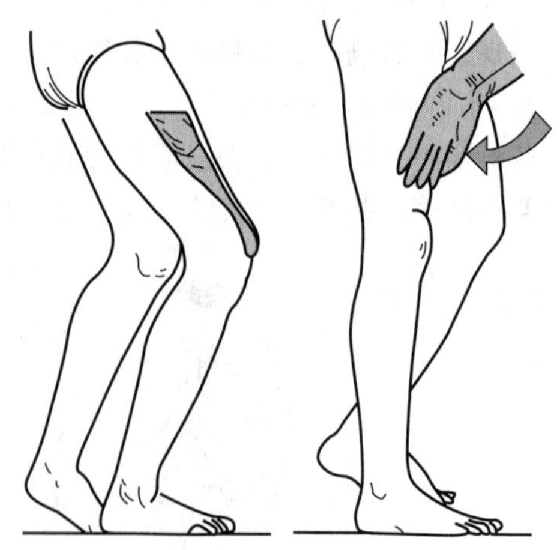
图 9-2-6　股四头肌无力步态

5. 踝背伸肌无力步态（图 9-2-7）

常见于腓总神经麻痹导致的胫骨前肌瘫痪。在足触地后，由于踝关节不能控制跖屈，所以支撑相早期缩短，迅速进入支撑相中期。严重时，患者在摆动相出现足下垂，导致下肢功能性过长，往往以过分屈髋屈膝代偿（跨阈步态），同时支撑相早期由全脚掌或前脚掌先接触地面。

6. 腓肠肌、比目鱼肌无力步态

常见于胫神经麻痹导致的小腿三头肌瘫痪，胫骨在支撑相中期和末期前向行进过度，使膝关节产生瞬时屈曲塌陷，患者往往采用股四头肌收缩的方式避免跌倒，长期发展可导致伸膝肌过用综合征。部分患者可使用上肢支持膝关节，以进行代偿。患者常伴有对侧步长缩短，同侧足推进延迟。

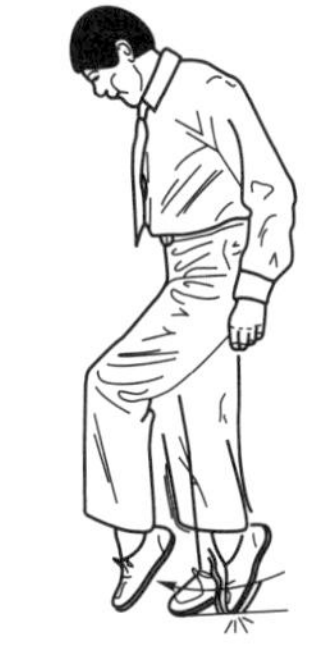

图 9-2-7　跨阈步态

跨阈步态

（四）疼痛步态

疼痛导致患肢承重能力显著下降，支撑相中期时间显著缩短。健侧步长缩短，双支撑相延长。上身摆动幅度增大，一般偏向健侧。

第三节　步行训练

一、常见助行杖及助行器的种类和用途（表 9-3-1，图 9-3-1，图 9-3-2）

表 9-3-1　助行杖种类和用途

名称	用途	适应证	优点	缺点
手杖	增加步行稳定性和安全性	下肢能支撑超过 95% 体重，可独立步行，但稳定性不够	轻便、灵活	杖远端接触面较小，稳定性较差
四脚杖	增加步行稳定性，支撑部分体重	下肢能支撑 80%～95% 体重，不用杖难以步行	稳定性较好，不易滑动	灵活性较差，不平坦的地面使用困难
肘杖	支撑部分体重，增加步行稳定性	双下肢能支撑 80%～95% 体重，不用杖难以步行，腕关节控制能力欠佳	腕关节负荷较小，站立时杖可以套在手上进行手的活动	灵活性较差，杖远端接触面较小，稳定性较差
腋杖	支撑体重，增加步行稳定性	双下肢能支撑 50%～80% 体重；或一侧下肢支撑力正常，另一侧可以没有支撑力，做触地式步行	稳定性较好，可以用于不平坦的地面	灵活性差，腕关节肌力不足者不适用。光滑的地面稳定性欠佳
轮式助行架	支撑体重，增加步行稳定性	同腋杖	可用于光滑的地面，稳定性较好	灵活性最差，腕关节肌力不足者不适用，不平坦的地面稳定性欠佳
步行式助行架	支撑体重，增加步行稳定性	同腋杖	可用于光滑的地面，稳定性最好	灵活性最差，上肢肌力不足者不适用，不平坦的地面稳定性欠佳

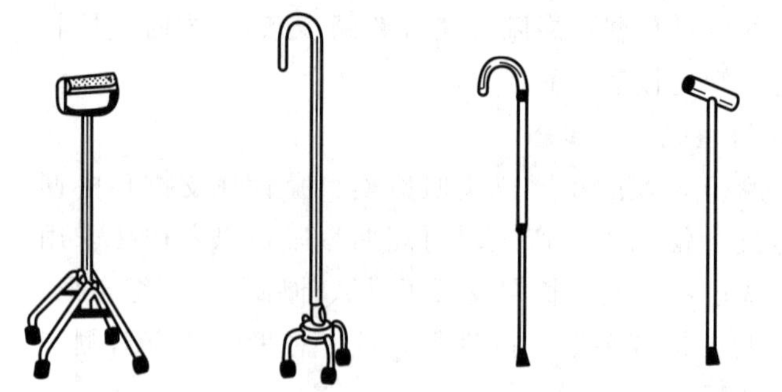
图 9-3-1　腋杖、四脚杖、手杖、肘杖

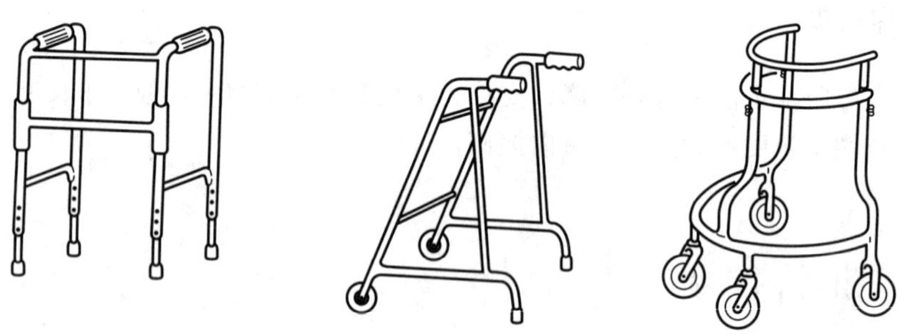
图 9-3-2　步行式助行架、轮式助行架

二、各种助行杖及助行器使用指南

（一）手杖

1. 长度标准

自然站立，股骨大转子到地面的高度或屈肘 30°～40°，腕背伸约 25°，小趾前外侧 15 cm 处到手掌面的距离即为手杖的长度。

2. 适应范围

年老体弱，一侧下肢骨折但平衡能力较好；平衡能力较差可选用多脚杖，手杖行走见图 9-3-3。如脑瘫、平衡失调等症状患者。

手杖行走

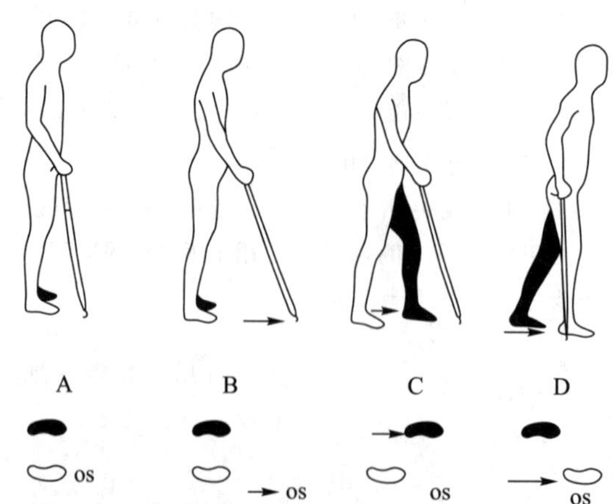

A：起始位；B：伸出手杖；C：迈患腿；D：迈健腿；OS：手杖。

图 9-3-3　手杖行走

（二）肘杖

1. 长度标准

杖柄与臂托之间的距离应小于患者前臂的长度即小于掌心到肘关节的长度。

2. 适应范围

适合于不能以手部或手腕承重的患者，如类风湿性关节炎、手腕骨折者等。

（三）腋杖

1. 长度标准

自然站立，身高减去 41 cm，股骨大转子的位置为把手的位置；或小趾前外侧 15 cm 处到腋窝的距离，屈肘 30°，腕背伸处为把手部位。

2. 适应范围

适合于一侧下肢完全不能负重或仅能部分负重的患者，如截瘫、一侧下肢截肢、一侧下肢骨折或急性扭伤等。

3. 注意事项

（1）双杖与身体之间形成的支撑面要稳定。

（2）从健侧转身。

（3）坐—站转移时，双杖置于患侧，以健侧手推座椅，借力站起，注意患侧的负重。

4. 腋杖行走训练

（1）摆至步训练。① 首先躯干在过伸位保持平衡；② 两手分别或同时沿平行杠内向前伸出距脚趾大约 15 cm；③ 身体前倾，使头和肩位于手的上方，然后提起双脚，并向前摆动使双腿正好落在手的后方。完成这一动作时，双腿提起后要很快放下，否则摆动距离太大，双手会落在两手之间或之前的位置（图 9-3-4）。

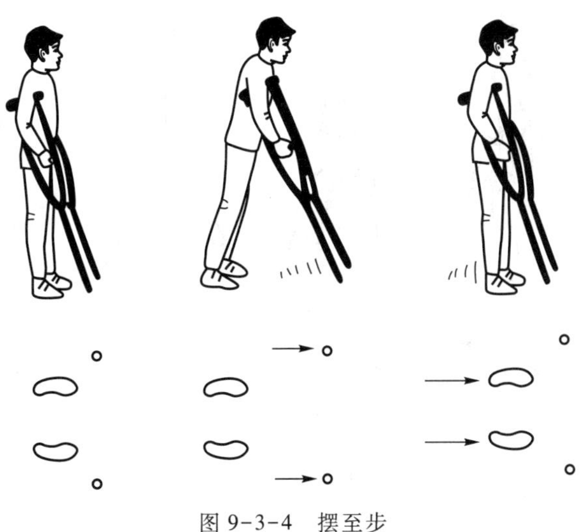

图 9-3-4　摆至步

摆至步

（2）摆过步训练。患者掌握这种步行，需要较高的平衡能力，但这是最快最实用的步行。① 将双手沿平行杠向前伸，与摆至步时相同；② 身体前倾，双手持重；③ 在平行杠上做支撑动作，肩胛带下降，将双下肢提起并向前摆动，双脚落在手的前方，离手的距离大约等于摆动前与手之间的距离；④ 做支撑动作并向前摆动下肢时，要保持髋关节过伸，头部伸展，双肩后缩；⑤ 要靠双手支撑向前移动躯干，同时肘关节伸展，双肩内收。当双脚稳定地持重之后，双手沿平行杠向前移动，准备迈出下一步（图 9-3-5）。在平行杠内步行训练开始阶段，治疗师要站在患者身后，双手控制住其骨盆，确保每一个动作都能准确地完成，必要时在其上提时给予提拉，落地后加压，保证平稳站立。

摆过步

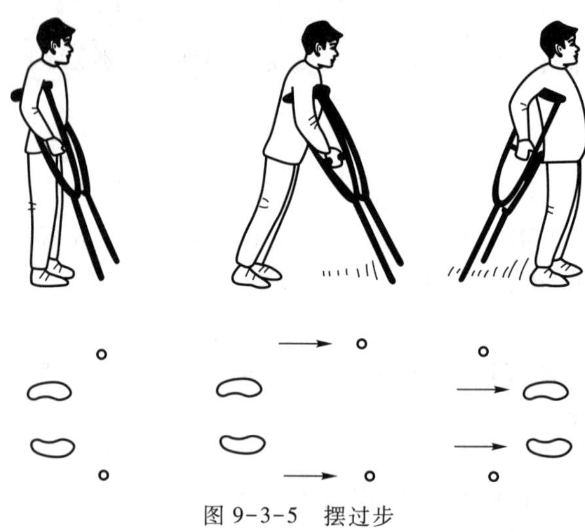
图 9-3-5 摆过步

（3）四点步训练。以左腿向前迈步的动作为例。① 右手沿平行杠向前伸出 15 cm 距离，左手置于髋关节稍前处；② 重心移到右腿，使右髋关节与同侧足、膝和踝部在同一垂直线上；③ 左肩稍前伸，左手支撑并使左肩下降，将左下肢向上提起；④ 左下肢上提后向前摆动，迈出的步子足够大后，就将左下肢放下。开始训练时步子要小，但迈出的脚一定要落在手的位置之前；⑤ 将重心移至左腿；⑥ 左手沿平行杠向前移动，做好迈出右腿的准备（图 9-3-6）。要注意骨盆的旋转偏移。

四点步

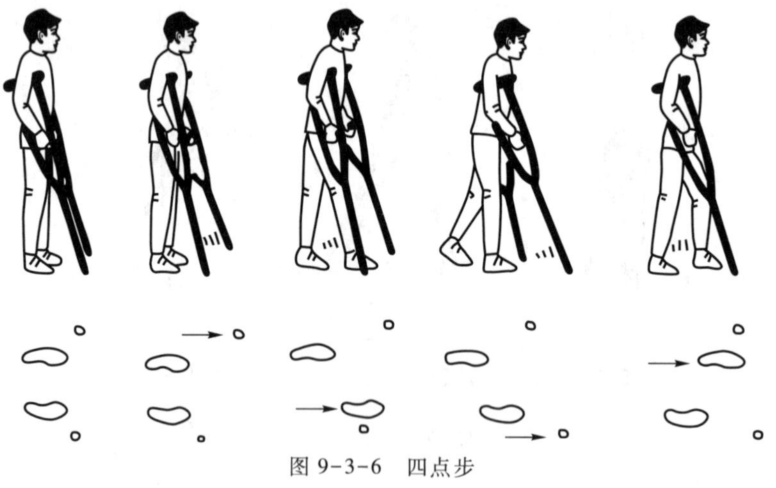
图 9-3-6 四点步

（四）助行架

助行架分为步行式助行架和轮式助行架，前者适合于上肢功能完好，下肢功能损害较轻但平衡能力较差者，或长时间卧床刚开始练习行走的患者；后者适合于上下肢功能均较差的患者。

三、步行训练原则

（一）安全步行

所谓安全步行，是指在没有摔倒危险的情况下，患者能够安全、稳定地步行，患者由于各种各样的功能障碍，身心都处于一种不稳定的状态，一旦失去了一次平衡，其失败的体验往往会使患者失去训练的信心。

（二）步态分析

步行训练往往是建立在明确的步态分析基础之上，为了客观准确地评价患者动态中的步行，要从患者的头部开始到躯干以及骨盆分析。患侧下肢伸出时常引起躯干和骨盆等的代偿运动，所以，在偏瘫的康复中，步态分析及训练应该从患侧下肢的支撑相开始。任何一点异常的步行一经发现，都应寻找出引起异常的主要原因，并以上述的评价项目为中心进行研讨。此外，作为初期评价的基线值，必须测量患者的步行速度和步幅，这些是判定训练效果最敏感的指标。

（三）反馈

无论进行哪项训练，最重要的是使患者充分理解训练目的。为了达到最佳的训练效果，用口头指示、手势、视觉等一切可应用的方式把训练中好的表现和反应反馈给患者，适当及时反馈好的表现，可给予患者正向的强化，并提高其学习的积极性，使患者能够自觉主动地投入到各项训练中。

四、步行训练的基本条件和步行前准备

（一）步行训练的基本条件

一般步行训练的基本条件：

（1）站立平衡达到 3 级或接近 3 级。

（2）患侧下肢有足够的承重能力。

（3）最好能单腿支撑体重，在患肢负重小于 1/2 体重时不应进行训练。

（二）步行前准备训练

在不具备步行条件时过早行走，会引起异常步态并影响步行的稳定性、协调性与安全性，如偏瘫患者易诱发划圈步态。为了提高患者的步行能力与步行质量，要先进行步行前准备训练，在具备了步行条件后再开始步行训练。

1. 患侧下肢负重训练与重心转移训练（图 9-3-7）

坐位向站立体转换训练，转换时强调患侧下肢负重；患

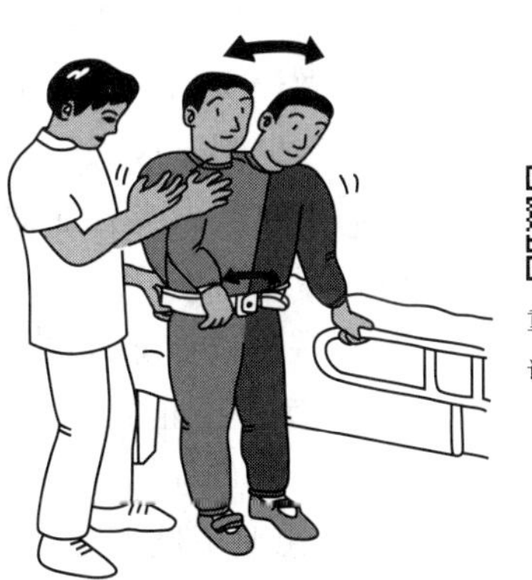

图 9-3-7　重心转移训练

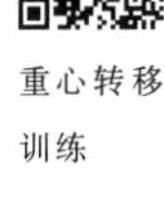

重心转移训练

侧下肢单腿负重训练；健侧下肢在上方双腿交叉起立训练；利用站立平衡反馈仪练习患侧下肢负重；站立重心转移训练，分为左右转移和前后转移。

2. 平衡训练（图 9-3-8）

当患者达坐位 2 级平衡并进行坐向站立位转换练习时，即开始站立位 1 级平衡练习。这一训练过程，可以借助平行杠或肋木等站立，过渡到独立站立。训练时，注意指导患者髋伸展并防止膝屈曲或膝过伸。在达到站立位 1 级平衡后，并加强患侧下肢负重练习的同时，开始站立位 2 级平衡（自动态平衡）练习。通过旋转躯干、伸手取物等作业治疗或利用平衡生物反馈仪进行训练，逐步过渡到站立位 3 级平衡（自动态平衡）训练。

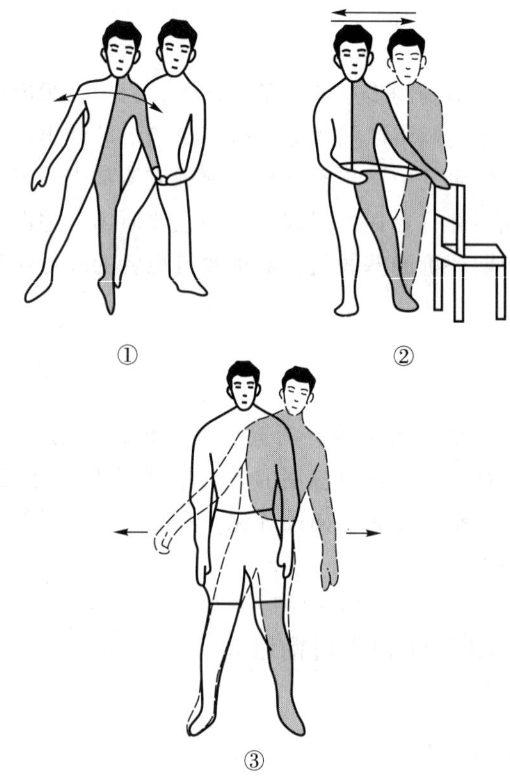

图 9-3-8　平衡训练

3. 患侧下肢控制能力训练

桥式运动

（1）床上训练。"桥式"运动（图 9-3-9）；仰卧位患侧下肢直腿抬高训练；仰卧位患侧下肢屈曲与伸展练习；仰卧位患侧下肢做髋关节伸展；膝关节屈曲、踝关节背屈的分离运动；仰卧位患侧下肢做髋关节屈曲、内收、内旋的分离运动；仰卧位双下肢空中交替屈曲控制训练（空蹬车运动）；俯卧位髋伸展、膝屈曲练习。

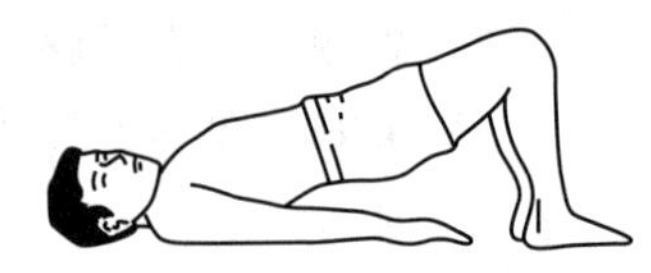

图 9-3-9　桥式运动

（2）端坐位训练方法。端坐位患腿抬高练习；患腿向上抬起（保持膝屈曲、踝背屈状态），训练中防止躯干后倾代偿动作出现；端坐位患侧下肢膝伸展、踝背屈练习。

（3）坐立位训练方法。患侧下肢踝背屈练习；患侧下肢做屈髋伸膝练习（防止髋外展外旋）；患侧下肢做屈髋屈膝、踝背屈练习；患侧下肢做伸髋屈膝练习。

第四节 减重步行训练

躯干和下肢承重能力下降是导致步行功能障碍的重要原因，传统康复治疗已采用减重的方式进行早期步行训练，如利用水的浮力进行水中步行，利用各类助行杖或助行器减少下肢负重等。但是，都存在一些不足，如水中运动需要特殊环境，助行杖或助行器需要患者增加上肢用力，造成步行时身体姿态异常等。减重训练（partial weight support，PWS）是以传统实践为依据，利用悬吊装置不同程度地减少躯干体重对下肢的负荷，以利于支撑能力不足的患者早期进行各种步行训练。

一、临床应用

目前，减重步行训练的一般适应证为：① 病情稳定（近年来已逐步向早期发展，进而有可能成为早期康复的重要手段，脑卒中患者 1 周后）；② 被动 ROM 大致正常；③ 下肢有Ⅱ～Ⅲ级肌力（近年来即使肌力Ⅰ级，也有人认为是可以做的）；④ 成年人等。软瘫期、有严重认知和言语功能障碍、有严重合并症者为相对禁忌证。

减重的程度越高（即悬吊的重量越大），单腿和双腿支撑相时间越短，最大髋膝摆动角越小，肌电活动越低，步速受到限制也会增加。因此，需要根据患者的实际情况和训练目标选择恰当的减重程度。国际上普遍采用的减重程度为≤40%体重。

（一）脑卒中

神经促进技术是脑卒中患者传统的训练方式，其目标是：改善肌肉收缩力；增加功能稳定性；促进运动模式的再学习；促进对多方向外力的反应能力；增加运动神经元募集；增加步态控制能力；增加下肢的承重能力。但是，神经促进技术本身并不能直接改善步态。有人认为，新的神经促进技术治疗目标应该是：合理的肌肉激活、和谐的肌肉收缩时相、足够的承重能力和耐力。

PWS 是最有效的脑卒中步态训练技术。有研究发现，经过较长时间的减重步态训练，可改善步态功能、腿和躯干功能、步态参数，但瘫痪下肢的肌肉张力和肌力无显著改变。此外，还有研究发现，PWS 可以使患者步行对称性改善，髋关节摆动相的伸展能力提高，抗重力肌肉的兴奋性增高，股二头肌活动增加，同时也可使非受累侧胫骨前肌活动降低。将 PWS 与功能性电刺激结合，可以更好地提高脑卒中患者的步态训练效果。

传统的拐杖步行和平行杠步行训练的目标是减轻患肢的负重，但对步态无显著有利的影响。相反，由于训练需要患者有强大的上肢支撑力量，往往导致患者上身姿势异常，而形成新的不正确步态。

（二）脊髓损伤

交互步态促进下肢感觉反馈，通过 CPG 机制产生节律性屈肌和伸肌的电活动。感觉反馈、活动平板速度、关节负荷和髋关节位置均可改变肌电的振幅和时间，因此 PWS 活动平板训练是完全性和不完全性脊髓损伤康复有效的针对性训练方法。有研究显示，不完全性胸髓损伤患者，以 40%PWS 活动平板运动，20 min/次，5 次/周，共计 12 周，患者的步行速度和肌耐力显著提高，而能量消耗显著降低。

（三）骨关节疾病

研究发现，髋关节置换术后的患者在 15%减重的条件下进行步态评估，其在活动平板运动和持拐步行时，步频降低，步幅加大，手术侧髋关节外展能力提高，步行对称性改善。

二、常用减重步行训练方法

（一）治疗师帮助下减重步行训练

活动平板减重步行训练在临床上的应用越来越广泛，主要是利用减重吊带使患者步行时下肢负重减少，借助于运动平板进行步行能力训练。在训练时，一般需要两名治疗师，一名帮助患者腿摆动、支撑期患足跟着地，防止支撑期膝过伸；另一名帮助患者进行身体重心转移、髋伸展、骨盆旋转，并保持患者躯干的直立，人力成本非常高。

（二）Biodex 减重步态测试训练系统

Biodex 减重步态测试训练系统（图 9-4-1）是一台装有传感器的跑台，可以对步长、步速和左、右脚的时间分配（脚步的对称）进行即时的监控和记录，实时发出听觉和视觉生物反馈，帮助患者进行步态康复训练。

（三）天轨悬吊减重步行训练系统

针对神经疾患或骨骼肌肉疾患所致功能障碍（包括站立、行走、转移等）的患者，通过单轨滑动悬挂点下连接的躯干马甲，给予患者垂直方向减重支持及保护，使患者在下肢负重减小或无跌倒风险的情况下进行站立训练、步行训练和体位转移训练等（图 9-4-2）。

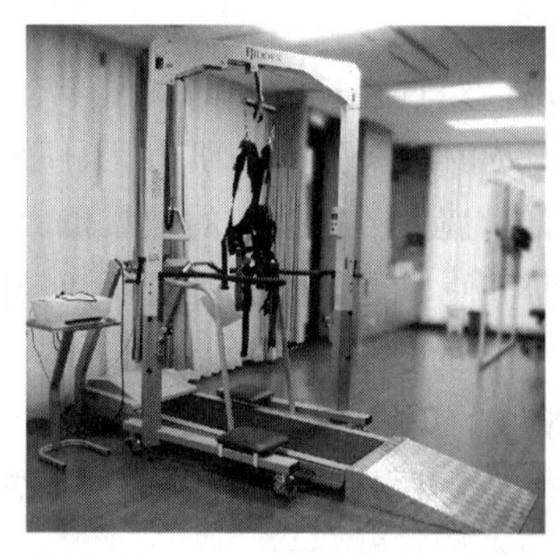

图 9-4-1　Biodex 减重步态测试训练系统

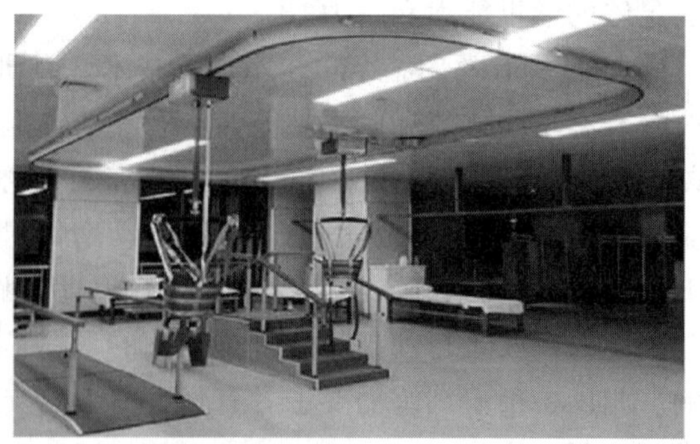

图 9-4-2　天轨悬吊减重步行训练系统

（四）Alter-G 减重跑台

Alter-G 减重跑台（图 9-4-3）可提高下肢骨关节炎患者有氧耐力，增强股骨骨折患者下肢肌肉等速肌力和肌耐力，改善帕金森病、脑瘫儿童步态及移动能力。

1. Alter-G 减重跑台适用范围

① 有氧训练；② 体重控制；③ 特定运动训练项目；④ 患者的步态训练；⑤ 老年患者健身增强训练；⑥ 下肢损伤或手术后的康复；⑦ 髋部、膝部、踝部、足部损伤或手术后的康复；⑧ 关节置换术后康复。

2. 禁忌证

① 不稳定型骨折；② 心血管疾病急性期；③ 伤口未愈合。

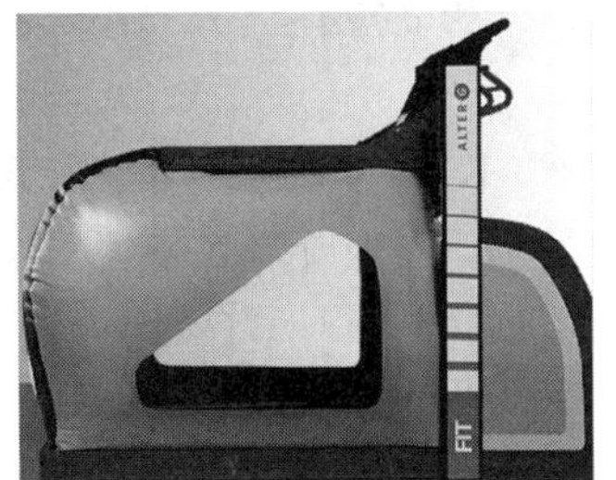

图 9-4-3　Alter-G 减重跑台

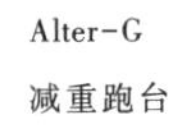

Alter-G 减重跑台

（五）康复训练机器人

Lokomat 外骨骼下肢康复机器人简介

为降低人力成本，更好地控制患者在减重训练中的精确度，近年来，国内外多家研究机构兴起了对康复机器人的研究热潮，并取得了一定的成果。他们利用机器人技术相继开展了代替治疗师辅助患者自动完成减重步行康复训练的设备。利用这种康复训练机器人进行步行康复训练，不仅减轻了治疗师的工作强度，而且步行训练参数重复性好，时相指标可以准确设定，能够有效加快康复进程，提高疗效。由于康复机器人的开发还处于初始阶段，研发费用昂贵，至今还未在临床普及。

减重步行康复训练机器人按动力输入方式可分为腿部驱动和足底驱动两种类型。腿部驱动减重步行康复训练机器人通过牵引患者大腿和小腿协调摆动完成腿部步行动作，如外骨骼机械腿，其主要特点是具有类似人腿的仿生外骨骼结构，有大腿、小腿、髋、膝、踝关节等。使用时，外骨骼机械腿穿戴在人体下肢上，机械腿的大、小腿分别带动患者大、小腿摆动，完成步行动作；足底驱动减重步行康复训练机器人通过驱动患者足部模拟步行过程中踝关节的运动轨迹来进行步行训练。按动力源的不同，减重步行康复训练机器人又可以分为电机驱动、液压驱动和气压驱动，电机驱动因体积紧凑，操作与维护简单方便，而被广泛采用。此外，还有一种由运动平板直接驱动带动患者小腿屈曲的辅助步行训练装置。机器人辅助训练，可提高脑卒中早期康复患者的下肢功能和平衡功能。

（六）Hydroworx 水疗康复池

Hydroworx 水疗康复池具有以下特点：水深可调，水中跑台速度可调，水下摄像机实时反馈水中步态（图 9-4-4）。一项关于 Hydroworx 水疗在成年人骨科术后康复中应用的 Meta 分析表明，术后早期应用 Hydroworx 水中行走训练可有效地减轻疼痛和肿胀、增加关节活动度和肌力，从而恢复下肢行走功能，且不影响伤口愈合。

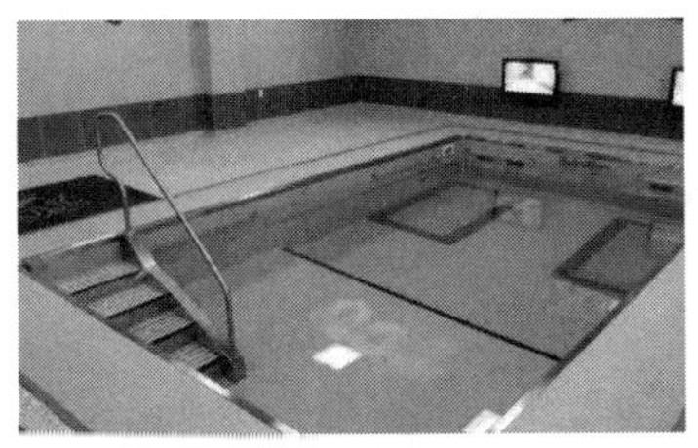

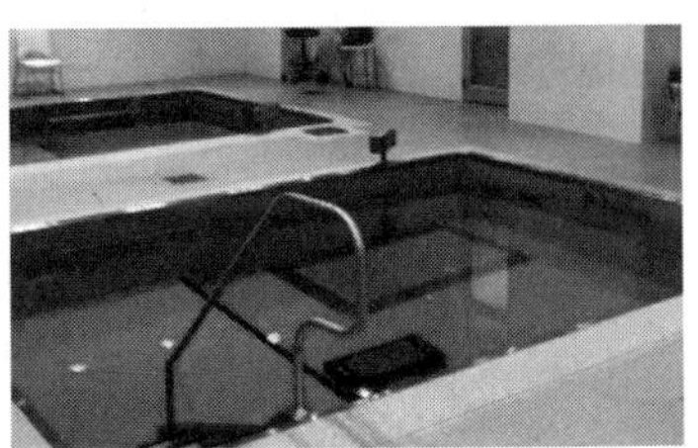

图 9-4-4　Hydroworx 水疗康复池

思考题

1. 思考偏瘫患者步行周期中主要参数的改变及原因。
2. 查阅资料了解减重步态训练在运动康复中的应用进展。

实践训练

1. 练习各种助行杖及助行器的使用。
2. 练习减重步态训练仪的操作。

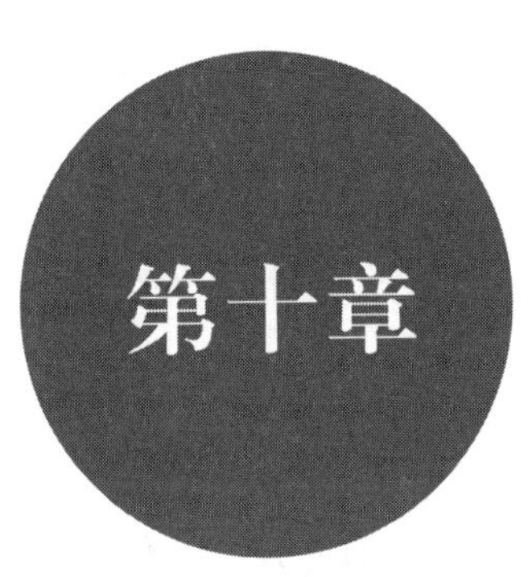

第十章 神经发育疗法

本章导言

神经发育疗法（neurodevelopmental therapy，NDT）又称神经生理学疗法（neurophysiological therapy，NPT），是应用神经发育学、神经生理学的基本原理和方法治疗中枢神经损伤和周围神经损伤后发生的运动障碍的一类康复治疗技术。常用神经发育疗法包括 Bobath 技术、Brunnstrom 技术、Rood 技术等。本章将介绍以上三类神经发育疗法的基本原理、治疗方法与操作、适应证与禁忌证及注意事项，帮助学生了解神经发育疗法的重点知识，使学生在之后学习中能够有效进行操作与应用。

学习目标

1. 掌握各类神经发育疗法的治疗方法与操作。
2. 了解各类神经发育疗法的治疗原理、适应证与禁忌证及注意事项。
3. 培养学生对于神经发育疗法及神经康复相关基础知识的兴趣及循证思维能力。

第一节　Bobath 技术

一、基本概念

在国际上，Bobath 技术通常被称为 Bobath 理念（Bobath concept）而非技术。但根据国内惯例，我们仍然称之为 Bobath 技术。它是由英国物理治疗师 Berta Bobath 和她的丈夫 Karel Bobath 根据英国神经学家 Jachson 的“运动发育控制理论”，经过多年的康复治疗实践经验而逐渐确立的治疗方法。Bobath 技术通过反射性抑制模式及控制关键点等方式抑制痉挛，再利用反射、体位平衡等诱发平衡反应，然后让患者进行主动的、小范围的、不引起联合反应和异常运动模式的关节运动，结合各种运动控制训练，并逐渐过渡为日常生活动作而取得更明显的康复效果。这一技术被认为是 20 世纪治疗神经系统疾患，特别是中枢神经损伤引起的运动障碍（如儿童脑性瘫痪、成年人偏瘫等）最有效的康复治疗方法之一。

二、基本原理

（一）神经可塑性

神经可塑性是指神经系统通过重组结构、功能和连接，以应对内、外刺激的能力。

Bobath 技术基本原理

（二）运动控制与运动学习

运动控制是指调节或主导运动基本机制的能力，运动学习是与实践或经验相关的一系列过程，使其在形成熟练技能时产生相对永久的变化。

（三）正确的感觉信息输入

感觉、认知和行动之间的联系是实现独立和适应性功能行为的关键。感觉来源于神经系统接收到的特定形式传入的信息，包括皮肤和关节感受器、肌梭、高尔基腱器官的传入信息及前庭觉、视觉、听觉、嗅觉和味觉。

（四）姿势控制

通过特定活动引导形成功能性活动并体验这些功能性活动的姿势。

三、治疗方法

（一）卧位—坐位转移训练

1. 床上翻身训练

患者仰卧位，双上肢交叉，治疗师辅助其肘关节伸展，患者将健侧脚放在患侧脚下方。左右摆动交叉的上肢，借助摆动的惯性，带动躯干翻身。向患侧摆动可诱导向患侧翻身，向健侧摆动可诱导向健侧翻身。治疗师可在患者的肩部或骨盆给予一定辅助，帮助患者完成翻身。

2. 站起与站立准备训练

（1）下肢屈曲动作的训练。患者仰卧位，患侧髋、膝关节微屈，脚掌放于床面。治疗师一手将患足保持在背屈、外翻位，另一手扶持患侧外，维持髋部处于内收位。嘱患者用力向健侧肩的方向抬腿，使足跟在床面上向患者头部的方向滑动，完成髋、膝关节屈曲动作。

（2）伸展下肢准备负重的训练。患者仰卧位，患侧髋、膝关节微屈，足背屈、外翻位，抵在治疗师大腿前部。治疗师沿患肢纵轴施加一定阻力，然后指示患者做小范围的膝关节屈伸。治疗师将手置于患膝下方，针对膝的伸展施加一定阻力，以选择性地引起股四头肌的收缩。为使患者理解和体会如何完成该动作，可先用健侧肢体做此动作，让患者体会正常运动感觉。

（3）桥式运动训练。患者仰卧位，双下肢屈曲，双膝并拢，双足平放在床面。患者将臀部抬起，使骨盆尽量抬高并保持。治疗师可用一只手固定患膝，用另一手轻拍患者臀部，协助伸髋。嘱患者将臀部缓慢地放回床面上。可将一本书或治疗师的手放在患者双膝之间，嘱患者夹住，然后指示患者在将臀部抬起和放下的过程中夹在双膝之间的书不可落下。

3. 准备进行无划圈运动的步行

（1）伸髋状态下屈膝。患者仰卧位，髋关节呈伸展位，患侧小腿垂于床边。治疗师背屈患侧踝关节，在不出现屈髋的前提下，屈膝然后再伸展，反复进行。逐渐扩大膝关节的屈伸范围，治疗师给予辅助避免患者出现伸肌的痉挛或下肢的共同运动模式。

（2）骨盆前倾训练。患者仰卧位，健侧下肢伸展，患膝屈曲，足放在床面。嘱患者内收髋关节，以带动骨盆向前旋转。

（3）髋内收、外展的控制。患者仰卧位，患膝屈曲，足放在床面。进行主动的髋关节内收、外展。治疗师可从膝部内侧或外侧施加一定的助力或阻力，并指示患者练习在各个角度的控制。

4. 肩胛带及上肢控制训练

患者仰卧位或健侧卧位，治疗师握住患侧上肢，保持伸展外旋位，然后带动患肩向各个方向运动。在肩胛骨的被动运动没有抵抗后，可以练习在仰卧位上举上肢之后，练习屈伸肘的动作，先由治疗师握住患手，诱发此动作，然后过渡到让患者独立完成此运动。继续将上肢向屈曲方运动，在任何一个位置上停止屈曲运动，并且从此位置继续上举上肢。

5. 床边坐起训练

患者健侧或患侧卧位。让患者将健足置于患足下方，利用健侧下肢将患肢抬起，移至床边。治疗师一手固定住患者上方骨盆，另一手托住患者下方的肩胛带。嘱患者向侧方抬头，侧屈躯干，健侧上肢可用力推床面，以臀部为轴旋转，完成坐起（图 10-1-1）。返回的动作与坐起相反。

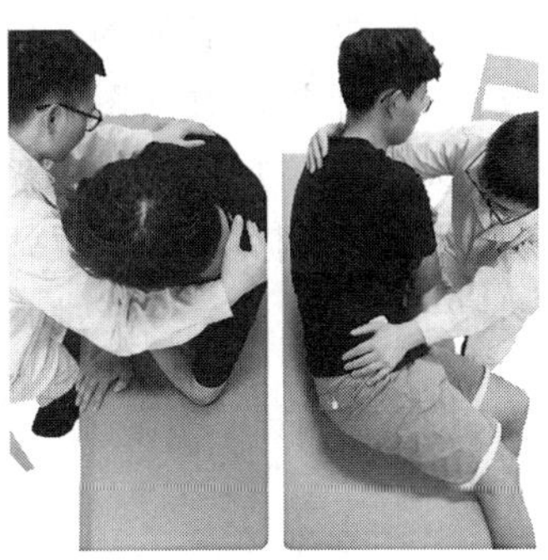

图 10-1-1　床边坐起训练

6. 坐位平衡训练

（1）重心左右移动训练。治疗师与患者并排坐在治疗床上，治疗师位于患者患侧。治疗师在患者腋部向上支撑肩胛带并保持患侧上肢处于外展、外旋位以及肘伸展、腕背屈、指伸展位，健侧手置于膝部或其他位置。让患者向治疗师倚靠，再让患者主动恢复至原位。

（2）重心前后移动训练。患者坐位，治疗师立于或坐于患者前方。治疗师用肘部将患侧上肢固定于自己腰部，另一手放于患者健侧肩部。指示患者向前弯腰，使躯干前倾并保持躯干伸直及头部直立，再让患者主动恢复至原位。

（3）躯干旋转训练。治疗师轻轻握住患者双手，注意不要用力拉患者手，带动患者双手及躯干先向患侧旋转，然后再转向健侧，可伴前倾动作（图 10-1-2）。

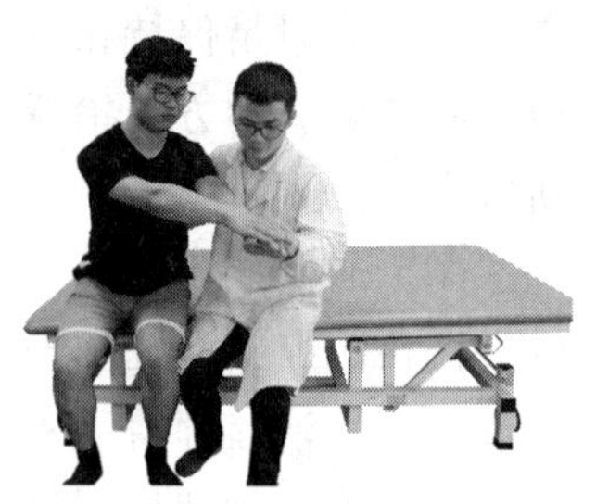

图 10-1-2　躯干旋转训练

（4）患侧上肢负重训练。治疗师与患者并排坐在治疗床上，治疗师位于患者患侧。患者患侧上肢处于外展、外旋位及肘伸展、腕背屈、指伸展位，支撑于身侧外侧的治疗台上。治疗师用一只手固定患者肩部，另一只手固定于患者支撑的手部，指示患者向患侧移动躯干，使患侧肩胛带及上肢负重，再主动恢复原位。在患侧肩胛带及上肢负重的情况下，可进行小范围的肘关节屈、伸训练。

（二）坐位—站位转移训练

1. 坐和站起准备训练

（1）三椅法。并排放三把椅子，患者坐在中间的椅子上。治疗师坐或站于患者前面。患者双上肢交叉，躯干及双上肢尽量向前下方伸出，直至臀部抬离椅子表面。患者保持臀部抬离椅子的状态，旋转躯干，然后缓慢地坐到一侧的椅子上。重复以上动作，反复坐向两侧的椅子上。

（2）髋部内收，骨盆旋前训练。患者坐位。治疗师一只手控制患膝，使髋处于内收、内旋位；另一只手控制患踝于背屈、外翻位。治疗师帮助患者将患侧下肢交叉放到健侧下肢上，同时带动骨盆前倾，再控制下肢缓慢放下。

（3）屈膝训练。患者坐位，被动屈患膝超过 90°，双脚平放在地上。指示患者在小范围内做屈伸膝的运动。训练时，要保持整个脚掌着地，足跟不能离开地面。

2. 站起和坐下训练

（1）站起训练。患者端坐位，双足略微分开，并后撤至椅前缘下。治疗师坐或站于患者患侧或前方，用手推患者脊柱，另一只手反推患者胸部以维持患者躯干伸展。当患者重心前移超过踝关节时，指示患者伸髋、伸膝，在此位置上慢慢站起，整个过程患者双眼平视前方（图 10-1-3）。为加强负重的感觉，治疗师可用手对患膝施加压力，注意防止膝过伸及躯干向健侧倾斜。站起训练可从不同高度的坐位站起。在训练初期，可先让患者从较高的椅子站起，然后逐渐过渡到从较低的椅子站起。

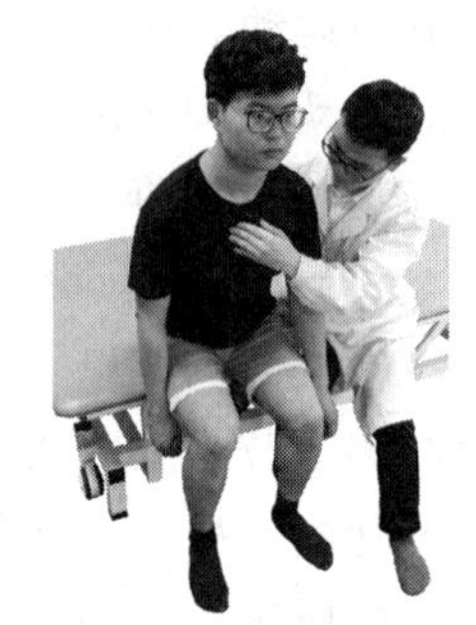

图 10-1-3　站起训练

（2）坐下训练。与站起训练动作顺序相反，但要防止坐下时的突然坠落。

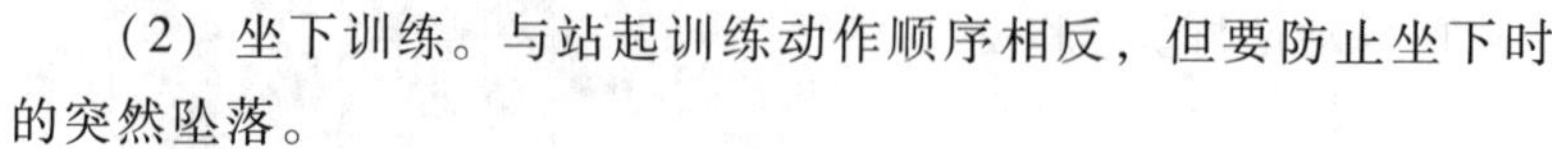

（三）步行训练

1. 步行训练

（1）站立相训练。患者站在治疗台前，双足靠拢，可用健侧手扶着平行杠或治疗台。治疗师立于患侧，一只手在患者患侧腋部支撑以保证肩胛带上举，另一只手保持肘、腕的伸展。指示患者向治疗师方向移动髋，以诱导患侧负重，反复练习。在患者感到安全时，指示患者健侧下肢向前或后迈细步。在向后迈步时，应充分迈至患足后方，充分伸展患髋，避免出现躯干前倾、髋关节屈曲等姿势。在向前迈步时，指示患者用患侧持续负重，然后练习足跟不离开地面，向健侧下肢转移重心的动作。注意保持躯干直立，患髋伸展。

（2）摆动相训练。患者站于治疗台前，双足靠拢，可用健侧手扶着平行杠或治疗台。患侧下肢在健侧肢体后方，健侧完全负重。治疗师立于患侧，指示患侧骨盆向前旋转，带动患肢向前摆动，完成迈步动作。治疗师可通过控制骨盆、膝关节和踝关节来辅助患者，防止其上提骨盆、划圈迈步、膝关节过伸和踝关节内翻等。

2. 改善步态训练

（1）摆动初期训练。患侧下肢呈站立相，足底着地，健侧足充分向前迈出，然后患膝屈曲，足跟离地，前脚掌触地使踝完全背屈，然后返回，反复进行。过程中应注意避免出现踝关节内翻。

（2）摆动期训练。患者健侧腿站立，治疗师一只手控制患侧骨盆，另一只手帮助患者踝关节保持外翻、背屈位，指示患者屈髋屈膝向前、向后迈小步。前、后迈步时，注意保持患者躯干、骨盆放松，轻度屈髋屈膝，防止骨盆上提动作而形成的划圈步态。

（3）利用滑板练习。患者健侧腿站立，将患侧足踏在带滑轮的滑板上，向前、向后、向侧方移动。患者患侧腿站立，将健侧足踏在滑板上练习，可改善患者患肢站立时的平衡能力。患者坐位，利用滑板进行患侧膝关节独立的屈曲运动。

（4）利用体重计练习。患者健侧腿站立，将患侧足置于体重计上，用以检测患肢向地面施加压力的程度，体重计可放在身体的前方或侧方以进行单腿负重训练。也可两足分别踏在两个体重计上练习重心转移。

（5）患腿充分负重。患者站立位，治疗师立于患者后方，双手协助控制患者骨盆。指示患者将重心移至患侧，然后外展健侧下肢。

（6）交叉站立和步行。双下肢交叉站立，患侧下肢位于前方，骨盆及双髋充分伸展。嘱患者缓慢地将健侧肢体迈向前方，进行前后交替迈步训练，注意防止患膝过伸。

（7）肩胛带旋转训练。患者站立位，指示患者双手分别做触摸对侧大腿的摆动动作。步行时，治疗师立于患者侧方，持患者上肢配合下肢进行摆动。

（8）骨盆旋转训练。治疗师立于患者后方，双手置于患者骨盆，指示患者步行，同时带动骨盆旋转，如果出现身体一侧的僵硬，即停止迈步，在原地进行数次骨盆旋转运动之后再继续练习步行。

（四）上肢训练

1. 上肢控制训练

（1）上肢的控住训练。将患侧上肢被动移动至空间某一位置后逐渐将手放开，指示患者将肢体控制在此位置保持不动。

（2）上肢定位放置训练。当患者上肢具备一定的控住能力时，可指示患者将控住的肢体由此位置向各个方向运动，再返回原位。

2. 肘关节的控制训练

在仰卧位或坐位，指示患者屈肘触摸头顶、对侧肩、对侧耳并向下滑动至前臂，再恢复原位；在侧卧位，指示患者用手触摸口部再恢复原位；在坐位指示患者用手触摸口及对侧耳。

3. 臂和手的训练

物理治疗应与作业治疗结合，把在运动疗法中学到的运动控制技巧应用到日常生活中并反复训练。如进行以下训练：上举患侧上肢时手掌向下触摸头顶、使用健侧手（如写字）时保持患侧手不移动以抑制联合反应、双侧上肢立于桌前支撑负重或用患手做类似擦桌子的动作、患侧手支撑负重时健侧手自健侧持物越过患侧放置等。

（五）自我活动

鼓励患者在指导下居家自我锻炼。如进行以下训练：患者 Bobath 式握手后做上举上肢过头顶并移至头后、反 Bobath 式握手（采用 Bobath 式握手后使双掌心先向内下，然后向外翻转成掌心向外位，并将上肢前伸或上举过头）、站立位做上肢靠墙滑动及上肢靠墙屈伸肘关节等训练。

四、适应证与禁忌证

（1）适应证。脑瘫、偏瘫等运动控制障碍疾病。

（2）禁忌证。与运动疗法禁忌证相同，无其他特殊禁忌证。

五、注意事项

（1）熟悉人体的关键点，包括：中部关键点如头部、躯干、胸骨中下段；近端关键点如肩峰、髂前上棘；远端关键点如拇指、踇趾。

（2）在应用反射性抑制模式时，用力不可过度，达到松弛痉挛肌的效果即可；治疗不要同时在身体各处进行，也不应在痉挛最明显处开始；应逐渐让患者自行学会应用如上方法；抑制痉挛后，应开展主动活动和日常生活活动。

（3）促进平衡反应时，要从各个方向对患者进行推、拉训练，使其达到或接近失衡点；训练时需让患者有一定的安全感，但又不能让患者过分依赖。

（4）治疗虽须遵循运动发育顺序，但并非一成不变，可根据患者具体情况和对动作的控制能力进行调整，因人而异。

第二节 Brunnstrom 技术

一、基本概念

Brunnstrom 技术是由物理治疗师 Signe Brunnstrom 研发的一种神经发育疗法。该技术是在中枢神经损伤初期，利用联合反应、共同运动等异常运动模式作为促进手段，再把这些运动模式逐步转变成功能性运动，以恢复患者运动控制能力的方法。Brunnstrom 技术最为重要的是其 6 期运动功能评估和治疗理论，联合反应、共同运动及分离运动等理论是理解及纠正偏瘫患者异常运动模式的关键。目前，其临床应用不如 Bobath 技术广泛，但对于一些严重功能障碍、较难诱发出肌张力或对正常运动模式要求不高的患者仍很适用。

二、治疗原理

（一）中枢神经损伤后的恢复阶段

Brunnstrom 认为，中枢神经损伤后的恢复过程是运动模式的改变过程。偏瘫患者运动功能恢复过程首先从软瘫期开始，然后出现运动模式异常，继之异常运动模式达到顶点；然后共同运动等异常运动模式减弱，开始出现分离运动，最后运动模式逐渐达到或恢复正常。

（二）原始反射

（三）联合反应

（四）共同运动

Brunnstrom 技术治疗原理

三、评定方法

Brunnstrom 6 期运动功能评定是目前在国际上应用非常广泛的偏瘫运动功能评定方法之一，后续的上田敏 12 级运动功能评定、Fugl-Mayer 运动功能评定等均是在此基础上的拓展和细化的。评定方法见表 10-2-1。

表 10-2-1 Brunnstrom 偏瘫运动功能评定

分期	上肢	手	下肢
1 期 弛缓期	弛缓，无随意运动	弛缓，无随意运动	弛缓，无随意运动
2 期 痉挛期（微弱联合反应期）	开始出现痉挛、肢体共同运动，不一定引起关节运动	稍出现手指屈曲	最小限度的随意运动，开始出现共同运动

续表

分期	上肢	手	下肢
3期　共同运动期（肌痉挛高峰期）	引起共同运动：① 上肢屈肌共同运动：表现为肩胛带上抬、后撤，肩屈曲、外展、外旋，肘屈曲，前臂旋后，腕部和手指屈曲；② 上肢伸肌共同运动：表现为肩胛带前伸，肩伸展、内收、内旋，肘伸展，前臂旋前，伸腕、伸指（如屈肌痉挛重，仍表现为屈腕、屈指）	能全指屈曲，勾状抓握，但不能伸展	引起共同运动：① 下肢屈肌共同运动：表现为髋屈曲、外展、外旋，屈膝，踝背屈、内翻，脚趾背屈；② 下肢伸肌共同运动：表现为髋伸展、内收、内旋，伸膝，踝跖屈、内翻，脚趾跖屈
4期　部分分离运动期（脱离共同运动期）	痉挛开始减弱，出现脱离共同运动模式的分离运动：① 上肢前屈90°（肘伸展）；② 屈肘90°，前臂能旋前、旋后；③ 手能置于腰后部	能侧捏及松开拇指，手指能半随意地、小范围地伸展	出现脱离共同运动模式的分离运动：① 坐位，足跟触地，踝能背屈；② 坐位，足可向后滑动，屈膝大于90°
5期　分离运动期（肌痉挛下降期）	痉挛明显减弱，基本脱离共同运动，能完成复杂的分离运动：① 上肢外展90°（肘伸展）；② 上肢前平举及上举过头顶（肘伸展）；③ 肘伸展位前臂能旋前、旋后	① 用手掌抓握，能握圆柱状及球形物，但不熟练； ② 能随意全指伸开，但范围大小不等	从共同运动到分离运动：① 站立位，髋伸展位能屈膝；② 站立位，膝伸直，足稍向前踏出，踝能背屈
6期　正常期（独立关节运动/协调运动期）	痉挛基本消失，协调运动大致正常	① 能进行各种抓握；② 全范围地伸指；③ 可进行单指活动但比健侧稍差	协调运动大致正常：① 站立位髋能外展；② 坐位，髋可交替地内、外旋，并伴有踝内、外翻

四、治疗方法

（一）床上卧位及床上训练

1. 床上卧位

患者仰卧位时，患侧膝下放一枕头维持髋、膝轻度屈曲，膝外侧支撑以避免髋关节过度外展、外旋。用枕头支撑患侧上肢，避免肩过度外展。

2. 床上训练

鼓励患者尽早进行床上被动活动、主动助力活动，学会向健侧和患侧翻身，包括由仰卧位到侧卧位的训练、俯卧位训练等。

（二）坐位躯干功能训练

1. 坐位平衡训练

患者取坐位，用健侧手托住患肘，患侧前臂搭在健侧前臂上，以保护患侧肩。治疗师从各个方向推动患者，破坏其平衡，让患者重新调整姿势维持平衡。治疗师的用力由小到大，逐渐进行，要注意保证患者安全。

2. 躯干屈曲训练

患者取坐位，用健侧手托住患侧肘，患侧前臂搭在健侧前臂上，以保护患侧肩。患者前臂带动上臂及肩胛骨运动，带动患者躯干依次向各方向运动。

3. 躯干旋转训练

患者坐位，目视前方。让患者做相对头颈部或骨盆的躯干旋转运动。当躯干向左侧旋转时，令头向右侧做最大旋转；躯干向右侧旋转时，令头向左侧做最大旋转。开始要缓慢，逐渐增大活动范围。

（三）上肢功能训练（1~3 期）

1. 肩关节的活动

治疗师对患者进行上肢训练时，应在患者无痛情况下进行肩向各个方向的活动。患者坐位躯干向前倾斜时，治疗师应托住患侧肘，随着躯干倾斜角度增大，肩关节活动范围也增大。

2. 头颈运动

患者患侧上肢放在治疗台上，治疗师一手扶患侧肩，另一只手放在患者患侧头边。嘱患者向患肩侧屈颈部，治疗师用手对患者头颈部给予抵抗的阻力，诱发患侧肩上举及耸肩运动。

3. 联合反应-共同运动诱发训练

（1）屈肌共同运动的诱发。患者健侧上肢屈肘，治疗师在屈肘过程中施加阻力，由于联合反应，患侧上肢也会屈肘。可让患者面向健侧，则可由于非对称性颈反射而进一步加强患侧屈曲运动。也可轻叩斜方肌、菱形肌和肱二头肌以加强上肢屈肌共同运动。

（2）伸肌共同运动的诱发。患者健侧上肢伸直，用力抵抗治疗师施加的阻力，通过联合反应引起患侧上肢伸展动作。可让患者面向患侧，则可由于非对称性颈反射而进一步加强患侧伸展运动。也可轻叩三角肌、胸大肌、肱三头肌以加强上肢伸肌共同运动。

（3）肩关节和肩胛带前屈运动的诱发。患者健侧手握住患侧手，双肘屈曲，让患者做双上肢向上推举运动，治疗师对患者健肢施加阻力，并嘱患者用力抵抗，通过联合反应来加强患侧肩及肩胛带的前屈运动；也可使患者健侧手握住患侧手，伸肘，做双上肢上抬运动，治疗师对患者健肢施加阻力，嘱患者用力抵抗，诱发患侧屈肌共同运动和肩关节前屈运动。

（4）伸肘运动。患者仰卧位，通过紧张性迷路反射促进伸肘；头转向患侧，利用非对称性颈反射的作用促进伸肘；或坐位，躯干转向健侧，利用紧张性腰反射促进伸肘。嘱患者肩前屈 90°，前臂旋前推治疗师手，治疗师对患者掌面腕部不引起抓握反射的区域内旋加阻力，可使肘完全伸展；动作完成后将患肢引导至完全伸直，并令患者保持住。再对患者施加一系列小范围、快速的推回运动，反复引起肱三头肌的牵张反射。

（5）患侧胸大肌联合反应。患者取坐位，治疗师站于前面，用手将患者双上肢托住并前平举置于治疗师腰部，让患者肩关节内旋，治疗师在患者健侧上臂内侧向外施加阻力时嘱患者用力内收，即出现患侧胸大肌收缩，上臂内收。

（6）双侧抗阻的划船样动作。患者与治疗师面对面而坐，相互交叉前臂再握手，做划船时推拉双桨的动作，向前推时前臂旋前，往后拉时前臂旋后，治疗师对健侧上肢施加阻力，待患肢也有动作后，适当给予阻力。

（四）上肢功能训练（4~6 期）

1. Brunnstrom 4 期的上肢功能训练

（1）将患侧手转移至腰后。患者坐位，被动移动患侧手触摸骶部或用手背推摩同侧肋腹并逐渐向后移动；或患侧手在患侧取物，经背后传递给健侧手。

（2）伸直的上肢前平举。患者坐位或站立位，肩 0°位，肘伸直。治疗师在患者前、中三角肌上轻叩，并嘱患者前屈肩；或被动前屈肩到 90°，并让患者维持住，同时在前、中三角肌上叩打；如能维持，让患者稍降低上肢后再慢慢前屈肩，直到逐渐接近 90°；在肩前屈接近 90°的位置上小幅度继续前屈及缓慢下降，重复训练。避免出现肩胛带上抬、后撤的屈肌共同运动模式和代偿动作。

2. Brunnstrom 5 期的上肢功能训练

（1）前平举上肢并前臂旋前、旋后训练。患者坐位或站立位，肩前屈 90°，肘伸展，做前臂旋前、旋后翻转的动作。

（2）伸直的上肢侧平举。患者坐位或站立位，肘伸展。治疗师在患者三角肌中部轻叩的同时，嘱患者肩外展，或被动外展肩到 90°，让患者维持住，同时在三角肌中部叩打；如能维持，让患者稍降低上肢后再慢慢肩外展，直到接近 90°。在上述动作基础上可加上前臂旋后动作。

3. Brunnstrom 6 期的上肢功能训练

此阶段训练主要是加强上肢协调性、灵活性及耐力，可与作业疗法等结合训练，如拍打篮球、拧螺丝、折纸和捡豆子等。

（五）手功能训练

1. 手抓握动作训练

利用对近端关节适当施加阻力诱发抓握动作、固定腕关节以达到良好抓握、固定腕关节完成屈肘位抓握的能力，可与手的功能性活动结合进行训练。

2. 缓解手指痉挛

治疗师将患者前臂摆在旋后位置，抓住患者拇指和大鱼际，将大拇指从掌心拉出，另一只手打开其余屈曲的手指。

3. 向随意性伸展转移

向随意性伸展转移是 Brunnstrom 3~4 期的主要训练内容。可让患者手水平上举或前臂旋后，以易化手指的半随意性伸展、屈腕、两手拇指交替旋转或结合作业治疗进行拇指的分离训练。

4. 功能手的完成

功能手的训练常需与作业治疗结合，如吃饭等。

（六）下肢功能训练

1. 屈肌共同运动的诱发

患者仰卧位，伸直健侧下肢，做健侧足跖屈动作，治疗师从足底对健侧足施加阻力，引起患侧下肢屈肌共同运动。让患者面向健侧，可利用非对称性颈反射进一步加强屈曲运动。

2. 伸肌共同运动的诱发

患者仰卧位，伸直健侧下肢，做健侧足背屈动作，治疗师从足背对健侧足施加阻力，引起患侧下肢伸肌共同运动。让患者面向患侧，可利用非对称性颈反射进一步加强伸展运动。

3. 患侧下肢外展的诱发

患者仰卧位，嘱患者用力外展健侧下肢，治疗师对健肢外侧施加阻力，诱发患侧下肢出现外展动作。

4. 患侧下肢内收的诱发

患者仰卧位，双侧下肢处于外展位，嘱患者用力内收健侧下肢，治疗师对健肢内侧施加相反方向的阻力，诱发患侧下肢出现内收动作。

5. 下肢脱离共同运动模式的训练

患者仰卧位，治疗师站在患者足端，双手分别握住患者双踝，轻轻将其双足抬离床面30°左右，轻柔、小范围地左右摆动患者双下肢，可起到脱离共同运动、诱发分离运动的作用。

6. 髋屈肌群的收缩训练

患者坐在治疗床或椅子上。在治疗师保护下，嘱患者躯干后倾，以诱发屈髋肌发生反应性收缩。当出现屈髋肌群收缩时，嘱患者保持下肢位置并缓慢将足放回地面，再前屈躯干回到中立位。

7. 踝关节的背屈训练

（1）利用下肢屈肌共同运动。患者仰卧位，在髋、膝屈曲时施加阻力以促进等长收缩，引发及强化踝背屈，然后逐渐减少髋、膝屈曲角度，最后在膝的完全伸展位进行踝背屈训练。

（2）利用 Bechterev 屈曲反射。被动屈曲患者患侧足趾直至引起下肢屈曲反射；诱发后，嘱患者保持位置，以增强对患者下肢屈肌的控制。

（3）冰刺激足背屈肌。用冰刺激足趾背侧及足背外侧诱发足背屈，并通过增强患者的随意性反应进一步强化。

（4）手指叩击。用手指尖快速刺激足背外侧部，促进足背屈。

（5）缓慢刷擦。用软毛刷缓慢刷擦足背外侧以诱发足背屈（持续约 30 s）。

（6）用振动器刺激足背外侧。

8. 步行能力训练

（1）步行训练。治疗师站在患者患侧，与患者手交叉握住，另一只手放在患者腋部，托住患肩辅助患者步行。治疗师辅助患者控制重心转移、调整步幅及控制节奏，同时也可借助拐杖、助行器等。治疗师对其动作给予指正，如提醒患者如何控制重心、起步、控制步幅、调整姿势，纠正膝过伸等。

（2）跨越障碍物。当患足能抬离地面时，可进行跨越障碍物训练，开始时，按着患者步幅设计一定间隔的、低的障碍物，可利用屈肌共同运动完成跨越动作。

（3）上下楼梯。注意上楼梯时健侧足先上，下楼梯时患侧足先下。

五、适应证与禁忌证

（1）适应证。CNS 疾患，包括儿童脑瘫、成年人偏瘫及其他运动控制障碍疾病。

（2）禁忌证。与运动疗法禁忌证相同，无其他特殊禁忌证。

六、注意事项

（1）早期应通过健侧抗阻随意运动使兴奋扩散，以引出患侧联合反应。

（2）为增强治疗作用，还可利用各种感觉刺激。

（3）训练时，患者应主动参与，并随意用力。

（4）为引出运动反射，肢体应多利用紧张性反射和协同运动，躯干应多利用翻正反射和平衡反射。出现张力后，减少联合反射的诱发与应用。

（5）尽早进行躯干训练，重点为增强躯干平衡和躯干屈肌、伸肌及旋转肌的活动。

第三节　Rood 技术

一、基本概念

Rood 技术由美国物理治疗师 Margaret Rood 在 20 世纪 50 年代创立，又称“多种感觉刺激技术”。Rood 技术是根据人体发育顺序，利用温、痛、触、视、听、嗅等多种感觉刺激，调整感觉通路的兴奋性，促进或抑制运动性反应，加强骨骼肌肉系统与中枢神经系统的联系，达到神经运动功能的重组作用。目前，Rood 技术在临床上较少单独应用，常与其他神经促进技术联合使用。

二、基本原理

（一）肌张力正常化

使用适当的感觉刺激调整肌张力并诱发出所需要的肌肉反应，反射性的肌肉反应是获得运动控制的最早发育阶段。

（二）治疗方案与功能发育水平相适应

感觉运动控制是以发育为基础，治疗须在患者发育水平上开始，按照发育顺序向控制的高级水平进展。Rood 根据人体发育规律总结出 8 种运动模式：① 仰卧屈曲；② 转体或滚动；③ 俯卧伸展；④ 颈肌的协同收缩；⑤ 俯卧肘支撑；⑥ 手膝位支撑；⑦ 站立；⑧ 行走。并将个体运动控制的发育水平划分为 4 个阶段：① 肌肉的全范围收缩阶段；② 屈肌群的协同收缩阶段；③ 远端固定，近端关节活动阶段；④ 技巧动作阶段。

（三）易化运动功能与目的性的活动相结合

活动要有目的性，为了诱发有意识控制的动作，需要有目的性的刺激。按照目的要求，使主动肌、拮抗肌、协同肌的反应按顺序进行。

（四）反复强化肌肉反应

为了学习与掌握，需要重复进行感觉运动。

三、治疗方法

（一）Rood 促进技术

1. 触觉刺激

（1）快速刷擦。用毛刷在治疗部位的皮肤上刷擦，诱发主动肌收缩并抑制拮抗肌收缩。快速刷擦包括一次刷擦法与连续擦刷法。其中一次刷擦法主要用于意识模糊的患者，在支配相应肌群的脊髓节段皮区进行刺激，可重复 3~5 次。连续刷擦法为对治疗部位的皮肤做 3~5 s 地来回刷擦。诱发小肌肉时，每次刷擦 1~2 s，休息 2~3 s 后再进行。每块肌肉刺激 1 min，由远端向近端进行。

（2）轻触摸。用轻手法触摸手指或脚趾间的背侧皮肤、手掌或足底部，引起交叉性伸肌反应以引发受刺激肢体的回缩运动。

2. 温度刺激

（1）一次刺激法。用冰一次性快速地擦过皮肤。

（2）连续刺激法。用冰刺激局部皮肤，每次 3~5 s，最多 5 次，再用毛巾蘸干。由于冰刺激会引起血管收缩，应避免在背部脊神经后支分布区刺激。在刺激手掌与足底或手指与足趾的背侧皮肤时，当出现回缩反应时应适当加阻力，以提高刺激效果。

3. 轻叩

轻叩手背指间或足背趾间皮肤及轻叩掌心、足底均可引起相应肢体的回缩反应。手指轻叩要促进肌肉、肌腱或肌腹产生与快速牵拉相同的效应。

4. 牵伸

快速、轻微地牵拉肌肉，可立即引起肌肉的收缩反应，利用这种反应达到治疗目的。

5. 挤压

挤压肌腹可引起与牵拉肌梭相同的牵张反射；用力挤压关节可使关节间隙变窄，刺激高阈值的感受器，引起关节周围肌肉收缩。

6. 特殊感觉刺激

临床常用视、听觉等。光线明亮、色彩鲜艳的环境，节奏性强的音乐等都具有易化作用。治疗师说话的音调和语气同样有影响。

（二）Rood 抑制技术

1. 轻压关节以缓解痉挛

此法可缓解偏瘫患者因痉挛引起的肩痛。

2. 持续牵伸

通常是进行持续 30 s 以上的牵伸手法，也可利用系列夹板或石膏托固定进行持续牵拉。

3. 在痉挛肌肌腱附着点持续加压可缓解痉挛。

4. 用较轻压力从头部开始沿脊柱直到骶尾部进行按压，反复对后背脊神经支配区域进行刺激可反射性抑制全身肌紧张，达到全身放松的目的。

5. 其他方法

（1）缓慢辅助患者从仰卧位或俯卧位翻到侧卧位，以缓解痉挛。

（2）通过中温刺激、不感温局部浴、湿热敷等使痉挛肌松弛。

（3）远端固定，近端运动。适用于手足徐动症等。

6. 特殊感觉刺激

临床常用视、听觉等。光线暗淡、色彩单调的环境，轻音乐或催眠曲都具有抑制作用。

（三）临床应用

1. 痉挛性瘫痪

（1）缓慢、持续牵拉可降低肌张力，缓解痉挛。特别适用于降低躯干伸肌、股四头肌等肌肉的张力。

（2）通过轻刷擦诱发痉挛肌群的拮抗肌以抵抗痉挛状态。

（3）反复运动，利用肌肉的非抗阻性重复收缩缓解肌肉痉挛。

（4）当关节位置无明显异常时，可通过维持肢体负重体位以缓解痉挛。

2. 弛缓性瘫痪

（1）通过正常肌群带动肢体整体运动来促进肌肉无力部位运动。当一侧肢体完全瘫痪时，可利用健肢带动患肢运动，达到整体运动的目的。

（2）快速刷擦主动肌或关键肌肉的皮肤促进肌肉收缩。

（3）固定肢体远端，对近端施加压力或增加阻力以诱发肌肉收缩。

（4）可选择叩击、快速冰刺激和振动刺激手法刺激骨突部位促进肌肉收缩。

3. 吞咽和发音障碍

脑血管病患者常因核上性麻痹而引起吞咽和发音障碍，在治疗上，局部治疗方法主要是诱发或增强吞咽和发声器官肌肉活动。注意刺激强度要适当。

（1）刷擦法。用毛刷轻刷上唇、面部、软腭和咽后壁，避免刺激下颌、口腔下部。

（2）冰刺激。用冰刺激嘴唇、面部、软腭和咽后壁，用冰擦拭前颌。

（3）抗阻吸吮。做吸吮动作时，适当增加阻力加强口周围肌肉运动。

4. 吸气模式的诱发

当膈肌运动减弱时，通过吸气模式扩张胸廓下部改善呼吸功能。

（1）刷擦方法。连续刷擦胸锁乳突肌可使上胸部获得稳定性；按一定方向连续刷擦腹外斜肌、腹内斜肌、腹横肌，要注意避免刺激腹直肌。因为腹直肌收缩后可引起膈肌下降，而限制胸廓扩张；连续刷擦脊神经后侧第一支配区域，可使躯干获得稳定性。

（2）冰刺激。包括一次性冰刺激和腹直肌以外部位的连续冰刺激。

（3）压迫方法。主要压迫两侧胸锁乳突肌起始部。把手指放在肋间，在吸气之前压迫肋间肌。压迫俯卧位时，手指持续压在背部各肋间，在吸气之前抬起。俯卧位手指从第12肋缘向下持续压迫，吸气前抬手，诱发腹横肌收缩。

（4）叩击法。患者伸膝，用足跟沿下肢长轴方向叩击，可诱发肩胛提肌、胸锁乳突肌锁骨支等脊柱附近肌肉收缩。

四、适应证与禁忌证

（1）适应证。中枢神经疾患，如儿童脑瘫、成年人偏瘫以及其他运动控制障碍疾病。

（2）禁忌证。体质衰弱不能接受刺激，靶肌肉处有皮肤和关节炎症患者。

五、注意事项

（一）感觉刺激

由于刷擦对C类神经纤维刺激有蓄积作用，较难柔和进行，有时会产生不良影响，可引起紧张性肌纤维退化，故要合理应用。在耳部皮肤、前额1/3处刷擦时，可引起血压下降等不良反应；体力明显低下的患者应禁忌进行；脑外伤（特别是脑干损伤）患者会加重其意识障碍；持续头低位可抑制心脏、呼吸功能。对脊神经后侧第一支区域内刷擦可使交感神经作用加强。

（二）温度刺激

冰刺激对内脏作用强，作用消退慢，应特别引起注意；诱发觉醒和语言时，要避免用冰刺激痉挛的手；在左肩部周围进行冰刺激时，要检查心脏功能；在C_4支配区冰刺激时，有可能引起一过性呼吸停止。

（三）儿童应用

有时刷擦可使幼小儿童触觉消失或引起不良反应，均应避免使用；新生儿首先是触觉和味觉的发育，接着是视觉、听觉，最后为嗅觉的发育。

特别要强调的是，任何刺激及刺激后产生的活动都应与日常生活活动相结合。通过日常生活活动的反复应用，使这些功能被强化。

思考题

1. 阐述Brunnstrom运动功能评定标准。
2. 阐述Bobath技术治疗的基本原理。
3. 阐述Bobath技术中由坐位至站起的操作要点。
4. 简述Rood技术的临床应用。

循证实践

实践训练

患者女性，46岁，公务员。2020年1月1日在无明显诱因下出现头痛，随之出现意识障碍，送至四川某医院就诊，急诊行头颅 CTA，考虑左侧大脑中动脉动脉瘤破裂、蛛网膜下腔出血。入院后于 2020 年 1 月 4 日在全麻下行“左侧大脑中动脉动脉瘤夹闭术+颅内血管重建术+脑脊液漏修补术+ICP 置入术”，手术顺利，术后生命体征平稳，现仍有右侧肢体活动及言语障碍。为进一步治疗，于 2020 年 2 月 20 日转入康复科。

治疗前专科查体结果为：不完全混合性失语，认知功能受限。改良 Ashworth 肌张力分级为右侧肩前屈肌 1 级，肩后伸肌 1 级，屈肘肌 0 级、伸肘肌 0 级、屈腕肌 0 级、伸腕肌 0 级、伸髋肌 1 级、屈髋肌 1 级、髋内收肌 2 级、伸膝肌 2 级、屈膝肌 2 级、踝跖屈肌 2 级。

右侧 Brunnstrom 分期：上肢—手—下肢分别为Ⅰ—Ⅰ—Ⅲ期。右上肢肩前屈肌、屈肘肌、伸肘肌及屈腕肌肌力 0 级，右下肢屈髋肌肌力 3+级，伸膝肌肌力 3 级，踝背屈及跖屈肌肌力 0 级。深浅感觉查体配合差。坐位平衡 2 级，站立位平衡 0 级。移动能力评分为 15/40 分，主要为床上翻身 3 分，从卧到坐 2 分，坐位维持 5 分，从坐到站 2 分，站立位维持 1 分，床—椅转移 2 分，其余均为 0 分。患者进行工作及娱乐活动明显受限。患者家住 6 楼，有电梯。现请你以治疗师的身份思考：

ICF 简介

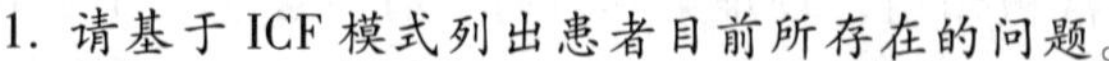
1. 请基于 ICF 模式列出患者目前所存在的问题。

2. 基于患者目前情况，结合本章所学知识，制订运动治疗方案，以提高患者运动功能。

第十一章 本体感神经肌肉易化术

本章导言

本体感神经肌肉易化术（proprioceptive neuromuscular facilitation，PNF）是现代康复治疗最基本的技能之一，该技术主要将其基本技术、特殊技术与人体运动模式相结合，从而诱发患者的正常运动模式、提高肌力和肌耐力、增加关节活动度和减轻疼痛、促进平衡与协调功能，以改善或提高人体神经、肌肉功能，尽可能帮助患者恢复日常生活活动能力。PNF 目前广泛应用于神经系统、肌肉骨骼系统疾病所致的运动、感觉功能障碍的康复治疗。因此，本章主要介绍 PNF 的基本原理、运动模式和临床应用；以图文并茂的形式介绍基本技术、特殊技术以及上肢、下肢、躯干和头颈运动模式。本章将帮助学生在短时间内掌握 PNF 的重点内容，使学生在学习后，能够正确、安全、有效地对各种运动功能障碍应用 PNF 进行治疗。

学习目标

1. 了解 PNF 技术的发展史。
2. 熟悉 PNF 技术的定义、基本原理。
3. 掌握 PNF 技术的临床应用。
4. 掌握 PNF 技术的基本技术和特殊技术，以及人体不同部位 PNF 运动模式的操作。
5. 培养学生 PNF 循证思维能力。

第一节 概述

20 世纪 40 年代美国神经生理学家 Herman kabat 发现，人们日常生活中绝大多数运动并非是线性运动，而是螺旋对角线运动；解剖学的研究也发现，人体 600 余块肌肉中，绝大多数肌肉的肌纤维形态也并非直线，而是成螺旋式；只有在神经支配及对位置感觉反馈正常情况下，人体才能精准地完成各项运动和动作。Herman kabat 教授基于此创立本体感神经肌肉易化术，该疗法起初用于脊髓灰质炎患者的康复治疗。20 世纪 50 年代，物理治疗师 Margaret knott 和 Dorothy voss 将该技术进一步发展推广，现在常用于神经系统疾病、肌肉骨骼系统疾病所致的运动、感觉功能障碍的康复治疗，且疗效显著。

一、定义

PNF 是指通过刺激本体感受器来改善和促进肌肉功能，以提高功能活动为目的的一种神经发育疗法。螺旋对角线（diagonal，D）运动模式是 PNF 的基本特征。

PNF 基本原则

其定义有三个关键词：第一个是本体感受器，PNF 就是刺激肌肉、肌腱、关节囊等组织中本体感受器的感觉功能；第二个是螺旋对角线，也就是在指导患者进行活动时，要引导其进行与我们绝大多数日常生活活动时身体各部位的运动模式相一致的螺旋对角线运动，才能使患者大脑中错误的运动控制模式通过反复再学习重新形成正确的运动模式，达到最优化的功能康复；第三个是运动模式，运动模式是指身体运动时，参与运动的关节在三维空间活动时的运动方向，也就是关节在三个自由度空间的运动方向。

二、临床应用

（一）治疗作用

1. 学习正常运动模式

中枢神经系统损伤后运动控制功能下降，或因肌肉无力，无法完成某种运动，或因长期异常姿势导致大脑形成固定的“舒服”“自然”位置感（本体感觉）和运动模式，或自身本体感觉功能较弱、关节置换术后本体感受器损伤，都可出现异常运动模式，此时可通过 PNF 节律性启动、复制等技术学习正常运动模式。

2. 缓解疼痛

肌肉无力、肌张力增高、关节囊紧张、运动模式错误导致组织受到挤压均可能出现疼痛，可通过抗阻、牵张、保持-放松、收缩-放松等 PNF，提高肌力，降低肌张力、组织张力等方法缓解上述原因导致的疼痛。

3. 增加关节活动度

通过抗阻、牵张、保持-放松、收缩-放松等 PNF，可缓解疼痛，从而提高关节活动度。

4. 增强肌力和肌耐力

在不同运动模式的 PNF 中，均可通过助力、主动抗阻运动增加患者肌力和肌耐力。

5. 改善平衡与协调功能

通过向心—等长—离心收缩、稳定性逆转、动态反转等技术，在提高患者肌力和肌耐力同时，可增加患者的平衡与协调功能。

6. 提高日常生活活动能力

通过各种 PNF，缓解疼痛、提高肌力、增加关节活动度、改善平衡与协调功能、纠正错误姿势和运动模式，均可提高患者日常生活活动能力（activity of daily life，ADL）。

（二）适应证和禁忌证

1. 适应证

用于神经系统疾病和肌肉骨骼疾病所致的运动、感觉、平衡与协调、日常生活活动功能障碍。具体如下：

（1）肌力下降。如中风、周围神经损伤、老年性肌少症等肌肉力量下降者。

（2）疼痛。因各种原因导致关节粘连、肌肉紧张或无力、运动模式错误所致的关节、肌肉疼痛的患者。

（3）防治术后并发症。通过非手术部位关节活动诱发手术部位关节的等长收缩，防治肢体的肌肉萎缩、压疮、深静脉血栓形成。

（4）平衡与协调功能障碍。各种自身本体感觉功能较弱、关节置换术后和中枢神经损伤后本体感觉功能下降导致的平衡与协调功能障碍。

2. 禁忌证

（1）活动关节或肢体有急性外伤或疾病引起的关节肿胀患者。

（2）活动关节或肢体因外伤所致关节不稳定患者。

（3）活动关节或肢体有未愈合骨折患者。

（4）活动关节或肢体部位有恶性肿瘤、结核患者。

（5）严重肝、肾功能损害患者。

（6）意识不清或不配合指令者不宜做主动运动。

第二节　基本技术

PNF 含有多个基本技术，在人体不同部位实际操作过程中，都要结合这些基本技术。

一、身体力线（alignment）

（一）操作

患者体位：PNF 治疗过程中，根据患者的功能状况和运动模式，可选择仰卧位、侧卧位和坐位。

治疗师体位：治疗过程中，治疗师朝向时钟“1”时、“7”时、“5”时和“11”时方向（图 11-2-1）。

操作方法：根据不同运动模式，治疗师站于患者肩部、髋部、踝部、前面、后面、头上方、足下方；治疗师双手引导患者运动，双下肢呈“马步”或“丁字步”站立，以便重心转移，并根据患者运动方向进行重心转移（图 11-2-2）。

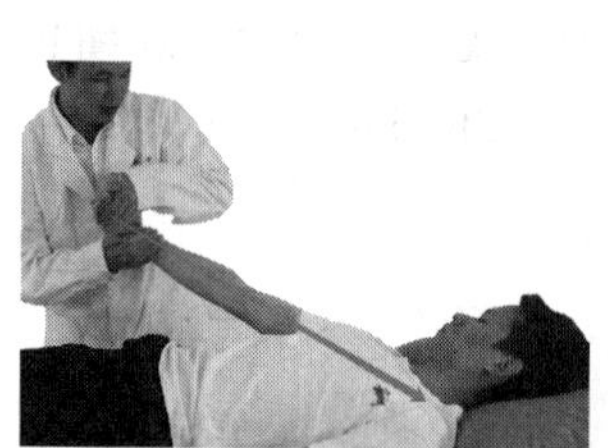
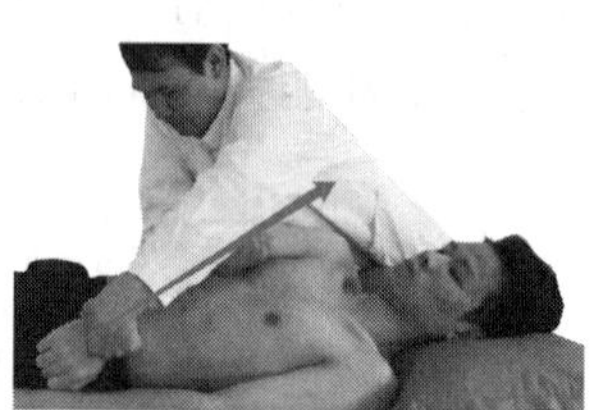

图 11-2-1　不同运动模式身体力线

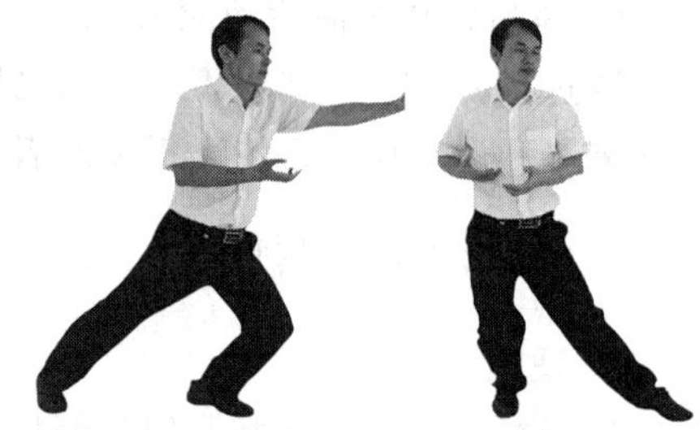

图 11-2-2　治疗师重心转移

（二）作用

良好的身体力线能使治疗师省力、患者舒适，通过治疗师身体力线引导患者正确的运动方向运动，可控制或稳定运动。

二、手法接触（manual contacts）

（一）操作

患者体位：同身体力线。

治疗师体位：同身体力线。

操作方法：治疗师双手均进行蚓状肌收缩状态，即第 2~4 掌指关节不同程度的屈曲，指间关节伸展；根据不同部位，拇指可呈内收位使拇指尺侧与示指掌面紧贴或稍屈曲，使拇指尺侧面与掌面垂直且拇指与示指平行（图 11-2-3）。

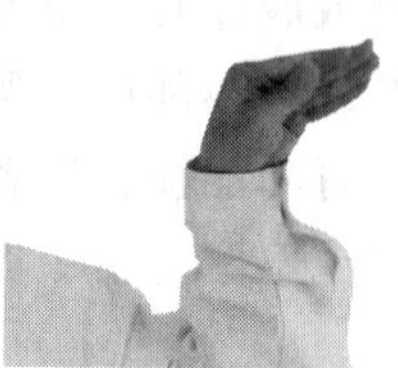
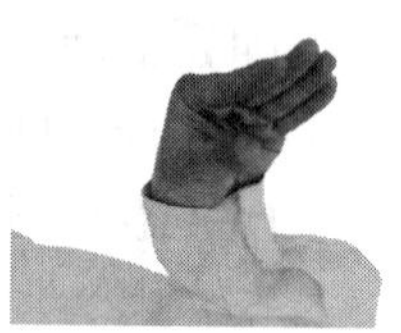

图 11-2-3　蚓状肌握手

（二）作用

该手法可通过手的压力刺激皮肤和其他感受器，增加神经肌肉的应答并诱导患者的运动方向。

三、适当阻力（appropriate resistance）

（一）操作

患者体位：同身体力线。

治疗师体位：同身体力线。

操作方法：患者运动过程中，在不影响其活动的情况下，适当给予阻力能促进其兴奋扩散，使更多肌肉收缩，从而增加肌肉收缩强度，加大活动范围。但需要注意，施加阻力并非越大越好，而是应施加适当阻力，治疗师的阻力应根据患者力量，施加使患者在方向、质量和数量上引起平滑、协调收缩且产生适当扩散和促进功能的阻力（图 11-2-4）。注意：根据治疗目的、患者是否存在痉挛等进行阻力的选择；操作的时间不宜过长；不能引起患者的疼痛和不适，避免患者憋气。

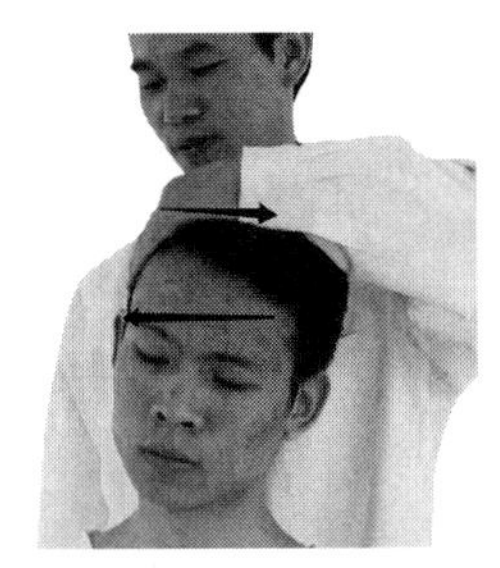
图 11-2-4　适当阻力

（二）作用

刺激本体感受器、通过对较强肌群施加适当阻力，可使兴奋向较弱肌群扩散，以增强肌力和肌耐力，改善强、弱肌群间的失衡，刺激相邻关节。

四、牵伸（stretching）

（一）操作

患者体位：同身体力线。

治疗师体位：同身体力线。

操作方法：在运动的起始位置将参与运动的主要肌肉或肌群被动的伸展到最长位，治疗师对即将要求收缩的肌肉进行快速牵伸，引起被伸展的肌肉或肌群产生牵张反射（图 11-2-5）。在整个活动范围均可给予重复的牵伸，具体牵伸次数与关节活动范围有关，关节活动范围较小者给予 1~2 次牵伸，关节活动范围较大者给予 2~3 次牵伸，在牵伸的同时结合口令（言语刺激），可增强患者肌肉力量并促进兴奋扩散。

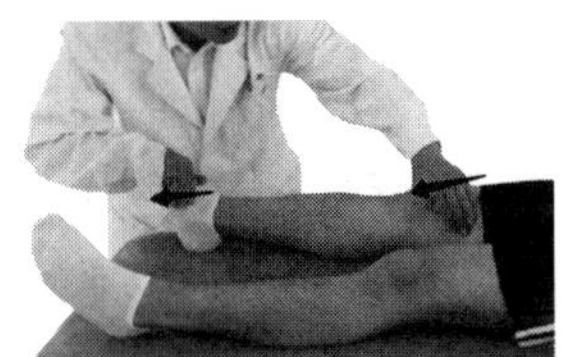
图 11-2-5　牵伸
（起始位往运动相反方向）

（二）作用

促进无力肌肉收缩，启动因肌无力引起的活动困难。通过牵张反射引起肌肉快速收缩后，治疗师快速对患者运动相反的方向施加一定阻力，引导患者运动。

五、牵引（traction）

（一）操作

患者体位：同身体力线。

治疗师体位：同身体力线。

操作方法：肢体在抗重力方向运动时，通过牵拉关节邻近肌肉以分离关节面，关节牵引技术可在活动的各位置重复。注意事项：新近的骨折、手术后早期不可使用此技术（图 11-2-6）。

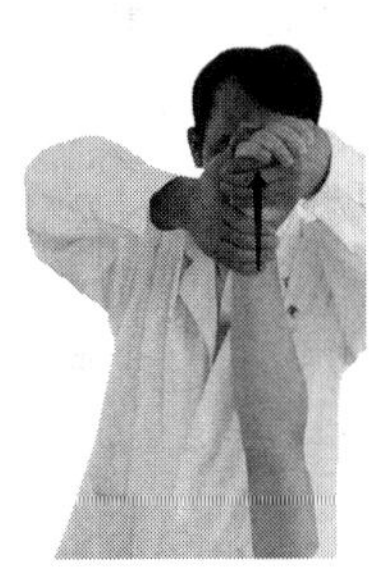
图 11-2-6　牵引

（二）作用

可产生牵张刺激和增强运动。

六、挤压（approximation）

（一）操作

患者体位：同身体力线。

治疗师体位：同身体力线。

操作方法：肢体在顺重力方向运动时，在肢体运动至中立位时，治疗师从远端缓慢向近端施加由小到大的力量，挤压关节（图 11-2-7）。使用该技术时应注意：新近骨折、手术后早期不可使用。

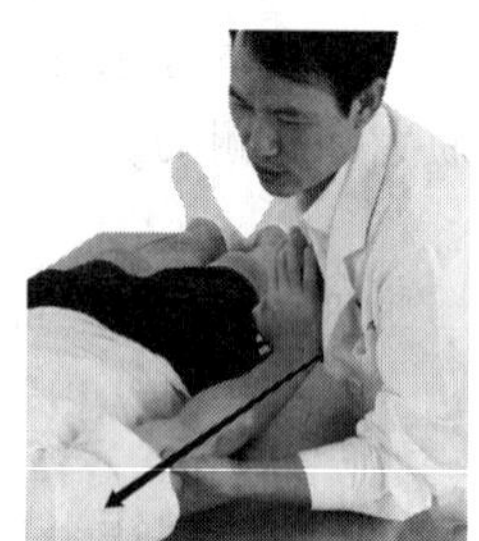
图 11-2-7 挤压

（二）作用

可激活关节感受器，促进负重和抗重力肌群的收缩，提高关节的稳定性，以诱发直立反应，维持姿势。

七、扩散与强化（irradiation and reinforcement）

扩散与强化的理论基础是中枢神经元运动单位的募集有“溢出”现象。治疗师在患者运动过程中给予一定的阻力、口令和牵张等刺激，可提高患者中枢神经元兴奋性，以增加神经冲动发放，募集更多的运动单位以增加肌肉力量。当神经元兴奋性增高到一定程度后，可使兴奋向周围扩散，也就是“溢出”现象，引起相邻甚至更远处的肌肉收缩。

（一）操作

患者体位：同身体力线。

治疗师体位：同身体力线。

操作方法：用正向的、患者能做到的运动，在运动过程中给予充分阻力可诱发较弱的肌肉收缩，建立良好的协调性。扩散顺序是从近端到远端、躯干上部到下部、一侧肢体到另一侧肢体，如躯干反 Lifting 模式抗阻运动，诱发对侧髋关节屈曲（图 11-2-8）。

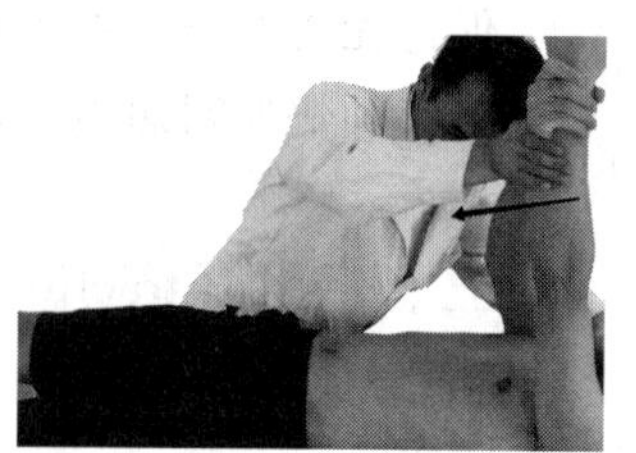
图 11-2-8 扩散与强化

（二）作用

通过扩散技术使有力的肌肉收缩诱发出较弱的肌肉收缩，从而诱发无力肌肉收缩或产生关节活动。

八、言语刺激（verbal stimulation commands）/口令（commands and communication）

（一）操作

患者体位：同身体力线。

治疗师体位：同身体力线。

操作方法：治疗师在整个活动过程中都需要言语和患者交流，起始动作时预备口令，活动过程中用“再用力、继续用力”等活动口令，并对患者给予表扬或纠正的口令，如“对了、很好”（图11-2-9）。

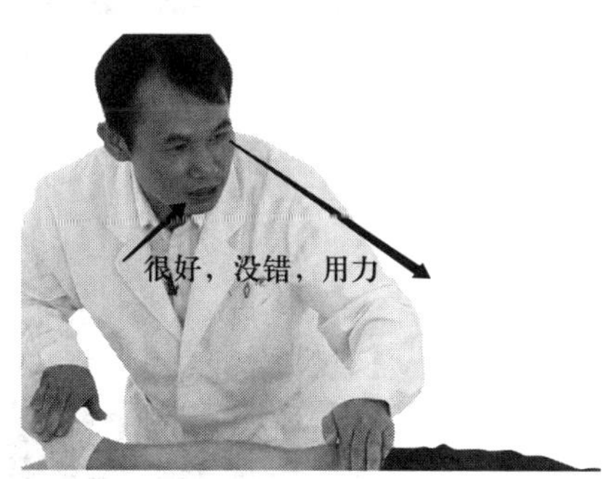

图 11-2-9　言语刺激/口令

（二）作用

其目的是调节运动神经元兴奋性，改变患者的肌力和肌张力，提高动作完成的质量。

九、视觉刺激（optical stimulation）

（一）操作

患者体位：同身体力线。

治疗师体位：同身体力线。

操作方法：在运动过程中，要求患者视线跟随肢体运动方向移动（图 11-2-10）。

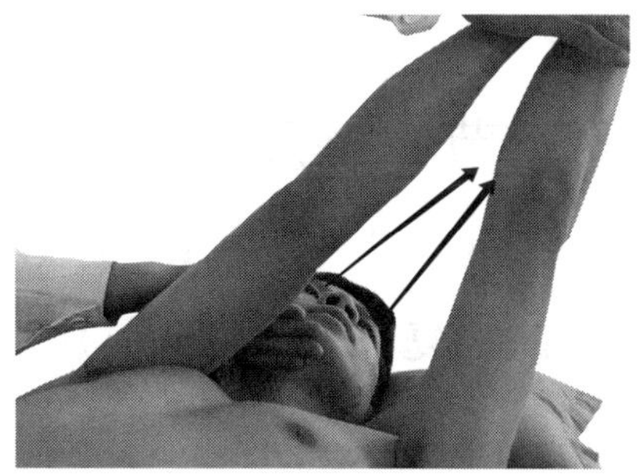

图 11-2-10　视觉刺激

（二）作用

帮助患者学习运动模式，增加运动神经元兴奋性，协调头颈、躯干和四肢运动。

十、时序（normal timing）

（一）操作

患者体位：同身体力线。

治疗师体位：同身体力线。

操作方法：正常运动时，肌肉收缩的顺序是从远端至近端，所以指导患者运动时也是从远端开始（图 11-2-11）。但人体运动发育顺序是从近端到远端。因此，临床治疗时除考虑正常时序的条件外，重点对运动模式中较强的部分施加适当阻力，一般从近端抗阻使兴奋向远端较弱部分扩散（图 11-2-12）。

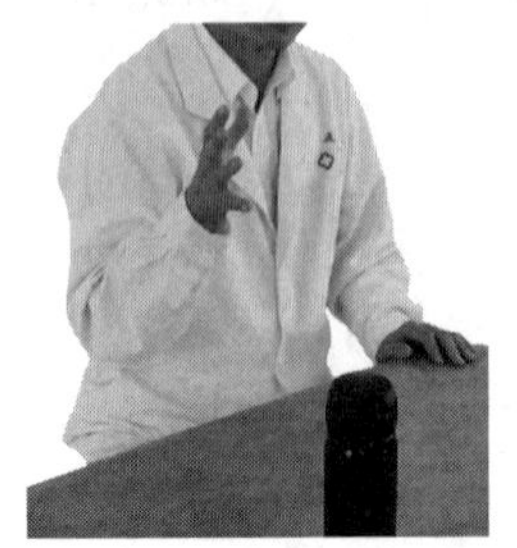
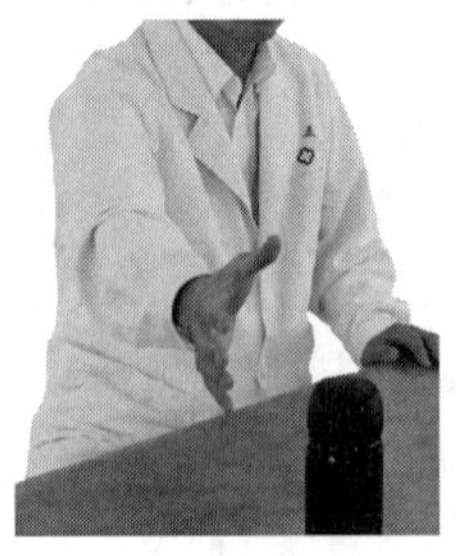
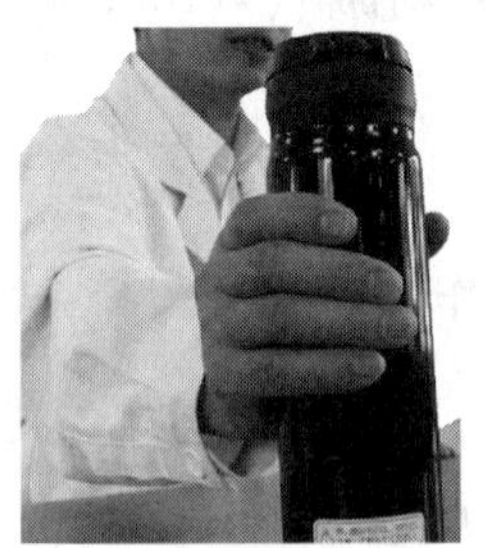

图 11-2-11　正常运动时序

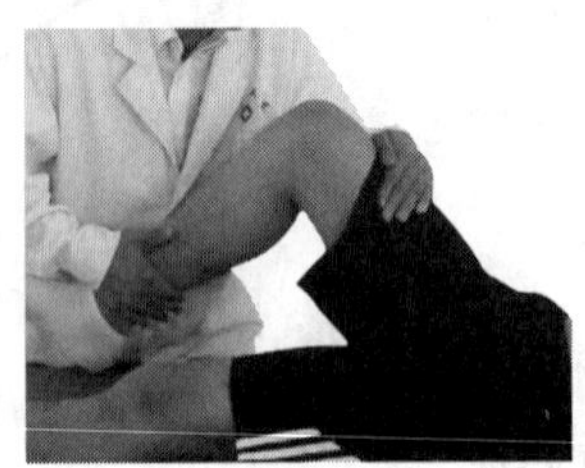
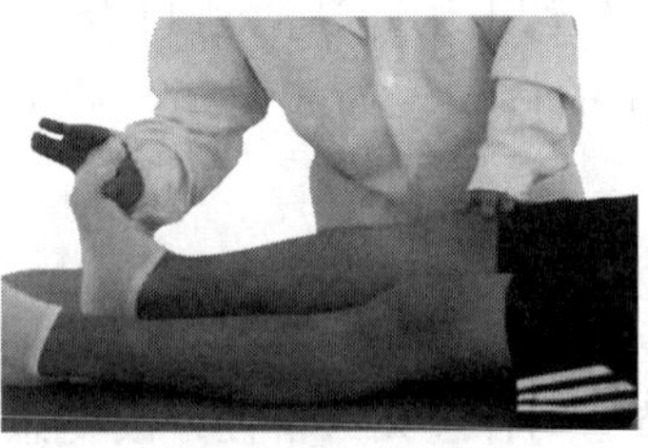

图 11-2-12　治疗时序

（二）作用：诱发正常运动启动方法，可增强运动的协调性。

第三节　特殊技术

一、复制（replication）

（一）操作

患者体位：同身体力线。

治疗师体位：同身体力线。

操作方法：治疗师将患者关节被动摆放到活动终点，嘱患者向所要活动的方向进行等长抗阻收缩 6~10 s 后放松；然后治疗师再帮助患者将患肢移到距活动终末点较近的位置，嘱患者向运动方向等长抗阻收缩 6~10s 后，向活动终末点运动；这样重复多次后，向活动起始端靠近，嘱患者向运动方向进行等长抗阻收缩，再向活动终末点运动（图 11-3-1）。

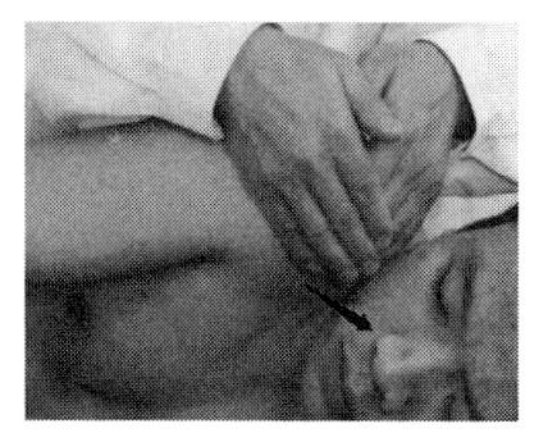
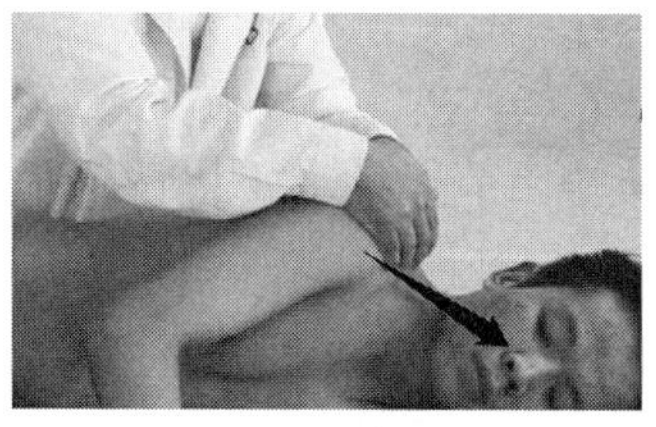
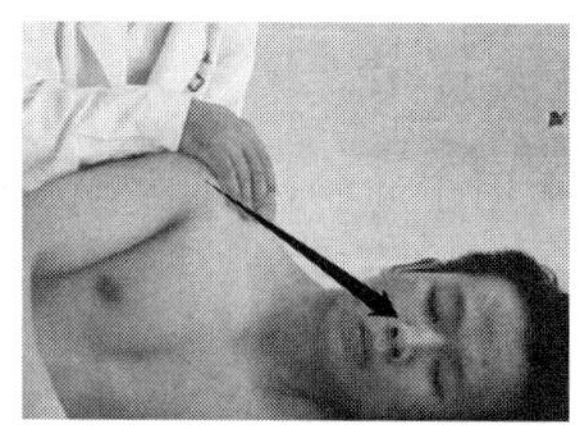

图 11-3-1 复制技术

（二）作用

告诉患者学习某种动作/运动模式；评估患者保持收缩的能力。适用于具有一定的肌肉收缩稳定功能，无法理解正确动作/运动模式的患者。

二、节律性启动（rhythmic initiation，RI）

（一）操作

患者体位：同身体力线。

治疗师体位：同身体力线。

操作方法：分 4 个步骤。首先是沿运动方向反复被动地给患者运动感觉的输入；其次辅助并诱导患者进行该运动方向的运动；再次患者主动地有节律地完成轻微抗阻；最后治疗师给予患者较大阻力，患者独立完成相同的动作。4 个步骤简单概括为：放松让我动（被动）、我们一起动、继续动、自己动（图 11-3-2）。

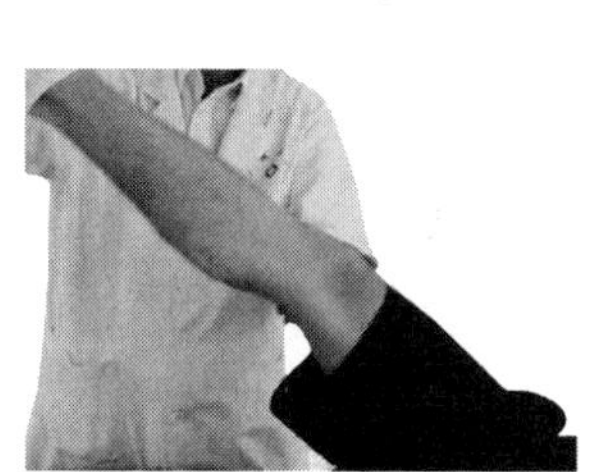

让我动（被动活动）

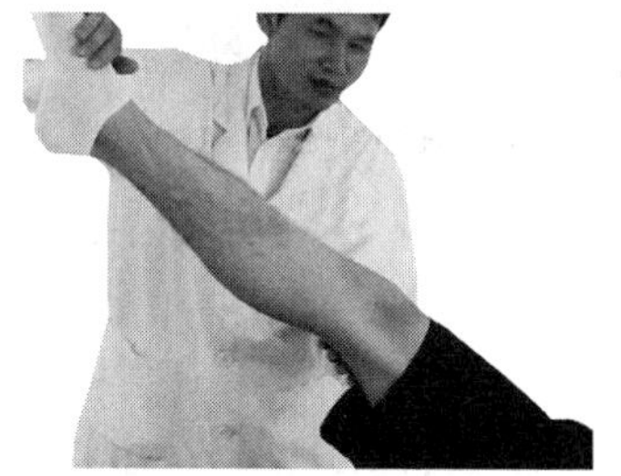

我们一起动（主动助力活动）

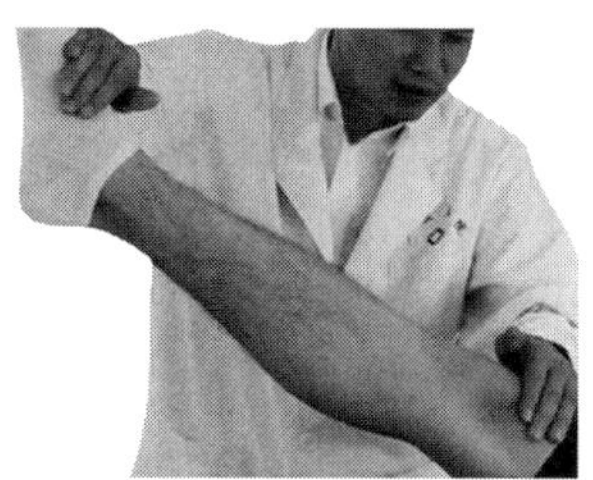

继续动（轻微抗阻活动）

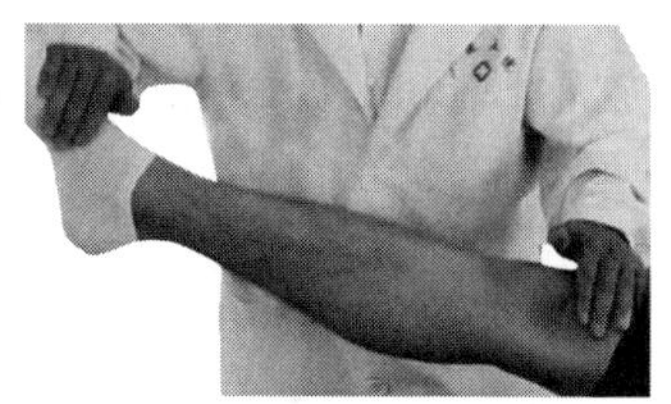

自己动（较大抗阻活动）

图 11-3-2 节律性启动技术

（二）作用

其适用于起始运动困难、运动缺乏节律性或不协调、张力高/肌紧张的患者。

三、保持-放松（hold-relax，HR）

（一）操作

患者体位：同身体力线。

治疗师体位：同身体力线。

操作方法：患者肢体主动或被动放置 ROM 的受限位置，即主动肌收缩为无痛活动范围的终末端，患者保持主动肌等长抗阻，治疗时给予适当阻力，口令是“不要被我推动”，持续收缩 6～10 s 后放松；再将患者肢体摆放于新的 ROM 末端，重复上述抗阻运动，直至不再增加新的 ROM 时为止。因患者的力量是由治疗师控制的，所以治疗师的抗阻力量应该是缓慢增加或维持，然后缓慢减少，直到无阻力，最后患者也随之完全放松状态（图 11-3-3）。注意：避免产生疼痛；患者肌力弱不能主动活动到受限位置时，治疗师应给予被动活动到受限位置。

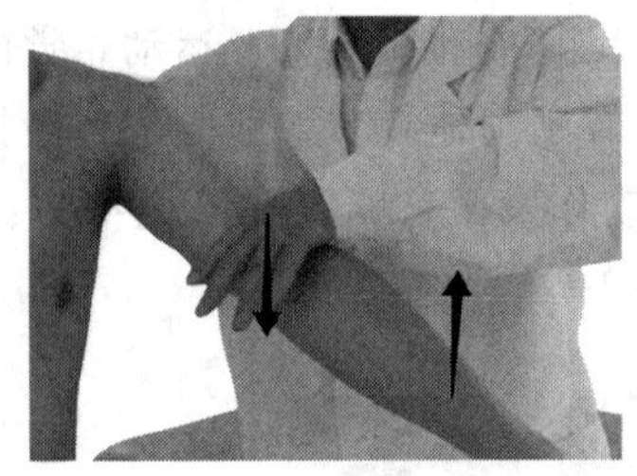

治疗前外展受限角度

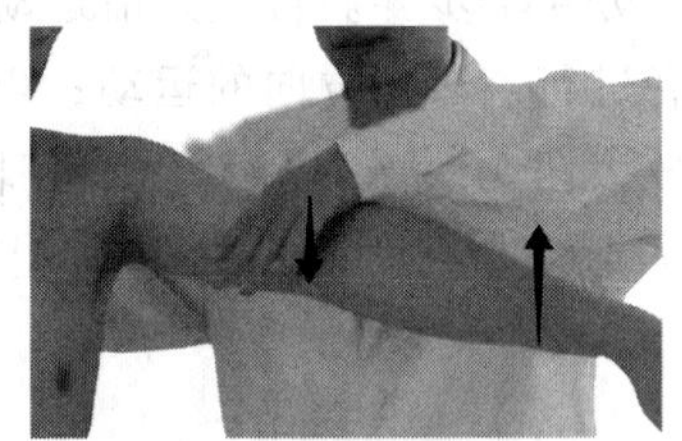

治疗后新的外展受限角度

图 11-3-3　保持-放松技术

（二）作用

缓解疼痛，增加关节活动度。主要用于由于主动肌收缩疼痛导致肌肉紧张、活动受限的患者。其机制是通过主动肌收缩后的主动抑制或者拮抗肌收缩后的交互抑制原理使因疼痛而紧张的主动肌放松。

四、收缩-放松（contract-relax，CR）

（一）操作

患者体位：同身体力线。

治疗师体位：同身体力线。

操作方法：与保持-放松方法相似，患者肢体主动或被动放置在 ROM 的受限位置，即主动肌模式终末端，并限制肢体和关节活动，不同点为主动肌不做等长收缩而是拮抗肌做最大力量向心收缩，口令是“用力推我”；治疗师根据患者力量给予完全抗阻使患者不产生活动，保持 6~10 s 后放松；再将患者肢体摆放于新的 ROM 末端，重复上述抗阻运动，重复 3~5 次。因治疗师的力量是由患者控制的，所以治疗师的抗阻力量因患者拮抗肌收缩力量逐渐增加也缓慢增加，最后治疗师用口令嘱患者放松，如果在整个过程中治疗师不施予足够的阻力，患者会产生关节活动，即为假的放松（图 11-3-4）。

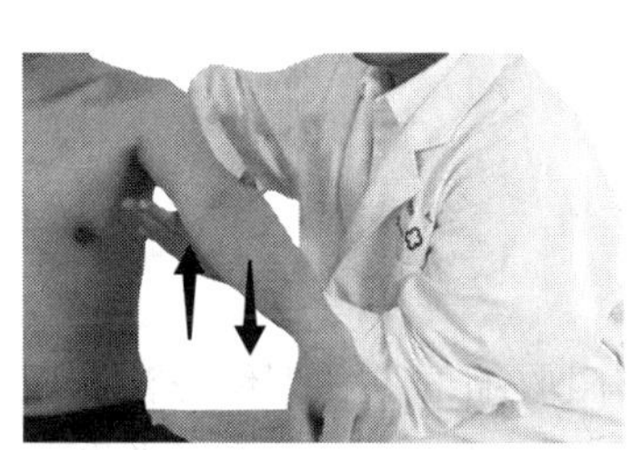

治疗前屈曲受限角度

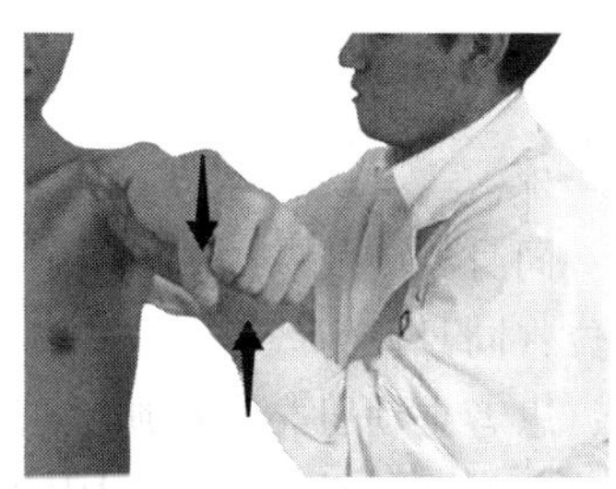

治疗后新的屈曲受限角度

图 11-3-4 收缩-放松技术

（二）作用

缓解疼痛，增加关节活动度。主要用于拮抗侧关节囊紧张或肌张力高，但主动肌收缩时没有疼痛的关节活动受限者。其机制是通过拮抗肌收缩后的主动抑制原理使紧张的拮抗肌张力下降，以增加关节活动度。

五、向心-等长-离心组合（combination of concentric，isometric，eccentric；COCIE）/等张组合（combination of isotonics，COI）①

（一）操作

患者体位：同身体力线。

治疗师体位：同身体力线。

操作方法：患者在主动肌不放松的情况下，连续做向心、等长（6~10 s）、离心抗阻收缩（图 11-3-5）。

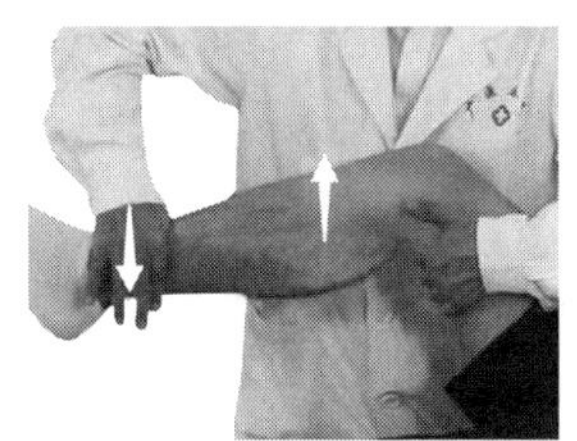

伸膝向心收缩

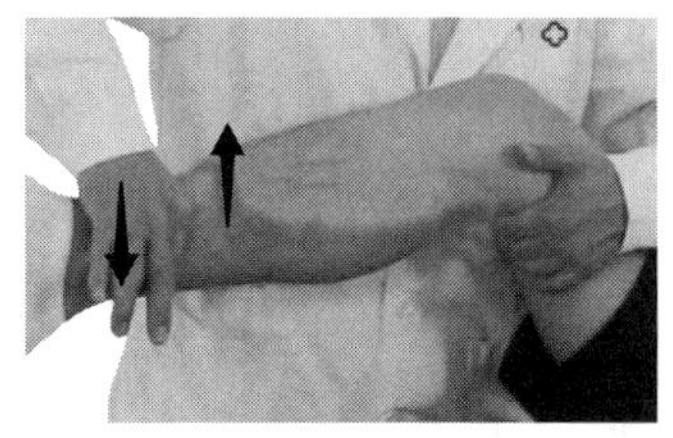

伸膝等长收缩

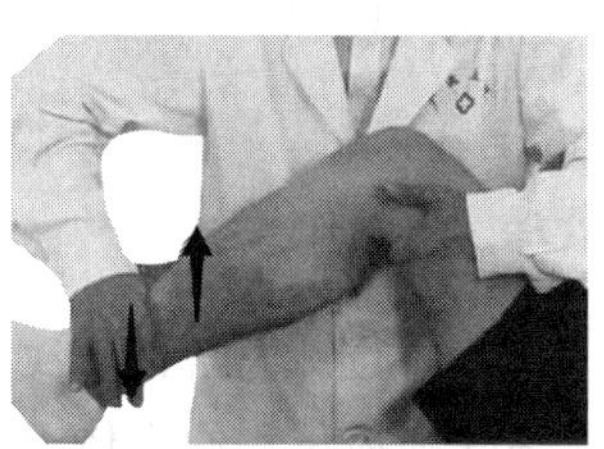

伸膝离心收缩

图 11-3-5 COCIE /COI 技术

① 在之前的教科书或参考书中将该技术称为等张组合（COI），然而在关节活动过程中，肌肉/肌群完全等张收缩是不存在的，所以本教材建议将之前各种教材和参考书中的 COI 技术名称改为 COCIE。

（二）作用

改善主动肌的收缩质量，提高运动的协调性和增加关节稳定性。

六、节律性稳定（rhythmic stabilization，RS）

（一）操作

患者体位：同身体力线。

治疗师体位：同身体力线。

操作方法：患者主动肌与拮抗肌交替等长抗阻收缩的一种训练方法。阻力由治疗师控制，口令是“不要被我推动”；其与 HR 技术区别是：RS 技术是主动肌和拮抗肌交替等长收缩，而 HR 技术是主动肌等长收缩；另外，它可在关节活动范围的任何一点进行，治疗师两手可同时放开，患者关节保持不动。注意事项：操作关键为缓慢形成阻力，在主动肌和拮抗肌群间建立平滑、协调的转移（图 11-3-6）。

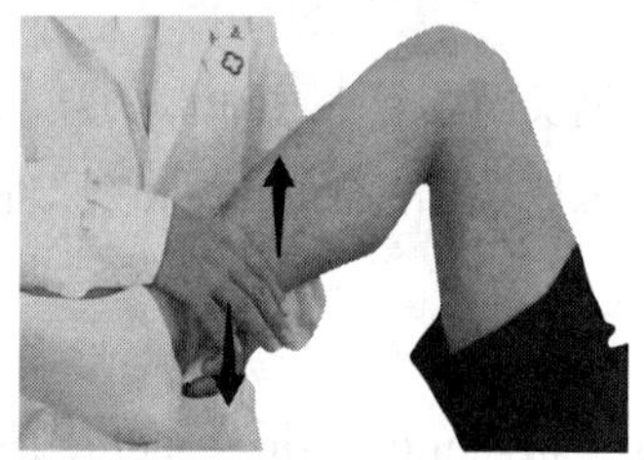
伸膝肌等长收缩

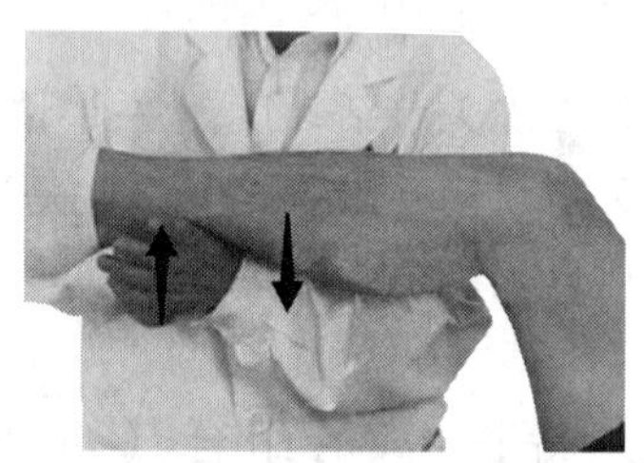
屈膝肌等长收缩

图 11-3-6　节律性稳定技术

（二）作用

改善肌力和平衡、协调功能，提高关节稳定性；在此技术后增加主动 ROM 和被动 ROM；通过反射性放松缓解疼痛。

七、交替稳定（alternativing hold，AH）/稳定性逆转，动态反转（dynamic reversals，DR）

（一）操作

患者体位：同身体力线。

治疗师体位：同身体力线。

操作方法：患者主动肌与拮抗肌交替向心抗阻收缩的一种训练方法。中间不停顿，是动态反转过程。治疗师施加的阻力决定患者力量大小，口令是“用力推我”。其与 CR 技术区别是：AH 技术是主动肌和拮抗肌交替向心收缩，CR 技术是拮抗肌向心收缩；其与 RS 技术的区别是：RS 技术是做等长收缩，患者的力量由治疗师控制；AH 技术是向心收缩，治疗师力量由患者控制。它可在关节活动范围的任何一点进行，治疗师两手不可同时放开，同时放开会使患者关节或身体突然向收缩方向移动（图 11-3-7）。

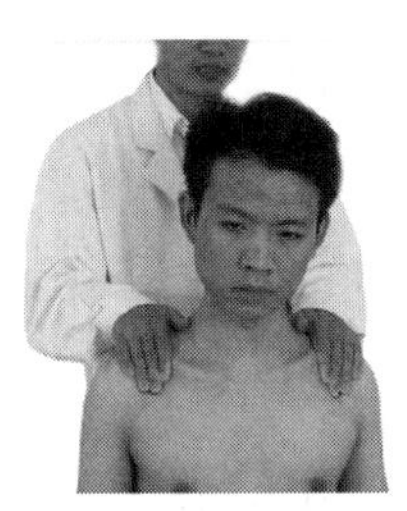

患者躯干抗阻前屈
治疗师施加向后阻力

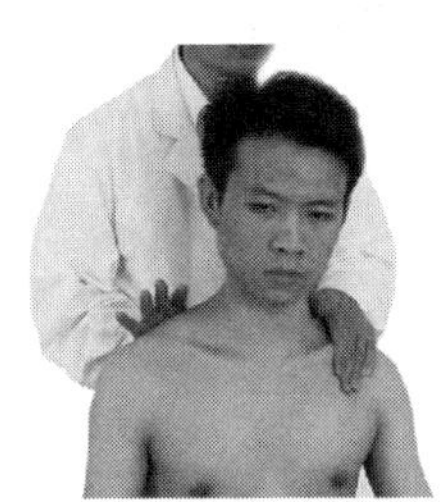

患者躯干后伸运动

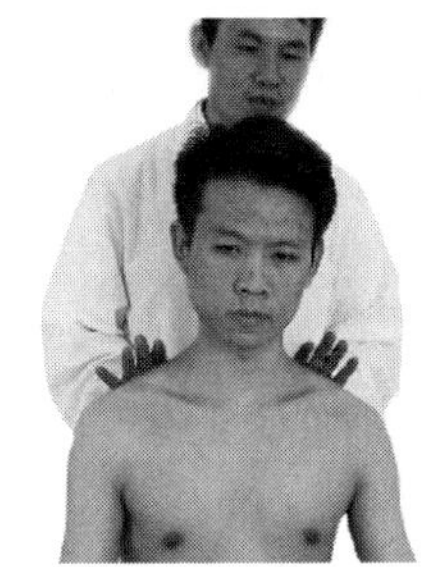

治疗师双手施加向前阻力

图 11-3-7　交替稳定/稳定逆转技术

（二）作用

促进身体稳定，增加平衡、协调功能。

八、慢逆转（slow reversals，SR）/动态反转（dynamic reversals，DR）

（一）操作

患者体位：同身体力线。

治疗师体位：同身体力线。

操作方法：治疗师施加足够的阻力让患者主动肌和拮抗肌交替做向心收缩活动。施加阻力在最有力的肌肉/肌群收缩方向开始，同时让患者对抗阻力，属于动态反转过程。SR 技术与 RS 技术都是主动肌和拮抗肌交替收缩。它们的区别是：SR 技术是向心收缩，产生关节活动，主要是促进重心转移；RS 技术是等长收缩，不产生关节活动，主要是增加关节稳定性。SR 技术与 AH 技术都是主动肌和拮抗肌交替向心收缩。它们的区别是：实施 SR 技术时，治疗师的阻力小于患者向心收缩肌力，患者有明显的关节活动；AH 技术中，治疗师阻力与患者向心收缩肌力相当，治疗师如果不降低阻力的话，患者不产生关节活动（图 11-3-8）。

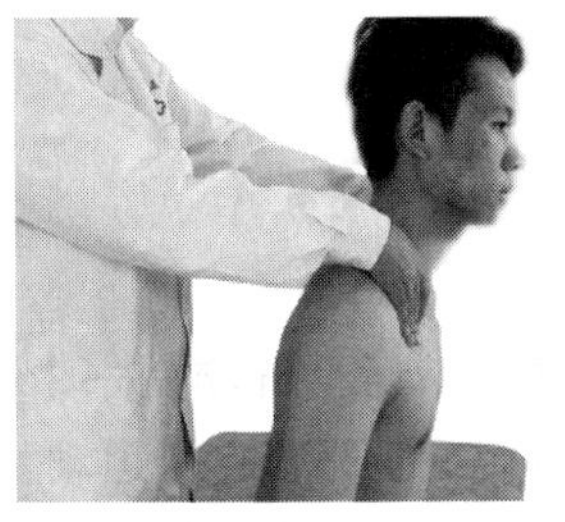

图 11-3-8　SR 技术

（二）作用

促进主动肌/拮抗肌动态平衡（重心转移）、发展正常拮抗肌反转、减少肌肉疲劳、增加肌肉力量。

九、强调时序（timing for emphasis，TE）

（一）操作

患者体位：同身体力线。

治疗师体位：同身体力线。

操作方法：在同一运动模式中，根据人体运动发育顺序通常从粗大运动到精细运动，从近端到远端进展过程，强调先诱发近端关节活动，再促进远端关节活动，但有时正常时序会有所改变，用 PNF 强调运动模式中的某一部分或某一特定肌肉进行抗阻收缩，这就是强调时序。强调时序，是由阻力和牵拉技巧共同实现的。如在下肢屈曲－外展－内旋（伴膝关节屈曲）模式中，给予髋关节、膝关节动作阻力，以重复牵拉诱发踝关节背屈－外翻动作（图 11-3-9）。

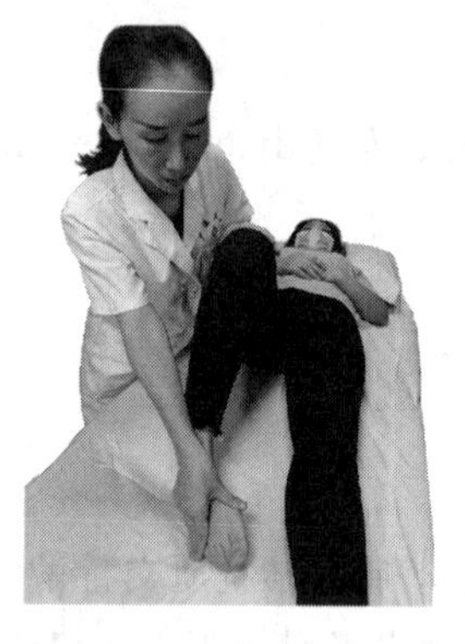

内旋

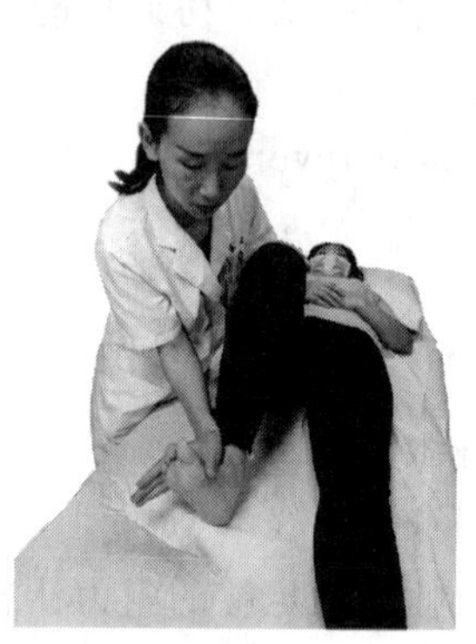

外展

图 11-3-9　强调时序

（二）作用

根据患者肌力大小，通过较强肌群完成等长抗阻收缩，以扩散原理诱发较弱肌群的收缩，促进目标关节活动运动的产生。

第四节　运动模式

由于人体肌肉是螺旋式走向；因此，人体各关节运动并非是一个平面的运动，而是在冠状面、矢状面和水平面三个平面产生的综合向量的三维空间运动。PNF 具体部位的运动模式包括肩胛运动模式、骨盆运动模式、躯干运动模式、上肢运动模式和下肢运动模式；可以两个部位组合运动，如上肢和下肢单侧运动模式（图 11-4-1）、双侧运动模式（对称和非对称）（图 11-4-2 至图 11-4-5）、肩胛和骨盆混合运动模式（图 11-4-6，图 11-4-7）、上肢和下肢混合运动模式。

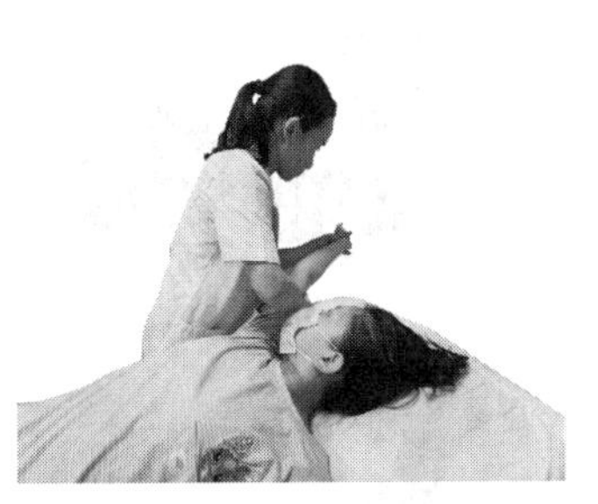

上肢单侧运动模式

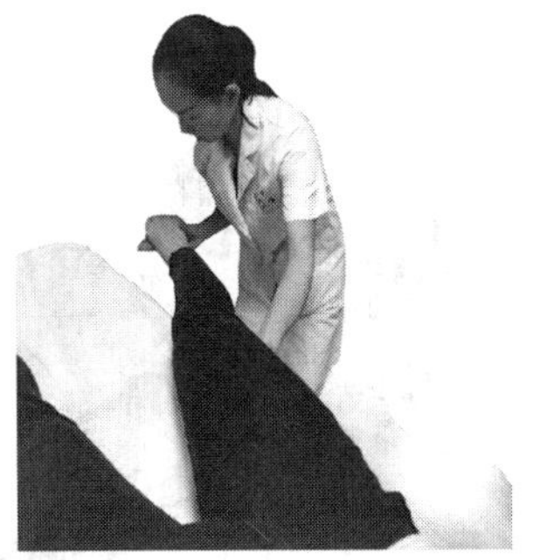

下肢单侧运动模式

图 11-4-1　上肢和下肢单侧运动模式

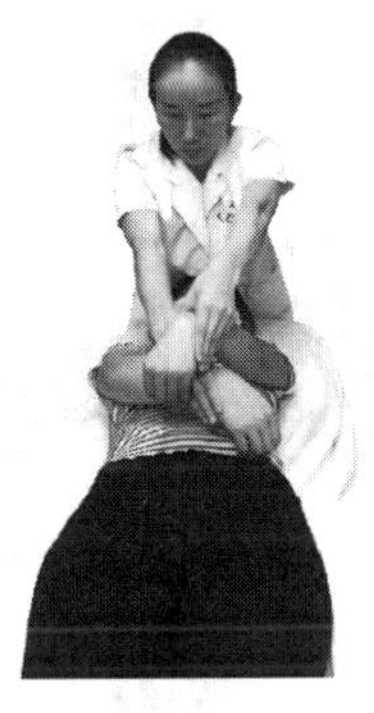

屈曲

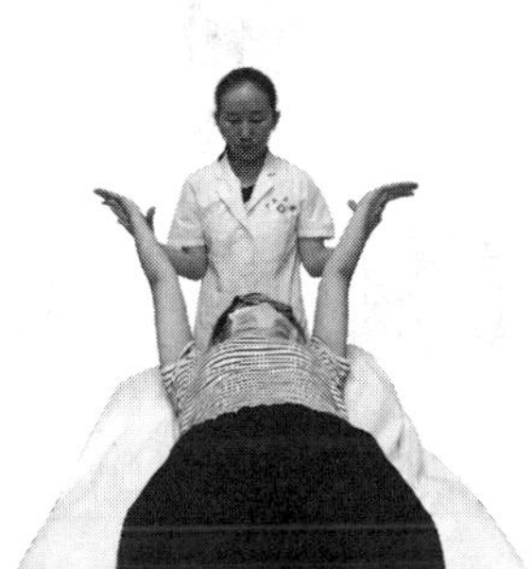

外展

图 11-4-2　上肢双侧对称运动模式

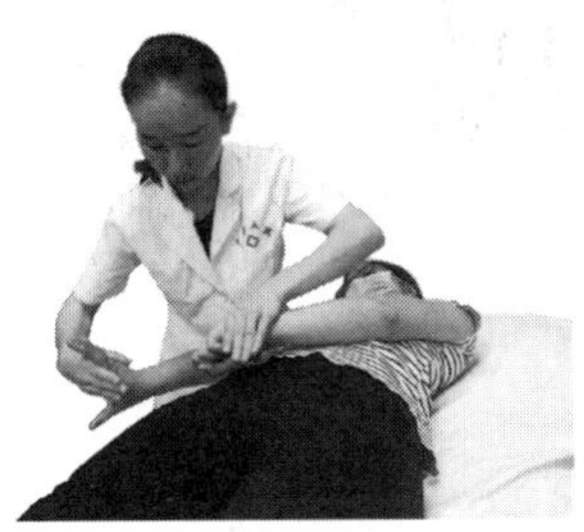

左手屈曲-外展

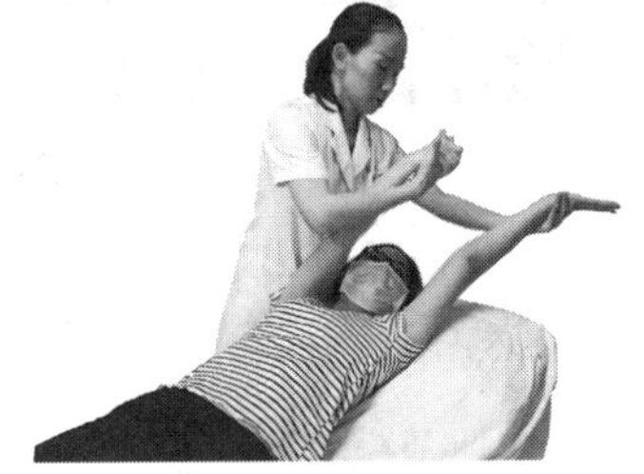

右手屈曲-内收

图 11-4-3　上肢双侧不对称运动模式

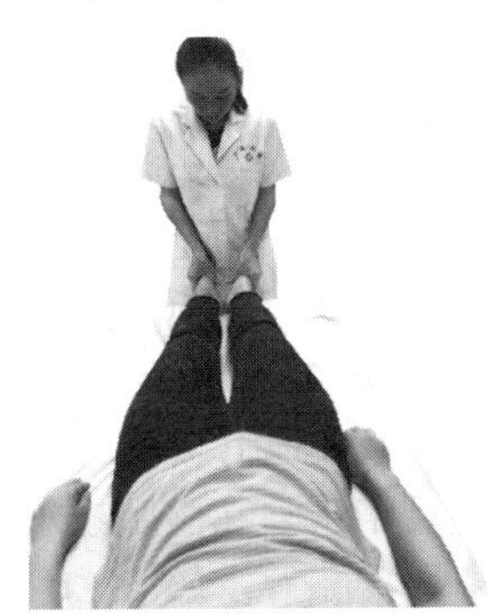

屈曲-外展

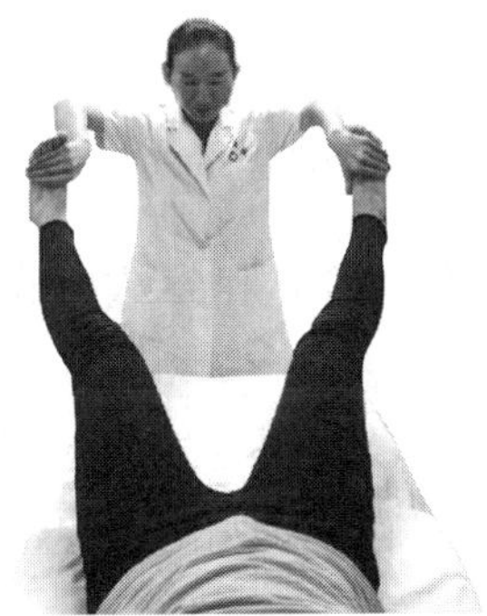

伴膝关节伸直

图 11-4-4　下肢双侧对称性运动模式

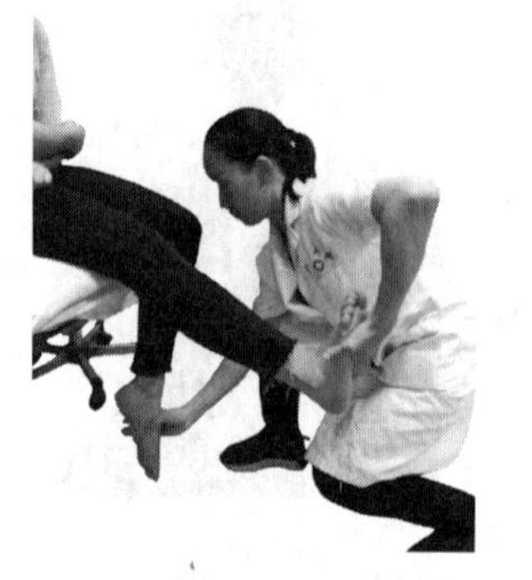 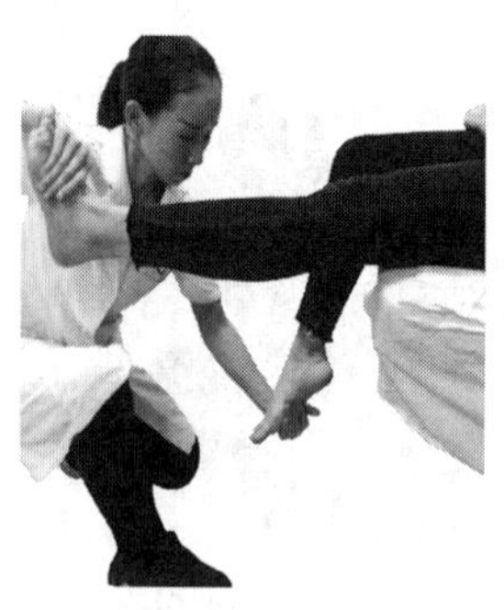

图 11-4-5　下肢双侧交替不对称运动模式

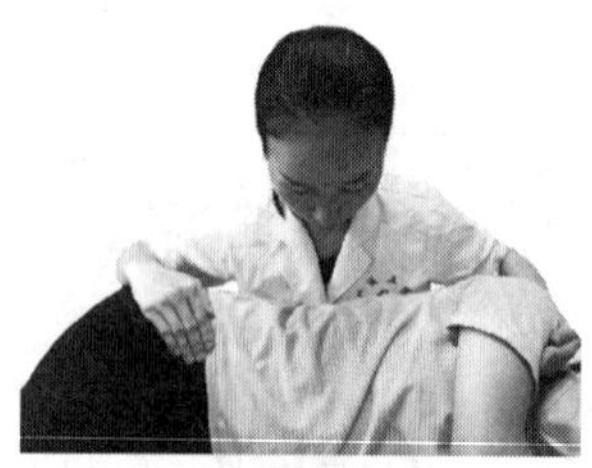 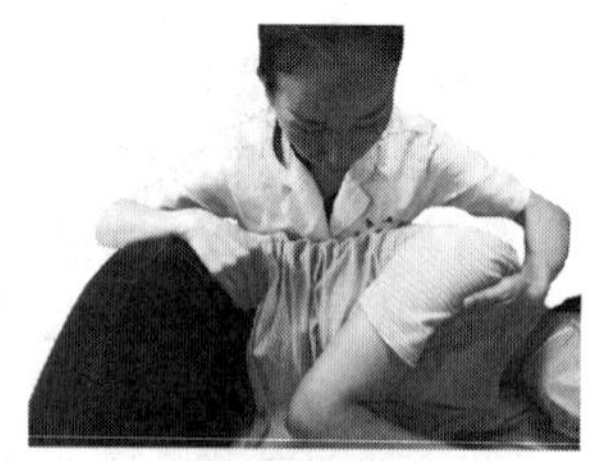

图 11-4-6　肩胛前下、骨盆前上运动模式（躯干大幅度屈曲）

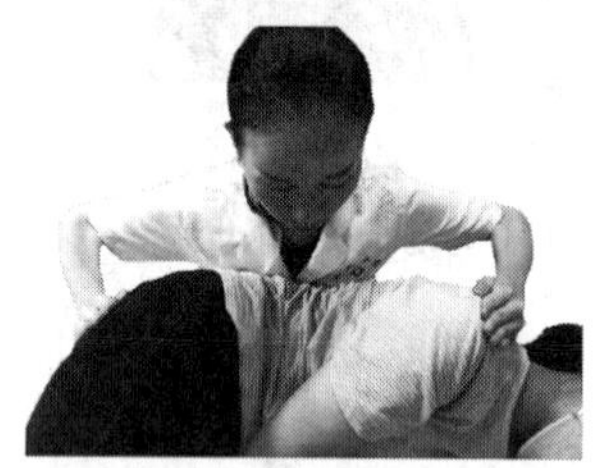 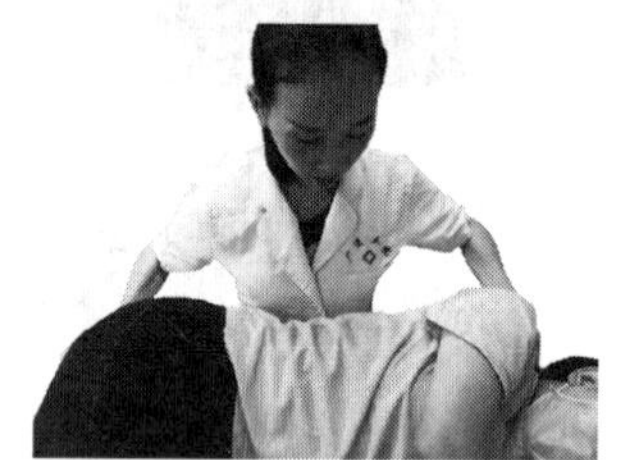

图 11-4-7　肩胛后上、骨盆后下运动模式（躯干大幅度伸展）

一、肩胛运动模式

人体肩胛运动模式包括前上和后下、前下和后上，它们分别组成一条对角线。人体在侧卧位以肩峰为参照点，肩胛前上运动即肩峰向鼻子方向运动、肩胛后下运动即肩峰向对侧腰部方向运动、肩胛前下运动即肩峰向肚脐方向运动、肩胛后上运动即肩峰向枕后方向运动。

（一）肩胛前上运动模式

肩胛前上运动模式即肩胛骨从内收、下降、下回旋位置，做外展、上提、上回旋运动。

患者体位：侧卧位，头和躯干保持中立位，与治疗床垂直，双下肢屈髋屈膝约 45°。

治疗师体位：站于患者肩胛骨后方，双下肢呈弓字步。在整个过程中，治疗师需要进行重心转移。

操作方法：治疗师一手放于患者肩峰前方，另一手用大小鱼际包夹住肩胛下角；按顺时针方向将患者肩胛骨向后被动活动半圆到内收、下降、下回旋位置。嘱患者做肩胛骨朝鼻子方向运动，可用复制和节律性启动技术使患者理解此运动模式。治疗师蚓状肌握手，一手手指掌面放于患者肩峰前方和锁骨外1/3下方，另一手掌面叠放于与患者身体接触手手指背面，腕关节成伸展位。治疗师向患者对侧腰骶部方向施加快速牵伸，同时口令嘱患者“用力”“朝鼻子方向运动”。整个过程治疗师根据患者力量施加适当阻力，过程中可以给予1~2次重复牵张，并给予口令纠正或鼓励（图11-4-8）。

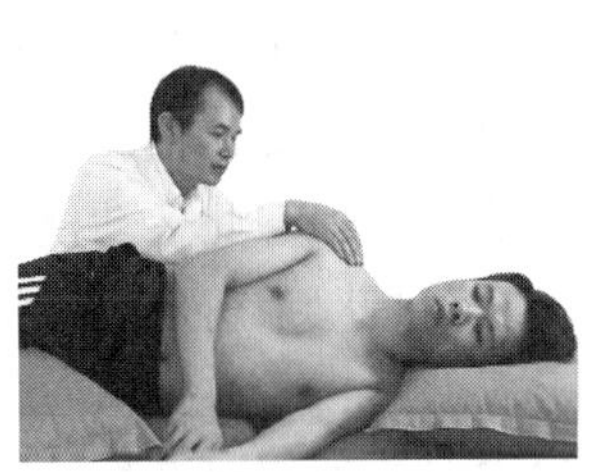

起始位

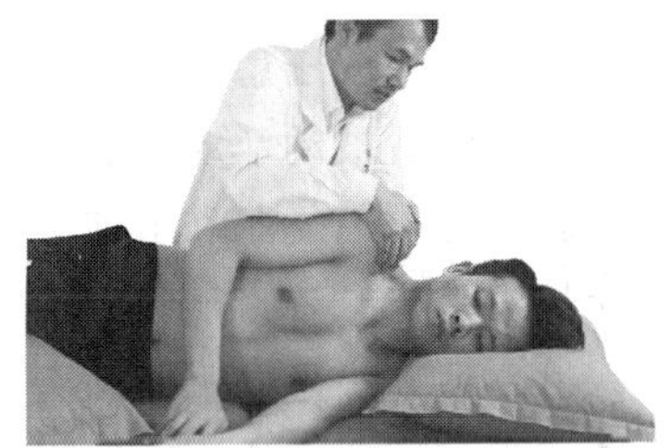

终末位

图 11-4-8　肩胛前上运动模式

临床应用：肩胛骨外展、上提、上回旋运动功能下降或运动模式错误，或活动侧肩胛骨低于对侧肩胛骨，胸椎生理曲度减小患者。

（二）肩胛后下运动模式

肩胛后下运动模式即肩胛骨从外展、上提、上回旋位置，做内收、下降、下回旋运动。

患者体位：同肩胛前上运动模式。

治疗师体位：同肩胛前上运动模式。

操作方法：治疗师一手放于患者肩峰前方，另一手用大小鱼际包夹住肩胛下角；按逆时针方向将患者肩胛骨向前被动活动半圆到外展、上提、上回旋位置。嘱患者做肩胛骨朝对侧腰部方向运动，可用复制和节律性启动技术使患者理解此运动模式。治疗师蚓状肌握手，用一手大小鱼际夹住患者肩胛下角，小指和拇指分别紧贴肩胛骨内侧缘和外侧缘；另一手拇指和小指分别贴在对侧手掌和大拇指背面；双手其余四指蚓状肌手法接触患者肩胛下窝的背部，腕关节呈伸展位或中立位。治疗师向患者鼻子方向施加快速牵伸，同时口令嘱患者“用力”“朝对侧腰骶部方向运动”。整个过程治疗师同样给予适当阻力，过程中可以给予1~2次重复牵张，并给予口令纠正或鼓励（图11-4-9）。

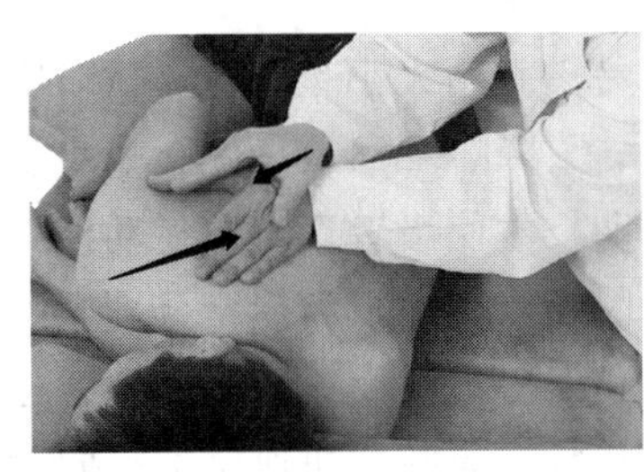

起始位

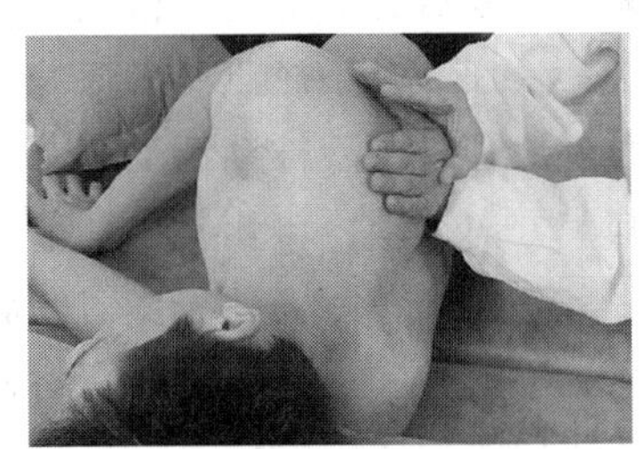

终末位

图 11-4-9　肩胛后下运动模式

临床应用：肩胛骨内收、下压、下回旋运动功能下降或运动模式错误，或活动侧肩胛骨高于对侧肩胛骨、胸椎生理曲度减小患者。

（三）肩胛前下运动模式

肩胛前下运动模式即肩胛骨从内收、上提、上回旋位置，做外展、下降、下回旋运动。

患者体位：同肩胛前上运动模式。

治疗师体位：同肩胛前上运动模式。

操作方法：治疗师一手放于患者肩峰前方，另一手用大小鱼际包夹住肩胛下角；按顺时针方向将患者肩胛骨向后被动活动半圆到内收、上提、上回旋位置；嘱患者准备做肩胛骨朝自己肚脐方向运动，可用复制和节律性启动技术使患者理解此运动模式。治疗师蚓状肌握手，此时治疗师双手与患者接触的方法有两种：一种是双手前后分别紧贴于患者腋窝前上方和后上方；另一种方法是一手与患者腋窝前上方贴紧，另一手掌心包裹患者尺骨鹰嘴；腕关节呈伸展位或中立位。治疗师向患者后脑勺方向施加快速牵伸，同时口令嘱患者“用力”“朝肚脐方向运动”。整个过程治疗师同样给予适当阻力，过程中可以给予1~2次重复牵伸，并给予口令纠正或鼓励（图11-4-10）。

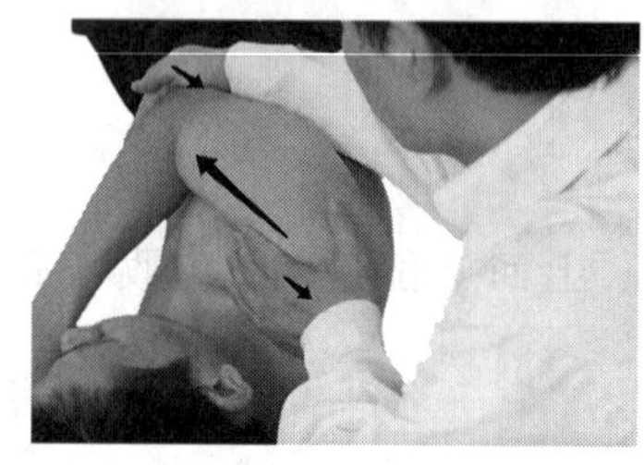

起始位

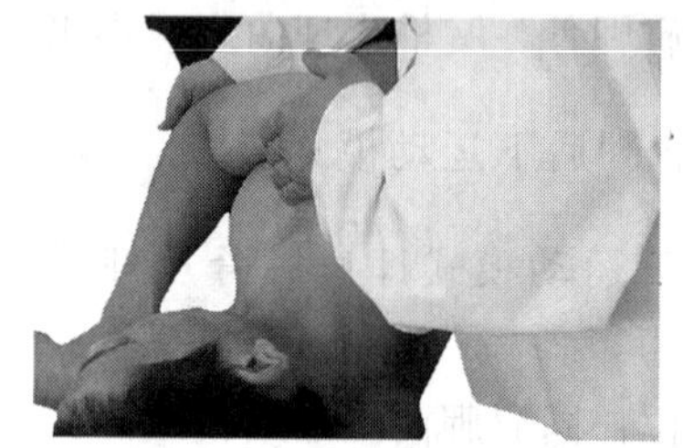

终末位

图11-4-10 肩胛前下运动模式

临床应用：肩胛骨外展、下降、下回旋运动功能下降或运动模式错误，或活动侧肩胛骨高于对侧肩胛骨，胸椎生理曲度增加患者。

（四）肩胛后上运动模式

肩胛后上运动模式即肩胛骨从外展、下降、下回旋位置，做内收、上提、上回旋运动。

患者体位：同肩胛前上运动模式。

治疗师体位：同肩胛前上运动模式。

操作方法：治疗师一手放于患者肩峰前方，另一手用大小鱼际包夹住肩胛下角；按顺时针方向将患者肩胛骨向后被动活动半圆到外展、下降、下回旋位置；嘱患者准备做肩胛骨朝自己后脑勺方向运动，可用复制和节律性启动技术使患者理解此运动模式。治疗师蚓状肌握手，用一手大小鱼际夹住患者肩峰和肩胛冈外侧，小指和拇指分别紧贴肩峰前下方和后下方，另一手拇指和小指分别贴在对侧手掌和大拇指背面；双手其余四指蚓状肌手法悬空，腕关节成屈曲位或中立位。治疗师向患者肚脐方向施加快速牵伸，同时口令嘱患者“用力”“朝对侧腰骶部方向运动”。整个过程治疗师同样给予适当阻力，过程中可以给予1~2次重复牵伸，并给予口令纠正或鼓励（图11-4-11）。

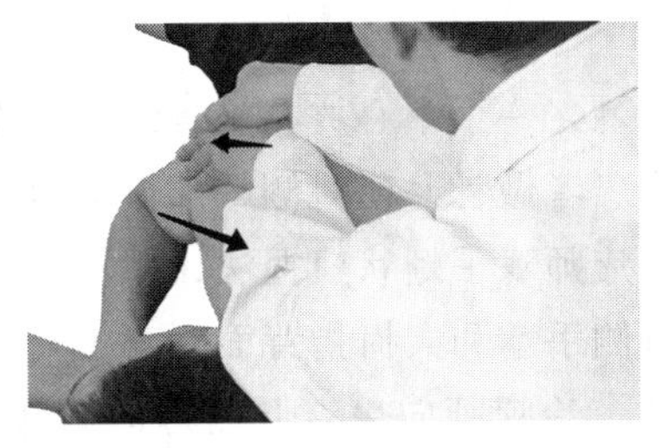
起始位

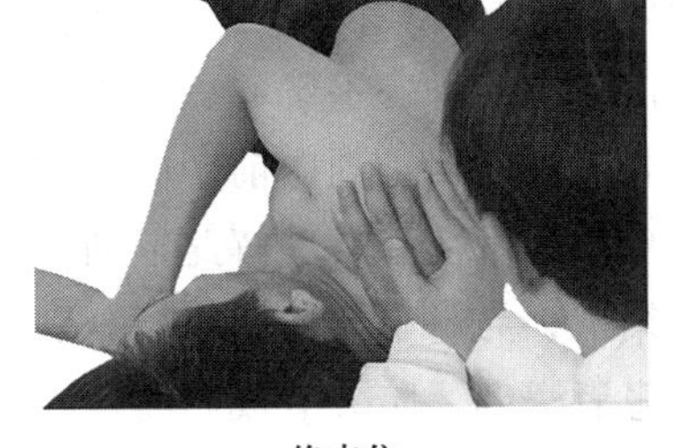
终末位

图 11-4-11　肩胛后上运动模式

临床应用：肩胛骨内收、上提、上回旋运动功能下降或运动模式错误，或活动侧肩胛骨低于对侧肩胛骨，胸椎生理曲度增加患者。

二、骨盆运动模式

人体骨盆运动模式包括前上和后下、前下和后上，它们分别组成一条对角线。人体在侧卧屈髋屈膝位以髂嵴为参照点，骨盆前上运动即髂嵴向肚脐方向运动、骨盆后下运动即髂嵴向同侧坐骨结节方向运动、骨盆前下运动即髂嵴向膝关节方向运动、骨盆后上运动即髂嵴向对侧肩胛下角方向运动。

（一）骨盆前上运动模式

患者体位：同肩胛前上运动模式。

治疗师体位：站于患者臀部后方，双下肢呈弓字步。

操作方法：治疗师一手掌心置于患者髂前上棘，一手掌心放在坐骨结节；先按顺时针方向将患者骨盆被动活动到向后、向下位置；嘱患者做骨盆朝肚脐方向运动，可用复制和节律性启动技术使患者理解此运动模式。治疗师蚓状肌握手，一手手指掌面放于患者髂前上棘前方，另一手手指掌面叠放于与患者身体接触手手指背面，腕关节成伸展位。治疗师向患者后下方向施加快速牵伸，同时口令嘱患者“用力”“朝肚脐方向运动”。整个过程治疗师同样给予适当阻力，可以给予 1~2 次重复牵伸，并给予口令纠正或鼓励（图 11-4-12）。

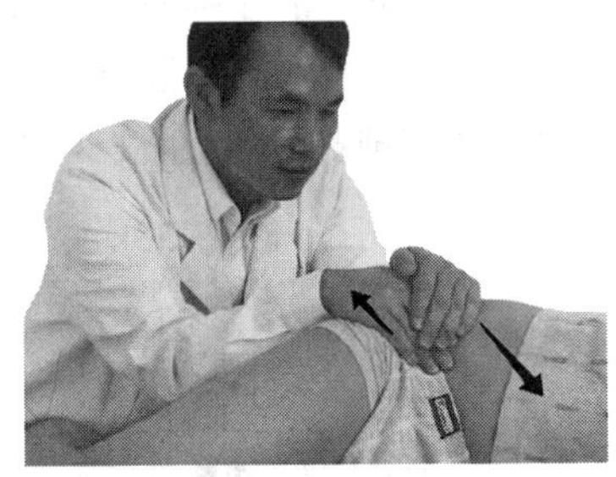
起始位

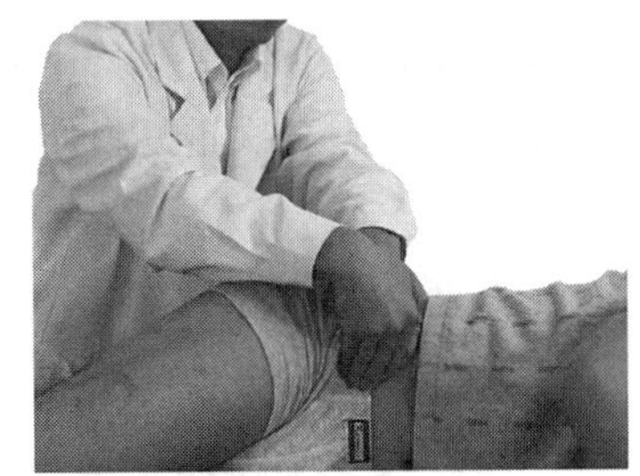
终末位

图 11-4-12　骨盆前上运动模式

临床应用：骨盆上提（前倾）、向对侧旋转运动功能下降或运动模式错误，或活动侧骨盆低于对侧骨盆，腰椎生理曲度增大患者。

（二）骨盆后下运动模式

患者体位：同骨盆前上运动模式。

治疗师体位：同骨盆前上运动模式。

操作方法：治疗师一手掌心置于患者髂前上棘，一手掌心放在坐骨结节；先按逆时针方向将患者骨盆被动活动到向前、向上位置；嘱患者做骨盆朝对侧臀部方向运动，可用复制和节律性启动技术使患者理解此运动模式。治疗师双手蚓状肌握法，用一手大小鱼际夹住患者坐骨结节；另一手拇指和小指分别贴在对侧手掌和大拇指背面；双手其余四指蚓状肌手法接触患者臀部，腕关节成屈曲位或中立位。治疗师向患者肚脐方向施加快速牵伸，同时口令嘱患者“用力”“朝对侧臀部方向运动”。整个过程治疗师同样给予适当阻力，可以给予1~2次重复牵伸，并给予口令纠正或鼓励（图11-4-13）。

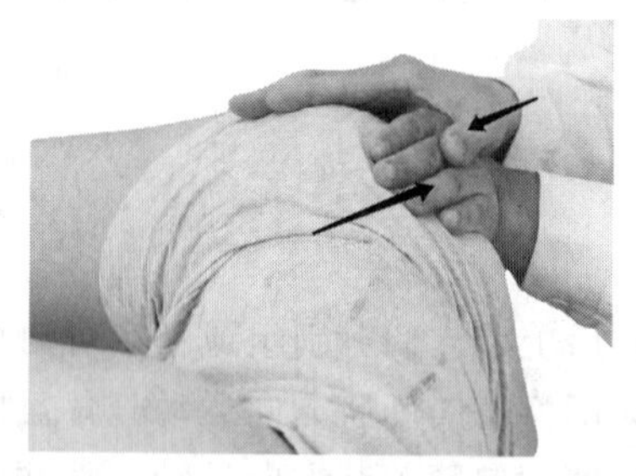

起始位

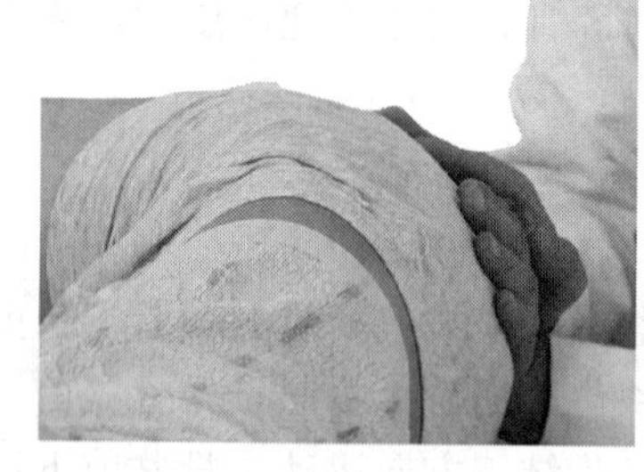

终末位

图11-4-13 骨盆后下运动模式

临床应用：骨盆下降（后倾），向同侧旋转运动功能下降或运动模式错误，或活动侧骨盆高于对侧对侧，腰椎生理曲度减小患者。

（三）骨盆前下运动模式

患者体位：同骨盆前上运动模式。

治疗师体位：同骨盆前上运动模式。

操作方法：治疗师一手掌心置于患者髂前上棘，一手掌心放在坐骨结节；先按顺时针方向将患者骨盆被动活动到向后、向上位置；嘱患者做骨盆朝膝关节方向运动，可用复制和节律性启动技术使患者理解此运动模式。治疗师双手蚓状肌握法，一手与患者髂前上棘前下方贴紧，另一手掌心包裹患者髌骨；腕关节大体成中立位。治疗师向患者对侧肩胛下角方向施加快速牵伸，同时口令嘱患者“用力”“朝膝关节方向运动”。整个过程治疗师同样给予适当阻力，可以给予1~2次重复牵伸，并给予口令纠正或鼓励（图11-4-14）。

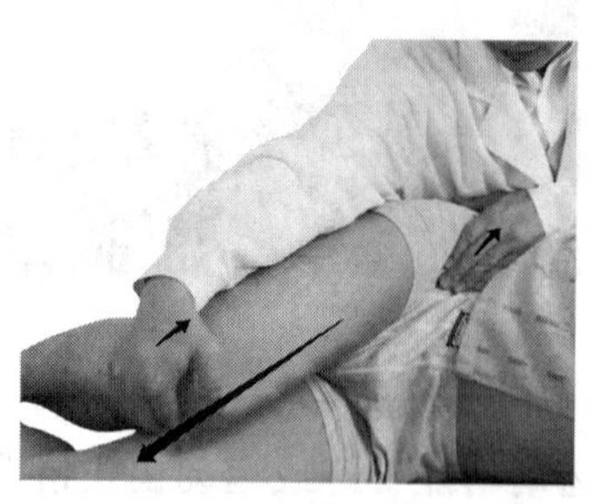

起始位

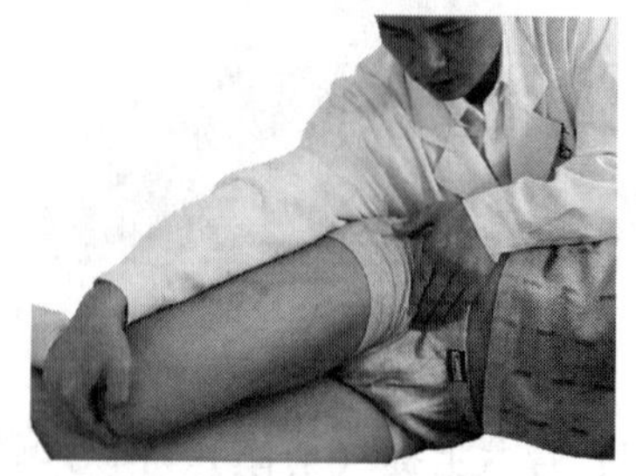

终末位

图11-4-14 骨盆前下运动模式

临床应用：骨盆下降（前倾），向对侧旋转运动功能下降或运动模式错误，或活动侧骨盆高于对侧骨盆，腰椎生理曲度减小患者。

（四）骨盆后上运动模式

患者体位：同骨盆前上运动模式。

治疗师体位：同骨盆前上运动模式。

操作方法：治疗师一手掌心置于患者髂前上棘，一手掌心放在坐骨结节；先按逆时针方向将患者骨盆被动活动到向前、向下位置；嘱患者做骨盆朝对侧肩胛下角方向运动，可用复制和节律性启动技术使患者理解此运动模式。治疗师蚓状肌握手，用一手大小鱼际夹住患者髂嵴后方，小指和拇指分别紧贴髂嵴和臀部皮肤，另一手拇指和小指分别贴在对侧手掌和大拇指背面；双手其余四指蚓状肌手法悬空或贴于臀部，腕关节成中立位或屈曲位。治疗师向患者膝关节方向施加快速牵伸，同时用口令“用力”“朝对侧腰部运动”。整个过程治疗师同样给予适当阻力，可以给予1~2次重复牵伸，并给予口令纠正或鼓励（图 11-4-15）。

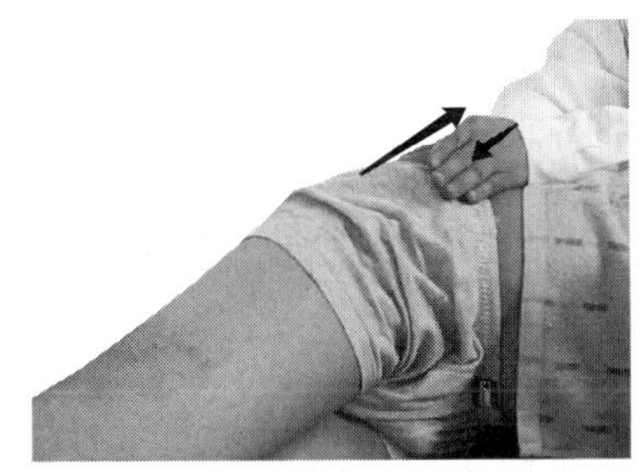
起始位

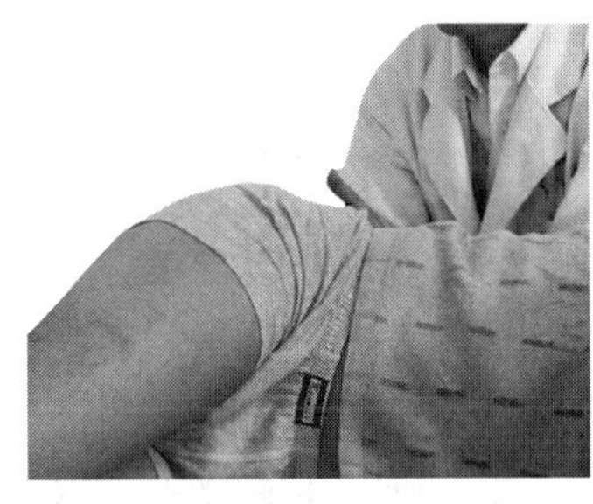
终末位

图 11-4-15 骨盆前上运动模式

临床应用：骨盆上提（后倾），向同侧旋转运动功能下降或运动模式错误，或活动侧骨盆低于对侧骨盆，腰椎生理曲度增大患者。

三、躯干运动模式

人体躯干运动模式包括砍和反砍、上抬和反抬，它们分别组成一条对角线。如果以右侧为例，引导手（即先启动的上肢）向同侧前下方运动为砍、向对侧后上方运动为反砍、向同侧后上方运动为上抬、向对侧前下方运动为反抬。

（一）砍（chopping）运动模式

患者体位：嘱患者用非引导手握住引导手腕关节上方，带动引导手上肢伸直，摆放到对侧头上方，并告诉患者转头眼球朝向腕关节方向。

治疗师体位：站于引导手一侧的躯干旁。

操作方法：治疗师一手食指和中指并列蚓状肌握法，将两指掌面与下颌骨同侧贴紧，另一手蚓状肌握法握住患者引导手的腕关节上方；嘱患者准备做引导手带动非引导手向同侧下方运动（如引导手肌力较弱，可用非引导手帮助推动引导手），同时抬头使眼球随双上肢运动方向活动，可用复制和节律性启动技术使患者理解此运动模式。然后治疗师握住引导手的上肢将患者双上肢向非引导手上方快速牵伸，置于下颌角的两指用力将患者头向对侧后上方推，进行快速牵伸，同时口令嘱患者“用力”“双手用力向下压我的手”“眼睛看着手”。整个过程治疗师同样给予适当阻力，可以给予 2~3 次重复牵伸，并给予口令纠正或鼓励（图 11-4-16）。

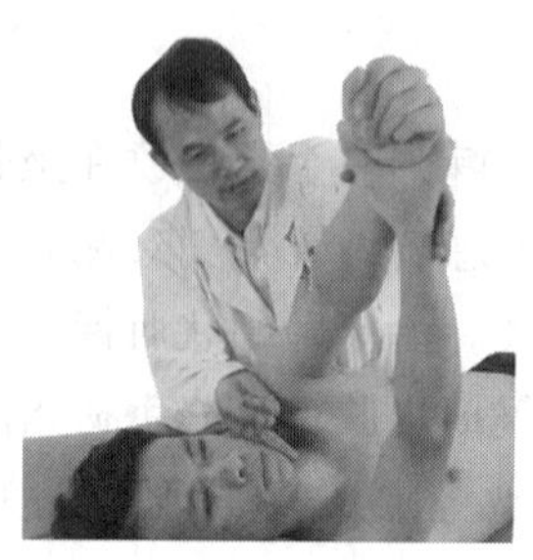

起始位

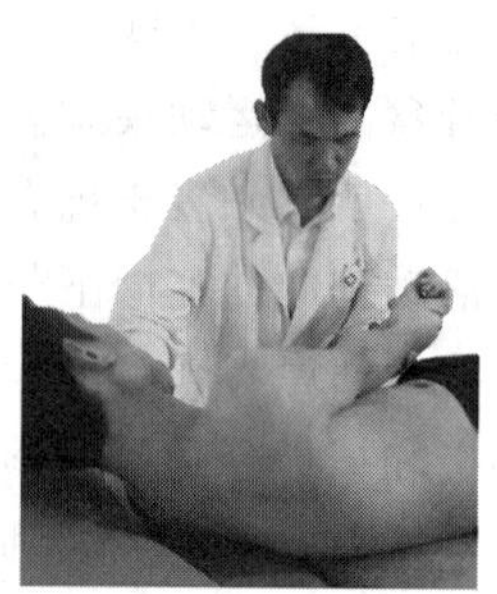

终末位

图 11-4-16　躯干砍运动模式

临床应用：上肢后伸活动，翻身或颈椎屈曲运动困难，腹肌无力，颈椎前侧路或下肢术后等。

（二）反砍（reversal chopping）运动模式

患者体位：嘱患者用非引导手握住引导手腕关节上方，带动引导手上肢伸直，摆放到同侧髋外侧，并告诉患者转头眼球朝向腕关节方向。

治疗师体位：站于非引导手一侧的头外上方。

操作方法：治疗师一手食指和中指并列蚓状肌握法，将两指掌面与枕外隆凸同侧贴紧，另一手蚓状肌握法握住患者非引导手的腕关节上方；嘱患者做引导手带动非引导手向对侧头外上方运动（如引导手肌力较弱，可用非引导手帮助拉起引导手），同时头缓慢后伸使眼球随双上肢运动方向活动。可用复制和节律性启动技术使患者理解此运动模式。治疗师握住非引导手腕关节上方将患者双上肢向引导手一侧髋部快速牵伸，置于枕外隆凸的两指用力将患者头向对侧髋部快速牵伸，同时口令嘱患者“用力”“双手用力向上推我的手”“眼睛看着手”。整个过程治疗师同样给予适当阻力，可以给予 2~3 次重复牵伸，并给予口令纠正或鼓励（图 11-4-17）。

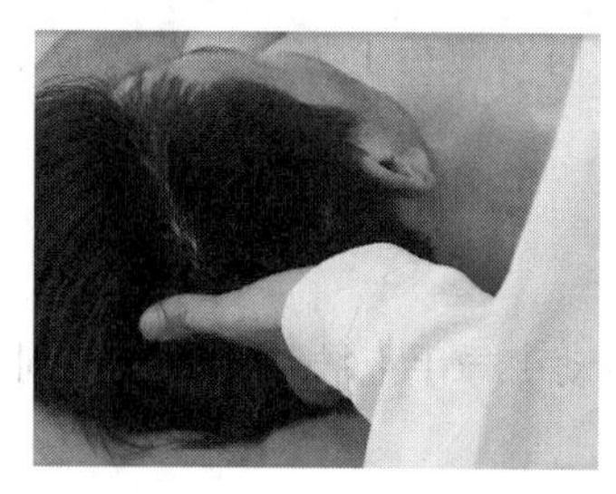

起始位

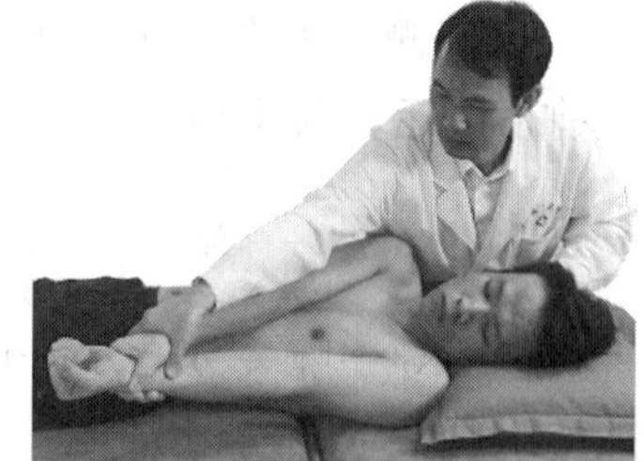

起始位

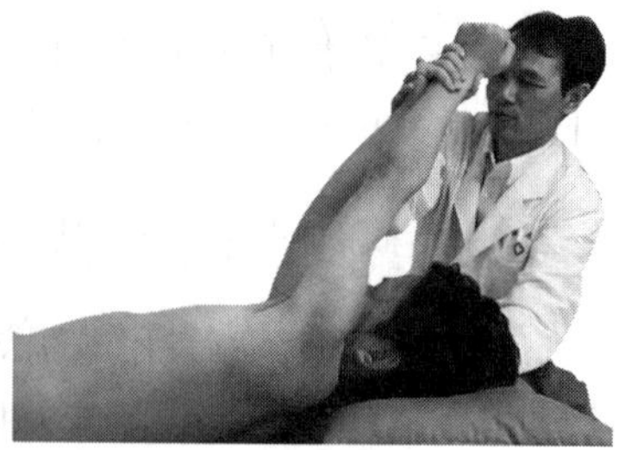

终末位

图 11-4-17　躯干反砍运动模式

临床应用：上肢屈曲活动或颈椎后伸运动困难，腰背肌无力，颈椎后路或下肢术后等。

（三）上抬（lifting）运动模式

患者体位：嘱患者用非引导手握住引导手腕关节上方，带动引导手上肢伸直，摆放到对侧髋外下方，并告诉患者转头眼球朝向腕关节方向。

治疗师体位：站于引导手一侧的头外上侧方。

操作方法：治疗师一手食指和中指并列蚓状肌握法，将两指掌面与枕外隆凸同侧贴紧，另一手蚓状肌握法握住患者引导手的腕关节上方；嘱患者准备做引导手带动非引导手向对侧头外上方运动（如果引导手肌力较弱，可用非引导手帮助推引导手），同时头缓慢后伸使眼球随双上肢运动方向活动。可用复制和节律性启动技术使患者理解此运动模式。治疗师握住非引导手腕关节上方将患者双上肢向引导手对侧髋部快速牵伸，置于枕外隆凸的两指用力将患者头向对侧髋部快速牵伸，同时口令嘱患者“用力”“双手用力向上推我的手”“眼睛看着手”。整个过程治疗师同样给予适当阻力，可以给予 2~3 次重复牵伸，并给予口令纠正或鼓励（图 11-4-18）。

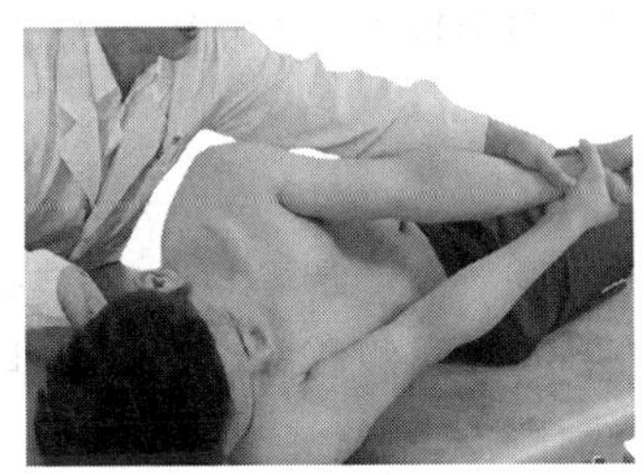

起始位

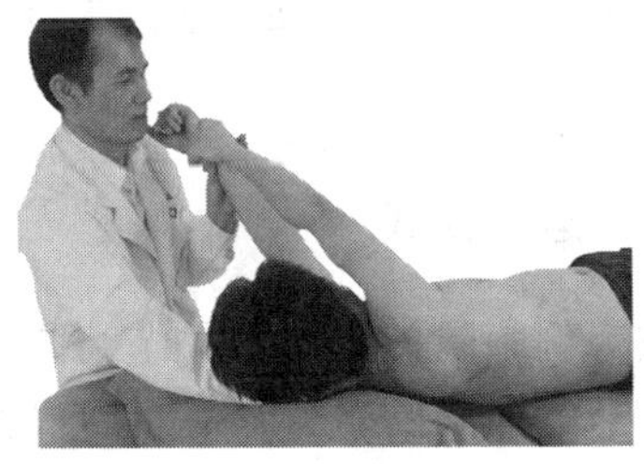

终末位

图 11-4-18　躯干上抬运动模式

临床应用：同反砍技术。

（四）反抬（reversal lifting）运动模式

患者体位：嘱患者用非引导手握住引导手腕关节上方，带动引导手上肢伸直，摆放到同侧头上方，并告诉患者转头眼球朝向腕关节方向。

治疗师体位：站于非引导手一侧的髋外侧下方。

操作方法：治疗师一手食指和中指并列蚓状肌握法，将两指掌面与下颌骨同侧贴紧，另一手蚓状肌握法握住患者引导手的腕关节上方；嘱患者准备做引导手带动非引导手向同侧下方运动（如引导手肌力较弱，可用非引导手帮助推动引导手），同时抬头使眼球随双上肢运动方向活动，可用复制和节律性启动技术使患者理解此运动模式。然后治疗师握住引导手的上肢将患者双上肢向非引导手上方快速牵伸，置于下颌角的两指用力将患者头向对侧后上方推，进行快速牵伸，同时口令嘱患者“用力”“双手用力向下压我的手”“眼睛看着手”。整个过程治疗师同样给予适当阻力，可以给予 2~3 次重复牵伸，并给予口令纠正或鼓励（图 11-4-19）。

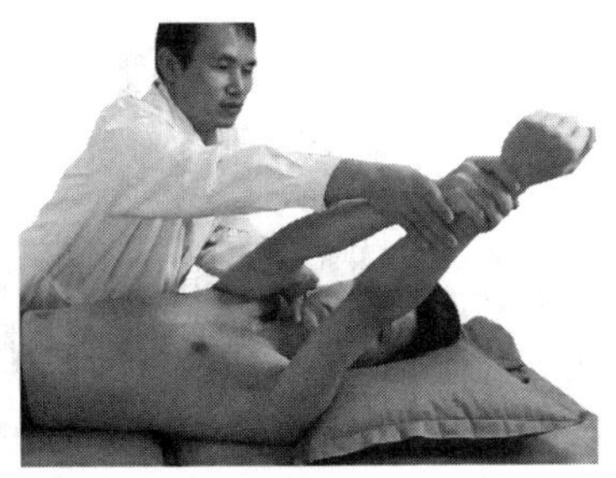

起始位

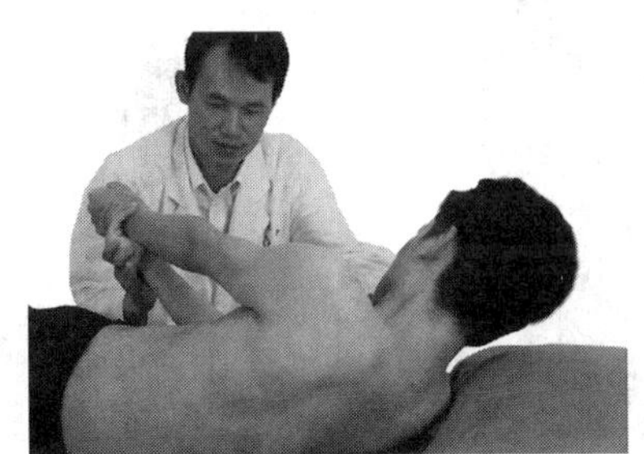

终末位

图 11-4-19　躯干反砍运动模式

临床应用：上肢后伸活动，翻身或颈椎屈曲运动困难，腹肌无力，颈椎前路或下肢术后等。

四、肢体运动模式

肢体运动模式中，上肢以肩关节和腕关节、下肢以髋关节和踝关节的运动方向作为参照，上肢肘关节和下肢的膝关节可以有变化，即可屈曲或伸展。上、下肢运动模式均包括D1F（1 即其中 1 条对角线方向，F 即 flexion）和 D1E（E 即 extension）、D2F（2 即另一条对角线方向）和 D2E，它们分别组成对角线。以右侧肢体为例，该运动模式的两条对角线分别如时钟的“1 时”和“7 时”方向（D1F 和 D1E）、“5 时”和“11 时”方向（D2F 和 D2E）。

（一）上肢运动模式

以右上肢为例，腕关节（肘关节可屈曲或伸展）从同侧髋关节向对侧耳部方向运动为 D1F、从对侧耳部向同侧髋关节方向运动为 D1E、从对侧髋关节向同侧耳部方向运动为 D2F、从同侧耳部向对侧髋关节方向运动为 D2E。

1. D1F 运动模式

患者体位：仰卧位。

治疗师体位：站于患者肩关节外方，双下肢呈弓字步。

操作方法：治疗师左手呈蚓状肌握手，掌心与患者掌心相对（但掌心不接触），大拇指指腹紧贴患者第二掌骨桡侧，其余四指掌面紧贴患者第五掌骨尺侧；治疗师右手呈蚓状肌握手紧贴患者肱二头肌肌腹；治疗师双手同时用力先将患者右上肢缓慢向上牵拉，使患者肩胛骨尽量被动前伸，上肢与床面垂直。然后治疗师将患者肩关节内旋、前臂旋前，将上肢牵拉到患者同侧髋部（即起始位）。可用节律性启动或复制技术使患者感知将要进行的运动模式（起始位为腕关节背伸、尺偏，前臂旋前，肩关节后伸、外展、内旋；然后患者做腕关节屈曲、桡偏，前臂旋后，肩关节屈曲、内收、外旋运动到终末位，整个运动过程患者肘关节保持伸直）。治疗师右手将患者上肢向足部方向、左手将腕关节向背侧方向快速牵伸；随即用口令“握我的手”“用力”“眼睛看手”“上肢向对侧耳朵方向运动”引导患者运动。整个过程治疗师移动重心同时给予适当阻力，可以给予 2~3 次重复牵伸，并给予口令纠正或鼓励（图 11-4-20）。

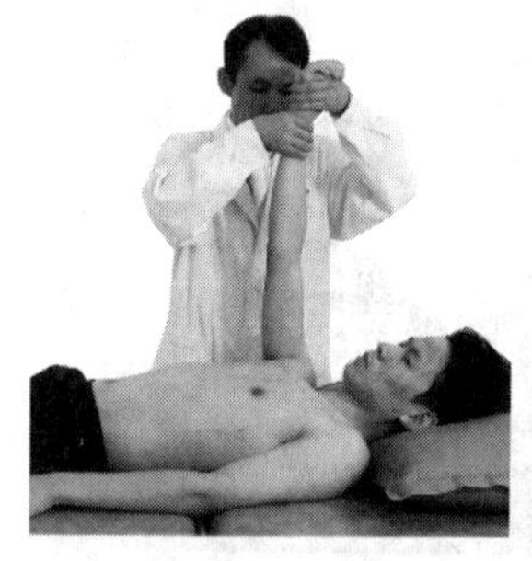

起始位

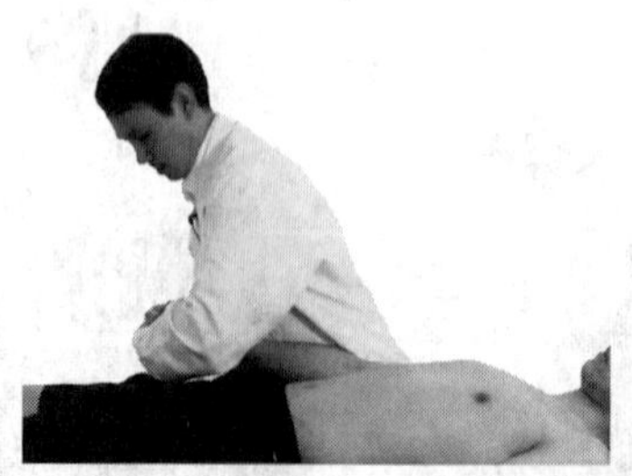

起始位

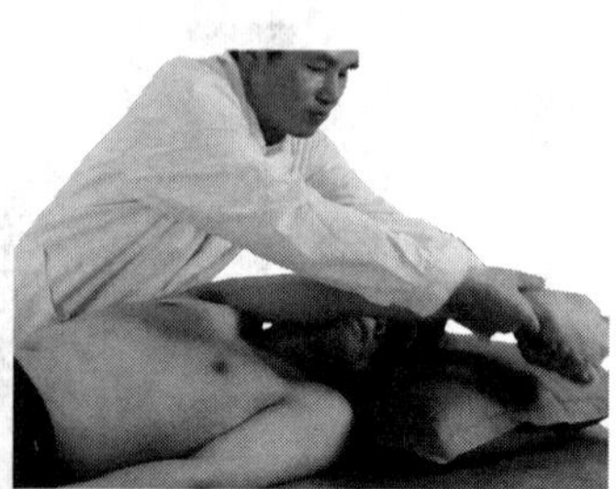

终末位

图 11-4-20　上肢 D1F 运动模式

2. D1E 运动模式

患者体位：仰卧位。

治疗师体位：站于患者肩关节外方，双下肢呈弓字步。

操作方法：治疗师左手虎口紧贴患者肱三头肌肌腹，大拇指和其余四指指呈蚓状肌握手；右手呈蚓状肌握手，掌心朝向前臂掌侧，拇指指腹、中指和其余三指腹分别紧贴患者桡骨茎突背侧上方、第三掌骨背侧、尺骨茎突背侧上方；面向患者对侧外上方。可用节律性启动或复制技术使患者感知将要进行的运动模式（起始位即 D1F 的终末位，患者腕关节屈曲、桡偏，前臂旋后，肩关节屈曲、内收、外旋；然后做腕关节背伸、尺偏，前臂旋前，肩关节后伸、外展、内旋到终末位；整个运动过程患者肘关节保持伸直）。治疗师将患者上肢摆放于起始位，将患者上臂、前臂向对侧耳部方向推、拉以及用右手食指将第三掌骨向掌侧推使腕关节屈曲同时快速牵伸；随即用口令“手张开翘起来、勾住我的手”“用力”“眼睛看手”“上肢向天花板方向运动”；当患者上肢从起始位到上肢床面垂直（患者前臂从旋后到完全旋前、腕关节从屈曲到完全伸展的运动）过程中，治疗师放于患者腕关节的手掌尺侧随着患者前臂旋前应缓慢旋转，并与患者手掌尺侧紧贴；然后再用口令“用力压我的手”。整个过程治疗师转移重心并给予适当阻力，可以给予 2~3 次重复牵伸，给予口令纠正或鼓励，并以双手向肩关节方向施加挤压的力量（直到患者上肢运动至体侧，双手继续向肩关节方向施加挤压的力量维持 6~10 s）（图 11-4-21）。

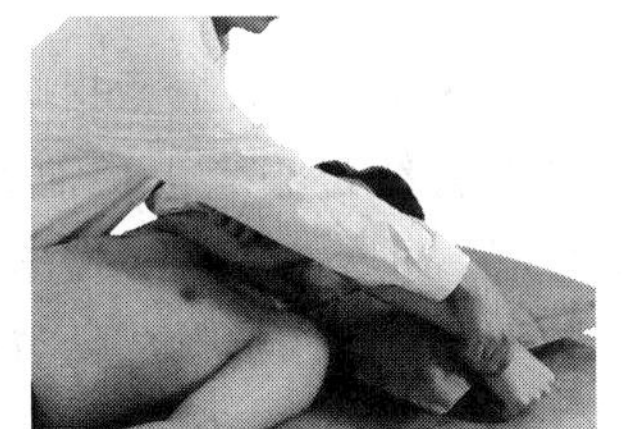

起始位

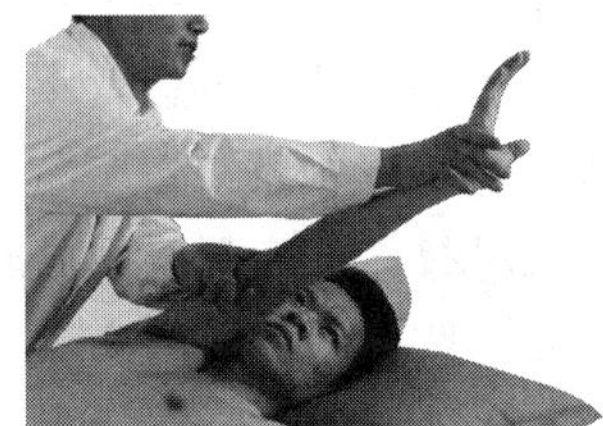

运动开始阶段

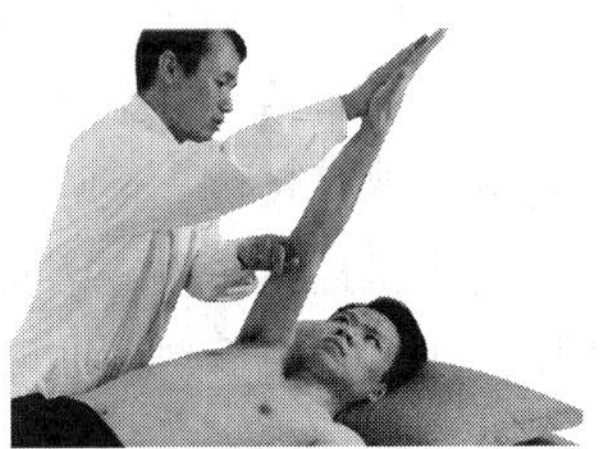

运动中间阶段

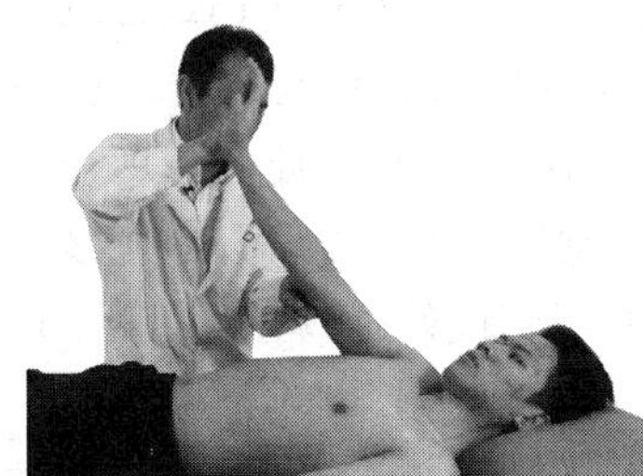

运动中间阶段

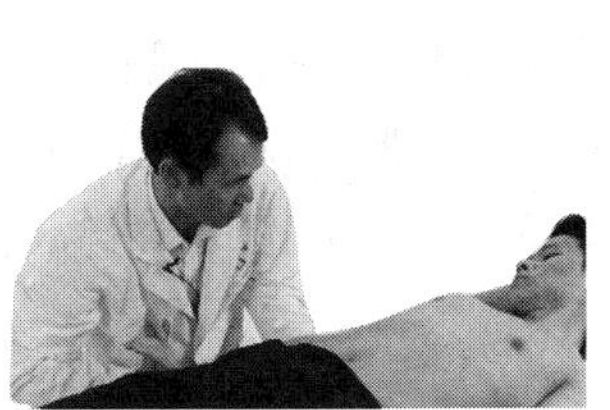

终末位

图 11-4-21　上肢 D1E 运动模式

3. D2F 运动模式

患者体位：仰卧位。

治疗师体位：站于患者肩关节外方，双下肢呈弓字步。

操作方法：治疗师左手呈蚓状肌握手，掌心朝向前臂掌侧，拇指指腹、中指和其余三指腹分别紧贴患者尺骨茎突背侧上方、第三掌骨背侧、桡骨茎突背侧上方；右手呈蚓状肌握手紧贴患者肱三肌肌腹；治疗师将患者肩关节被动内旋，前臂旋前位将其上肢绕过躯干前方，置于患者对侧髋关节外侧；面向患者对侧髋部。可用节律性启动或复制技术使患者感知将要进行的运动模式（起始位腕关节屈曲、尺偏，前臂旋前，肩关节内收、内旋、后伸；然后患者做腕关节背伸、桡偏，前臂旋后，肩关节屈曲、外展、外旋运动到终末位，整个运动过程患者肘关节保持伸直）。治疗师将患者上肢移到起始位，双手将患者上肢向对侧髋部方向（同时左手将腕关节向掌侧方向）快速牵伸，随即用口令“手张开翘起来、勾住我的手”“用力”“眼睛看手”“上肢向右侧耳部方向运动”。整个过程治疗师移动重心同时给予适当阻力，可以给予2~3次重复牵伸，并给予口令纠正或鼓励（图11-4-22）。

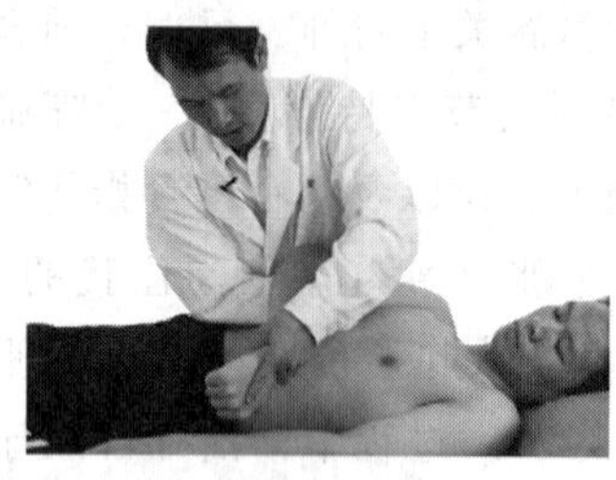
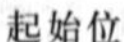
起始位

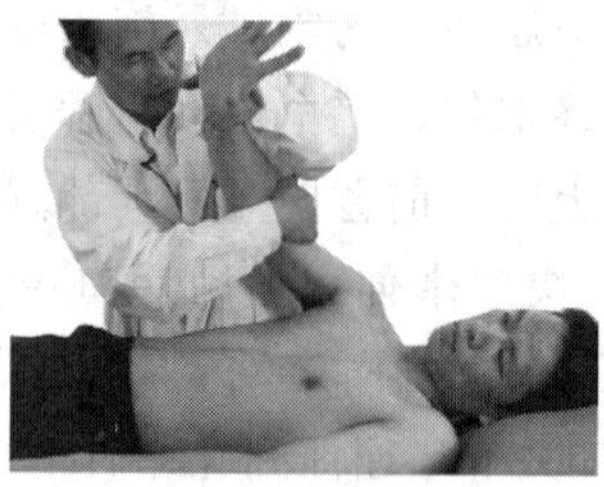
运动中间阶段

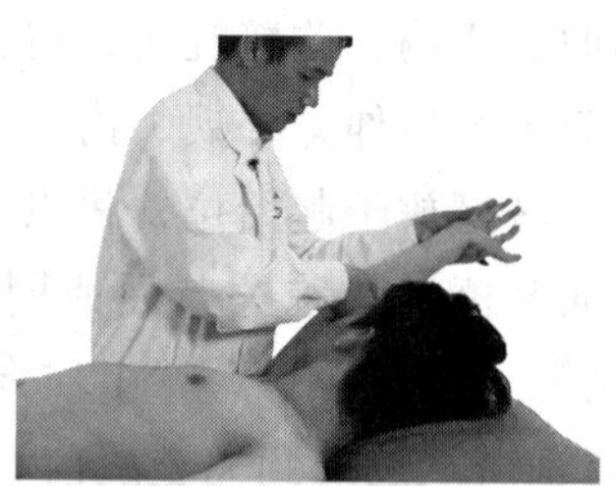
终末位

图11-4-22　上肢D2F运动模式

4. D2E运动模式

患者体位：仰卧位。

治疗师体位：站于患者肩关节外方，双下肢呈弓字步。

操作方法：治疗师右手呈蚓状肌握手，掌心与患者掌心相对但不接触，大拇指指腹紧贴患者第五掌骨尺侧，其余四指掌面紧贴患者第二掌骨桡侧；左前臂绕过患者上臂前方，左手呈蚓状肌握手紧贴患者肱三头肌肌腹；治疗师双手同时用力先将患者右上肢缓慢地向上牵拉，使患者肩胛骨尽量被动前伸。然后治疗师将患者肩关节被动外旋，前臂旋后位将其上肢牵拉到同侧外上方。可用节律性启动或复制技术使患者感知将要进行的运动模式（起始位即D2F的终末位，腕关节背伸、尺偏，前臂旋后，肩关节屈曲、外展、外旋；然后患者做腕关节屈曲、桡偏，前臂旋前，肩关节后伸、内收、内旋运动到终末位，整个运动过程患者肘关节保持伸直）。治疗师将患者上肢将其移到起始位，双手将患者上肢向同侧肩外上方（右手同时将腕关节向腕背方向牵伸）快速牵伸，随即用口令“握我的手”“用力”“眼睛看手”“上肢向对侧髋部方向运动”。整个过程治疗师移动重心同时给予适当阻力可以给予2~3次重复牵伸，并给予口令纠正或鼓励（图11-4-23）。

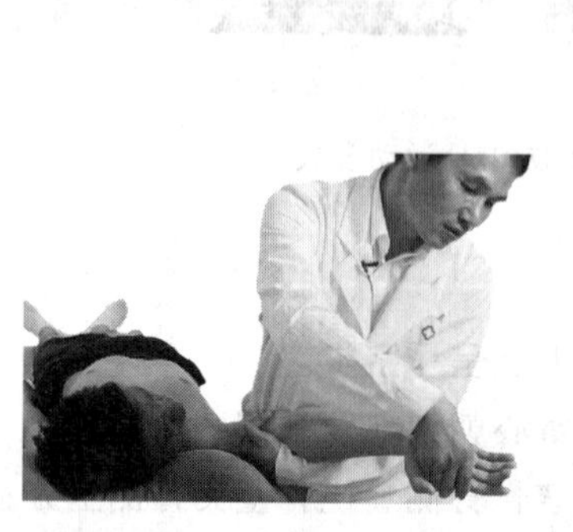
起始位

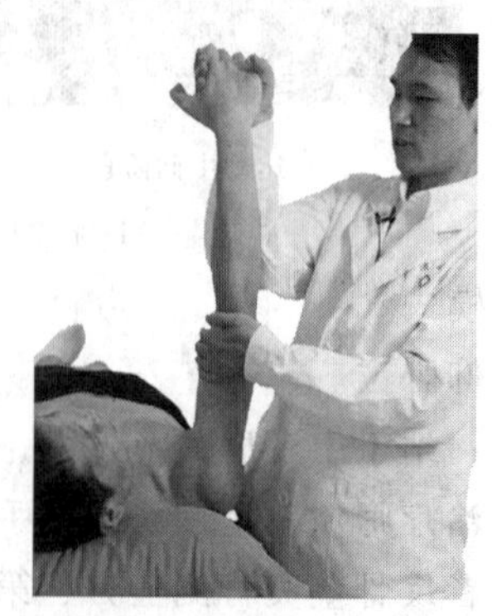
运动中间阶段

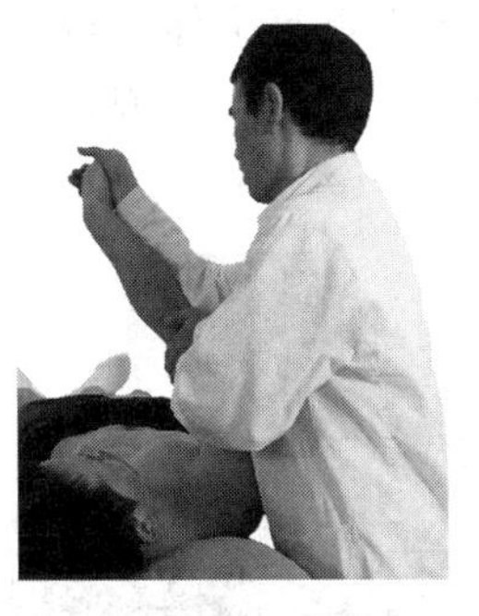
运动中间阶段

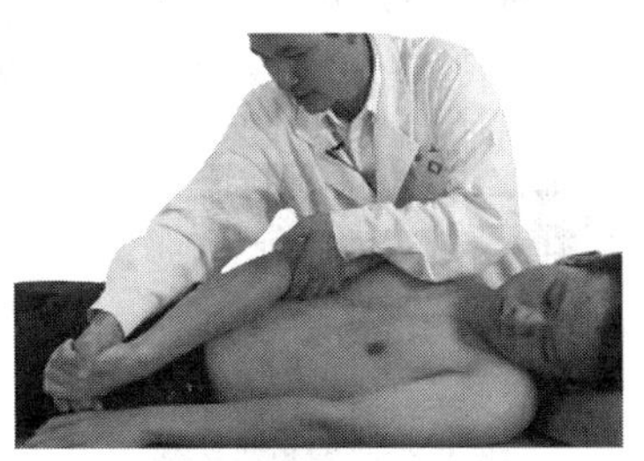
终末位

图 11-4-23 上肢 D2E 运动模式

（二）下肢运动模式

以右下肢为例，在仰卧位下，踝关节（膝关节可屈曲或伸展）、髋关节向对侧耳部方向运动为 D1F、从对侧耳部向同侧髋关节方向运动为 D1E、从对侧髋关节向同侧耳部方向运动为 D2F、从同侧耳部向对侧髋关节方向运动为 D2E。

1. D1F 运动模式

患者体位：仰卧位。

治疗师体位：站于患者踝关节外侧，双下肢呈丁字步。

操作方法：治疗师将患者右下髋关节被动内旋、外展；双手将患者下肢向足部方向（同时右手将踝关节向跖屈方向）快速牵伸，随即用口令“脚背、脚趾翘起来，勾住我的手”“用力”“眼睛看下肢”“下肢抬起来向中线方向运动”。整个过程治疗师移动重心同时给予适当阻力，可以给予 2~3 次重复牵伸，并给予口令纠正或鼓励（图 11-4-24）。

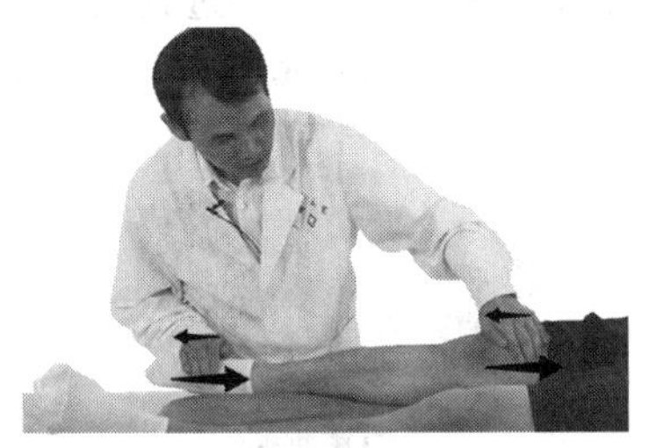
起始位

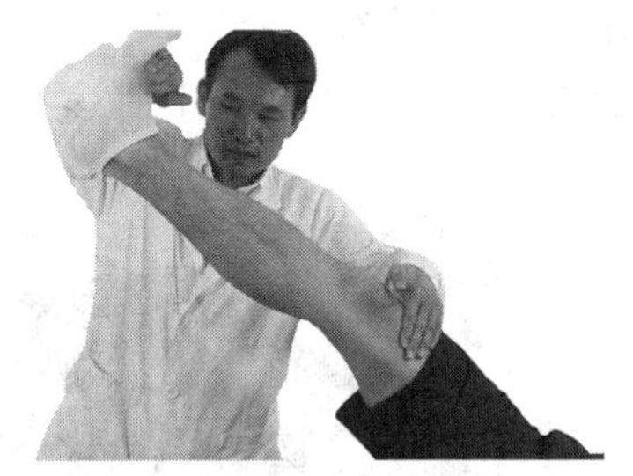
终末位

图 11-4-24 下肢 D1F 运动模式

2. D1E 运动模式

患者体位：仰卧位。

治疗师体位：站于患者踝关节外侧，双下肢呈丁字步。

操作方法：治疗师左手呈蚓状肌握手，虎口紧贴大腿远端后方，拇指和其余四指呈蚓状肌握手紧贴于腘绳肌内外侧；右手呈蚓状肌握手，掌心与患者足底相对但不接触。可用节律性启动或复制技术使患者感知即将要进行的运动模式（起始位即 D1F 的终末位，患者髋关节屈曲、外旋、内收，踝关节背伸、内翻；然后做踝关节跖屈、外翻，髋关节后伸、外展、内旋到终末位；整个运动过程患者膝关节保持伸直）。治疗师将患者下肢摆放于起始位，将患者下肢朝髋关节方向（同时将患者踝关节向背伸方向牵伸）快速牵伸；随即用口令“脚踩我的手”“用力”“眼睛看下肢”“下肢向同侧髋外下方运动”。整个过程治疗师移动重心同时给予适当阻力，可以给予 2~3 次重复牵伸，给予口令纠正或鼓励并以双手向髋关节方向施加挤压的力量（直到患者下肢运动至体侧，双手继续向髋关节方向施加挤压的力量维持 6~10 s（图 11-4-25）。

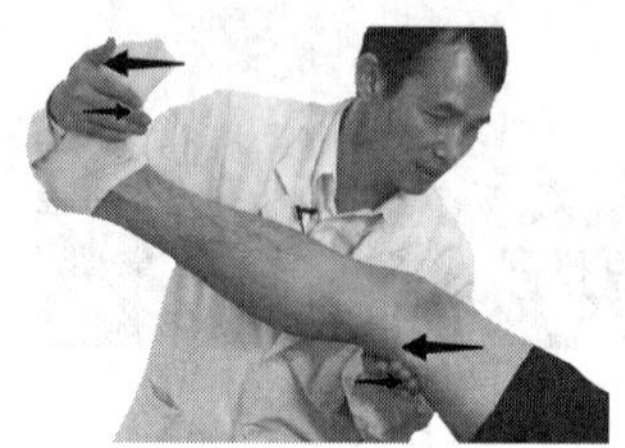

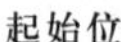

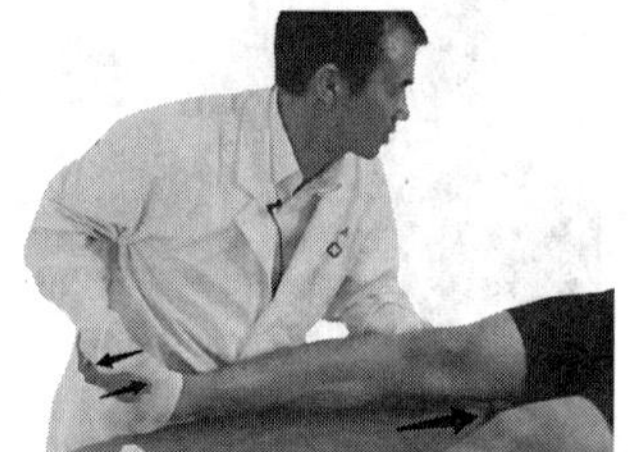

起始位　　终末位

图 11-4-25　下肢 D1E 运动模式

3. D2F 运动模式

患者体位：仰卧位。

治疗师体位：站于患者髋关节外侧，双下肢呈丁字步。

操作方法：治疗师左手呈蚓状肌握手，紧贴患者股四头肌远端（拇指在外侧、其余四指在内侧）；右手呈蚓状肌握手，掌心与患者足背相对但不接触，拇指和大鱼际紧贴于患者第三至五跖趾关节上方，大小鱼际之间紧贴患者第四、五跖骨。可用节律性启动或复制技术使患者感知即将要进行的运动模式（起始位为踝关节内翻、跖屈，髋关节后伸、外旋、内收；然后患者做踝关节背伸、外翻，髋关节屈曲、外展、内旋运动到终末位，整个运动过程患者膝关节保持伸直）。治疗师先将患者左下肢摆放或嘱患者主动放置外展位，然后将右髋关节被动外旋、内收摆放于对侧下肢旁的起始位。将患者下肢朝足部方向（同时将患者踝关节向跖屈方向牵伸）快速牵伸；随即用口令“脚背、脚趾翘起来，勾住我的手”“用力”“眼睛看下肢”“下肢向外上方方向运动”。整个过程治疗师移动重心同时给予适当阻力，可以给予 2~3 次重复牵伸，并给予口令纠正或鼓励（图 11-4-26）。

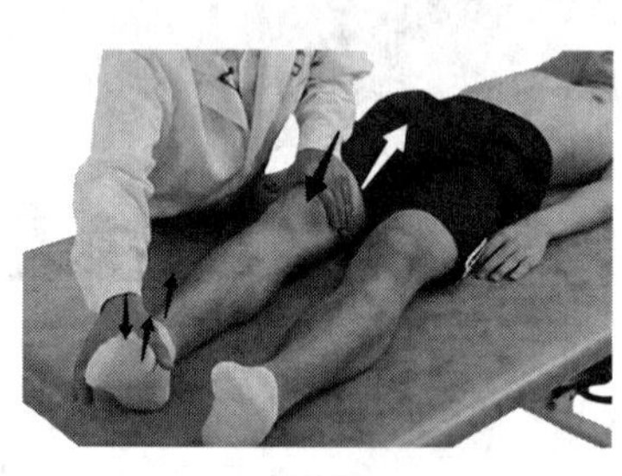

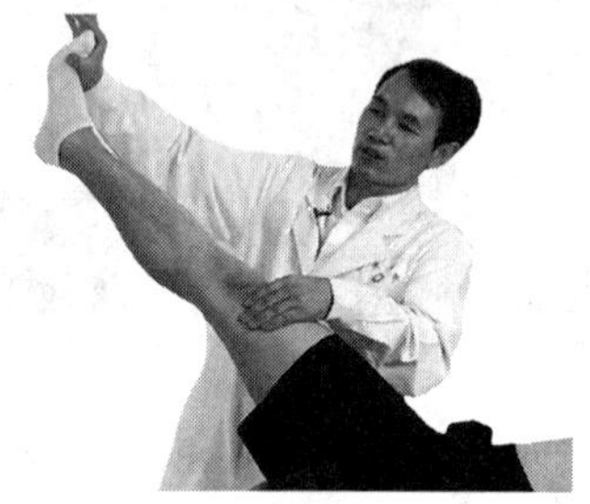

起始位　　终末位

图 11-4-26　下肢 D2F 运动模式

4. D2E 运动模式

患者体位：仰卧位。

治疗师体位：站于患者髋关节外侧，双下肢呈丁字步。

操作方法：治疗师左前臂紧贴患者腘绳肌，虎口紧贴大腿远端后侧，大拇指和其余四指呈蚓状肌握手；治疗师右手呈蚓状肌握手，掌心与患者足底相对但不接触。可用节律性启动或复制技术使患者感知即将要进行的运动模式（起始位即 D2F 的终末位，患者髋关节屈曲、内旋、外展，踝关节背伸、外翻；然后做踝关节跖屈、内翻，髋关节后伸、内收、外旋到终末位；整个运动过程患者膝关节保持伸直）。治疗师先将患者左下肢摆放或嘱患者主动放置外展位，然后抬起患者右下肢至起始位。将患者下肢朝髋关节方向（同时将患者踝关节向背伸方向）快速牵伸；随即用口令“脚踩我的手”“用力”“眼睛看下肢”“向对侧足部方向运动”。整个过程治疗师移动重心同时给予适当阻力，可以给予2~3次重复牵伸，给予口令纠正或鼓励，并以双手向髋关节方向施加挤压的力量，直到患者下肢运动至对侧足部，双手继续向髋关节方向施加挤压的力量维持6~10 s（图11-4-27）。

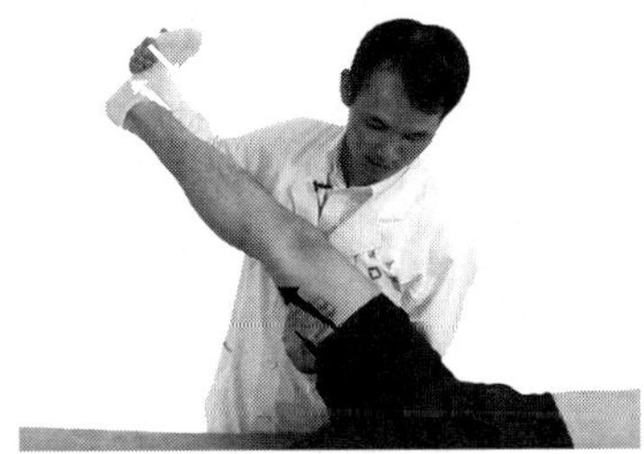

起始位

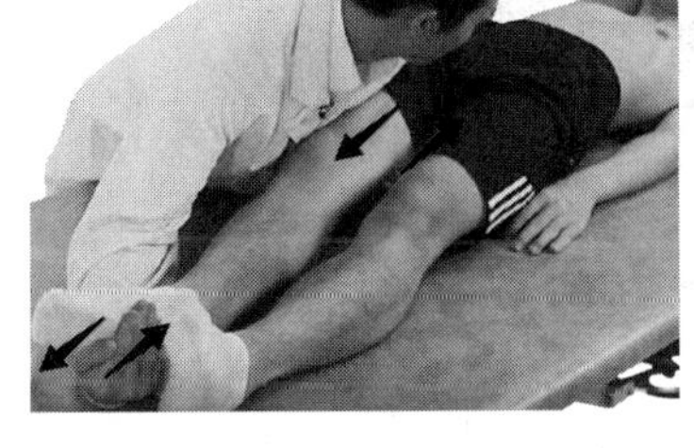

终末位

图11-4-27　下肢D1E运动模式

思考题

1. 简述PNF的基本技术及其作用。
2. 简述PNF的特殊技术及其作用。
3. 阐述PNF的适应证和禁忌证。

循证实践

实践训练

患者男性，65岁，“右侧肢体瘫痪1月”主诉入院。平时喜欢打羽毛球，打球时喜欢杀球；家住5楼，有电梯；和爱人一起生活，其爱人身体健康。评估：Brunnstrom右上肢2期、右手1期、右下肢3期；右上肢肩关节前屈活动肌群肌张力1+级，肘关节屈曲活动肌群肌张力2级，右手屈曲肌群肌张力1级；右上肢肩关节前屈PROM 30°，右肘关节屈曲PROM 20°~50°，前臂不能旋前旋后。坐位平衡I级，从坐到站需要指导帮助。患者康复期望为能回到球馆打球。

针对患者目前上肢运动功能障碍和坐位平衡功能障碍，可使用何种PNF运动方法治疗？分别列出三种运动模式，结合1~2种特殊技术为其改善运动功能，并说明作用依据。

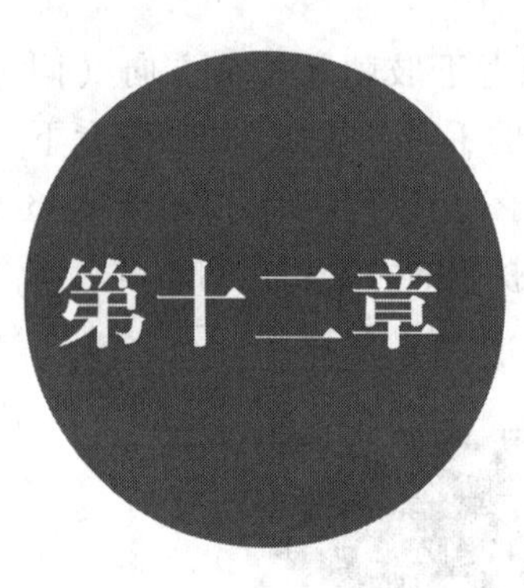

第十二章 运动再学习技术

本章导言

运动再学习技术是20世纪80年代初由澳大利亚物理治疗教授Carr JH和Shepherd RB提出的一种针对脑卒中患者的运动疗法。该疗法以神经生理学、运动科学、生物力学、行为科学、认知心理学等为理论基础，把脑卒中后运动功能的恢复视为一种再学习或再训练的过程，形成一套完整、系统、科学的脑卒中患者运动再学习的训练方法。临床上具有很强的实用性和可操作性，后逐渐应用于神经系统损伤性疾病，以及其他系统疾病。本章主要介绍运动再学习技术的基本理论和脑卒中患者的临床应用，旨在使学生掌握运动再学习技术的理论机制并且能根据循证依据熟练应用该技术。

学习目标

1. 记忆运动再学习技术的概念，理解运动再学习技术的基本原理。
2. 熟练运用运动再学习技术，掌握训练技术内容及基本操作方法。
3. 培养学生根据循证发现问题并解决问题的能力。

第一节　概述

20 世纪 80 年代初澳大利亚学者 J. Carr 和 R. Shepherd 所著的《中风病人的运动再学习方案》（*A Motor Relearning Programme for Stroke*）一书问世，对传统的促进技术（或易化术）提出了挑战。他们认为，易化术的主要不足是结合患者的实际需要训练其日常生活的基本功能不够，分析运动问题不够，理论上仍只从神经生理学考虑，忽视了当时运动科学、生物力学、行为科学、认知心理学等理论成果，同时在疗效上也不够理想。因此，他们提出将侧重点从易化术转向运动再学习方案（motor relearning programme，MRP）或运动控制模式的观点，从经验主义转向应用运动科学。随着脑功能研究及人类运动力学研究的不断深入，"运动学习（motor learning）"相关理论和方法越来越广泛地被应用到各种运动功能障碍的康复治疗中，尤其是中枢神经系统损伤导致的运动功能障碍。

运动再学习技术的基本概念

一、基本概念

（一）"运动学习"方法

"运动学习"方法是根据对正常人习得运动技能过程的充分认识，通过分析与运动功能障碍相关的各种异常表现或缺失成分，针对性地设计并引导患者主动练习运动缺失成分和功能性活动，促进脑功能重建，获得尽可能接近正常的运动技能。

上运动神经元损伤综合征简介

（二）上运动神经元损伤综合征

Carr 等学者根据近年临床研究的进展提出了上运动神经元损伤后出现阳性特征、阴性特征和适应性特征。Carr 等学者提出了上运动神经元损伤后出现的阳性特征、阴性特征和适应性特征，认为神经系统、肌肉和其他软组织的适应性改变和适应性运动行为，很可能是形成一些临床体征的基础，并提出了相应的临床干预措施，即康复不仅要尽早开始，同时要积极主动。早期积极主动的康复，可使肌肉、骨骼和行为的适应性改变及阴性特征减少到最小程度。

运动再学习技术的特点

二、运动学习的三个阶段

运动再学习技术的原理

Fitts 提出，运动技能的学习过程可分为以下三个阶段：

（一）认知期（cognitive stage）

此阶段需要注意力高度集中，充分理解或在引导下练习所学项目的要点，经过不断尝试，逐渐掌握选择有效的、舍弃无效的方法。

功能重建的机制

（二）联系期（associative stage）

联系期是进一步发展运动技能，也是优化运动程序的过程。

（三）自发期（autonomous stage）

此时注意力已从动作本身转移到了对周围环境的关注上，而动作变成了自发性的反应。任何一项运动技能只有达到第三阶段才算真正学会，并形成了持久的记忆。

三、运动再学习技术的基本原则

1. 早期介入原则
2. 主动训练、反复强化原则
3. 任务特异性原则和目标导向性原则
4. 重视反馈原则
5. 丰富环境、难度递增原则
6. 帮助最小化原则

运动再学习技术的基本原则

四、运动再学习训练方案的制订

在生物力学、运动学、神经学和行为学理论的指导下，针对脑卒中患者常见的运动障碍，如从床边坐起、站起和坐下、平衡控制、行走以及上肢功能、口面部功能等方面，可通过四个步骤分析制订一套科学的训练方案。包括：

（1）分析患者运动功能障碍的异常表现及丧失成分。

（2）指导并辅助患者强化训练运动功能障碍中的丧失成分。

（3）将丧失成分融入整体活动训练中，增加灵活性。

（4）促使运动技能训练向实际生活环境转移，指导患者自我监督和亲属参与，使训练逐渐贴近实际生活并尽可能长期坚持。

第二节　运动再学习技术方法

运动再学习凭借其主动性、科学性、针对性、实用性和系统性，在脑卒中康复中发挥着不可替代的作用，被认为是一种用于脑卒中偏瘫患者早期康复的有效方法。本文详细阐述脑卒中患者的 MRP 技术方法。

一、从仰卧位到床边坐起

脑卒中偏瘫患者尽早坐起可以减轻后遗症的发生，如软组织挛缩、感知觉和认知的损害，可以降低脑卒中后继发并发症，如血栓形成、肺部感染，同时也有助于提高患者的意识水平。对脑卒中后的早期患者，实际和较有效的方法是帮他先转向健侧，然后坐起。

（一）生物力学特点

1. 从仰卧到侧卧位

以右侧卧位为例，运动要点包括：① 屈颈并转向右侧；② 屈左髋、屈左膝；③ 左髋屈曲并且肩带前伸；④ 躯干旋转，左脚可蹬床以其杠杆作用使身体翻转，同时髋后移以提供更稳定的支撑基底。

2. 从侧卧位到床边坐

以右侧卧位为例，运动要点包括：① 颈部和躯干向左侧屈；② 在下面的右手臂同时外展撑床；③ 提起双腿摆向床边并放下，完成坐起。

（二）步骤

步骤 1：分析脑卒中患者从仰卧位到床边坐起常见的问题

1. 从仰卧到侧卧位常见的问题

（1）患侧屈髋屈膝、肩屈曲、肩带前伸困难。

（2）不适当的代偿活动，如用健侧手将自己拉成侧卧位。

（3）不能尝试用健侧手将患侧上肢被动地越过身体，提示可能存在患侧忽略。

2. 从患侧坐起常见的问题

（1）出现颈部旋转及前屈以代偿颈部和躯干侧屈（图 12-2-1）。

（2）用健侧手拉拽代偿躯干侧屈无力（图 12-2-2）。

（3）用健侧腿钩拉患侧腿，将双腿移至床边，坐起时重心后移（图 12-2-3）。

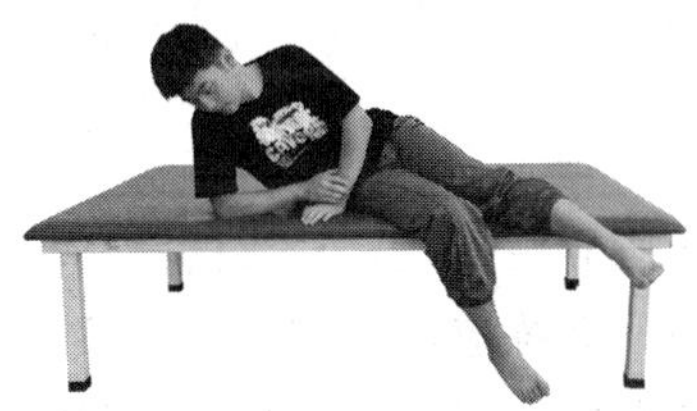

图 12-2-1　从患侧坐起出现了颈部旋转及前屈的代偿动作

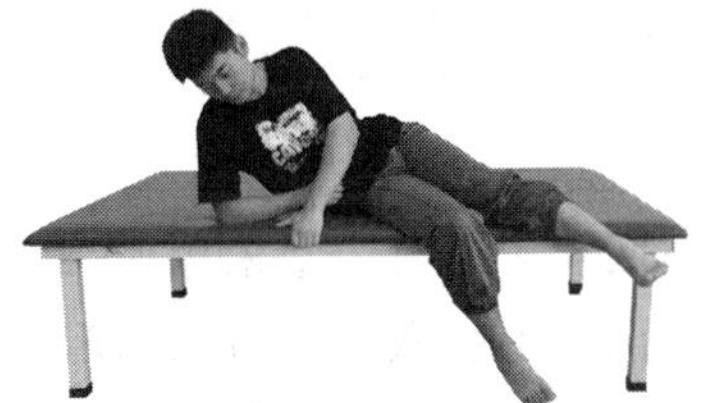

图 12-2-2　从患侧坐起出现了用手拉拽的代偿动作

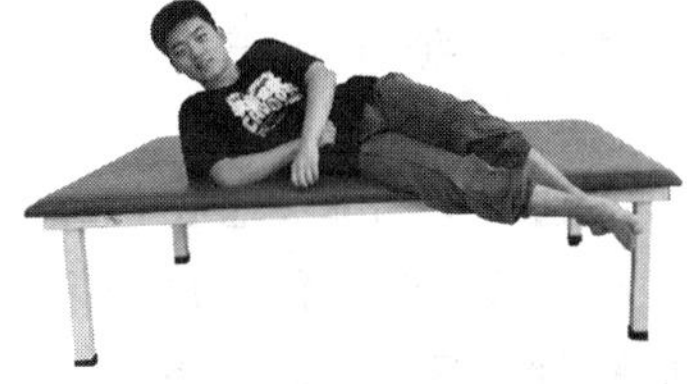

图 12-2-3　从患侧坐起用健侧腿钩拉患腿时，坐起时重心后移

步骤 2：训练丧失的成分

练习颈侧屈。在健侧卧位下，辅助患者颈侧屈从枕头上抬起头，再让患者将头缓慢放下，以此训练颈侧屈肌群的离心收缩，注意避免颈部旋转或前屈（图 12-2-4）。

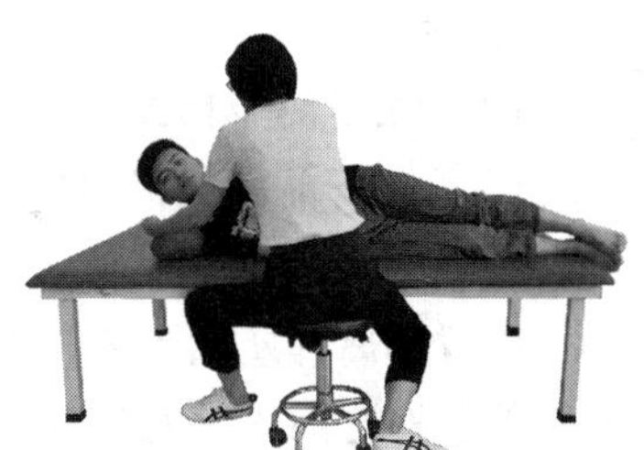

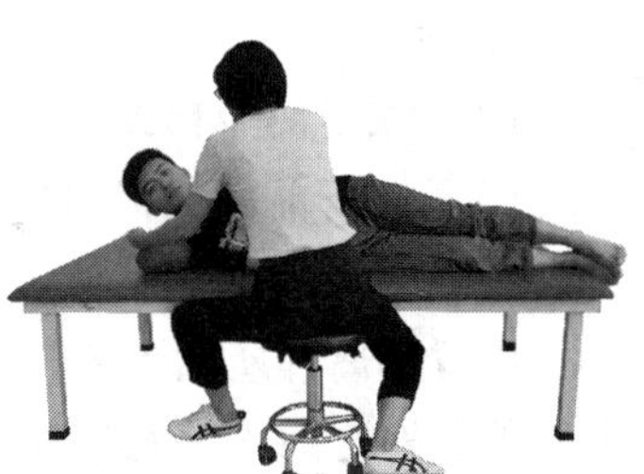

训练患者颈侧屈

图 12-2-4　训练患者颈侧屈

步骤 3：练习坐起及躺下

1. 从仰卧位到健侧卧位

使患侧肩和手臂前屈、前伸，同时屈髋、屈膝，必要时治疗师给予辅助。鼓励患者转头，避免过度用力。一旦患者转身后治疗师帮助其调整骨盆和下肢以保持稳定体位

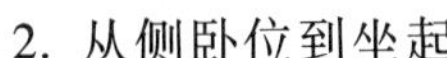

（图 12-2-5）。

2. 从侧卧位到坐起

让患侧屈头，用健侧上肢支撑床作为杠杆，躯干侧屈坐起（图 12-2-6），必要时治

疗师一手放在患者肩下，另一手推其骨盆，辅助其从床边坐起（图 12-2-7），开始时治疗师可能需要帮助患者将腿移过床边。注意避免拉患者手臂，提醒患者重心不要后移。

从仰卧位到健侧卧位

辅助患者从侧卧位坐起

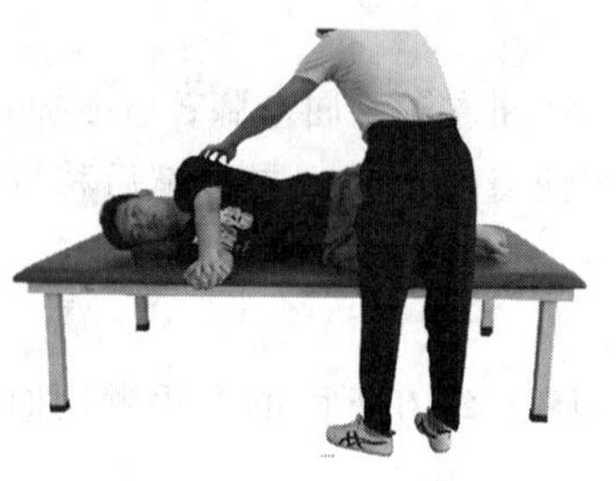

图 12-2-5　从仰卧位到健侧卧位

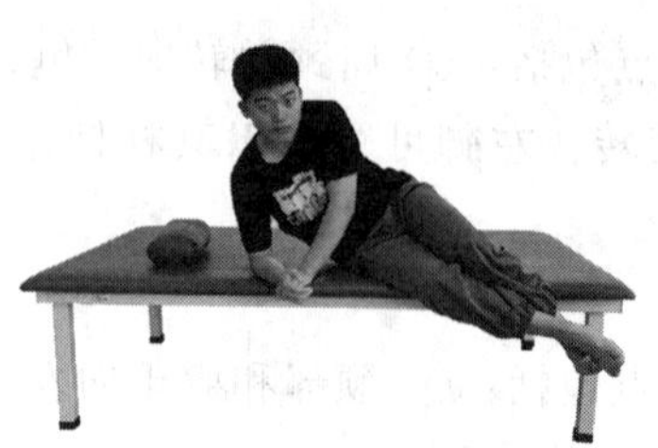

图 12-2-6　从侧卧位到坐起

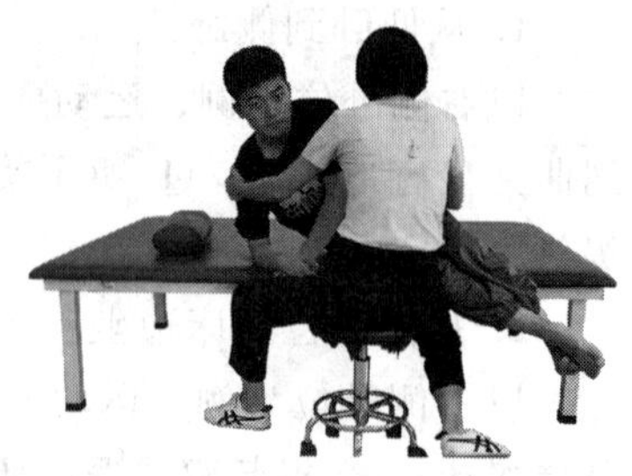

图 12-2-7　辅助患者从侧卧位坐起

3. 从床边坐到躺下

患者躺下时，让其将身体移向支撑的健侧手臂上，然后向手臂处缓慢低下身体，将头缓慢落到枕头上躺下。必要时，治疗师给予辅助并帮助患者提起双腿放在床边。

步骤 4：将训练转移到日常生活中

只要病情允许，应尽早帮助患者坐起，平时坐起时，要坚持上述正确方法，防止代偿模式。坐起后，应用枕头支持患臂，保持良肢位（见相关章节）。必须卧床时，尽可能将肢体摆放在良肢位；进行必要的床上肢体被动和主动活动以保持关节活动范围；帮助患者练习桥式运动，以便使用床上便盆；避免健侧手使用床上吊环，否则易加重患侧失用、强化健侧过度活动。

二、站起和坐下

脑卒中偏瘫患者试图独立站起和坐下时，常采用代偿性或适应性方式，异常的运动模式将导致运动技能发展受限，并出现继发残损，所以站起和坐下训练应从早期进行，虽然早期肌力弱可能限制患者站起和坐下，但仍能发现一些力学要点可以帮助患者尽早获得站起和坐下的能力。

（一）生物力学特点

1. 站起

（1）双足向后移动，双膝前移过足。

（2）躯干前倾（通过髋部屈曲伴颈和脊柱的伸展完成）。

（3）足背屈负重，伸髋、伸膝即站起。

以臀部离开座位为界，将从坐位站起过程分为伸展前期和伸展期。站起时，在伸展前期和伸展期之间不要有停顿，使水平向前动能迅速转化为垂直向上势能，这样可使动作省力、流畅。

2. 坐下

（1）躯干前倾（通过髋部屈曲伴颈和脊柱的伸展完成）。

（2）双膝向前运动。

（3）膝屈曲坐下。

（二）步骤

步骤 1：分析脑卒中患者站起和坐下常见的问题

1. 重心不能充分前移

表现为患者站起时肩不在足前方（图 12-2-8）；如果过早伸髋、伸膝，则重心后移，难以站起。

2. 常见代偿动作

站起时肩、膝不能前移过足

站起时加重健侧负重倾向

（1）患者站起时主要通过健侧腿负重，起始位患足不能后置，加重健侧负重倾向（图 12-2-9）。

（2）患者站起时用躯干和头的屈曲代偿屈髋、躯干前倾及膝前移，并用上肢前伸代偿向后倾倒（图 12-2-10）。

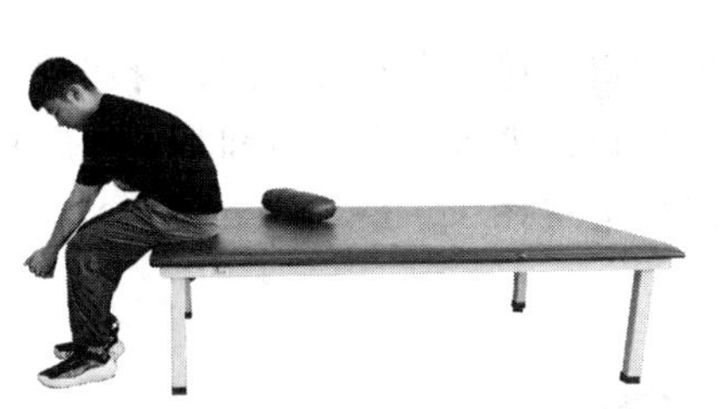

图 12-2-8　站起时肩、膝不能前移过足

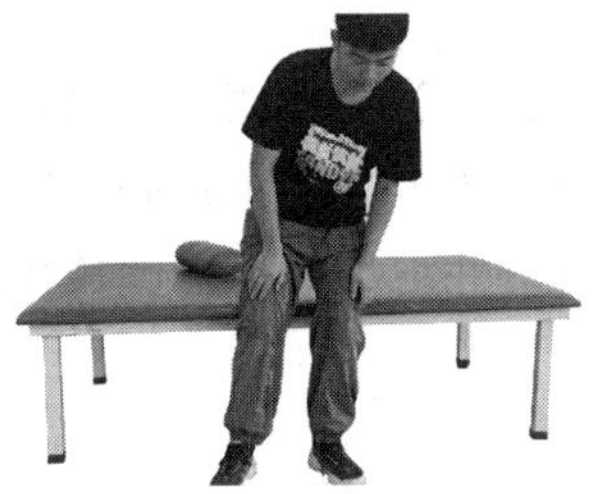

图 12-2-9　站起时加重健侧负重倾向

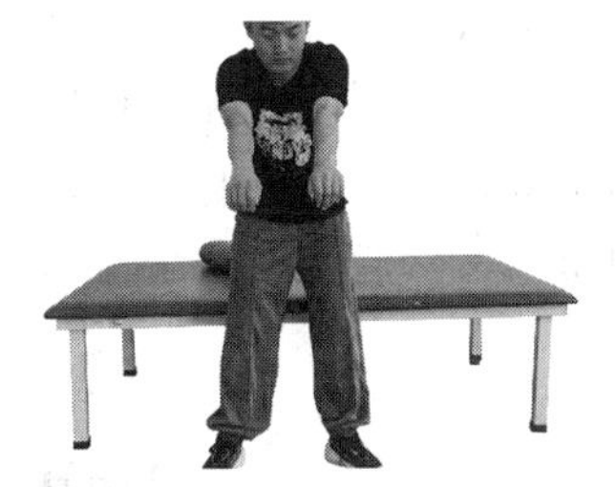

图 12-2-10　站起时出现躯干和头的屈曲、上肢前伸的代偿动作

步骤 2：训练丧失的成分

1. 训练躯干在髋部前后移动（伴随膝前后运动）

患者坐位，双上肢放在一个接近肩高度的桌子上，躯干和头直立，通过双手滑向桌子的边缘使躯干在髋关节处前屈，然后回到直立位（图 12-2-11）。注意：患者通过双足向下、向后推，用足够的力量使双膝前移。

2. 牵伸比目鱼肌和腓肠肌

患者坐位，保持足后置，即踝背屈位可牵伸比目鱼肌，患者站立位，垫高足尖使踝背屈可牵伸腓肠肌和比目鱼肌（图 12-2-12）。比目鱼肌的延展性对足的后置和患肢负重来说至关重要，功能训练前，短暂的被动牵伸可以降低肌肉张力。

训练躯干前倾、重心前移

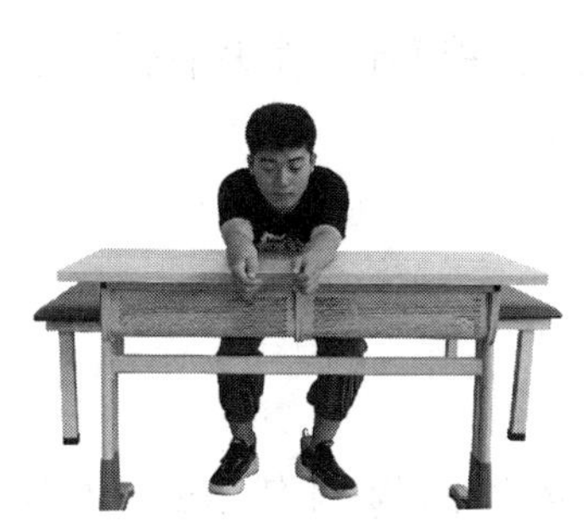

图 12-2-11　训练躯干前倾、重心前移

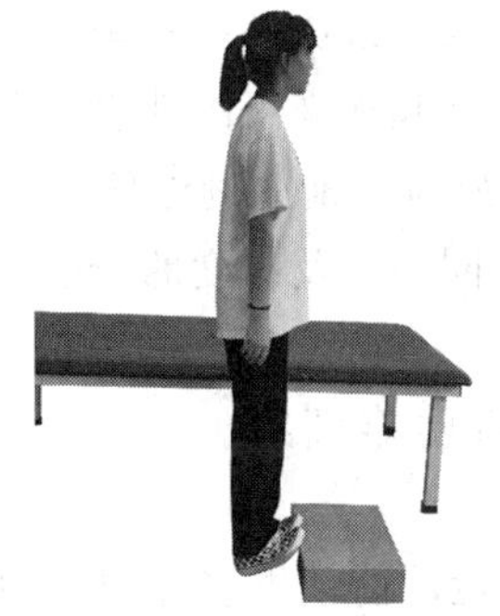

图 12-2-12　站立位下牵伸腓肠肌

3. 激发腘绳肌和胫前肌收缩训练

患者可进行屈膝及踝背屈主动辅助训练，治疗师可以手触相关肌肉或用肌电监测仪监测患者肌肉的主动收缩。

步骤 3：练习站起和坐下

1. 站起

患者站起时，躯干直立，双足后移。然后，患者躯干在髋关节处屈曲前移，当双膝和双肩越过足尖后再伸髋、伸膝站起。注意：① 确保不出现代偿动作，如双手前伸代替屈髋、躯干前移；② 患者站起时不要妨碍膝的前移；③ 必要时治疗师可以帮助患者双足后置，或引导膝水平前移；④ 对于肌力弱无法站起的患者，治疗师可以从患侧膝部沿小腿向后下方施压以帮助患者稳定患足，辅助患肢负重，这样也可以避免股四头肌收缩时使足向前滑动（图 12-2-13）。

2. 坐下

患者坐下时，膝前移启动屈膝，躯干在髋关节处前屈，重心保持在双脚上方，身体逐渐下降，接近座位时，后移坐到位子上。注意：必要时可以帮助患者稳定小腿和足以使患腿负重，然后逐渐减少帮助，针对性地训练患侧腿负重时坐下（图 12-2-14）。

辅助患者患侧腿负重坐下

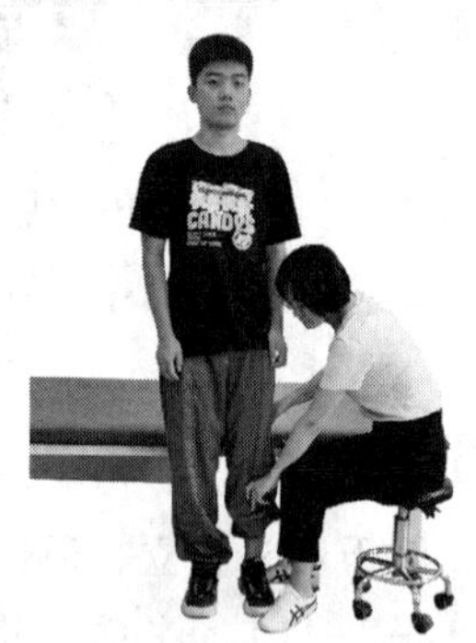

图 12-2-13　站起

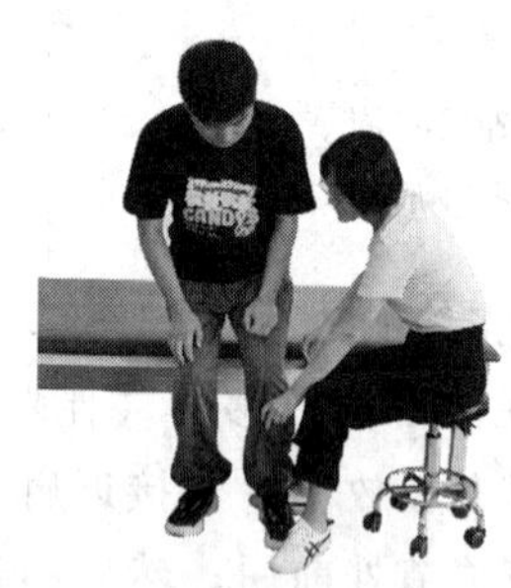

图 12-2-14　辅助患者患侧腿负重坐下

步骤 4：将训练转移到日常生活中

当患者能独立站起和坐下时，及时将训练转移到日常生活中，并增加训练的难度以强化技能，训练方法包括：

（1）手拿物品进行站起和坐下训练。

（2）在与人交谈中站起和坐下。

（3）变换站起和坐下的速度，要求停住时能停住而且不失去平衡，尤其在臀部离开座位时或接近座位之前立刻停住。

（4）从不同类型及高度的椅子上站起和坐下。

三、平衡功能训练

平衡包括运动前预先姿势调整的能力，以及运动中对具体任务进行不断姿势调整的能力。对于不同的任务（抓取物体、步行、站起等）和环境特点，姿势调整具有高度的特异性，即使任务和环境发生很小的变化，肌肉活动模式也会出现明显改变，因此，针对某一种任务的平衡机制不适用于另一种不同机制的任务。

（一）生物力学特点

1. 坐位平衡

正确静态坐位对线要点：

（1）双脚、双膝靠拢或与肩同宽。

（2）体重重力平均分配。

（3）躯干伸展，双髋屈曲，双肩在双髋的正上方。

（4）双肩水平，头中立位。

此外，坐位时抓取物体的速度、方位、距离以及座椅的高矮、支撑面的大小等，都会产生躯干和下肢肌群间不同的协调收缩模式。

2. 站立平衡

正确静态站立位对线要点：

（1）双足自然分开与肩同宽。

（2）双髋在双踝前方。

（3）双肩正对双髋。

（4）双肩水平，头中立位。

（5）躯干直立。

此外，因站立位时重心高、支撑面小，比坐位稳定性低，因此对身体的对线要求更高。站立平衡包括静止站立时身体出现的微小摆动，以及运动前身体的预先姿势调整和运动中的姿势调整。例如，在手臂抬起之前，躯干和腿部肌肉预先收缩以调整重心，避免手臂抬起后所引起的姿势不稳。

3. 行走平衡

行走时，身体处于动态的平衡控制中，由于上身（头、臂、躯干）占整个体重的2/3，因此行走时人体需要对支撑足以上的全部身体运动进行复杂的平衡控制。具体生物力学特点参见本章行走部分。

4. 站起和坐下

站起和坐下需要肌群在加速与减速活动之间复杂的相互协调，以保证身体在不同支撑面之间的姿势转换，特别是腓肠肌和比目鱼肌，它们在阻止身体向前运动方面起着重要作用。下肢伸肌力弱的患者在整个站起和坐下过程中均难以保持平衡。具体生物力学特点请参见本章站起和坐下部分。

（二）步骤

步骤1：分析脑卒中患者坐位平衡与站立平衡常见的问题

中枢神经系统损伤使脑卒中患者的肌肉收缩能力和平衡控制能力受到影响，脑卒中患者常见问题包括：

1. 随意运动受限

即身体僵硬或呼吸不畅。

2. 不适当的代偿动作

① 支撑面过宽，双足分开或下肢（腿或足）呈外展、外旋位，重心移向健侧；② 使用抬起上肢的方法维持平衡，或用手支撑或抓握支撑物等。

3. 坐位作业不适当的代偿动作

① 站立位向前抓取物体时，躯干前屈代替侧屈（图 12-2-15）；② 坐位抓取物体时，双脚移动代替躯干相应节段的调整。

4. 站立位作业不适当的代偿动作

① 站立位向前抓取物体时，屈髋代替踝背屈；② 站立位侧向抓取物体时，躯干侧屈代替髋的侧向运动（图 12-2-16）；③ 站立位身体轻微移动便失去平衡，表现为过早迈步；④ 站立失衡需要及时迈步时，不能有效迈步。

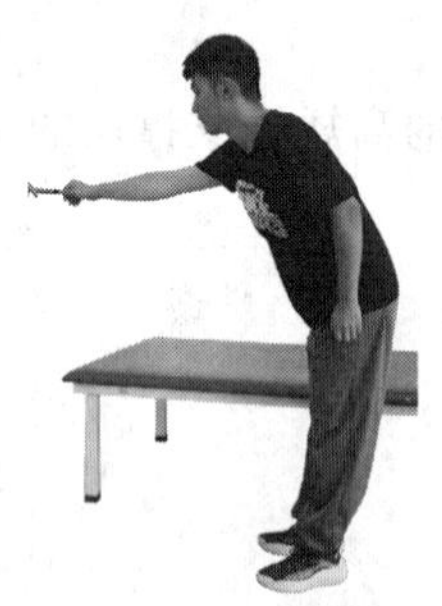

图 12-2-15 站立位向前抓取物体时，躯干前屈代替侧屈

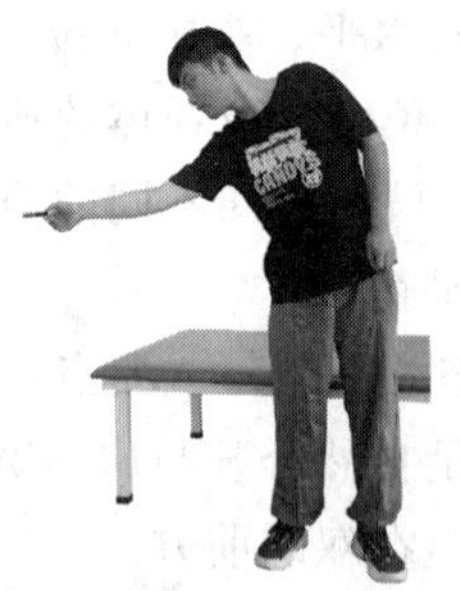

图 12-2-16 站立位侧向抓取物体时，躯干侧屈代替髋的侧向运动

步骤 2 和步骤 3：练习坐位平衡与站立平衡

无论是坐位平衡还是站立平衡训练，都要鼓励患者放松，避免屏住呼吸及姿势僵硬，给予患者足够的安全感。另外，训练需要不断重复。

1. 坐位平衡训练

对于早期惧怕运动的患者，第一次训练可将患者的注意力转移到具体的任务目标上，并练习小幅度移动的简单活动，使患者重获平衡的感觉和自信。

（1）头和躯干的运动。患者坐位，双足分开约 15 cm 并踩地，手放在膝上。分别向左和向右转动头和躯干，向后看，然后回到中立位（图 12-2-17）。注意：① 训练时，为患者提供注视目标，并逐渐增加转动的角度；② 必要时，帮助固定患侧下肢，避免髋过度旋转和外展；③ 提示患者保持躯干直立和屈髋；④ 提示患者避免手支撑和足的移动。

（2）取物活动。患者坐位，用患手向前（屈髋）、向侧方（双侧）、向后，越过身体中线向对侧取物体，每次取物后需回到中立位，避免倒向患侧（图 12-2-18）。注意：① 抓取物体时，身体的移动范围尽可能接近稳定极限；② 向患侧取物时，要强调患侧足负重；③ 治疗师可以辅助患者稳定患侧足和支撑患侧手臂，但不能拉或推动患者被动地移动；④ 不鼓励健侧上肢不必要的活动，如耸肩、抓握支撑物等；⑤ 不能抬起手臂的患者可以将手臂放在一个较高的桌子上再向前抓取物体。

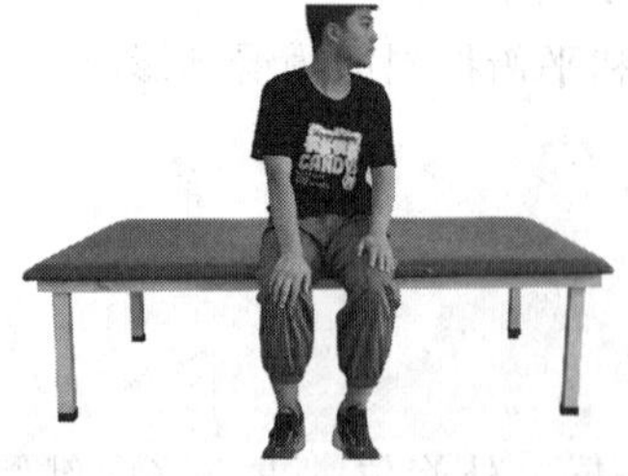

图 12-2-17 头和躯干的运动

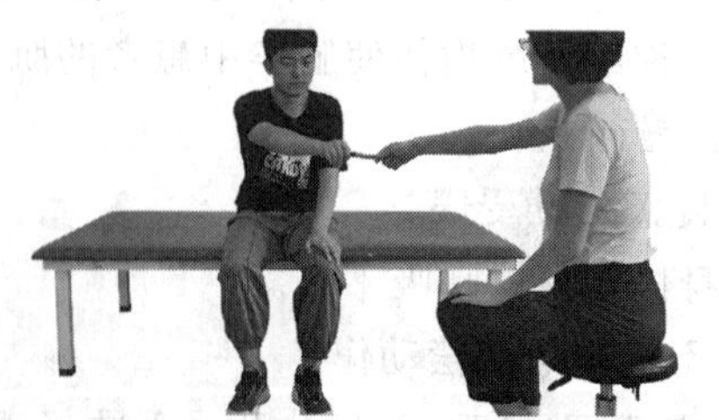

图 12-2-18 越过身体中线向对侧取物体

（3）拾物训练。患者用一只或两只手拾起前方和侧方地上的物体（图 12-2-19）。注意：① 可以将物体置于不同高度的凳子上以降低难度；② 对于抓握能力有限的患者可以鼓励其触及物体；③ 必要时治疗师可以辅助患者支撑患侧手臂，但避免拉或推患者。

2. 站立平衡训练

患者早期站立，对提高患者日常活动能力至关重要，一些方法有助于患者尽早站立。例如，夹板可以帮助伸膝；减重悬吊可以减少下肢负重等。另外，肌肉电刺激、肌力训练以及防止上、下肢主要肌群肌肉短缩等均是早期干预重点，以减少脑卒中后产生的适应性改变。

（1）诱发伸髋运动。患者仰卧位，患腿放在床边，练习小范围的伸展髋关节（图 12-2-20）。

诱发伸髋运动

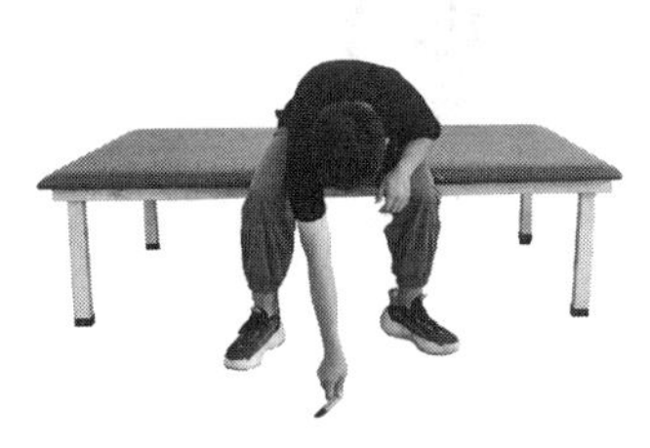
图 12-2-19　患者用一只手拾起前方地上的物体

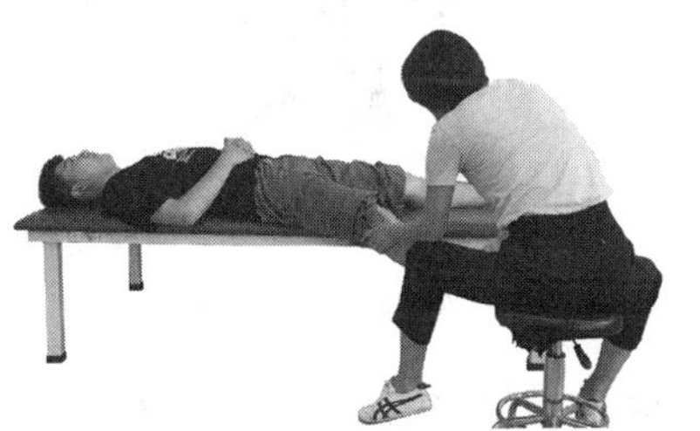
图 12-2-20　诱发伸髋运动

（2）头和身体的运动。患者双足分开站立，向上、向后看（图 12-2-21），再回到原位。注意：① 转头前可提醒患者髋前移，避免向后倒；② 活动时应提供视觉目标；③ 患者应维持站立的对线，髋伸展，足不能移动；④ 必要时，治疗师可用脚顶在患者脚边以防止其移动。

（3）取物活动。患者站立位，用单手或双手向前、向两侧、向后取物（图 12-2-22）。注意：① 抓取物体时，身体的移动范围尽可能接近稳定极限；② 身体的移动应先发生在踝部，而不是屈髋或躯干前屈和侧屈；③ 提示患者注意力不要放在平衡本身，而要放在具体的目标上；④ 治疗师应避免抓住患者。

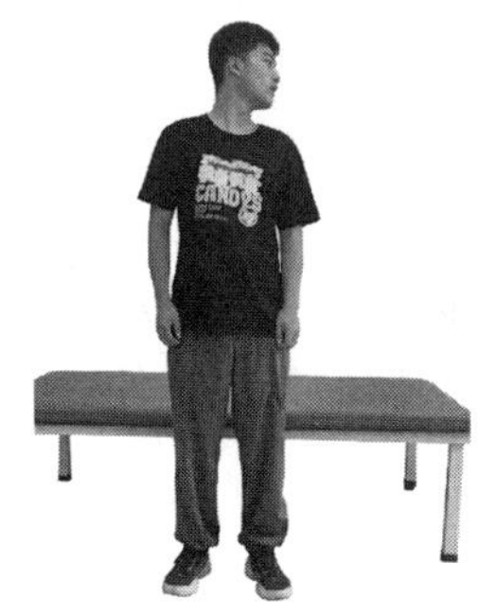
图 12-2-21　患者站立位向后看

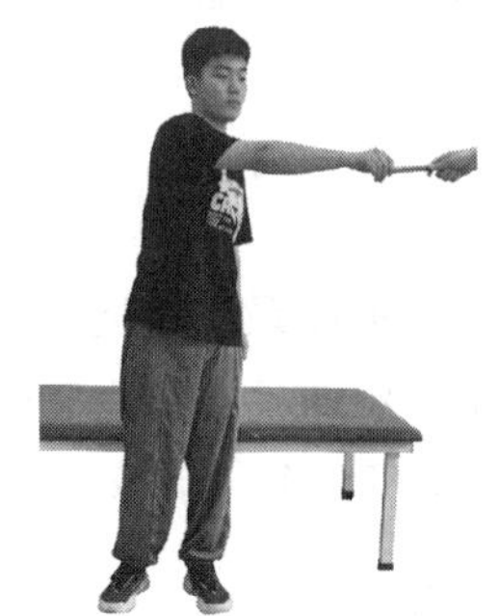
图 12-2-22　患者站立位向侧方取物

（4）单腿支撑。患者健侧下肢向前迈上踏板，再迈回原地（图 12-2-23）。注意：① 患侧保持髋伸展；② 引导患者将注意力集中在健侧腿抬放的具体目标上，如放到不同高度的踏板上，而不是放在“移动身体”这样抽象的目标上；③ 必要时可使用夹板或减重吊带。

（5）拾起物体。患者站立位，身体弯下向前方、侧方、后方拾起物体或接触物体，然后回原位（图 12-2-24）。注意：① 可以从凳子上拾物开始，以减小运动幅度；② 必要时可以靠近桌子，或由治疗师给予一定的帮助和指导，如发现患者有向后失去平衡趋势，可以建议“髋向前移”；③ 治疗师应注意患者在拾起物体时，髋、膝、踝的屈伸控制。

患者患侧腿支撑，健侧腿上下踏板训练

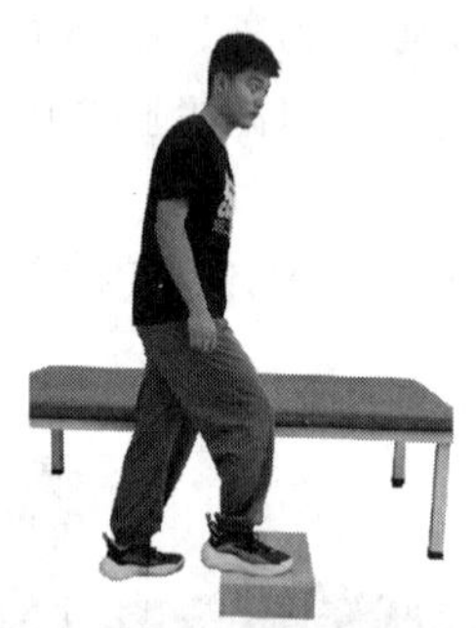

图 12-2-23　患者患侧腿支撑，健侧腿上下踏板训练

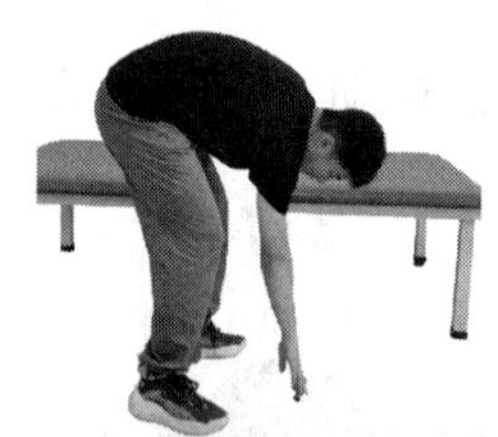

图 12-2-24　拾起物体

步骤 4：将训练转移到日常生活中

1. 当患者具备一定坐位或站立平衡能力后，可以通过以下方式增加平衡控制的难度以提高技能

（1）改变运动速度。

（2）减少支撑面积。

（3）增加物体的重量、体积和距离，双上肢同时参与活动。

（4）练习时间限制性活动，如接球或拍球。

2. 站立位平衡训练还可采用下列方式优化其技能

（1）拾物练习。如将物体放在稳定极限外，患者不得不迈出一步取物。

（2）迈步训练。如患者站立位，重心放在健侧腿或患侧腿上，迈出另一条腿至地面上的标记处，或迈上不同高度的台阶。

（3）增加环境的复杂性。如跨过不同大小的障碍等。

四、步行功能训练

患脑卒中后，神经系统对运动的控制能力减退、肌肉无力、软组织挛缩等是导致行走障碍的主要因素。然而独立行走是完成大多数日常生活活动的先决条件。因此，尽早地帮助患者建立独立行走功能是康复治疗的重要内容。

（一）生物力学特点

有关正常步态参数及运动学、力学特点请参见步态分析章节。下面就行走的生物力学要点做如下描述。

1. 独立平地行走的生物力学特点

尽管人体步行时有一短暂的双足支撑阶段，但为描述方便，将步行分为站立期和摆动期，其生物力学特点见表 12-2-1。

2. 楼梯行走

楼梯行走与平地行走相比，关节活动范围、肌肉收缩和关节受力等方面的生物力学特点均不同，因此，需要采用特异性训练。下肢伸肌肌力在楼梯行走中非常关键，因为全身重量基本要靠单腿支撑。上楼梯时患侧先上，重心移至前腿，前腿伸肌向心收缩，将身体垂直上提；下楼梯时患侧先下，重心保持在后面支撑腿上，后腿伸肌离心收缩以对抗重力。

（二）步骤

步骤 1：分析脑卒中患者行走常见的问题

将站立期和摆动期分别分为初期、中期和末期，常见问题及原因分析见表 12-2-1。除此之外，步行时间和空间上的适应性改变，包括步行速度降低、步幅长度或跨步长度缩短或不一致、步宽增加、双足支撑期延长、依靠手支撑等也是脑卒中患者常见的问题。

表 12-2-1　人体步行的生物力学特点及脑卒中患者常见问题分析

<table>
<tr><th rowspan="2">步行周期</th><th rowspan="2">部位</th><th rowspan="2">生物力学特点</th><th rowspan="2">具体分期</th><th colspan="2">步骤 1：脑卒中患者常见问题分析</th></tr>
<tr><th>问题</th><th>原因</th></tr>
<tr><td rowspan="11">站立期</td><td rowspan="3">踝</td><td rowspan="3">背屈（足跟着地）—跖屈（足放平）—背屈（重心越过脚面后）—跖屈（摆动前推离地面）</td><td>初期</td><td>踝关节背屈不够，足跟不能着地</td><td>① 胫前肌肌力低下；② 腓肠肌痉挛或挛缩</td></tr>
<tr><td>中期</td><td>踝关节背屈受限，无法将重心前移</td><td>比目鱼肌挛缩</td></tr>
<tr><td>后期</td><td>踝关节不能跖屈或跖屈范围较小</td><td>腓肠肌肌力低下</td></tr>
<tr><td rowspan="4">膝</td><td rowspan="4">屈曲 15°（缓冲身体重量动量）—伸展—屈曲 35°～40°（足趾离地面）</td><td>初期</td><td>膝关节屈曲受限，膝过伸</td><td>① 比目鱼肌痉挛或挛缩；② 股四头肌 0～15°控制障碍</td></tr>
<tr><td>中期</td><td>膝关节伸展不充分</td><td>① 腓肠肌肌力低下；② 下肢伸展肌群收缩的协同性受限</td></tr>
<tr><td rowspan="2">后期</td><td>膝关节过伸</td><td>① 比目鱼肌挛缩；② 由于下肢无力支撑而出现的代偿性骨性支撑模式</td></tr>
<tr><td>膝屈曲不能</td><td>① 股直肌痉挛；② 腘绳肌肌力低下</td></tr>
<tr><td rowspan="2">髋</td><td rowspan="2">保持伸展（带动身体重心向前越过脚面，是摆动期启动的基础）</td><td>中期</td><td>髋伸展受限，无法将重心前移</td><td>① 臀肌肌力低下；② 髂腰肌痉挛或挛缩</td></tr>
<tr><td>后期</td><td>髋关节伸展不充分</td><td>① 髂腰肌痉挛或挛缩；② 臀肌肌力低下</td></tr>
<tr><td>躯干和骨盆</td><td>承重反应期对侧骨盆下降约 5°，站立中期骨盆中立位</td><td>初期和中期</td><td>对侧骨盆过度下降</td><td>① 负重侧髋外展肌群肌力低下；② 控制髋、膝伸展的肌群肌力低下</td></tr>
</table>

续表

步行周期	部位	生物力学特点	具体分期	步骤1：脑卒中患者常见问题分析	
				问题	原因
摆动期	踝	背屈（离地前）	初期	背屈受限	① 膝关节屈曲速度减缓；② 腓肠肌痉挛或挛缩
			后期	背屈受限，影响足跟着地和负重	① 腓肠肌痉挛或挛缩；② 踝背屈肌肌力低下
	膝	屈曲（35°～40°增加到60°以缩短下肢）—伸膝（着地前）	初期和中期	屈曲受限	① 股直肌痉挛；② 腘绳肌肌力低下
			后期	伸展受限，影响足跟着地和负重	股四头肌肌力低下，控制能力差
	髋	伸展—屈曲（提下肢）—伸展（着地前）	初期和中期	屈曲受限	屈髋肌群肌力低下
	躯干和骨盆	骨盆围绕纵轴向前转动约4°，下降约5°（离地前）	中期	患侧骨盆过度抬高	屈髋屈膝肌群肌力低下，屈髋屈膝不充分，通过抬高骨盆将足抬离地面

步骤2：训练丧失的成分

1. 站立期膝关节控制的训练

（1）股四头肌诱发训练。患者坐位伸膝位做股四头肌等长收缩训练（图12-2-25），也可应用电刺激及生物反馈仪器诱发股四头肌收缩。

（2）坐位膝关节控制训练。患者坐位，练习膝关节在0～15°范围屈伸，使股四头肌做离心收缩和向心收缩（图12-2-26）。

（3）健侧腿负重膝关节控制训练。患者站立位，健侧腿迈小步至患侧腿之前，使健侧腿负重，患侧腿通过承受较小的重量练习膝关节在0～15°屈曲伸直（图12-2-27）。

（4）患侧腿负重伸膝控制训练。患者患侧腿负重，健侧腿上、下一个高8 cm的台阶训练伸膝的控制，注意保持患侧髋、患膝伸直，且不能过伸（图12-2-28）。

股四头肌诱发训练

坐位膝关节控制训练

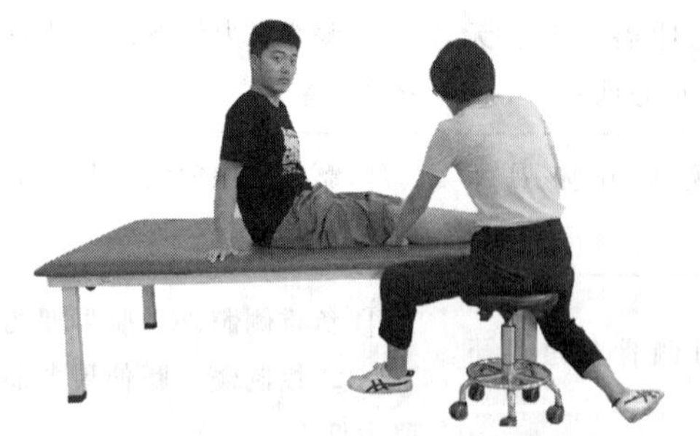

图12-2-25　股四头肌诱发训练

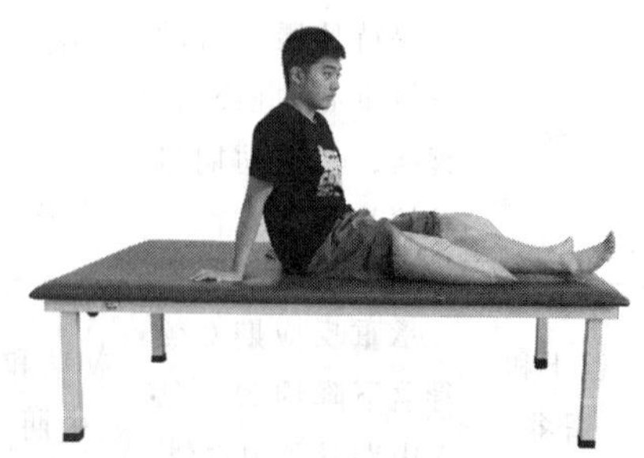

图12-2-26　坐位膝关节控制训练

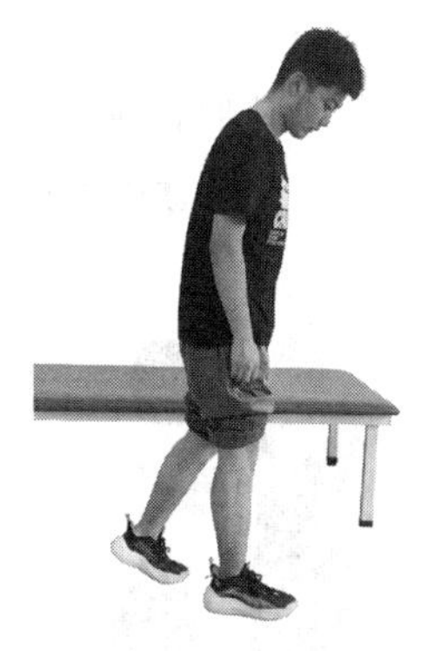
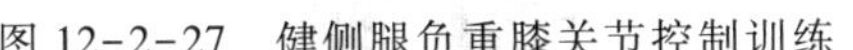

图 12-2-27 健侧腿负重膝关节控制训练

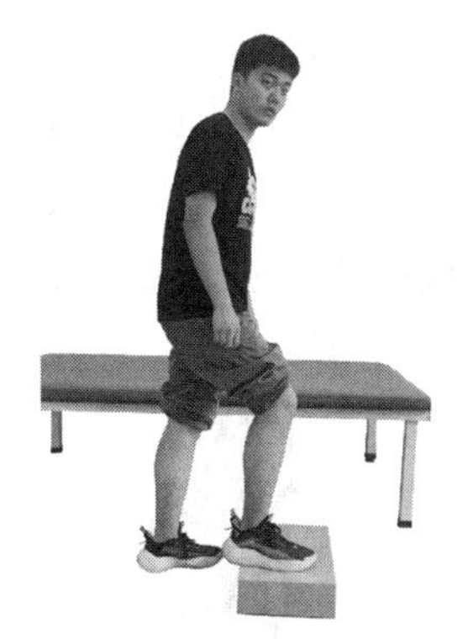

图 12-2-28 患侧腿负重伸膝控制训练

健侧腿负重膝关节控制训练

患侧腿负重伸膝控制训练

2. 站立期骨盆水平侧移的训练

（1）患者站立位，练习将重心从一脚移动到另一脚。治疗师用手指指示其臀部移动的距离约 2.5 cm，注意髋、膝关节保持伸展，臀部不能侧移过远。

（2）侧行训练。双足并拢，练习患侧腿向侧方迈步，再迈健侧腿使双足并拢。注意肩部保持水平，臀部不能侧移过远，必要时患者可以扶栏杆自行练习。

3. 站立期伸展髋关节的训练

（1）诱发伸髋肌群的训练：同平衡功能训练（图 12-2-29）。

（2）健侧腿迈步训练。患者站立位，健侧腿迈小步至患侧腿之前，使患侧腿负重，患侧髋保持伸直，患侧膝也应保持伸直。

（3）健侧腿上台阶训练。患侧腿负重，健侧腿迈上一个高 8 cm 的台阶，进行患侧髋伸直训练，保持患侧膝伸直，且不能过伸。

4. 摆动期膝关节屈曲控制的训练

膝关节屈曲的主要肌群为腘绳肌，因此腘绳肌肌力训练是摆动期膝关节屈曲控制的关键，训练方法有：

（1）患者俯卧位，治疗师屈曲患者的患侧膝至 90°，然后让患者试着缓慢放下小腿，以诱发腘绳肌离心收缩。还可以在 90°范围内屈伸膝关节，练习腘绳肌向心、离心收缩，以加强膝关节控制能力（图 12-2-30）。

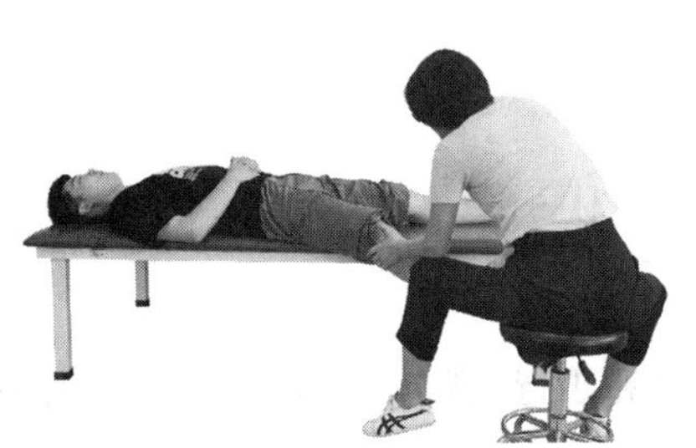

图 12-2-29 诱发伸髋肌群的训练

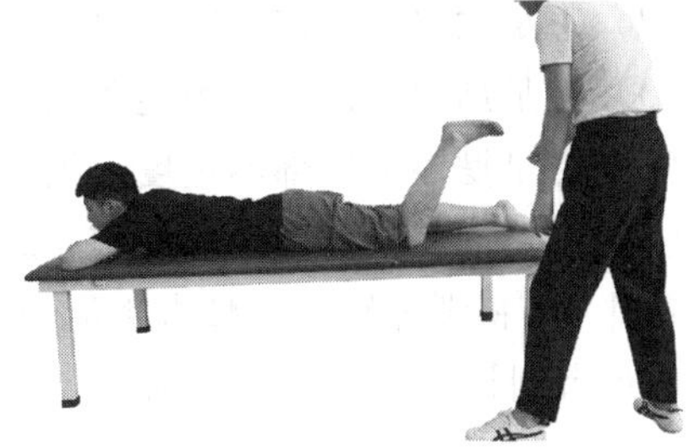

图 12-2-30 患者俯卧位在 90°范围内屈伸膝关节，练习腘绳肌向心、离心收缩

（2）患者站立位，治疗师屈曲患者的患侧膝 30°～60°，然后让患者试着缓慢放下小腿到足趾落到地面，再从地面提起，练习腘绳肌向心、离心收缩，以加强膝关节控制能力（图 12-2-31）。

（3）向前、向后迈步训练屈膝。使患者主动迈步，在迈步前要求先屈膝。

5. 踝关节背屈的训练

患者背靠墙而立，双足离墙 10 cm，治疗师握患者双手使其肘伸展并予阻力或助力，指导患者将髋移离墙面，寻找激发足背屈的位置，诱发踝背屈。注意患者应用腿的力量离开墙面，确保患者用双足负重，双膝无屈曲（图 12-2-32）。

患者站立位，练习腘绳肌向心、离心收缩

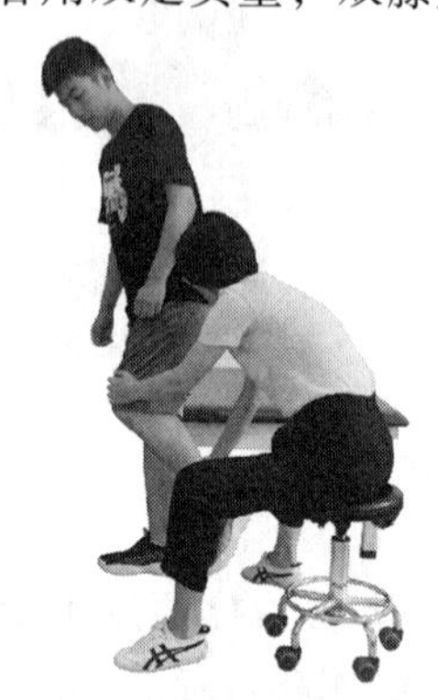

图 12-2-31 患者站立位，练习腘绳肌向心、离心收缩

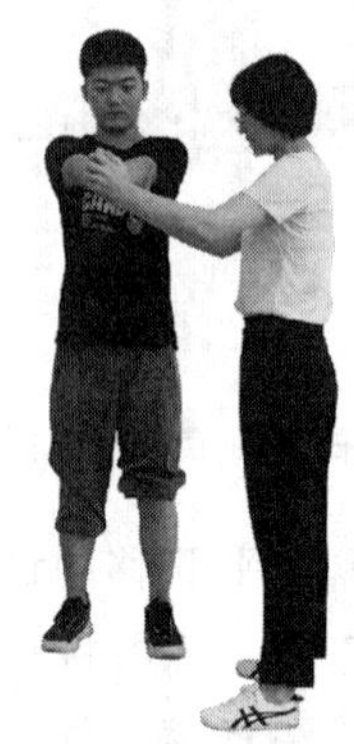

图 12-2-32 踝关节背屈的训练

6. 软组织牵伸

保持功能性肌肉长度的方法包括主动牵伸和被动牵伸。在每次训练开始前进行相关肌肉的维持性牵伸有助于降低肌肉的张力。主要牵伸的肌肉及方法包括：

（1）腓肠肌。靠墙站立位垫高足尖，使踝背屈。

（2）股直肌。俯卧位或侧卧位，将患者患侧膝被动屈曲。

（3）比目鱼肌。坐位下足跟后置使踝背屈。

步骤 3：练习行走

行走训练初期的目的在于使患者要学会行走的节奏，可以用指令“右—左”“迈步—迈步”等来帮助患者掌握运动的时间节奏。训练时，健侧腿先迈步，必要时治疗师可以扶着患者前臂或者利用减重悬吊带，但不能将患者抓得太紧或遮挡其视野，影响平衡调整和前行。行走训练时，需提示患者的主要内容如下：

（1）患足站立期保持患侧伸髋。

（2）患足站立期保持患髋不过度侧移。

（3）患足站立初期保证患足跟先着地。

（4）患足摆动期臀部不过度上抬。

（5）患足摆动期确保足够屈髋屈膝及踝背屈角度。

步骤 4：将训练转移到日常生活中

给患者制订训练计划，包括具体目标、重复次数和步行的距离。在日常生活中的练习包括：

（1）跨过不同高度的物体。

（2）边说话边走，拿着东西走。

（3）加快速度走。

（4）在有行人的地方行走。

五、上肢功能训练

上肢功能训练生物力学特点

大多数的日常活动包含复杂的上肢运动。神经系统对上肢运动功能的控制，如肌力产生和关节活动的顺序、程度等，与任务特性、所操作的物体、环境条件以及操作者与物体间的距离等密切相关。由于上肢功能的复杂性使脑卒中后康复治疗面临挑战。由于脑损伤导致运动控制能力丧失，优化运动控制程序出现问题。因此，治疗师必须通过设计有效的功能性训练，帮助患者根据日常生活的需要重新学习一系列从简单到复杂的上肢活动，尽可能重建最佳的运动控制能力。

步骤 1：分析脑卒中患者上肢常见的问题

脑卒中后可能出现的特殊问题是缺失基本的成分加上一些功能错误，它们表现为在特定的协同运动中对各成分的关系缺乏控制，一些肌肉活动低下而其他一些肌肉表现为过多或不需要的活动，脑卒中后常见问题如下（表 12-2-2）。

表 12-2-2　上肢的基本功能、生物力学特点及脑卒中患者常见问题

<table>
<tr><th colspan="3">上肢的基本功能和生物力学特点</th><th colspan="2">步骤 1：脑卒中患者常见问题</th></tr>
<tr><th>部位</th><th>基本功能</th><th>生物力学特点</th><th>脑卒中常见问题</th><th>代偿动作</th></tr>
<tr><td rowspan="3">臂</td><td rowspan="3">取物（使手在操作时放在适当的位置）</td><td>肩关节外展、前屈、后伸</td><td>肩关节外展、前屈不能</td><td>提高肩带，躯干侧屈，肩关节内旋（图 12-2-33）</td></tr>
<tr><td>伴随着适当的肩带运动和盂肱关节的旋转</td><td>肩胛运动不能（外旋和前伸）导致持续的肩带压低</td><td></td></tr>
<tr><td>肘关节屈曲和伸展</td><td>肘伸展不能</td><td>过度的肘关节屈曲，前臂旋前</td></tr>
<tr><td rowspan="7">手</td><td rowspan="7">抓握松开操作</td><td>桡侧偏移伴伸腕</td><td rowspan="2">伸腕抓握困难</td><td rowspan="7">抓住物体时前臂有旋前倾向；放开物体时只有屈腕才能放开，且过度伸展拇指及其他手指</td></tr>
<tr><td>握住物体伸腕和屈腕</td></tr>
<tr><td>对掌：拇指腕掌关节外展和旋转</td><td>对掌抓握和放开物体困难</td></tr>
<tr><td>对指：各指向拇指的屈曲结合旋转</td><td>对指困难</td></tr>
<tr><td>掌指关节屈伸：在指间关节微屈时各掌指关节屈伸</td><td rowspan="2">手指抓住和放开物体困难</td></tr>
<tr><td>前臂旋前和旋后：手握物体时前臂旋前旋后</td></tr>
</table>

步骤 2 和步骤 3：练习上肢功能

1. 软组织牵伸

在训练前进行短暂的被动牵伸可降低肌肉张力，具体方法有：

（1）坐位，将患侧上肢外展外旋，肘伸直，伸腕伸指平放在身后床上，牵伸屈指肌群、肩关节屈肌群、内旋肌群（图 12-2-34）。

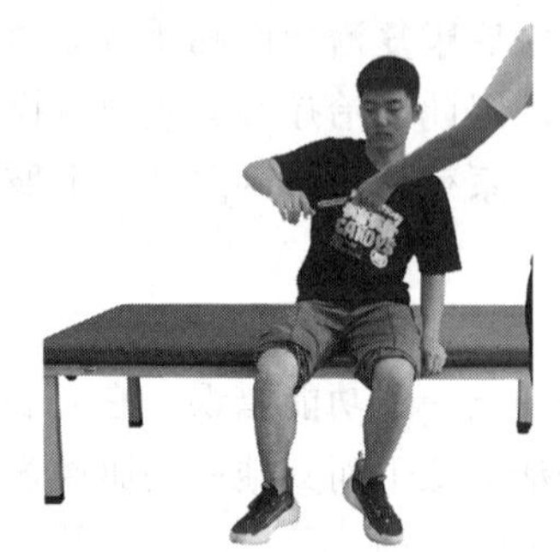

图 12-2-33　患者取物时出现肩带提高，躯干侧屈，肩关节内旋代偿动作

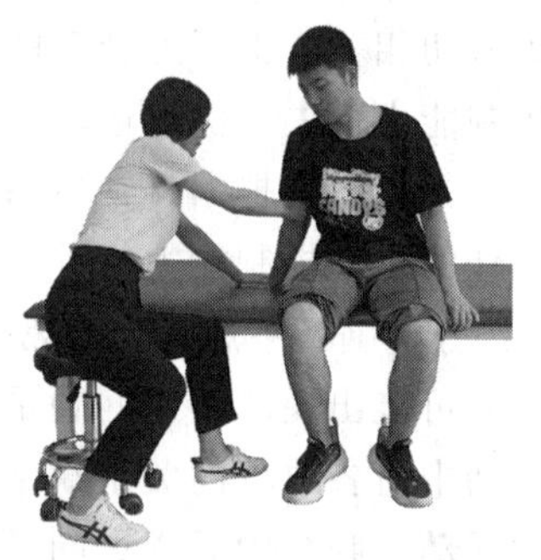

图 12-2-34　坐位，牵伸屈指肌群、肩关节屈肌群、内旋肌群

（2）主动牵伸。例如，握持不同大小的物体时，拇指内收肌和指蹼得到主动牵伸，物体越大牵伸越大。

2. 诱发肌肉收缩

对于肌力较弱的患者，使用肌电反馈、电刺激以及诱发主动运动的简单练习可使无力的肌肉提高收缩能力。电刺激同时可配合意向性训练，诱发主动运动的训练：包括肩部、前臂及腕部的运动，具体如下：

（1）诱发肩周肌肉收缩。① 肩带前伸的训练：患者仰卧位，举起并支持患者的上肢在前屈位，患者会尝试朝天花板向上伸，再利用离心收缩缓慢回落。注意避免前臂旋前及盂肱关节内旋（图 12-2-35）；② 三角肌和肱三头肌活动的引出：患者仰卧位，举起并支持患者的上肢在前屈位，患者将手向头部移动或将手经头上够到枕头，以及控制在所有方向和在不断增加的范围内移动，治疗师指引其需要活动的轨迹。注意避免前臂旋前及盂肱关节内旋，在返回运动时利用离心肌肉收缩；③ 坐位练习肩带向前伸及向上伸：当能控制肩关节前屈大于 90°时，坐位前屈 90°练习肩带前伸或肩关节继续前屈，注意防止提高肩带以代替肩前屈，避免肘关节屈曲，除非由于物体位置的需要，确保患者前伸时肩关节外旋。

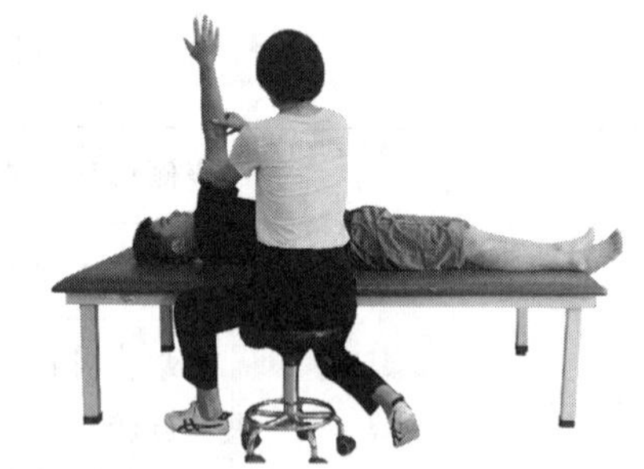

图 12-2-35　患者仰卧位肩带前伸训练

（2）训练伸腕。① 坐位，上肢放在桌上，患侧手越过桌子边缘并握住物体做抬起（伸腕）和放下（屈腕）的动作；② 在前臂中立位，腕桡侧偏从桌边缘拿起玻璃杯并通过屈腕和伸腕将它放在左边和右边；③ 在前臂中立位，通过伸腕推动桌上的玻璃杯（图 12-2-36）。

（3）训练前臂旋后。① 用手指环握筒形物体，前部旋后以使该物体的末端接触桌面（图 12-2-37）；② 让患者用手背压胶泥或手掌向上以接纳落下的小物体。注意除非作业需要，否则不允许前臂抬起离开桌面。

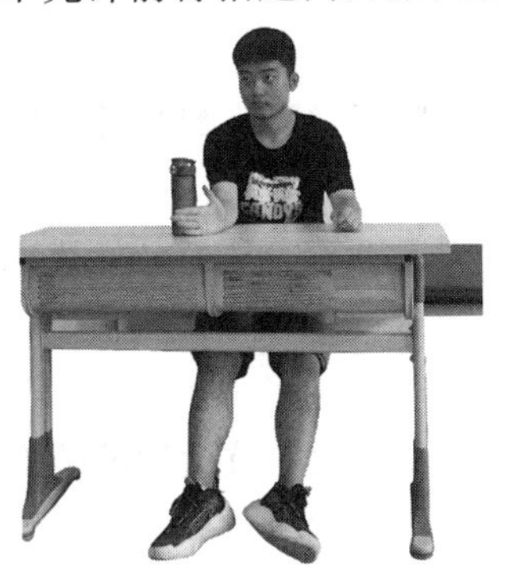

图 12-2-36　患者坐位，通过推动桌上的玻璃杯练习伸腕

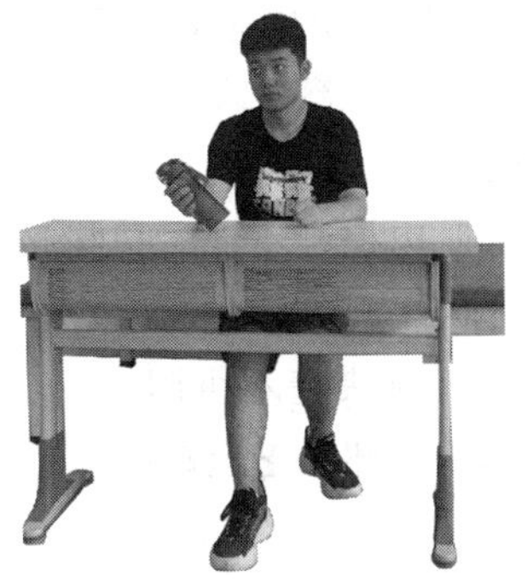

图 12-2-37　手握筒形物体，练习前臂旋后

（4）训练对掌。治疗师握患者手臂使其处于中立位及伸腕，指导患者试着抓住和放开杯子，鼓励患者在掌指关节处拇指外展和其余手指伸展。注意不能屈腕或前臂旋前，放开物体时，应是外展拇指而不是伸展腕掌关节使拇指在物体上方滑动，拇指抓握应用指腹而不是内侧指边缘。

（5）训练对指。前臂旋后，练习拇指和其他手指相碰，特别是第四、五指（图 12-2-38）。

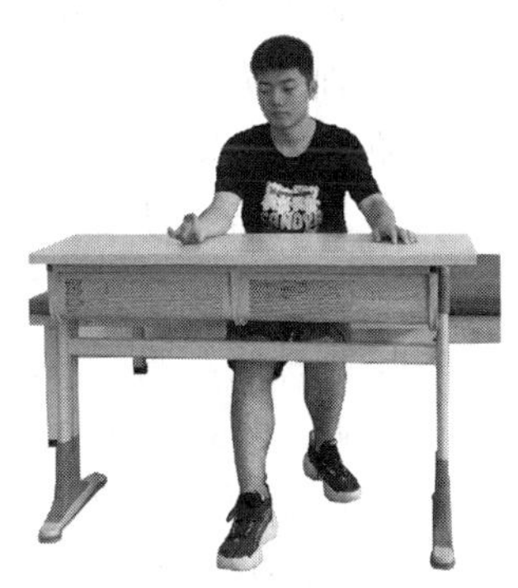

图 12-2-38　练习拇指和其他手指相碰

（6）拾物训练。练习用拇指和其他各个手指捡起各种小物体，然后将手旋后放入一个容器中，或移动物体，注意患者用拇指指腹抓握物体。

步骤 4：将训练转移到日常生活中

患者具备一定的运动控制后，尽快转移到日常生活中去，并在训练中注意：

（1）要坚持正确的体位转移和摆放以避免患者继发性的软组织损伤。

（2）不允许或不鼓励患者用健肢来帮助患肢活动或仅用健肢作业，这会容易发展成习惯性弃用患肢。

（3）只要可能，还应反复集中精力练习特定的成分或运动。

（4）如果必须使用夹板，所使用的夹板必须通过把关节放在一个有利于再学习某种运动成分和作业的位置而实现使肌肉重获功能的目标。例如，用胶手托使拇指处于伸展外展位，同时这个夹板要很小不能影响其练习手的运动，这样才能帮助患者重新获得拇指外展、抓握和放开物体的能力。

六、口面部功能训练

口面部功能由多种活动组成，包括吞咽、面部表情、通气和形成语言的发声运动。脑卒中后，可影响到所有这些活动，妨碍吃饭、交流和社交。

口面部功能的基本成分包括闭颌，闭唇，抬高舌后 1/3 以关闭口腔后部，抬高舌的侧缘及吞咽，有效地吞咽需要一定的前提：坐位；控制与吞咽有关的呼吸；正常的反射活动。

步骤1：分析脑卒中患者口面部常见的问题

通过口内指检观察舌和双侧颊及观察吃饭和喝水，脑卒中后常出现的问题有：

1. 吞咽困难

对口面部肌肉控制不良，包括张颌，闭唇差，舌固定不动，从而会导致流口水。食物存于面颊与牙床之间。

2. 面部运动和表情不协调

患侧面部的下部缺乏运动控制以及健侧面部肌肉过度和无对抗活动的结果。

3. 缺乏表情控制

表现为暴发性、无法控制的哭笑，很难由患者调整或停止。

4. 呼吸控制差

表现为深呼吸、屏息和控制延长呼吸困难，因此使言语交流困难。

步骤2和步骤3：练习口面部功能

口面部功能的训练包括：

1. 训练吞咽

用棉签或冰刺激咽后壁诱发吞咽反射。

2. 训练唇闭合

使患者闭颌，再闭唇，注意放松健侧的面部。

3. 训练舌运动

治疗师用示指用力下压舌前1/3以关闭口腔后部，然后帮助患者闭颌。

4. 训练吃和喝

应从黏稠的食物如土豆泥开始，逐渐过渡到其他固体和液体食物。

5. 训练面部运动

在患者张口和闭口时，练习降低健侧面部的过度活动。

6. 改善呼吸控制

患者躯干前倾、上肢放在桌子上，练习深吸气后尽量长时间呼气，呼气闭合发声，如“啊”“母”。

7. 改善控制感情爆发

当患者失去感情控制要哭时，令他深吸一口气，然后平静的呼吸，帮助他闭颌。

步骤4：将训练转移到日常生活中

治疗师要运用上述训练吞咽的技术来帮助患者吃饭，在所有的训练时间里，当患者致力于各种作业时，治疗师要观察患者的面部姿势，当他张嘴时，向他指出并提醒他。并向护士和家属解释控制感情爆发的方法，坚持这样做就会阻止感情爆发成为习惯。改善的口面部控制和外观会帮助患者重新树立自尊和与人交往的信心，并改善他的营养状况。

思考题

1. 简述运动再学习技术的4个步骤。
2. 简述脑卒中患者步行时摆动期常出现的问题。

实践训练

男性患者，68 岁，既往有“高血压、高血脂”病史。目前不吸烟，但有 30 年吸烟史，戒烟 7 年。数日前被急诊收入住院，诊断为脑栓塞。临床给予保守治疗。

目前检查发现其患有轻度失语和右侧偏瘫，上肢重于下肢。右侧反射消失（0），左侧深部腱反射 2+，右侧霍夫曼征和巴宾斯基征病理反射阳性。右上肢总体肌力：手部为 2/5 级，肘部为 3/5 级，肩带为 3+/5 级。右下肢总体肌力：踝部为 3/5 级，膝部为 3+/5 级，髋部为 4/5 级。四肢感觉未见异常。

转移：仰卧位到坐位之间的转移至少需一人最小量帮助，站立位到坐位之间的转移仅需接触身体性的保护性帮助。通过扶着治疗师的手，患者在中等帮助下可上几个台阶，维持静态平衡，独立维持坐位静态平衡，但超出右侧稳定极限时需小量帮助。

现请你以治疗师的身份思考：

1. 脑卒中患者在站起和坐下过程中常见的问题有哪些？

2. 如何应用运动再学习技术改善患者的转移能力？

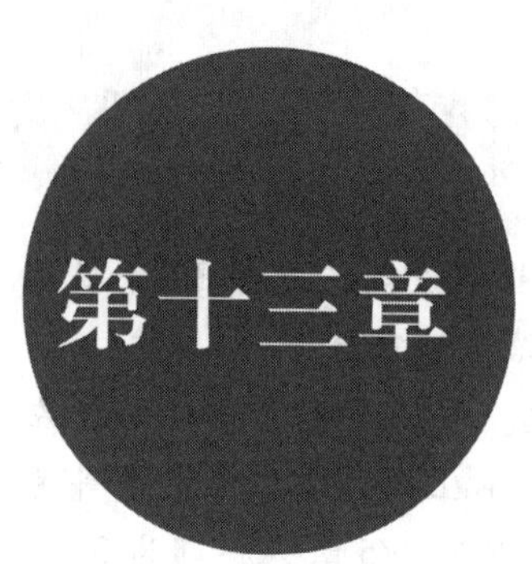

第十三章 心肺功能训练

本章导言

心肺功能训练能有效地减少心血管疾病和肺部疾病的病死率，提高临床心肺疾病的治愈率和有效率，大幅度降低医疗费用，改善患者的生活质量。目前主要应用于临床心血管疾病、呼吸系统疾病、胸部外科手术后的康复治疗。因此本章主要介绍心功能训练、肺功能训练基本概念、临床应用和功能训练的实施，引导学生将心肺功能训练与临床治疗相结合。本章将帮助学生掌握根据患者的心肺功能评估结果，制订有效的运动处方的方法，使学生在学习后，能够正确、安全、有效地对各种程度的心肺功能异常患者进行运动处方的制订与实施。

学习目标

1. 了解心肺功能训练的基本概念及临床应用。
2. 掌握心肺功能训练的基本方法以及根据心肺功能评估结果制订和实施运动处方的方法。
3. 培养学生心肺功能康复的临床思维模式，以及在运动处方实施过程中，注重对患者进行人文关怀。

第一节 概述

一、基本概念

（一）心功能训练

对慢性心血管疾病患者采用主动积极的运动锻炼，主要以有氧运动为主，缓解心脏疾病症状，改善心血管功能和增加心脏侧支循环的建立，提高心脏供血功能，恢复患者日常生活和社会活动能力，提高生活质量的康复过程。

（二）肺功能训练

通过各种运动锻炼改善呼吸肌功能，纠正病理性呼吸模式，促进排痰，增强肺通气功能；促进肺泡与毛细血管的气体交换，改善肺换气功能；促进血液循环，改善组织换气功能，从而提高患者日常生活和社会活动能力。

（三）心排出量

心脏工作时每分钟所泵出的血量，正常成年人安静时心排出量为4~5 L，剧烈运动时可达20 L。在进行有氧运动时，心排出量因心率或每搏输出量的增加而增加，所以在进行有氧耐力训练时，应达到和保持一定的靶心率（target heart rate，THR），又称为“运动中适宜心率”，在靶心率范围内进行运动，既能得到最佳训练效果，同时还能保证训练的安全性。

（四）耗氧量（oxygen consumption）与摄氧量（oxygen uptake，$\dot{V}O_2$）

机体一定时间内所消耗的氧气量称为耗氧量。经肺泡与肺血流摄取的氧量称为摄氧量。通常情况下，耗氧量与摄氧量相同，是反映机体能量消耗和运动强度的指标，同时也能反映机体摄取和利用氧的能力。

（五）代谢当量（metabolic equivalent，MET）

代谢当量是指单位时间内单位体重的耗氧量，以健康成年人安静坐位状态下耗氧量3.5 mL/(kg·min）定为1 MET，根据其他活动时的耗氧量推算其相应的代谢当量。它不仅可以定量评定心脏功能容量（functional capacity，FC），而且可以把运动试验中的评定结果与实际生活中的各种作业活动结合起来，应用时可以查阅WHO公布的日常生活活动及各项体育运动对应的MET值。

各种身体活动的代谢当量

（六）最大心率（HRmax）与心率储备（HR reserve，HRR）

HRmax是最大强度运动时实测的最高心率。HRR是预计最大心率与实测最大心率的差值，它反映了最大强度运动时心率增加的潜能。HRR计算公式为220-年龄（岁）或

210-0.65×年龄（岁）。

（七）最大摄氧量（maximun oxygen consumption，$\dot{V}O_2max$）

最大摄氧量是单位时间内最大耗氧量，是由最大心排出量和最大动静脉氧差决定的，主要取决于不同的最大心排出量，因此与心功能密切相关。

（八）心率-血压乘积（rate-pressure product，RPP）

心率-血压乘积是反映心肌耗氧量和运动强度的重要指标，心绞痛发病就是因为心肌耗氧量超过了冠状动脉的供血量、供氧量。

二、临床应用

（一）治疗作用

1. 心功能训练的机制

运动训练可以增快心率和（或）增加每搏输出量，提高心排出量和全身有效循环血流，减少心血管患者卧床休息引起的不利影响；促进心脏侧支循环的建立，增加冠状动脉血流，缓解由于冠状动脉阻塞造成的缺血，改善心肌缺血引起的临床症状，如心绞痛、呼吸困难和乏力等；运动时心排血量增大和血管阻力变化因素，可以引起相应血压增高，但骨骼肌血管扩张，总外周血管阻力下降，有利于增加心输出量，减少心脏后负荷，增加血流速度。此外，运动具有延缓和阻止冠状动脉粥样硬化的发生和发展，抗血栓形成，减少和防止动脉斑块阻塞冠状动脉，降低高血压、糖尿病、高血脂和肥胖等冠心病的危险因素的作用。

2. 肺功能训练的机制

呼吸运动在一定程度上受大脑皮质的支配，通过主动训练呼吸运动的控制和调节改善呼吸功能，可增加呼吸肌的随意运动，提高呼吸容量，改善氧的摄入和二氧化碳的排出；通过主动训练改善胸廓和肺组织的顺应性，可改善血液循环，有利于肺部和支气管炎症的吸收和肺组织的修复；辅助呼吸肌控制训练一定程度上可以增加呼吸深度，缓解由于辅助呼吸肌过度紧张引起的呼吸困难。

（二）适应证与禁忌证

1. 心功能训练的适应证与禁忌证

（1）适应证。心肌梗死后生命体征稳定期、稳定型心绞痛、充血性心力衰竭代偿期、心肌病等心血管疾病；心脏手术后、冠脉搭桥术后、心脏或其他器官移植、心脏瓣膜置换术后、起搏器植入（包括可植入的心脏腹律除颤器）；慢性心衰、高血压。

（2）禁忌证。不稳定型心绞痛、严重高血压（收缩压>200 mmHg或舒张压>110 mmHg）；肺动脉高压，重度瓣膜病变；直立后血压下降>20 mmHg并伴有症状；严重的主动脉狭窄（每级收缩压最大升高值>50 mmHg且主动脉瓣膜口面积<0.75 cm^2）急性全身性疾病或发热。

2. 肺功能训练的适应证与禁忌证

（1）适应证。慢性阻塞性肺疾病，慢性支气管炎、肺气肿；慢性限制性肺疾病、胸膜炎和胸腔手术后；哮喘及其他慢性呼吸系统疾病伴有呼吸困难；慢性实质性肺疾病，肺结核、尘肺等；支气管痉挛或分泌物滞留造成的继发性气道阻塞；因手术或外伤造成的胸部或肺部疼痛；中枢神经系统损伤后肌无力、高位截瘫、急慢性肌肉病变或神经病变；严重骨骼畸形、脊柱侧弯等。

（2）禁忌证。临床病情不稳定、感染未能控制；合并重度肺动脉高压或充血性心力衰竭、呼吸衰竭；伴有其他慢性疾病，不稳定性心绞痛、急性心梗；认知障碍、肝功能异常、恶性肿瘤转移；近期胸廓部位有骨折、严重咯血等。

第二节　心功能训练

心功能训练主要以有氧运动为主，帮助患者缓解症状，改善心血管功能和激活心肌侧支循环，使其在生理、心理、社会、职业和娱乐等方面达到相对理想状态，加快康复治疗过程。在整个心脏康复过程中，首先对心血管疾病患者进行客观评估，明确心肌缺血程度，根据患者自身状况设计合理的康复训练计划，从而安全有效地开展心功能康复训练。

一、心功能训练的基本方法

（一）有氧耐力训练

有氧耐力训练是以有氧代谢提供运动中所需能量的运动方式。其特点是以身体大肌群参与、强度较低、持续时间较长、运动形式规律，能够提高机体心肺功能，调节代谢，改善运动时有氧供能的能力。有氧耐力训练一般为中等强度运动，即 50%～80%$\dot{V}O_2max$ 或 60%～90%HRmax，每次运动 30～60 min，每周≥3 次，运动方式多为四肢大肌群、周期性（如快走、慢跑、游泳、骑自行车等）动力性运动。参与运动的肌群越多、越大，训练效果越明显。

1. 目标

有氧耐力训练主要适用于增强心肺功能，减少心血管风险因素和心血管疾病发展，消除制动或不运动导致的不利影响等。具体适用于不同程度的心肺疾病，各种代谢性疾病，手术或重病后期恢复，维持身体健康状态，增强体能，延缓衰老。

2. 训练原则

（1）超负荷原则。运动训练量要大于患者平常的活动强度。否则就达不到使其功能增强的效果，可通过调整运动强度、运动时间和运动频率来达到。

（2）特异性原则。每一种运动训练均产生特定的代谢和生理学适应性效果。心功能的有氧耐力训练主要是大肌群运动，改善心血管系统的功能容量。

（3）个性化原则。患者的训练计划应根据个体的机体功能和需要进行制订。

（4）终生训练原则。训练产生的良好效果并非永久保存，停训 2 周后，其功能上的改善就会开始减少；停训 5 周后，训练效果则可能失去一半。因此，训练应持之以恒。

3. 运动处方

（1）运动频率。运动频率取决于每次运动量的大小，运动量大，每周 3 次即可达到理想效果，运动量小，应增加每周运动次数，最好每天都进行运动，一般推荐的运动频率为每周 3~7 次。

（2）运动强度。运动强度根据患者的病情、年龄、心肺功能状态、生活习惯、个人兴趣爱好以及设定的康复目标而制订。常用的设定患者有氧训练的强度指标有最大摄氧量的百分比（%$\dot{V}O_2max$），目前推荐的有氧耐力训练强度为 50%~85%$\dot{V}O_2max$，心血管疾病患者或老年人开始训练可以选用低于 50%$\dot{V}O_2max$；最大心率百分比（%HRmax），患者可以通过极量运动试验直接测出，也可以通过公式 220-年龄进行计算，目前推荐的有氧耐力训练强度的靶心率为 60%~90%HRmax，心脏病患者及老年人应适当降低靶心率；代谢当量（MET），目前推荐的有氧耐力训练的运动强度为 2~7METs；主观用力等级（rating of perceived exertions，RPE），有氧耐力训练推荐运动强度为 11~15 分，60%~90% HRmax。

（3）运动时间。运动时间应结合运动强度和患者自身状况，控制好总体运动量，这也是运动处方的核心。身体健康状况好，可以进行稍长时间的运动；体力差、高龄及伴有慢性疾病的患者，可以采用短时间、一日多次、累计运动时间进行运动的方式。一般推荐采用中等强度运动，少量多次，每天累计>30 min，累计运动量相当于消耗 200 kcal 热量的活动。

（4）运动方式。心功能有氧耐力训练以大肌群参与的活动为主，如步行、慢跑、游泳、骑自行车、日常家务劳动等，也可以选择文体活动，如球类、舞蹈、太极拳、八段锦等。

（5）实施进度。运动训练后，患者无持续的疲劳感和其他不适，不加重原有疾病症状，是比较理想的运动量。经过 1~2 周运动训练后，患者的身体机能和运动能力得到提升，原有的运动量可能无法再达到训练需求，需要增加运动负荷。增加运动负荷的方式可以为延长运动时间和（或）增加运动强度，如原来采用 50%HRmax 作为运动强度，可以调整为 70%HRmax。

4. 运动训练实施

（1）准备活动。准备活动时间为 5~15 min，主要目的是热身，让肌肉、关节、韧带、心血管系统开始适应运动训练。运动方式主要是上、下肢及躯干大肌肉群的伸展运动、医疗体操等，也可以为小强度的耐力训练，如步行等。

（2）基本训练活动。运动时间为 30~60 min，主要目的是产生最佳心肺和肌肉训练效应。根据运动处方设定的靶心率强度进行计划时长的训练，初期训练或身体状况不佳的患者，运动时间也不宜少于 10 min。

（3）整理运动。整理运动时间为 5~10 min，主要目的是让高度兴奋的心血管应激逐步降低，恢复到热身前的生理状态。患者可进行低水平、有节奏的有氧运动，如散步、放松体操等；还需要对运动的肌肉进行放松，如自我拉伸和按摩等。

5. 注意事项

（1）运动训练前要用科学规范的评价方法确定运动强度，做好身体检查。高龄或伴有其他慢性疾病的患者应在医务监督下进行运动锻炼，根据情况及时调整运动方案。

（2）准备活动和整理活动要充分，预防运动损伤和心血管意外。

（3）出现无法坚持完成运动、活动时不能交谈、运动后恶心或无力、慢性疲劳、失眠、关节疼痛、晨脉明显加快或变慢等过度训练现象时，应立即停止训练并及时调整运动强度。

（4）有氧耐力与抗阻力量训练可以交互间隔进行。

（二）抗阻训练

1. 目标

发展肌肉力量和肌肉耐力是重返工作岗位和进行有效日常生活活动的基础。抗阻训练不是心功能异常患者的禁忌证，应鼓励大部分心脏疾病患者参与抗阻训练。抗阻训练可以提高患者肌肉力量和肌肉耐力，增强患者自信心和日常生活活动能力，降低日常生活中肌肉活动时的心脏负担，此外还可以预防骨质疏松、2 型糖尿病和肥胖等慢性疾病，减缓增龄性衰老。

2. 训练原则

（1）抗阻或力量训练应是低水平的抗阻训练。

（2）急性发作或心脏手术 6~7 周后才能进行抗阻训练。

（3）训练前，应通过运动试验排除抗阻训练的禁忌证，训练过程中通过 RPP 监测抗阻训练中的心肌摄氧量，制订有氧耐力运动处方中的 RPP 不应超过分级运动试验（graded exercise test，GXT）。

3. 运动处方

（1）运动频率。2~3 次/周，对同一组肌群训练至少间隔 48 h，训练前应对整个身体或每个部位都制订特定的肌群训练计划（如胸部、肩部、上肢、腹部、背部、下肢肌群），在每次训练时都能对这些肌群进行 2~4 个循环。

（2）运动强度和运动时间。初始负荷为能轻松举起上肢为 30%~40%1RM，下肢能举起 50%~60%1RM，重复 12~15 次为一组，5 组左右为一个循环，每组之间休息 30 s，一次训练重复 2~4 个循环。

（3）运动方式。握拳、上举、屈肘、伸肘、抬膝、侧举等，抗阻负荷采用弹力带、沙袋（0.45~2.27 kg）、腕部重物、哑铃（0.45~2.27 kg）、手持重物、定滑轮、器械等。

（4）实施进度。当患者可以轻松地举起原有重量 12~15 次，增加 5%负荷。轻度患者可以逐步增加到 60%~80%1RM 的负荷，重复 8~12 次。

4. 注意事项

除了有氧耐力训练的注意事项外，还应该注意以下几点：

（1）缓慢进行全关节范围的抗阻活动，抗阻训练以大肌群为主，如上肢、躯干和下肢。

（2）保持规律的呼吸方式，上举时吸气，放下时呼气，避免憋气、紧张，紧张易引起血压过度升高。

（3）如果出现身体不适，如眩晕、心律失常、不正常的气短或心绞痛应立即终止运动。

二、心功能训练的实施

（一）住院患者运动训练方案

1. 目标

住院患者运动训练方案适用于心肌梗死后、心血管手术后、肺部疾病、周围血管疾病和其他心血管疾病的住院患者。主要目标为弥补由于卧床休息产生的生理和心理上的不良影响；为患者提供进一步的医务监督；鉴别可能影响患者预后的重要心血管、身体功能和认知损害；使患者在心脏疾病造成的限制下能够安全地恢复居家日常生活能力；其运动能力达到无症状和体征的正常节奏连续行走100~200 m或上下1~2层楼，运动能力达到2~3METs，为进一步门诊康复、家庭康复、社区康复或职业康复做准备工作，使患者在经历急性事件出院后得到更好的恢复。

2. 评估

住院患者开始进行正式运动训练之前，应对患者进行专业的基础评估，尽早进行危险分层。美国运动医学学会（American College of Sports Medicine，ACSM）采用的美国心肺康复协会对已知的心血管疾病患者的危险分层（表13-2-1），是建立在具有潜在恢复能力患者全面预后的基础上进行的分层。

表13-2-1　心血管疾病患者的危险分层

	低风险	中风险	高风险
运动测试	运动参与人群最低度危险的特征（患者处于最低危险水平，所有列出来的特征都必须存在） 运动测试和恢复期间没有复杂的室性心律失常 运动测试和恢复期间没有心绞痛或其他重要症状（如异常的呼吸短促、头晕或头晕眼花） 运动测试和恢复期间有正常的血流动力学反应（即随着工作负荷的增加和恢复，心率和收缩压有适当的上升和下降） 功能能力≥7METs	运动参与人群中度危险的特征（有其中一项或几项特征即可确定患者处于中度危险） 有心绞痛或其他重要症状，如只在高强度运动时（≥7METs）出现异常的呼吸短促、头晕或头晕眼花 运动测试或恢复期间有轻微到中等水平的静息时局部缺血（ST段从基线压低<2 mm） 功能能力≤5METs	运动参与人群高度危险的特征（有其中一项或几项特征即可确定患者处于高度危险） 运动测试或恢复期间有复杂的室性心律失常； 有心绞痛或其他重要症状，如在低强度运动时（<5METs）或恢复期有异常的呼吸短促、头晕或头晕眼花 运动测试或恢复期间有严重的静息时局部缺血（ST段从基线压低≥2 mm） 运动测试时有异常的血流动力学反应（即随着工作负荷增加有心率变化、心跳无力或收缩压下降）或恢复期间有反常的血流动力学反应（如严重的运动后低血压）
非运动测试	休息时射血分数≥50% 非复杂性心肌梗死或血管重建术 休息时没有复杂的室性心律失常 没有充血性心力衰竭 发病过后/手术过后没有局部缺血体征或症状 没有临床抑郁症	休息时射血分数为40%~49%	休息时射血分数<40% 心脏停搏史或突然死亡 休息时复杂性心律失常 复杂的心肌梗死或血管重建术 有充血性心力衰竭 发病过后/手术过后有局部缺血的体征或症状 有临床抑郁症

资料来源：Williams MA. exercise testing in cardiac rehabilitation：exercise prescription and beyond [J]. Cardiol Clin, 2001，19：415-431.

3. 运动训练方案

住院患者的康复一般在心脏科进行，早期康复治疗由心脏科医师、康复医师、康复治疗师、护士、营养师等采用团队合作模式，根据患者病史、临床症状、病情、预后制订运动康复计划。心肌梗死和心脏术后 48 h 内活动应限制于床上的自理活动、四肢关节活动以及体位转换，可接受简单的直立或重力产生的压力作用，如间歇地坐和站立。患者病情一旦处于稳定状态，可以逐渐将自理活动增加到 3~4 次/天；短到中等距离（50~500 步或 15~152 m）最小限度或无协助的慢走，直至可以完成步行活动之外的活动。推荐住院患者运动处方：

（1）运动频率。早期住院第 1~3 天，2~4 次/天；后期住院第 4 天开始，2 次/天，逐步增加运动持续时间。

（2）运动强度。无症状时尽量坚持，RPE≤13；心肌梗死和充血性心力衰竭者：HR≤120 次/min 或超过 HRrest20 次/min 为上限；心脏术后患者超过 HRrest30 次/min 为上限。

（3）运动时间。早期在能耐受范围内进行间歇运动，每组持续 3~5 min；间歇期间患者可以根据自身情况选择慢走或完全休息，间歇期间应短于运动的持续时间，运动/休息时间比可设定为 2∶1。

（4）运动方式。运动起初阶段可以床上活动、步行训练以及上下楼梯训练开始。可以参照 Wenger 心脏康复程序（表 13-2-2），根据患者身体情况和住院时间，选择活动内容。

表 13-2-2 Wenger 心脏康复程序

步骤	活动
1	床上活动：被动 ROM 训练、踝泵运动、吃饭、洗脸、刷牙、穿衣等
2	同上，可以坐于床沿
3	主动助力 ROM 训练，直坐于椅子上，轻度娱乐活动，可于床边用马桶
4	增加坐位时间，轻度施加最小阻力抗阻运动，对患者进行健康教育
5	增加中等阻力的康复运动，不受限制地坐，坐位日常生活活动
6	增加阻力，行走到卫生间，坐位下日常生活活动，延长至 1 h
7	步行达 30.5 m，站位热身运动
8	增加步行距离，下楼梯训练，继续对患者进行健康教育
9	增加运动量，学习能力保存和节奏性运动技术
10	增加轻度负重行走训练，开始家庭锻炼方案教育
11	延长活动时间
12	下两段楼梯，继续增加运动中的阻力
13	继续活动，进行家庭锻炼方案的教学
14	上、下两段楼梯，完成家庭锻炼方案，进行能量保存和节奏性运动技术教学

（5）实施进度。当患者能持续运动达 10～15 min，逐步增加运动强度至患者能够忍受的程度。

（二）门诊患者运动训练方案

1. 目标

心脏疾病患者出院后应尽快开展门诊康复计划，大多数患者在出院 1～2 周内开始，持续 8～12 周，主要开始执行每周 3～5 次有医务监督的中等强度运动，包括有氧运动、抗阻运动和柔韧性训练。患者逐步过渡到一般家庭日常生活，包括轻度家务活动、娱乐休闲活动，运动能力达到 4～6METs，提高生活质量。对体力活动有更高要求的患者，如需重返工作岗位者，完成此阶段的运动训练后，还需要根据患者自身情况进行调整，执行重返工作岗位的运动训练。

2. 评估

门诊患者执行运动训练计划时，需要评估患者病史、手术史，包括近期发生的心血管事件和与之并存的慢性疾病；体格检查，重点检查心肺功能和骨骼肌肉系统；回顾近期的心血管测试，包括心电图、超声心动图、运动负荷测试、冠状动脉造影、血管重建和植入起搏器或植入式除颤器等；目前服用药物，包括药物剂量、服用方法和频率；评估心血管疾病的危险因素。

3. 运动处方

根据评估结果，结合患者学习、工作、生活环境以及个人爱好等，确定运动的频率、强度、时间和方式，制订出合理的运动处方，并提出患者运动中的注意事项，为患者及家庭提供健康教育咨询，降低危险因素。

（1）运动频率。每周大多数日子均参加运动，如每周 4～7 天，至少 3 天。对于运动能力差的患者，可以每日进行多次较短时间（1～10 min）的间歇运动。

（2）运动强度。运动强度可以用如下一种或多种方法进行评估或监测，当获得最大强度运动测试数据时，可以用 HRR、$\dot{V}O_2R$ 或%$\dot{V}O_2max$ 来确定最大运动能力的 40%～80%。建议患者从 50%的最大运动能力开始运动，逐步增加到 80%。患者需要每 3～6 个月进行一次最大运动能力评估，根据评估结果对运动强度进行调整。也可以通过 RPE（11～16 分）进行调整。

（3）运动时间。运动时间通常为 10～60 min，最佳运动时间为 30～60 min。开始阶段，患者以 5～10 min/次开始，每次增加 1～5 min 或每次增加的时间为 10%～20%/周，最终达到 30～60 min/天的运动时间。对于每次增加的幅度，目前尚没有固定的标准，运动设计应根据患者自身身体状况和体能水平设计间歇运动（表 13-2-3）。

表 13-2-3 间歇运动示例

FC≥4MET					
周数/周	%FC	在%FC 下的总时间/min	运动时间/min	间歇时间/min	重复次数/次
1～2	50～60	15～20	3～10	2～5	3～4
3～4	60～70	20～40	10～20	随意	2

续表

FC≤4MET					
周数/周	%FC	在%FC下的总时间/min	运动时间/min	间歇时间/min	重复次数/次
1~2	40~50	10~20	3~7	3~5	3~4
3~4	50~60	15~30	7~15	2~5	2~3
5	60~70	25~40	12~20	2	2

（4）运动方式。运动方式主要以有氧运动为主，无氧运动作为补充。有氧运动包括：走路、快走、慢跑、游泳、骑自行车等；无氧运动包括静力训练、负重训练等。

（5）实施进度。运动功能得到提升，能够持续行走1 500~2 000步，可以结合患者居住环境和兴趣开展室内、外活动，如家务劳动、园艺活动、购物等，活动以达到40%~50%$\dot{V}O_2max$或RPE为13~15分为宜。为了促进整体健康和体能水平，建议每天至少行走10 000步。活动时应不出现气喘、疲劳，避免高强度的运动，建议每周门诊随访一次，出现任何不适，应暂停运动，及时就诊。

（三）社区运动训练方案

1. 目标

社区运动训练一般在出院后6~12周进行，部分患者已经恢复到可以重新工作和恢复日常生活活动。此阶段运动训练的主要目的是减少心血管疾病风险及预防其他慢性疾病，维持已形成的健康生活方式和运动习惯。

2. 评估

患者需要进行最大运动能力测试，测试所获得的最大心率值用于确定患者有氧运动训练中最大运动强度。

3. 运动训练方案

对于被评估为低风险的患者，无须医学检测，可以安全地进行85%$\dot{V}O_2max$运动；对有危及生命的心率失常或胸痛者，应选用较低的运动强度；对于高风险患者仍需医学监督，每次提升运动量（运动强度和运动时间）应进行最大运动能力测试。运动方式包括有氧训练、力量训练、柔韧性训练、医疗体操、文体活动等，运动形式可采用连续运动或间歇训练。运动量要达到一定的阈值才能产生效应，建议每周运动总量应在700~2 000 kcal，相当于步行或慢跑10~32 km/周，以运动稍出汗，轻度呼吸加快且不影响对话，第二天起床感到舒适，无持续疲劳和其他不适感为宜。

（四）重返工作岗位的患者运动训练

1. 目标

为了帮助患者重返工作岗位，运动训练必须针对其完成工作任务所需的特定肌群和能量系统而设计，尤其是对于那些工作与体力劳动相关的患者更为重要。运动训练以增进体力活动能力，增加安全性，增强自我效能，提高重返工作岗位的积极性和继续长期工作的体能为主要目的。

2. 评估

评估患者的自然环境，工作时所用的肌群，涉及肌肉的力量和耐力，工作时主要进行的活动，8 h 工作时长的平均代谢需求等。

3. 运动训练方案

运动形式以工作中用到的肌群相同的运动为主，运动强度、运动时间、间歇与工作相似，如果条件允许，可以设计模拟工作中的运动模式。若患者工作环境特殊，如高温、低温、高压、缺氧等，在进行与工作相似的活动时，将他们暴露在相似的环境时，需要监测在相似工作环境中的生理反应。

第三节　肺功能训练

肺的主要生理功能是呼吸，肺功能训练不仅仅是针对呼吸功能，而且要结合心肺功能、全身体能、心理功能和环境因素等，在功能训练过程中，要根据患者具体情况和个性化原则，设计合理有效的运动处方。在整个肺功能康复过程中，最重要的目标是改善患者呼吸功能，建立生理性呼吸模式，恢复有效呼吸；清除气道内分泌物，增强呼吸肌功能，提高肺通气功能；促进肺与毛细血管的气体交换，改善肺换气功能；促进血液循环和组织换气，提高社会活动参与能力和日常生活活动能力，使患者回归社会，提高生活质量。

一、呼吸训练

呼吸训练是通过指导患者采用正确的呼吸方式，来建立生理性呼吸模式，恢复有效的腹式呼吸的训练方法。一般选择合适体位，可以放松辅助呼吸肌群，减少呼吸的频率，提高呼吸效率，协调呼吸肌的运动，减少呼吸肌和辅助呼吸肌的耗氧量，改善呼吸急促，缓解呼吸困难症状，缓和患者紧张情绪。

（一）放松训练

肺功能异常患者都曾经或正在发生呼吸困难（气短或气促），尤其在运动过程中或情绪紧张的情况下，患者正常呼吸模式受到干扰就会出现呼吸困难，当患者意识到在活动中发生呼吸困难前期症状或出现轻微呼吸困难时，应立即停止活动，使用呼吸控制和缩唇呼吸来防止呼吸困难的进一步加重，同时前倾身体。呼吸控制有利于降低呼吸频率，缩唇呼吸可避免呼吸的过度用力，身体前倾有助于腹式呼吸，避免使用过度的辅助呼吸肌。患者继续保持控制呼吸和放松体位，直到恢复正常呼吸模式。

1. 前倾坐位

患者坐于舒适座位上，身体前倾，前臂置于大腿上，缓解急促呼吸；也可坐于桌子前，桌子上放置枕头，患者前倾趴在枕头上缓解急促呼吸（图 13-3-1① 和②）。

2. 前倾站立位

患者站立位，两手臂放松置于身体两侧，身体稍前倾放松腹肌；也可以站于桌子前，身体前倾，双上肢支撑于桌子上，缓解呼吸急促（图 13-3-1③）。

3. 椅背倚靠位

患者坐于舒适的有扶手的椅子或沙发上，头稍后靠于椅背或沙发背上，完全放松坐 5~10 min（图 13-3-1④）。

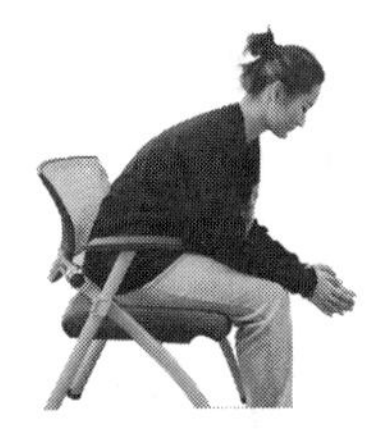

① 前倾坐位放松呼吸

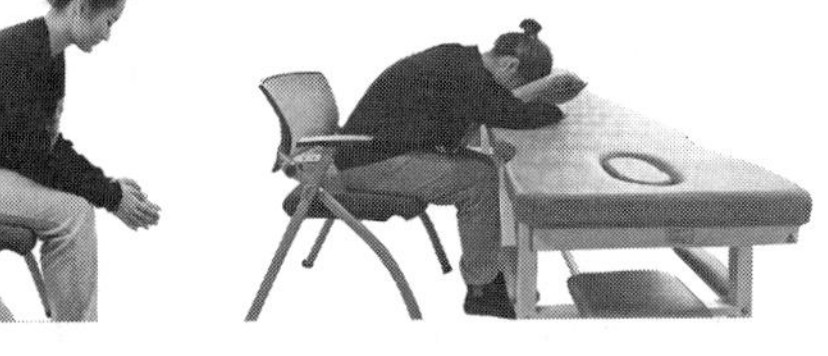

② 前倾趴在枕头上放松呼吸

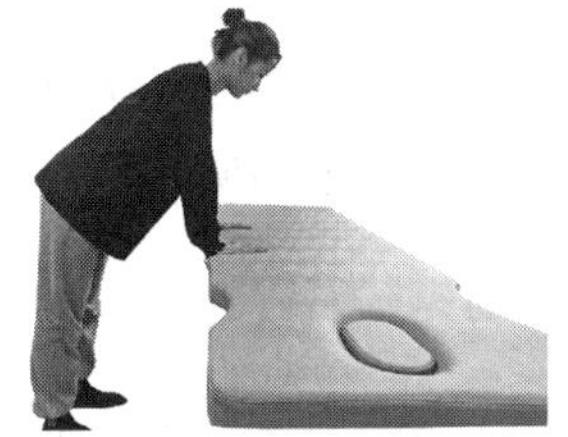

③ 站立前倾放松呼吸

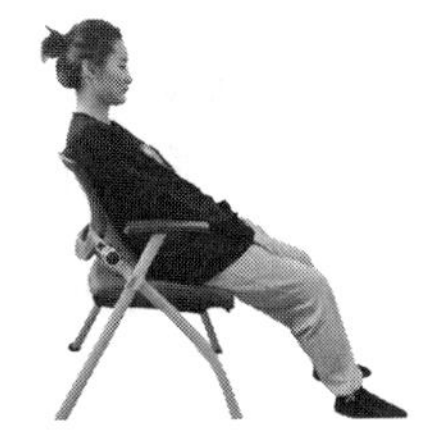

④ 椅背倚靠位放松呼吸

图 13-3-1　放松训练

（二）腹式呼吸（膈肌呼吸）

患者处于舒适放松的仰卧位或半坐位，用鼻子慢慢地做深吸气，肩部和胸廓保持水平，只有腹部鼓起，然后再让患者有控制地呼吸，将空气缓缓排出体外，也可由治疗师或患者将手掌放置于肋骨下方的腹直肌上，体会吸气时腹部徐徐隆起，呼气时手缓慢下沉；患者掌握呼吸技巧时，手掌可以稍加压力，吸气时手使腹压进一步增高，迫使膈肌上抬；吸气时可以诱导呼吸的方向和部位，重复上述动作 3~4 次，休息片刻，避免通气过度引起不良反应。当患者完全掌握腹式呼吸技巧后，可以用鼻子吸气，嘴呼气，进一步进行坐位、站立位及活动过程中的腹式呼吸（图 13-3-2）。

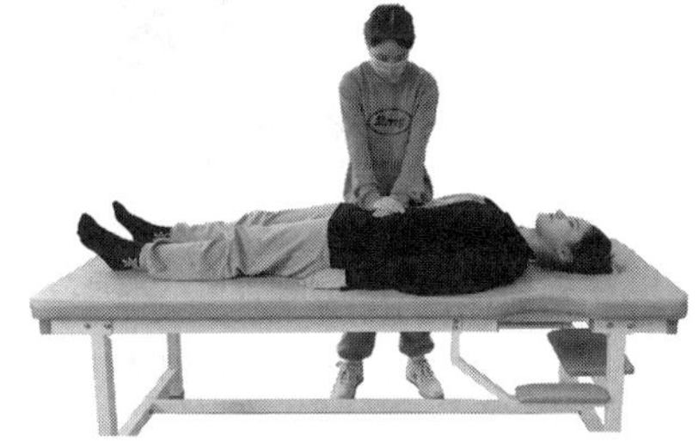

图 13-3-2　腹式呼吸

（三）缩唇呼吸（pursed-lip breathing）

患者采用舒适放松的体位，用鼻子吸气，呼气时缩紧嘴唇，如同吹笛子一样，气体缓慢、均匀地从两唇之间缓缓吹出，因此又称为吹笛式呼吸。在训练过程中，患者应保持腹部肌肉放松，避免用力呼气，治疗师也可以将手放在患者的腹部，感受患者腹部肌肉是否收缩。此方法能增加呼气时支气管内的阻力，防止小气道过早塌陷，有利于肺泡内气体的排出，增加每次呼吸通气量，降低呼吸频率和每分通气量，改善肺部的换气功能。初次训练时，吸气和呼气时间比为 1∶2，慢慢地增加，以吸气、呼气比达到 1∶4 为目标。

（四）深慢呼吸训练

患者采用舒适放松体位，利用节拍器设置呼吸节律，患者根据节拍器进行深呼吸，吸气和呼气的时间比为 1∶2。此方法可以减少解剖无效腔，提高肺泡通气量，随着训练次数增加，患者能力的提升，适当降低呼吸节律和延长呼气时间，有利于减少肺泡内的残气量。

（五）其他呼吸训练

患者还可以通过低频电或体外膈肌反搏仪刺激膈神经进行物理治疗；对于呼吸肌显著

无力患者可以通过吞咽呼吸法进行训练。

二、胸腔松动训练

胸腔松动训练是躯干或四肢结合深呼吸完成的主动运动。该训练可以维持和增大胸壁、躯干、肩关节的活动度，增强吸气深度或呼吸控制能力，提高肺部功能。

（一）单侧胸腔松动

患者坐位，吸气时，胸椎向胸腔紧绷的相反方向侧屈并上举胸腔紧绷侧的上肢使其过肩（图 13-3-3①）；呼气时，胸椎向紧绷侧侧屈并用紧绷侧手握拳向对侧推紧绷侧胸壁（图 13-3-3②）。以右侧胸椎为例，患者先向左侧侧屈同时吸气，右侧手臂上抬过肩，然后向右侧侧屈同时呼气，右手握拳顶住右侧胸壁向左侧推，重复 3~5 次，休息片刻，每日重复多次。

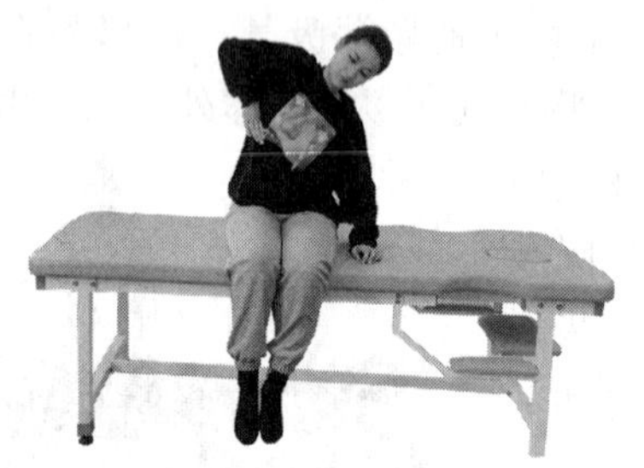

① 吸气时向紧绷侧的对侧侧屈

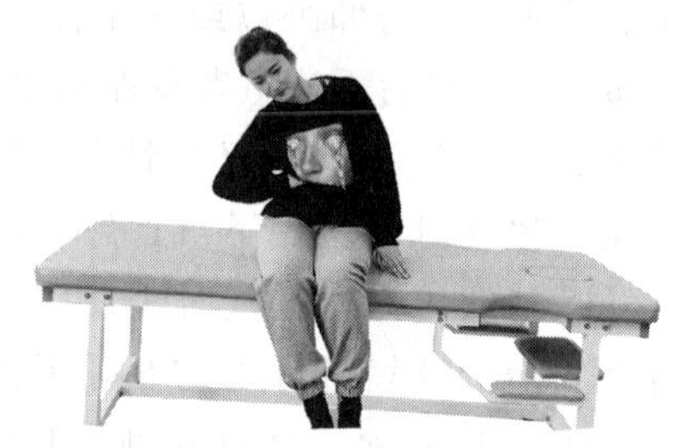

② 呼气时向紧绷侧侧屈

图 13-3-3　单侧胸腔松动

（二）上胸部松动及胸肌牵张

患者坐位，双手在头后方交叉相握，深吸气时，身体后伸，抬头挺胸，手臂水平外展，两肘分开（图 13-3-4①）；呼气时，身体前屈，低头缩胸，手臂水平内收，两肘并拢（图 13-3-4②），重复 3~5 次，休息片刻，每日重复多次。

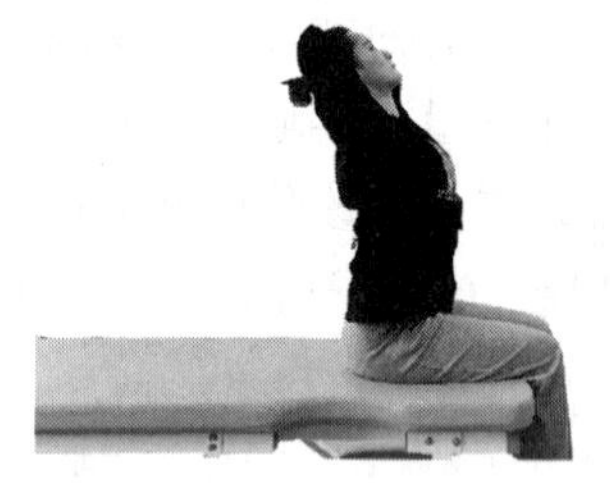

① 吸气时牵张胸肌

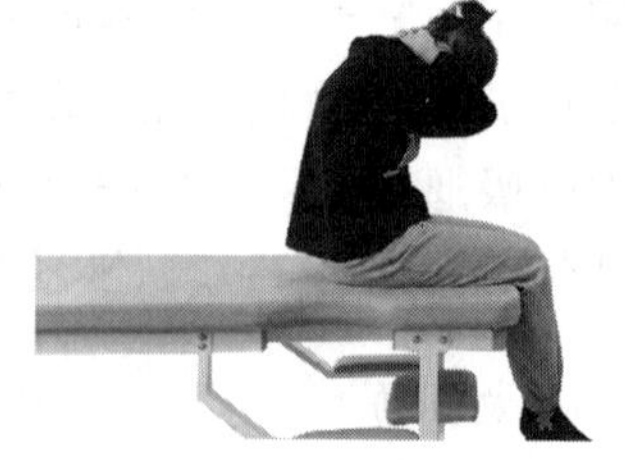

② 呼吸时双肘内收诱发呼气

图 13-3-4　胸肌牵张

（三）上胸部及肩关节松动

患者坐位或站立位，吸气时，双上肢伸直上举，掌心朝前举过头（图 13-3-5①）；呼气时，身体前屈，手臂下伸触地或尽量下伸（图 13-3-5②）。再次吸气时，重复上述动作，根据患者身体状况，重复 3~5 次，休息片刻，每日重复多次。

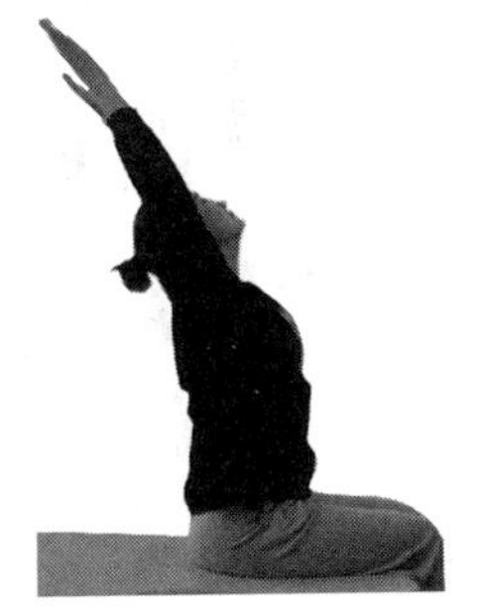

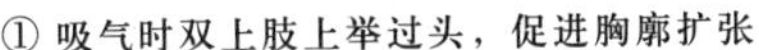

① 吸气时双上肢上举过头，促进胸廓扩张

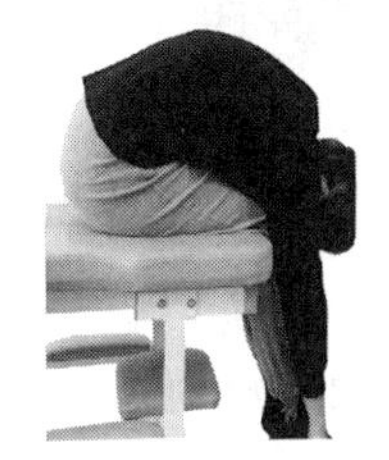

② 呼吸时双手触地增强呼气

图 13-3-5　上胸部及肩关节松动

（四）深呼吸时加强呼气练习

患者屈膝仰卧位姿势下吸气（图 13-3-6①），然后呼气时双膝屈曲靠近胸壁，先将一侧膝关节靠近胸廓（图 13-3-6②），再将另一侧膝关节屈曲靠近胸廓，轮流交替进行，以保护腰背部（图 13-3-6③），此训练方法可以将腹部脏器推向横膈以协助呼气。

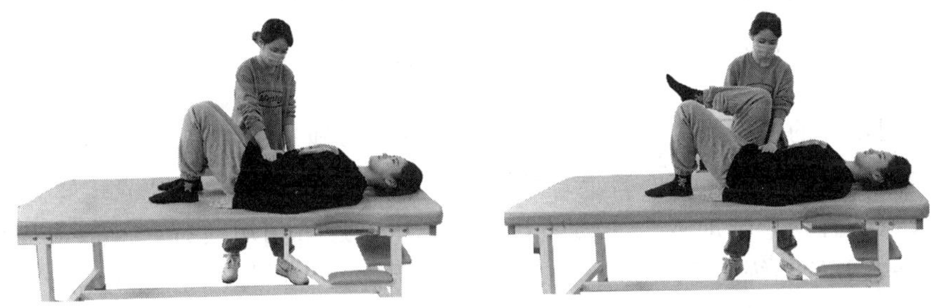

① 屈膝仰卧位开始吸气　　② 一侧膝关节靠近胸廓

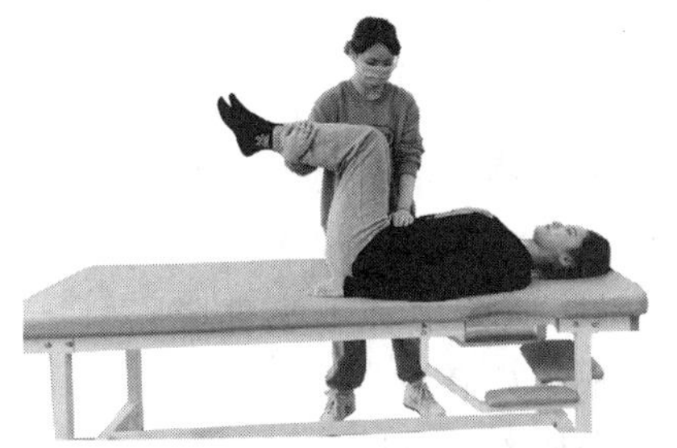

③ 另一侧膝关节靠近胸廓加强呼吸

图 13-3-6　深呼吸时加强呼吸练习

（五）其他运动

姿势不良如头前倾、驼背，患者站立于墙角，面向墙壁，双手臂外展 90°，手扶两侧墙，牵张锁骨部；两手臂外上举扶于墙，牵张胸大肌、胸小肌，同时身体前倾，做扩胸训练。也可利用体操棒进行训练，双手握体操棒置于后颈部牵伸胸大肌和做挺胸训练；或者双手握体操棒做肩关节屈曲训练和旋转训练，同时进行呼吸运动（图 13-3-7）。

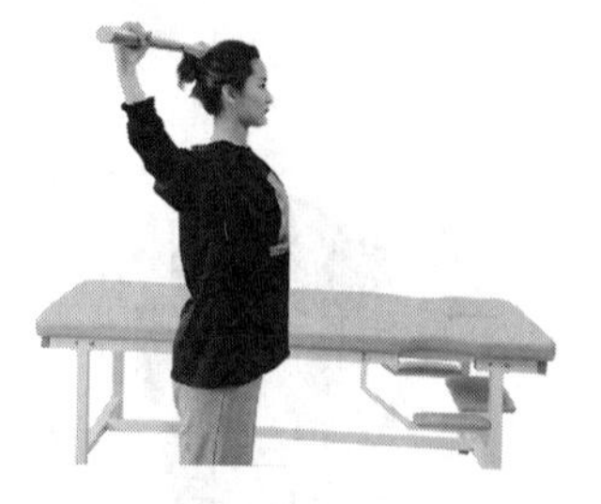

① 患者利用体操棒进行肩关节旋转训练

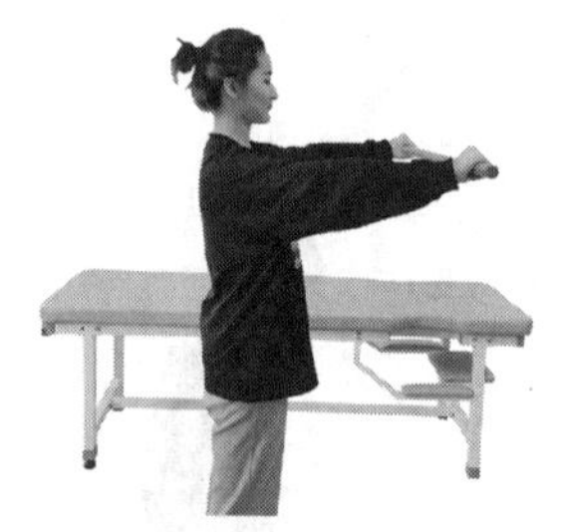

② 患者利用体操棒进行肩关节屈曲训练

图 13-3-7　体操棒呼吸训练

三、呼吸肌训练

呼吸肌主要由横膈、肋间肌和腹肌组成，此外还有辅助呼吸肌如斜角肌、胸锁乳突肌等。改善呼吸肌的肌力和肌耐力的过程称为呼吸肌训练（ventilatory muscle training，VMT）。呼吸肌训练主要强调对吸气肌的训练，通过对横膈和肋间外肌的训练，改善吸气肌无力、萎缩的症状，以缓解呼吸困难，治疗各种急慢性肺部疾病。

（一）吸气抗阻训练（inspiratory resistance training，IMT）

使用专门设计的吸气肌训练器，增加吸气肌的肌力和肌耐力。方法是患者通过不同直径的管道增加吸气时气流阻力，管道直径越小阻力越大。患者可以根据自身吸气肌状况，通过调节管道的直径，增加吸气阻力。开始阻力根据患者情况选择。一般每周逐步递增 2~4 cm 水柱；开始训练时 3~5 min/次，3~5 次/天，逐步增加到 20~30 min/次，以增加吸气肌的耐力。患者也可以自行设计不同管径的吸管进行自我训练。

（二）横膈肌抗阻训练（strengthen the diaphragm）

使用小沙袋增强横膈肌的肌力和肌耐力。训练方法是患者仰卧位，头部稍稍抬高，患者首先学会深吸气，同时保持上胸廓平静的膈肌呼吸模式，开始训练时先将 1~2 kg 的沙袋置于患者剑突下缘的上腹部，重量不能妨碍膈肌活动和上腹部隆起，患者进行膈肌呼吸模式。根据患者自身情况，逐步增加训练时间，当患者在辅助肌参与情况下可以保持膈肌呼吸模式 15 min，且无不适感时，可以增加沙袋重量（图 13-3-8）。

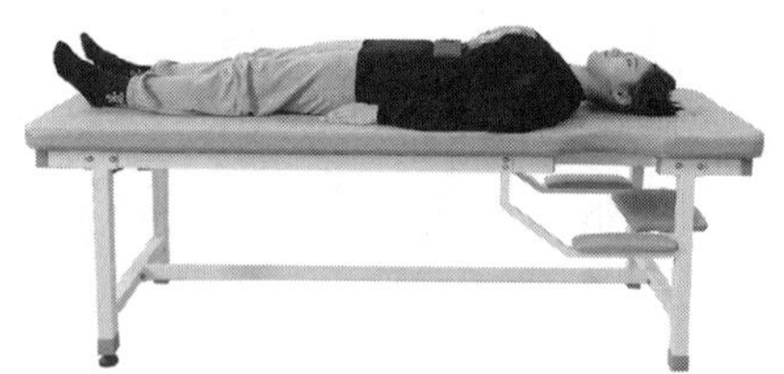

图 13-3-8　横膈肌抗阻训练

（三）呼吸训练器训练

呼吸训练器是一种低阻力的训练方式，可以训练患者最大吸气技巧和最大吸气量的维持，同时可以为患者提供视觉和听觉反馈。训练方法是患者采用放松舒适的仰卧位或半坐卧位，首先做缓慢、轻松的 4 次呼吸后，在第 4 次呼气时做最大呼气，然后将呼吸训练器放入患者口中，经呼吸训练器做最大吸气并持续吸气数秒，5~10 次/组，每天可以重复数组。训练过程中出现颈部肌肉（辅助吸气肌）参与吸气动作，表明膈肌已经出现疲劳，应立即停止训练。

（四）腹肌训练

腹肌是主要的呼气肌，呼吸功能障碍患者常伴有腹肌无力。腹腔失去有效的压力，减少了对膈肌的支撑和外展下胸廓的能力。呼吸功能障碍患者腹肌训练通常可以采用呼吸抗阻训练和吹瓶训练，也可以自行进行吹泡泡、吹气球等训练。

1. 卧位腹式呼吸抗阻训练

患者首先学会肩部和胸廓保持平静，确保为腹式呼吸模式后，开始练习。训练方式是患者仰卧位，将 1 kg 的沙袋放在患者脐与耻骨间的下腹部，患者进行腹式呼吸模式。根据患者自身状况，5~20 min/次，2 次/天，每 2 天增加 1 次重量，逐渐增加到 5~10 kg（图 13-3-9①）。也可以通过主动运动进行腹肌训练，患者仰卧位，下肢伸直，双下肢和上半身同时向上抬起，保持数秒，增强腹肌力量（图 13-3-9②）。

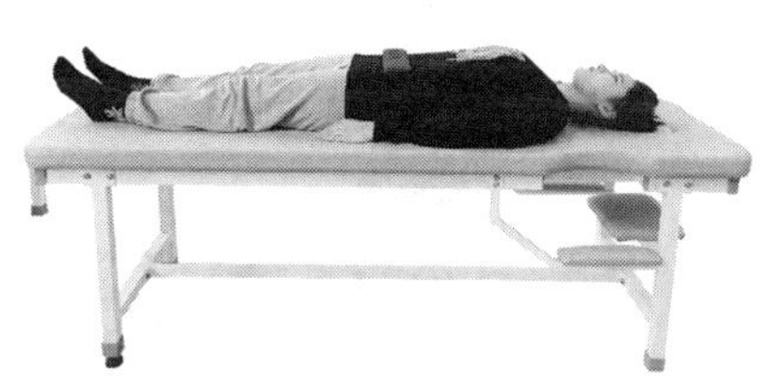

① 利用沙袋进行呼吸抗阻训练

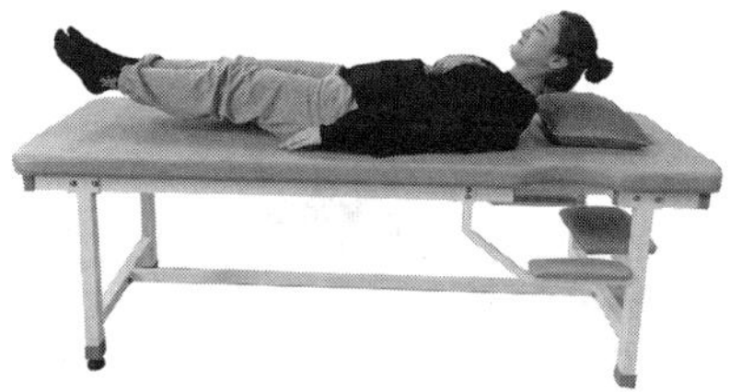

② 主动腹肌训练

图 13-3-9 卧位腹式呼吸抗阻训练

2. 吹瓶训练

用两个 2 000 mL 带有刻度的洗气瓶，各装入 1 000 mL 的水。将两个瓶子用玻璃管相连接，其中一个瓶子连接吹气管，另一个连接排气管。患者用吹气管吹气，使另一个瓶子水面提高 30 mm 左右。休息片刻反复进行。根据患者的自身状况，可以通过提升水面高度作为阻力大小，每天逐步增加吹气的阻力，直到达到患者的最大呼吸功能。

3. 吹气球训练

选择容量 800~1 000 mL 的气球，患者完成一次正常的深吸气后，尽量地将肺内气体吹入气球内，直到气体吹尽，气球直径达到 5~30 cm 为一次有效的吹气。根据患者自身状况，3~5 min/次，3~4 次/天，1 min 完成 5 次有效吹气后为达标。

四、局部呼吸训练

局部呼吸训练主要适用于因手术后疼痛、防卫性肺不张、肺炎等原因导致的肺部特定区域的换气不足和手术后长期半卧床导致分泌物堆积在肺下叶后侧部分的患者。

（一）单侧或双侧肋骨扩张

患者坐位或屈膝仰卧位，治疗师将双手掌放置于患者下肋骨侧方，患者呼气可感受到肋骨向下向内移动，治疗师手掌向下施加压力，恰好在吸气前，快速地向下牵张胸廓，诱发肋间外肌收缩；患者吸气时，抵抗治疗师手掌的压力，以扩张下肋，患者在吸气过程中，治疗师可给予下肋区轻微的阻力，增强患者的抗阻意识；当患者再一次呼气时，治疗师手掌轻柔地向下、向内挤压胸腔来协助（图 13-3-10①②）。患者掌握此方法的技巧后，可将自己双手置于下肋骨侧方自行增加阻力进行训练（图 13-3-10③）。也可以利用 150 cm×10 cm 布带缠在胸廓两侧肋骨，两手分别握住带子两端，吸气时增加阻力，呼吸时施加助力（图 13-3-11①②）。

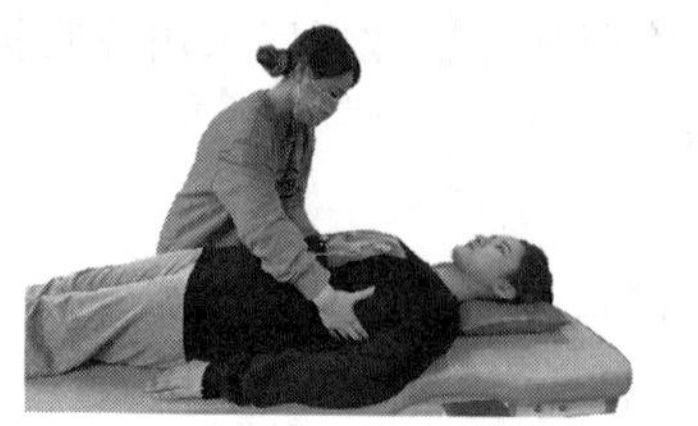

① 仰卧位双侧肋扩张训练

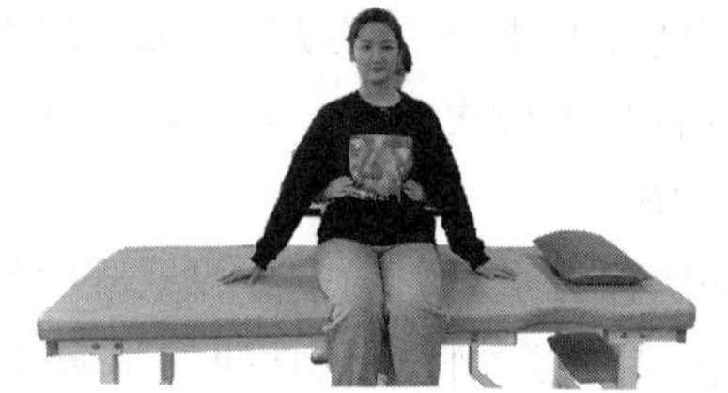

② 坐位双侧肋扩张训练

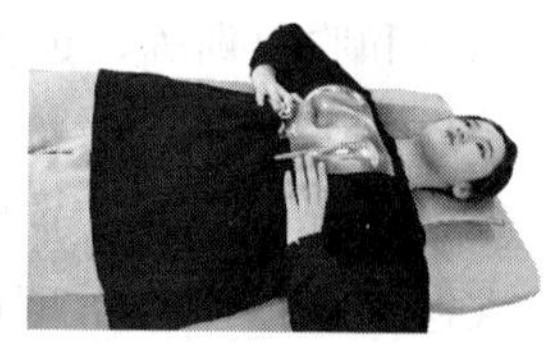

③ 患者双侧肋扩张自我训练

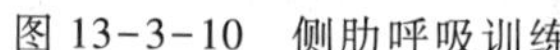

图 13-3-10　侧肋呼吸训练

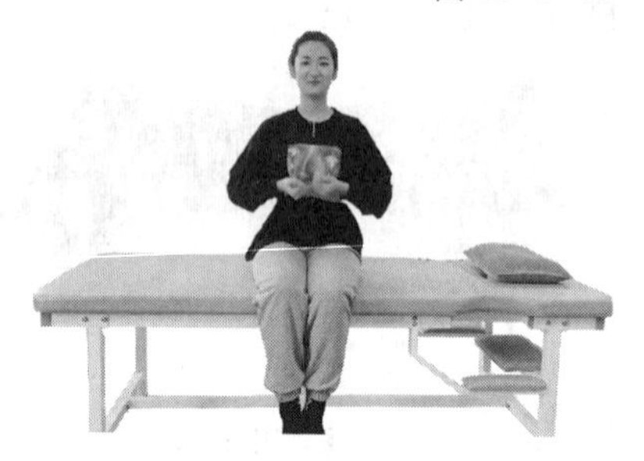

① 吸气时可以提供阻力

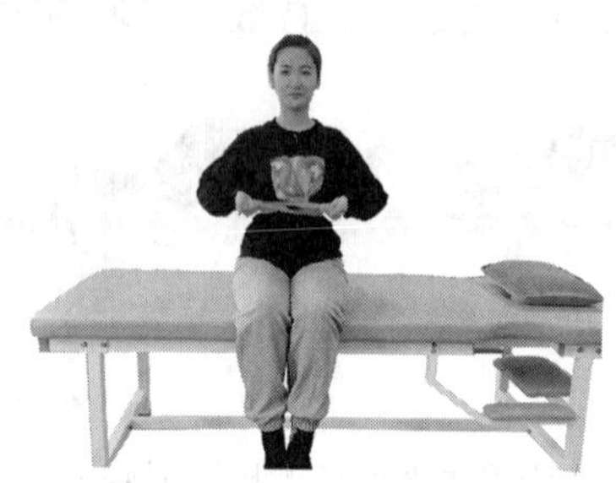

② 呼气时施加压力可以提供助力

图 13-3-11　使用布带做侧肋呼吸训练

（二）后侧底部扩张

患者取坐位，身体前倾，髋关节屈曲，治疗师在患者身后，双手掌置于患者下肋骨侧方，可按照上述“双侧肋骨扩张”的方法进行，亦可让患者将自己双手掌置于下肋骨侧方，自行训练。

五、咳嗽训练

有效的咳嗽有助于呼吸道阻塞物排出并保持肺部清洁，是肺功能训练的重要组成部分。因此，可通过有效的咳嗽训练，促进患者分泌物的排出，减少肺部反复感染。需要注意，无效咳嗽不仅不能维持呼吸道通畅，还会增加患者的体力消耗和痛苦。

（一）有效咳嗽训练

患者取放松舒适的坐位，身体前倾，颈部稍微屈曲，采用腹式呼吸进行深吸气，患者练习“K”的发音，以感觉声带绷紧、声门关闭和腹肌收缩，患者掌握技巧后，可以做放松的深吸气，接着做急剧的双重咳嗽，第二次咳嗽比第一次咳嗽更有效。患者在训练过程中要注意，吸气时保持放松，不能在喘气时吸进空气，以免增加呼吸耗能而产生疲劳，避免增加气道阻力及乱流的倾向，防止引起支气管痉挛，导致黏液或外来物向气道更深处推进。

（二）诱发咳嗽训练

1. 手法协助咳嗽

手法协助咳嗽适用于腹肌无力（如脊髓损伤高位截瘫患者）患者。手法压迫患者腹部可协助产生较大的腹内压，帮助患者进行强有力的咳嗽。方法一：患者仰卧位，治疗师将一只手掌置于患者剑突远端的上腹区，另一只手掌交叉重叠在该手背上，患者尽可能地深吸气后，治疗师在患者要咳嗽时给予手法帮助，向内、向上压迫腹部，将膈上推（图13-3-12①）。方法二：患者坐位，治疗师站在患者身后，在患者呼气时给予手法压迫。方法三：患者也可以自行操作，双手臂交叉放置于腹部或者手指交叉置于剑突下方，深吸气后，双手将腹部向内、向上推，且在想要咳嗽时，身体前倾（图 13-2-12②）。如果患者的痰液过多，可配合吸痰器吸出。

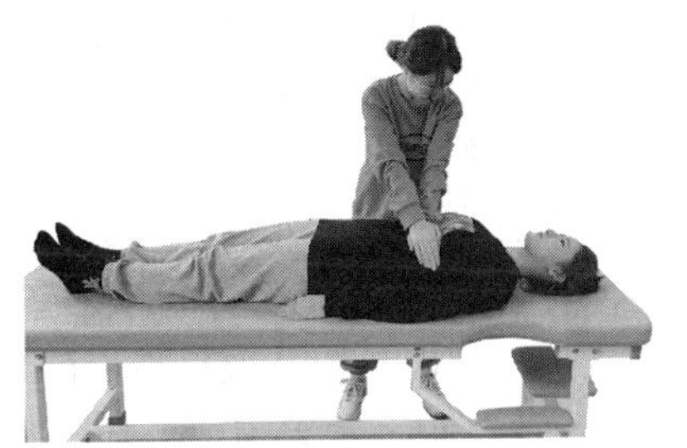

① 仰卧位治疗师协助咳嗽技巧

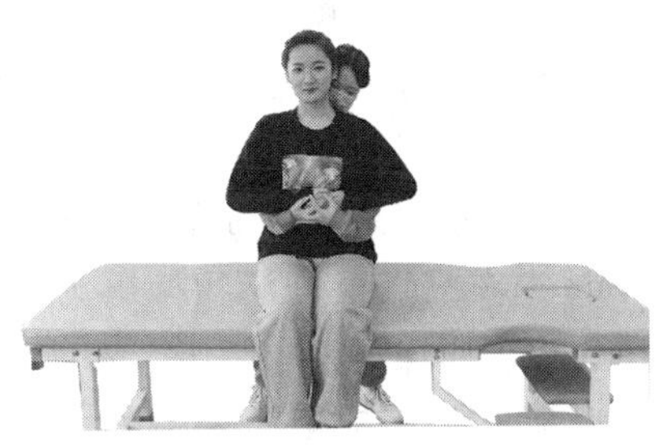

② 坐位治疗师协助咳嗽技巧

图 13-3-12　手法协助训练

2. 伤口固定法

伤口固定法适用于术后因伤口疼痛而咳嗽受限患者。咳嗽时，患者双手紧紧地按压住伤口，以固定疼痛部位，如果患者不能触及伤口部位，治疗师可给予协助（图 13-3-13）。

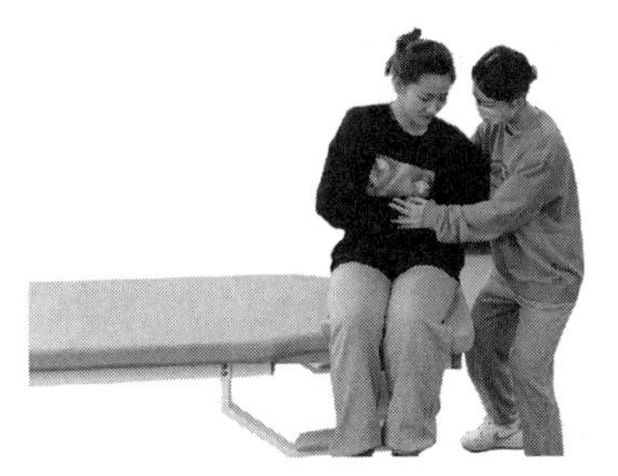

① 前侧手术切口保护

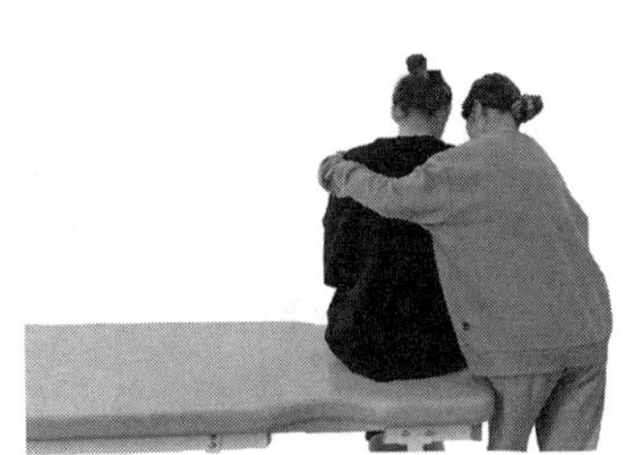

② 后侧手术切口保护

图 13-3-13　伤口固定法

3. 气雾剂吸入法

气雾剂吸入法适用于肺部疾病导致的分泌物浓稠患者。可用手球气雾剂或超声雾化器等，气雾剂有黏液溶解剂、支气管扩张剂，也可用抗生素类药物，使水分充分到达气道并降低痰液的黏稠性，使痰液易咳出。临床上使用乙酰半胱氨酸或 2% 碳酸氢钠 1～2 mL，沙丁胺醇或氯丙那林 0.2～0.5 mL，每天 2～4 次，至少在起床或入睡时吸入。做完气雾剂吸入后，鼓励患者咳嗽，也可根据患者自身情况，立即进行体位引流排痰。使用气雾剂吸入法后，应避免阵发性咳嗽，有脑血管破裂、血栓或血管瘤等病史患者，应避免用力咳嗽，最好使用多哈气的方法排痰。

六、排痰技术

排痰技术又称为气道分泌物去除技术，主要作用是促进呼吸道分泌物排出，尤其是受重力影响多积聚于下肺部的分泌物，维持呼吸道通畅，减少反复感染，改善肺通气/血流比，提高肺换气功能。

（一）体位引流（postural drainage）

体位引流是指通过适当的体位摆放，使患者病变的部位处于高处，尽可能地垂直于地面，利用重力的作用使支气管内的分泌物流向气管，再通过咳嗽等技术排出体外。体位引流的原则是病变部位在高处，引流支气管开口在低处。适用于痰量大于 30 mL/天或痰量中等但其他方法不能排出痰液的患者；不适用于有内外科急症，存在疼痛或明显不适，心功能不全等患者，体位引流之前一定要明确主要相关的禁忌证。肺部引流部位与体位见表 13-3-1。患者根据评定结果选择需要引流的肺段，将患者置于引流体位，尽可能地让患者舒适放松，随时观察患者的面部表情和脸色，如果患者身体情况允许，每次可以维持引流体位 30 min 左右或直至分泌物排出为止，最长时间不能超过 45 min，避免患者疲劳；引流过程中，患者应保持轻松呼吸，不能过度换气或急促呼吸；为了取得更好的疗效，体位引流前可以配合气雾剂吸入，体位引流过程中可以联合叩击、震颤、振动等徒手操作技术。

表 13-3-1　肺部引流部位与体位

引流部位		患者体位
上叶	肺尖（段）支气管	直立坐位
	后面支气管	直立坐位
	右面	左侧卧位，与床面水平成 45°夹角，背后和头部分别垫一个枕头
	左面	右侧卧位，与床面水平成 45°夹角，用三个枕头将肩部抬高约 30 cm
	前面支气管	屈膝仰卧位
	上段支气管	仰卧位，将身体右侧稍稍倾斜，在左侧从肩到髋部垫一个枕头支持
中叶	尖（段）支气管	仰卧位，在腹下垫一个枕头
	内侧基底支气管	右侧卧位，胸部朝下与地面成 20°夹角
	前面基底支气管	屈膝仰卧位，胸部朝下与地面成 20°夹角
下叶	外侧基底支气管	向对侧侧卧，胸部朝下与地面成 20°夹角
	后面基底支气管	俯卧位在腹下垫一个枕头，胸部朝下与地面成 20°夹角

（二）叩击

叩击是治疗师的手握成杯状有节律地敲击患者需要引流部位的胸壁。治疗过程中，治疗师应保持肩、肘和腕部放松，叩击持续数分钟或至患者需要改变体位咳嗽时（图 13-3-14）。叩击过程中，不应引起患者疼痛或不适，防止对敏感的皮肤造成刺激，可让患者穿一件轻薄柔软且舒适的衣服或在身体上垫一条舒适的薄毛巾，应避免在女士乳房或骨骼凸出部位做叩击。叩击手法禁忌证：骨折部位，脊椎融合，骨质疏松，肿瘤部位，肺栓塞，有明显的出血倾向，心绞痛，胸壁疼痛等。

（三）振动

振动是治疗师将双手直接放在患者胸壁的皮肤上，当患者呼气时，给予轻微的压力快速振动。振动由治疗师等长收缩肩部到手部的上肢肌肉产生，压力的方向和胸腔移动的方向一致（图 13-3-15）。

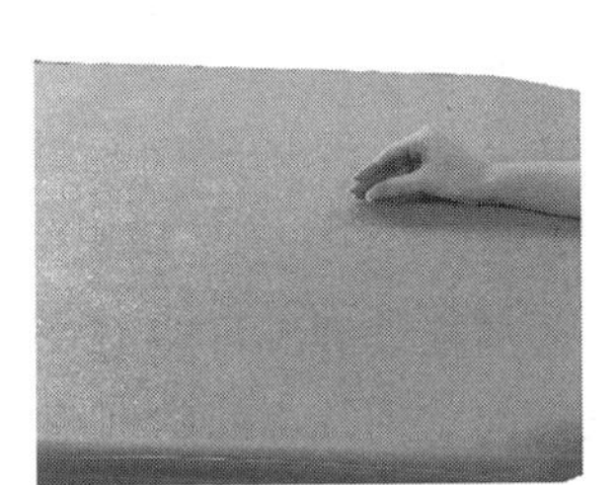

图 13-3-14　叩击排痰手部姿势

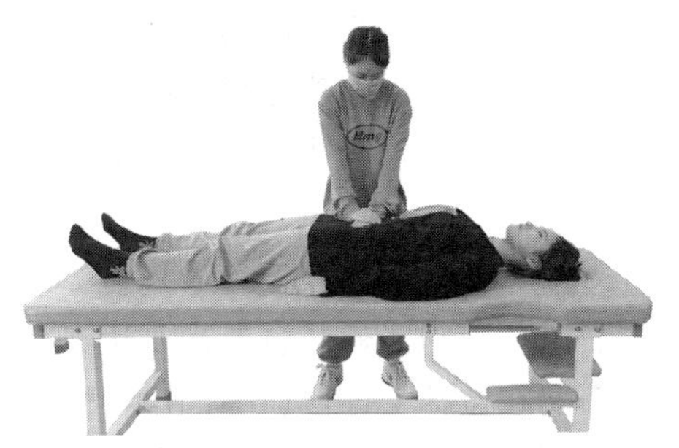

图 13-3-15　振动排痰手部放置方式

（四）摇法

摇法是患者呼气时所进行的比振动更有力的振法。治疗师拇指扣在一起，其余手指打开直接放在患者的胸壁上，手指缠住胸壁，同时压迫并摇动胸壁。

七、全身训练

全身训练主要采用有氧训练和医疗体操，具有改善心肺功能、整体体能水平以及精神状态的作用。执行全身训练之前和运动训练过程中，要对患者进行反复的评估，其中包括最大心肺功能训练的测试，其目的是评估运动训练的安全性，制订合理的运动处方，包括运动训练的频率、强度、时间和方式 4 个方面。关于训练周期，目前还没有被广泛接受的结论，有研究指出出院患者一周 2~3 次持续训练 4 周比相同频率持续 7 周的训练效果差；训练频率按 ACSM 推荐肺部疾病患者推荐的运动处方，每周 3~5 次。运动强度目前仍有争议，低强度的训练能改善肺功能，提高日常生活活动能力，但高强度的运动锻炼才会获得更好的效果，建议运动强度在功率峰值的 60%~80%。因患者疾病的严重程度、症状的限制和训练的目的不同，运动强度取决于 GXT 引起的呼吸困难的分级，在 0~10 分范围内，一般可耐受在 3 分（中度呼吸困难）至 5 分（重度呼吸困难）设计的运动强度。运动时间和运动方式一般为每天 20~60 min 的持续运动或间歇体力活动。起始阶段，尤其是中、重度肺功能障碍患者，运动只能持续几分钟，间歇运动适用于训练初期，直到患者能耐受更大运动强度和运动量。运动训练的方式主要采用步行、功率自行车、医疗体操，此外也应该有一些抗阻运动和柔韧性训练，包括上肢训练和下肢训练。

（一）上肢训练

上肢训练能够锻炼辅助呼吸肌群，如胸大肌、胸小肌、背阔肌、斜方肌等。同时，日常生活活动也离不开上肢活动，如洗衣、做饭、打扫卫生等，为了更好加强患者对上肢活动的耐受性，上肢训练可采用手摇车和提重物训练。训练强度以患者出现轻度气急、气促为适宜指征。

（二）下肢训练

下肢训练可以增加患者的活动耐量，减轻呼吸困难症状，改善患者的精神症状，增加患者的整体体能。训练方式有快走、慢跑、骑自行车。运动前应先进行运动试验，确定运动强度，以运动过程中仅有轻度到中度的气短、气急为宜，运动后不应出现明显的气短、气促或剧烈的咳嗽。患者肺功能得到明显改善后，运动处方还应包括高强度（>60%最大功率）相对长期的锻炼。为了保持训练效果，患者应终生坚持锻炼。

（三）间歇训练

对于中、重度肺功能障碍患者，要达到高强度或长时间的连续训练可能比较困难，有些患者甚至需要在监护下进行训练，这种情况下，可以选择间歇训练。间歇训练就是把持续时间较长的训练分割为若干个休息期和若干个低强度锻炼期。

（四）其他训练

1. 力量训练

对于由肌力减退而活动受限的肺功能障碍患者，也需要进行力量（或抗阻）训练，以提高肌肉的质量和力量。抗阻训练可利用器械或自由负重，设定目标肌强度范围为50%~85%RM，每次2~4组，6~12个重复动作。力量训练和耐力训练相结合，可以联动提高肌肉力量和整体的耐力。

2. 中国传统医学康复

中国传统医学强调身心调整训练，注重意守、调息和动形的协调统一，重视内外和谐、气血周流和整个机体的锻炼。太极拳、八段锦、五禽戏等对呼吸功能有较好的促进作用；穴位按摩、针灸、拔火罐等也有一定的促进作用。

3. 心理治疗

呼吸系统疾病患者由于病程长，常有逐渐进展的趋势，对治疗预后缺乏信心，普遍存在焦虑、沮丧、抑郁及其他心理健康问题。临床证实，呼吸困难的发作频率和严重程度与患者的心理状态有密切的关系，不良心理状态会加速病程的进展，因此应对患者给予积极良好的心理护理。

治疗师应给患者提供一些认知压力症状和解决压力的方法。通过肌肉放松、冥想、瑜伽和中医气功等技术来完成放松训练，同时给患者创造一个舒适优雅和轻松愉快的环境，选择一些放松精神和心灵的音乐，积极组织开展集体性项目，如书画、棋牌类游戏、读书、听广播、看电视等活动，以利于患者松弛紧张的情绪，克服孤独感，增加生活乐趣。

4. 健康教育

肺功能康复治疗的同时让患者了解有关疾病的知识，是控制疾病和延缓疾病发展的重要手段。给予患者信心，让患者相信通过长期、规范的康复训练和治疗，掌握正确的呼吸方式，养成良好的呼吸习惯，管理好自己的呼吸道能够有效控制呼吸疾病症状，减缓病情的进展速度。此外，保持生活环境的空气清新和通畅，每天开窗、开门，保持空气流通，减少呼吸道感染；避免接触花粉、飞沫、灰尘、烟雾、刺激性化学喷雾剂等，特别强调戒烟和避免被动吸烟也有助于减少对呼吸道的刺激。健康教育应贯穿整个医疗过程，这样才能满足患者长期康复需求，取得更好的效果。

思考题

1. 呼吸肌训练的方法有哪些？
2. 简述心功能训练的适应证与禁忌证。
3. 心功能训练时，有哪些指标可以检测运动强度？
4. 简述肺训练的适应证和禁忌证。

实践训练

张某，男性，69 岁，身高 178 cm，体重 101 kg，静息心率：85 次/min，血压 144/98 mmHg，胸廓前后径增大，呼吸音降低，呼气延长，喘息，脉搏正常，无杂音，行动能力良好，无其他不适。

评估：肺活量（FVC）：5.31 L，FEV1：1.60 L，FEV1/FVC = 30%，最大通气 77 L，诊断 2 级（中度）COPD 并伴有用力后气短、肥胖症、高血压及身体功能失调。

运动测试结果：运动前心率 88 次/min，血压 144/100 mmHg，血氧饱和度 94%，心电图基本正常。Naughton 运动方案第一级（步行 2 min，速度 2.4 km/h，坡度 1.0%），最大运动心率 125 次/min，血压 194/100 mmHg，自觉呼吸困难等级 5 级，心电图未出现心肌缺血表现，无胸痛、胸闷和压迫感，血氧饱和度 85%，峰值摄氧量 14.7 mL/（kg · min），因气短、血氧饱和度过低终止测试。

6 min 步行测试：距离 289 m，血氧饱和度 85%，自觉呼吸困难 7 级。

上肢力量评估：手臂齐肩移动 4.5 kg 砝码并复位，完成用时 57.4 s，自觉呼吸困难 3 级，血氧饱和度 86%。

现在作为治疗师思考问题：

1. 患者在接受肺功能训练时主要考虑的问题是什么？
2. 为该患者在制订运动处方时应考虑哪些影响因素？
3. 根据患者现在的功能，制订一个短期运动方案。

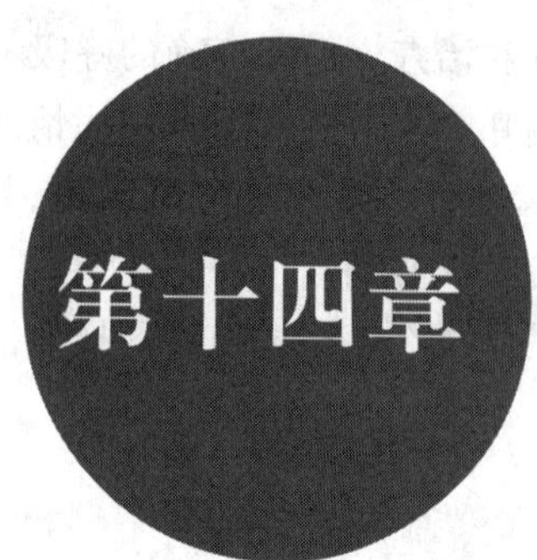

第十四章 核心稳定训练

本章导言

核心稳定训练是功能康复计划中的常规组成部分。同时对于不同级别的运动员来说，核心强化和稳定性训练已成为训练计划中的关键。核心稳定可改善动态姿势控制，确保肌肉平衡，并影响腰–骨盆–髋关节复合体的关节运动学。本章主要介绍核心稳定基本概念和功能解剖，以及如何进行核心稳定性评估；以图文并茂的方式介绍核心稳定训练原则与方法。通过本章的学习将帮助学生深入浅出地理解核心的概念，熟练地掌握核心稳定性评估，根据核心稳定性训练原则为患者设计安全、有效、循序渐进的个性化训练方案。

学习目标

1. 熟悉核心稳定训练的临床应用。
2. 掌握核心稳定性评估，能够根据核心稳定训练的原则制订方案。
3. 培养学生对核心稳定训练的循证思维能力。

第一节　概述

一、定义

解剖的核心区定义为中轴骨区域即腰椎-骨盆-髋关节复合体及其附着的所有肌肉。功能核心区聚焦在以膈肌-腹横肌-多裂肌-盆底肌为中轴的核心轴上，参与身体稳定，是人体的重心所在及所有动作的开始。良好的核心区能有效保障整个功能运动链的协同工作，控制躯体位置并为远端肢体运动提供重要的近端稳定。核心稳定训练是针对核心区域肌群及其深层小肌群进行的力量、稳定性、平衡和本体感觉等能力的训练。

身体的核心稳定性处于最佳状态才能从身体的中心驱动最有效的肌力、爆发力、肌耐力及神经肌肉控制。如果四肢很强壮而核心很弱，那么躯干就不会有足够的稳定性来产生有效的上肢和下肢运动。有研究认为，核心稳定性差是诱发很多运动损伤的主要原因。

二、核心稳定性模型

核心的功能解剖学

约 30 年前，Panjabi 等描述的脊柱稳定性模型是理解核心稳定性的最佳模型，其理念认为被动骨骼肌肉系统、主动骨骼肌肉系统、神经控制系统这三大系统相互依赖和整合来完成日常活动的所有运动。这三个相互关联的子系统之间会相互影响，在功能上相互补偿，保证了人体核心的相对稳定。掌握核心稳定性模型，可以帮助学习者更好地理解影响核心稳定性的因素，并能更好地实施核心稳定训练（图 14-1-1）。

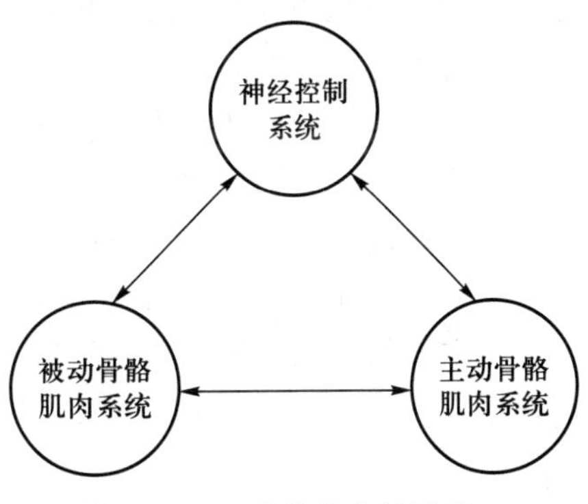

图 14-1-1　脊柱稳定性模型

被动骨骼肌肉系统：由椎体、椎间盘、小关节和韧带结构组成，通过其形态、长度和柔韧性等物理特征及对位对线关系来保证解剖结构上的稳定；主动肌肉骨骼系统：即具有主动收缩能力的肌肉，通常被称为“核心”，包括前面的腹肌、后面的腰背肌、上方的膈肌和下方的盆底肌。所有这些肌肉共同协调参与核心稳定；神经控制系统：通过持续感觉输入和运动输出来持续监测和调整这些肌肉的张力，维持躯干的静态和动态稳定。神经控制可在正确的时间，正确的顺序，激活正确数量的肌肉，然后再恰当地放松这些肌肉。肌肉的再训练是通过神经控制系统实现的，提高神经系统对肌肉的控制能力，能保证姿势和运动的稳定性。

第二节　核心稳定性评估

在实施核心稳定性训练之前，个体必须进行全面的评估，以确定肌肉平衡性、关节运动、核心肌力和肌耐力、神经肌肉控制、爆发力，以及下肢运动链的整体功能。评估工具包括在临床环境中基于活动测试的仪器，如压力生物反馈仪、带有表面或留置电极的肌电图以及使用先进的实时超声技术。其中，康复超声成像（rehabilitative ultrasound imaging，RUSI）已经在研究领域广泛使用，并被证明是可靠的评估工具，可评估各种腹部肌肉的激活方式。但因设备昂贵，目前没有在临床广泛使用。

一、核心稳定性的简单功能测试

目前并没有统一的评估核心稳定性的标准，有一些简单的功能测试可以评估某些关键肌群的耐力，常用的是平板支撑测试、侧桥测试、躯干屈肌和躯干伸肌耐力测试。同时，臀桥测试是功能性评估，可以评估肌力和肌耐力，还可以测试运动员同步激活许多肌肉来控制躯干的能力。

平板支撑测试：通过前臂和脚趾支撑身体重量，骨盆处在中立位，身体挺直。主要评估前后核心肌群。当患者骨盆不能保持中立，骨盆旋前呈前凸位，代表测试结束（图 14-2-1）。侧桥测试：双腿伸展，上面的腿放在下面腿的前面以支撑。患者用下面的手肘和脚支撑身体，同时臀部抬离地面，使身体形成一条直线，一只手放在对侧的肩膀。主要评估侧面核心肌群，患者不能保持身体呈直线，骨盆向地面坠，即测试结束（图 14-2-2）。躯干屈肌耐力测试：患者坐位 60°，双膝屈曲 90°，双臂交叉于胸前，放在对侧肩上。脚由检查者固定。通过记录患者保持躯干屈曲 60°的时间，当躯干角度小于 60°测试结束，停止计时（图 14-2-3）。躯干伸肌耐力测试：患者俯卧在床边缘，骨盆、臀部和膝关节固定，上肢放在胸部，双手放在相反的肩上。在患者俯卧时测试，当上半身不能保持水平位置，即躯干弯曲时，即测试结束（图 14-2-4）。

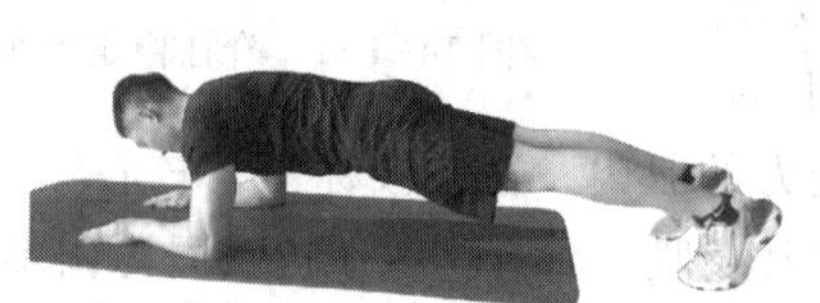

图 14-2-1　平板支撑测试

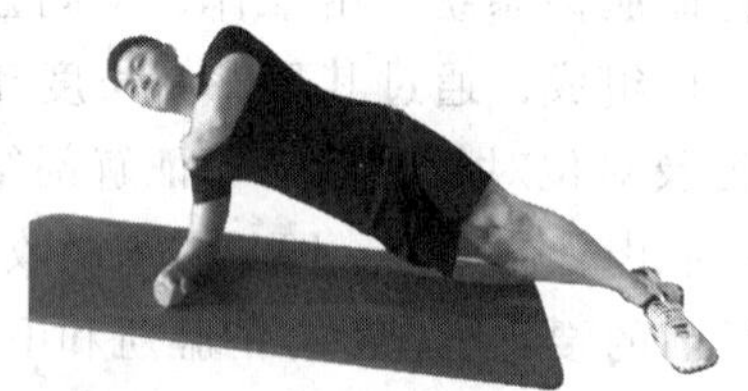

图 14-2-2　侧桥测试

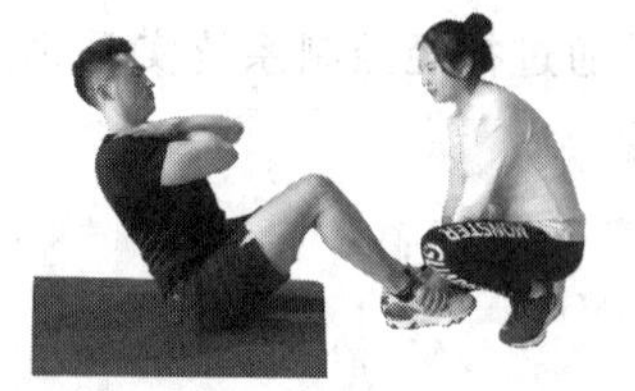

图 14-2-3　躯干屈肌耐力测试

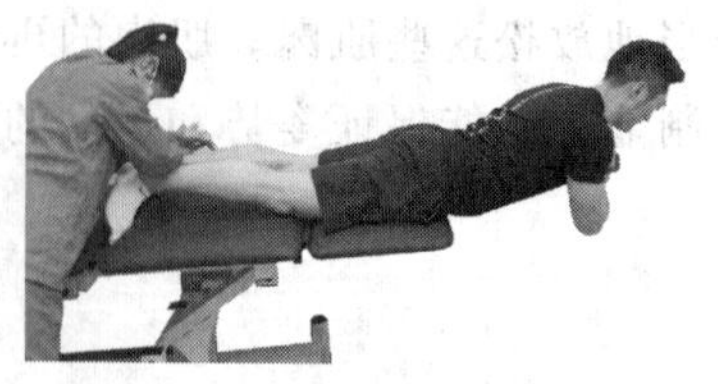

图 14-2-4　躯干伸肌耐力测试

McGill公布了年轻健康个体侧桥、躯干屈肌和躯干伸肌耐力测试的数据。年轻健康受试者（平均年龄21岁）的平均耐力时间，以及屈肌与伸肌耐力时间比，可作为患者核心稳定性评估的参考数据（表14-2-1）。

表14-2-1 年轻健康受试者的躯干稳定性测试 （单位：s）

	男性	女性
躯干伸肌	161	185
躯干屈肌	136	134
右侧侧桥	95	75
左侧侧桥	99	78
躯干屈肌/躯干伸肌	0.84	0.72

单腿深蹲测试也可以作为骨盆-髋稳定性的重要指标（图14-2-5）。单腿深蹲测试是功能性的，需要通过单一负重下肢来控制身体，临床上经常用于评估臀部和躯干肌肉的协调和控制能力。

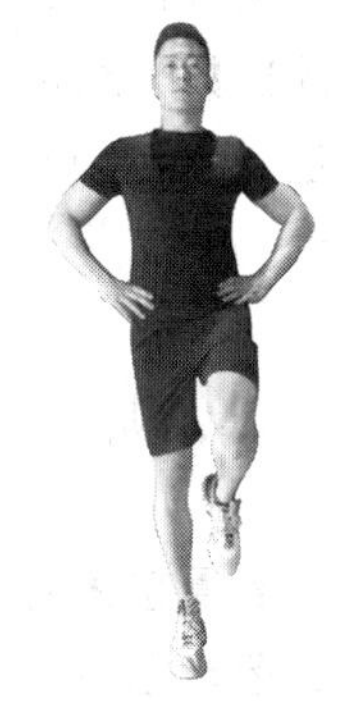
图14-2-5 单脚深蹲测试

二、利用压力生物反馈仪的核心稳定性测试

利用压力生物反馈仪（stabilizer pressure biofeedback unit）测试直腿下降来评估核心稳定性。患者仰卧位，将一个压力生物反馈仪置于$L_{4\sim5}$处，将压力提高到40 mmHg。受试者的腿保持完全伸展状态，同时髋关节屈曲90°，指导受试者将背部最大限度地放平，压紧压力生物反馈仪。患者被要求在保持背部平直的同时，将腿朝床面放低。当压力生物反馈仪的压力减小时，测试结束。然后用量角器测量髋部的角度，用Kendall的标准评定（图14-2-6）。这个测试提供了一个关于下腹部肌群（腹直肌和腹外斜肌）强度的概念。使用压力生物反馈仪确保没有受到腰椎伸肌或髋屈肌的代偿。通过压力生物反馈仪还可以进行腹横肌和多裂肌的评估和激活训练，通过指导受试者利用压力反馈，学会躯干的控制和核心的激活。

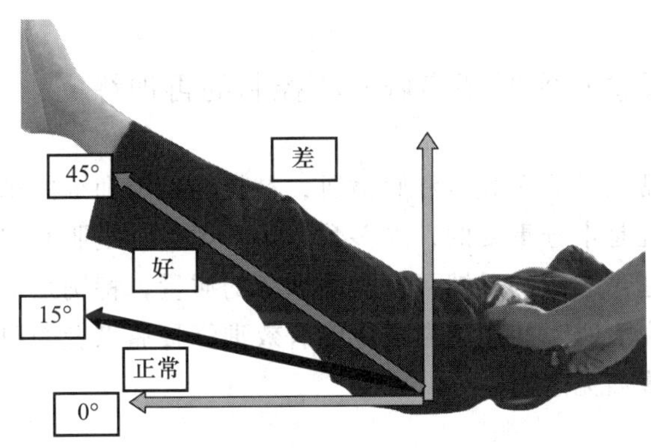

图14-2 6 直腿下降测试

规范地评估整体核心肌群，有助于制订适当的核心稳定性训练计划。需要注意的是，在练习其他核心肌群之前，应先训练腹横肌和多裂肌的神经肌肉控制，因为这些肌肉可为

其他核心肌肉的运动提供基础。

第三节　核心稳定训练原则与方法

一、核心稳定训练的原则

核心稳定训练需要在一个能提供丰富的本体感觉的环境中，并制订个性化的练习方案，才能够获得最大的训练效果，练习的动作需安全，具有挑战性、多层面，有丰富的本体感觉输入和针对性。训练要遵循循序渐进的原则，运动过程要从慢到快、从简单到复杂、从有预期到无预期、从小重量到大重量、从睁眼到闭眼、从静态到动态，逐渐增加练习的次数、组数、强度。核心稳定训练的目标是发展最佳的功能和动态稳定。另外，核心稳定计划必须从牵伸的动作开始，训练的关键是增强躯干腹部的耐力，而不是腹部的力量。

二、训练前的热身准备

清晨起床后的 1 h 不适合做脊柱的运动，因为这样会增加椎间盘的压力。在进行更高阶的运动之前，做一些“猫拱背”（图 14-3-1）和骨盆平移的动作可以增加腰椎节段和骨盆的附属活动，从而增加髋关节的灵活性和减少腰椎的压力。短时间的有氧运动可以作为核心稳定训练的热身准备，如快走、慢跑等。

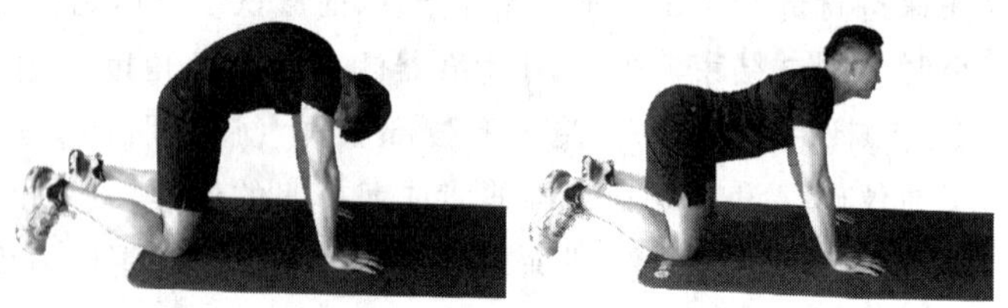

图 14-3-1　“猫拱背”运动

三、利用生物反馈和实时超声做核心控制的再训练

利用生物反馈可帮助激活多裂肌和腹横肌，是核心稳定训练的第一步。实时超声评估肌肉的大小和激活情况是十分重要的，大多数是用来评估腹横肌和多裂肌。准确的反馈对技能学习至关重要，超声成像的反馈可以提高训练的质量，特别是对于那些很难激活这些肌肉的患者。一些研究表明，使用超声成像能有效训练腰痛患者的肌肉控制，然而，是否更优于不使用超声成像尚无定论。

四、核心稳定训练具体方法

核心训练计划必须以科学和系统的模式进行，其目标是执行功能任务达到躯干稳定性。功能任务是从简单动作的初级阶段逐渐进行到复杂动作的更高级阶段，最终患者可在没有特意地意识控制下完成运动。这些任务可能包括简单的静态姿势，如站立或坐着，以及进展到非常复杂的任务，如高强度的运动技能。核心稳定训练可以分为三个阶段：常规运动技能训练、功能进阶训练、体育专项技能训练。

深层核心稳定肌（腹横肌和多裂肌）的激活配合正常的呼吸模式是所有核心稳定训练的基础。应作为核心稳定训练的第一步。当患者激活困难时，可使用压力生物反馈和实时超声帮助激活，直到最后患者开始体育活动时，激活深层核心稳定肌应该变为自动的，不需要有意识的努力。

Richardson 和 Hodges 提出“吸腹”动作可激活腹横肌和多裂肌，进行“吸腹”动作时，可实现腹臂肌肉收缩和多裂肌等长收缩（图 14-3-2）。“吸腹”动作，即肚脐向后拉向脊柱的同时不发生脊柱运动。这种技术并不是要求患者做最大程度的肌肉收缩，而是肌肉激活的最大化（图 14-3-3）。一旦患者熟练掌握“吸腹”动作，治疗师认为患者已经准备好了，就可以进行下一步训练。

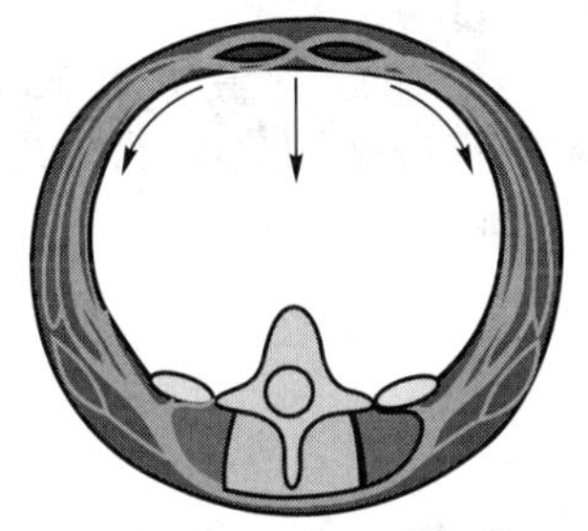

图 14-3-2 “吸腹”动作解剖示意图

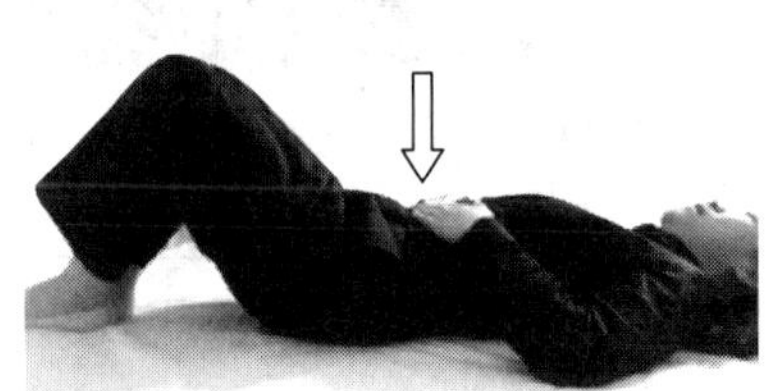

图 14-3-3 吸腹动作激活腹横肌

（一）常规运动技能训练

McGill 主张及时尽早地将以下“三大训练”纳入初级核心稳定训练计划，常规运动技能训练任务如下：

1. 腹直肌蜷曲（curl-ups）（图 14-3-4）

腹直肌在头部、颈部和肩部初始抬高位时最为活跃。动作要领：患者仰卧位，双手支撑腰部。不要将背部压平到地板上。一条腿弯曲，膝屈曲到 90°，不要屈曲颈椎。将肘部放在地板上，同时将头部和肩部抬离地面一小段距离。配合呼吸完成腹直肌蜷曲，吸气时放松，呼气时头部、颈部和肩胛骨上角抬离地面，维持 15~20 s，完成 4~5 组。

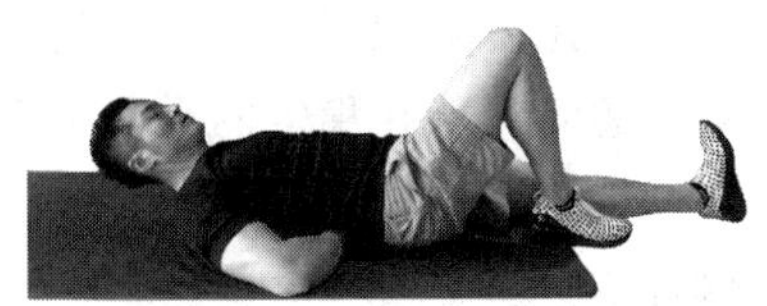

图 14-3-4 腹直肌蜷曲

2. 侧桥（图 14-2-2）

锻炼腹斜肌、腹横肌和腰方肌。动作要领：开始时，患者将肘部和臀部支撑在身体一侧，臀部保持直立，另外的手放在对面的肩上，然后骨盆抬离地面，躯干伸直，直到用肘和脚支撑身体。动作时不要屏气，维持 30~60 s，完成 4~5 组。

3. 鸟狗式训练（bird dog exercise）（图 14-3-5）

可锻炼核心部位和背部、臀部肌肉，建立很好的下背部功能，减轻下背部疼痛。动作要领：最初姿势处于四足跪位，开始先抬起一只手臂或腿，然后同时抬起一只手臂和一条腿，最后交替进行对侧手臂和腿的同时伸展运动。运动时若身体晃动，或者背部过度凹凸，可以使用长木棍进行姿势矫正。每组完成 10~15 次，训练完成 4~5 组。

除此之外，还有其他常用的运动训练方式：① 蚌式（clam）（图 14-3-6）。动作要领：侧身躺下，左臂伸直放于头下，髋关节屈曲约 45°，膝关节屈曲约 90°，右腿放于左腿上方，右腿向外打开的同时保持双脚相接触；② 臀桥（bridge）（图 14-3-7）。动作要领：身体平躺在垫上，双手掌心向上放于身体两侧，膝关节屈曲约 60°，两脚掌平踏于地面，两脚分开略宽于肩，臀部发力，髋部向上顶，使身体成一条直线；③ 单腿臀桥（bridge with single leg extension）（图 14-3-8）。动作要领：身体平躺在垫上，双手掌心向上放于身体两侧，膝关节屈曲约 60°，两脚掌平踏于地面或脚跟（进阶）于地面，两脚分开略宽于肩，然后抬起一条腿并伸直，脚部发力，挺直臀部。

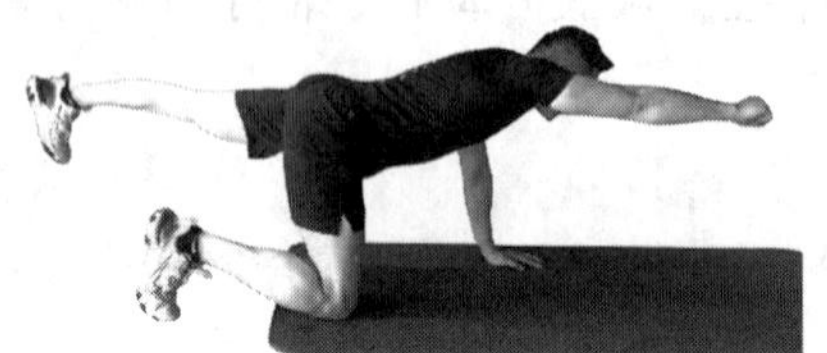
图 14-3-5　鸟狗式训练

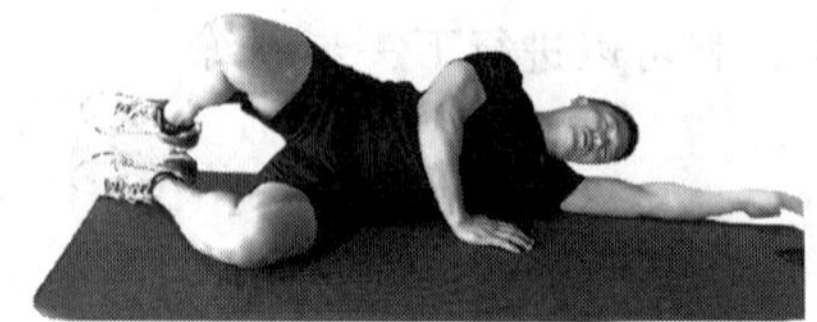
图 14-3-6　蚌式

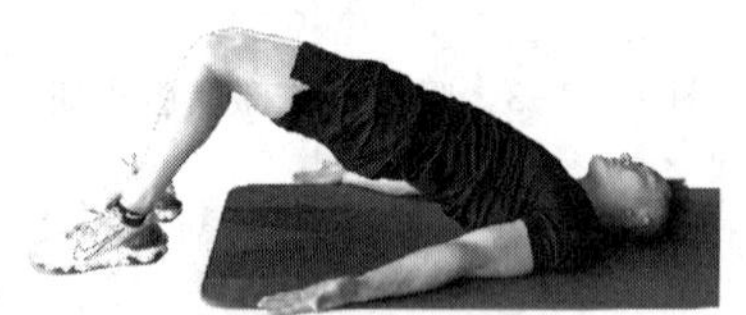
图 14-3-7　臀桥

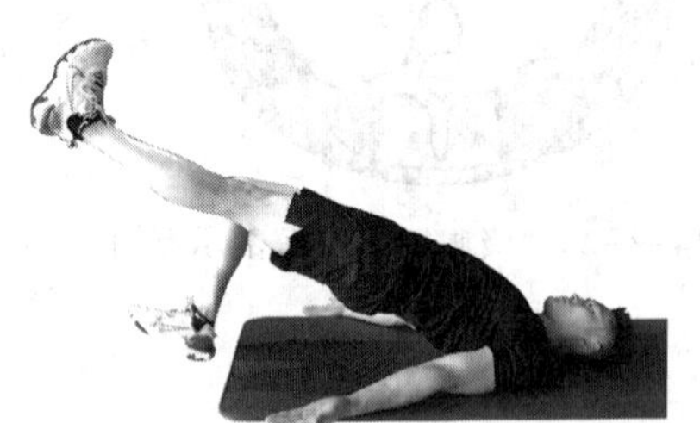
图 14-3-8　单脚臀桥

（二）功能进阶训练

当患者掌握了前一水平的练习时，即可以进阶此水平的训练计划，患者可从在稳定的平面运动发展到不稳定的平面运动，过渡到复杂的环境中进行。在这一阶段中可加入平衡板或 BOSU 球和瑜伽球。

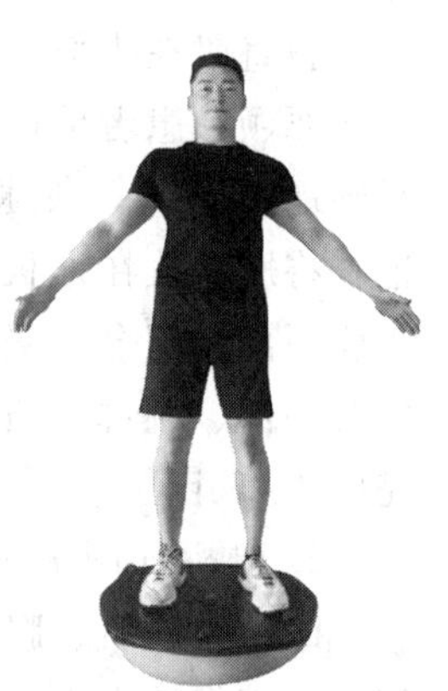
图 14-3-9　BOSU 球站立

1. 平衡板或 BOSU 球站立（图 14-3-9）

BOSU 球内有气体，会对本体感觉刺激加强，不仅可改善脚踝的本体感觉，还可以改善所有关节、肌腱和肌肉的本体感觉，进一步促进核心稳定。

2. 使用瑜伽球的核心稳定训练

（1）坐在瑜伽球上抬腿（图 14-3-10①）。患者坐在球的正上方，身体挺直，双手虎口向内放于大腿根部，抬起一条腿，并维持姿势几秒钟；重复以上动作两侧双替进行。

（2）瑜伽球对角线支撑（图 14-3-10②）。俯卧趴在瑜伽球上，腹部压实瑜伽球；双臂位于肩部下方支撑身体，手肘微屈；双脚伸直点地微微分开；然后交替举起一侧的手臂和对侧的腿，同时保持身体平衡。重复以上动作两侧双替进行。

（3）瑜伽球臀桥（图 14-3-10③）。平躺于垫上，双手掌心向上放于身体两侧，双足置于瑜伽球上；臀部抬高，使身体成一条直线。

（4）瑜伽球弯曲（图 14-3-10④）。双手掌心向上放于身体两侧，膝关节屈曲约 90°，两脚掌放于瑜伽球上，臀部抬高，直到只有肩部和手臂支撑为止。

（5）跪姿瑜伽球推拉（图 14-3-10⑤）。跪在垫上，瑜伽球放于身体前方，双臂屈肘压住瑜伽球，收腹保持身体稳定。身体前倾带动瑜伽球向前滚动，腹部收紧发力向后拉回瑜伽球还原。

（6）瑜伽球平板支撑（图 14-3-10⑥）。身体姿势为平板支撑式，双脚放在瑜伽球上。

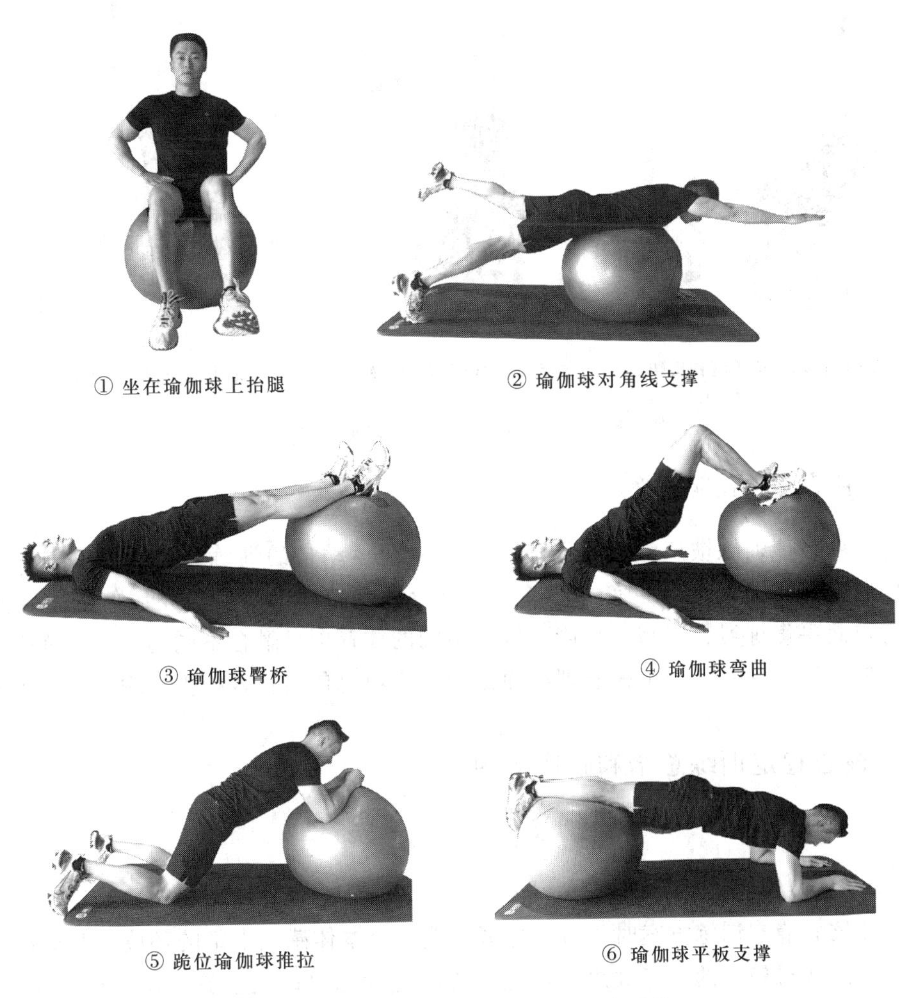
① 坐在瑜伽球上抬腿
② 瑜伽球对角线支撑
③ 瑜伽球臀桥
④ 瑜伽球弯曲
⑤ 跪位瑜伽球推拉
⑥ 瑜伽球平板支撑

图 14-3-10　使用瑜伽球的核心稳定训练

在功能进阶训练中必须应用几个重要的原则，包括动态练习、多平面练习、平衡和本体感觉训练、力量练习等。除了利用不稳定的平面，增加动态控制的能力、训练平衡和本体感觉，训练应该在所有平面进行，矢状面（如仰卧起坐、弓箭步）和冠状面（如侧步走、侧桥）的运动是经常会训练的，水平面的核心稳定训练经常会被忽略，应被加强（图 14-3-11）。

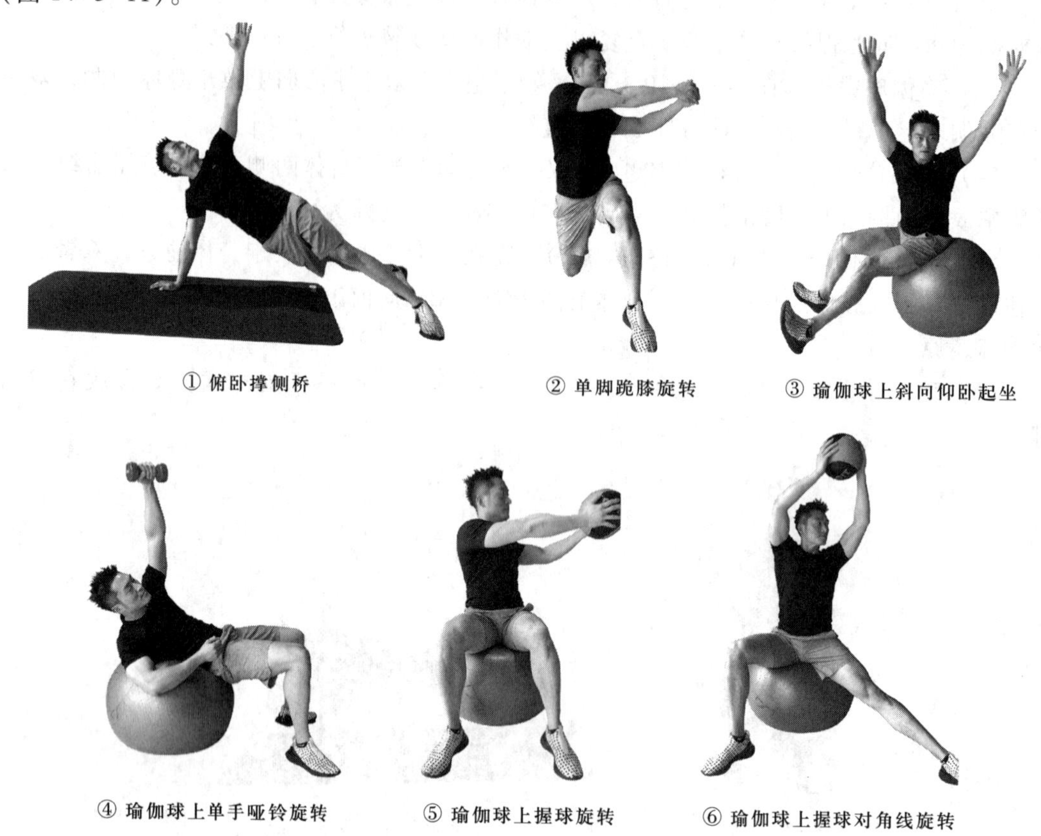

① 俯卧撑侧桥　② 单脚跪膝旋转　③ 瑜伽球上斜向仰卧起坐

④ 瑜伽球上单手哑铃旋转　⑤ 瑜伽球上握球旋转　⑥ 瑜伽球上握球对角线旋转

图 14-3-11　水平面增强式核心稳定训练

（三）体育专项技能训练

体育专项技能训练被广泛运用于教练指导专业运动员的训练，包括：负重下的俯卧撑、引体向上、爬绳索练习，实心球练习——投掷和接球，哑铃对角线练习，弹力带练习，不稳定面平衡练习，下蹲，弓箭步等。不同的体育项目融合不同的核心训练内容，可增加患者依从性。一些利用了核心训练原则的体育项目包括：普拉提、瑜伽和太极等。

五、核心稳定训练总结和临床应用

（一）总结

在设计核心稳定训练方案时，应为患者创造一个本体感觉丰富的环境，并选择适当的训练方式，以获得最大的训练效果。现把核心稳定训练可改变参数（表 14-3-1），训练的选择（表 14-3-2），训练的进展（表 14-3-3）总结如下：

表 14-3-1 训练可改变参数

• 运动的平面 • 运动的幅度 • 负荷的参数 • 身体的姿势 • 运动的速度 • 控制肢体的数量 • 运动时间 • 运动频率

表 14-3-2 训练的选择

• 安全 • 具有挑战性 • 多个运动的平面 • 丰富的本体感觉刺激 • 具体的训练内容 • 循序渐进的训练

表 14-3-3 训练的进展

• 从慢到快 • 从简单到复杂 • 从稳定到不稳定平面 • 泛化到具体训练 • 正确执行后增加强度

（二）临床应用

核心稳定训练是康复计划中的重要组成部分，核心稳定训练在治疗和预防各种肌肉骨骼疾病方面具有实践基础，特别是在改善运动能力，预防和减少运动损伤方面具有重要意义。在治疗下背痛方面，已经有较多的研究证明了其有效性，特别是针对慢性腰痛治疗中，核心稳定训练是I级证据A级强烈推荐的治疗方法。目前也有研究证明，其对神经疾病患者如脑卒中、脑瘫患者的康复治疗也起到了积极作用。随着运动学习理论和解剖学知识的进步，核心稳定训练将会是创新研究的前沿。

思考题

1. 请描述核心稳定性的概念，以及核心稳定性模型。
2. 如何利用核心稳定性模型，指导患者进行核心稳定性的评估和训练？
3. 简述评估核心稳定性的方法。
4. 简述核心稳定训练的原则，以及如何改变参数增加训练难度。

实践训练

体操运动员，女性，一直腰痛，在其他方面非常健康。经诊断怀疑她的疼痛可能与椎间盘有关。在进行核心稳定性评估中，发现该运动员的核心稳定性较差。

1. 请描述核心稳定性差与其腰痛的关系。
2. 如何通过核心稳定训练改善她的腰痛？

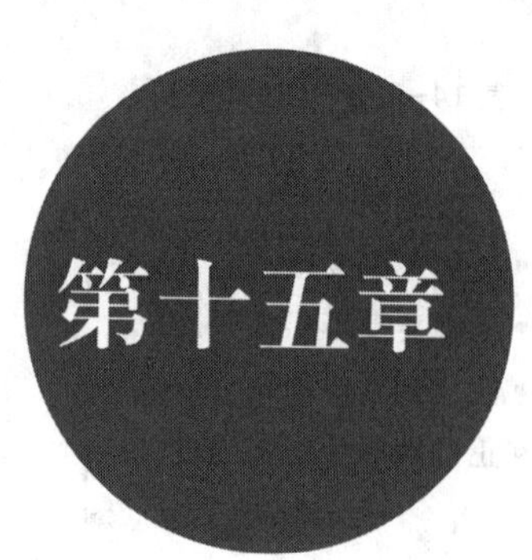

第十五章 肌肉能量技术

本章导言

肌肉能量技术是肌肉骨骼康复常用的治疗技术之一。对缓解疼痛、放松软组织和促进骨科术后早期康复有很好的效果。其主要通过患者肌肉主动收缩的力量，来帮助改善患者的肌肉、骨骼功能障碍。所以治疗过程中患者是主动的，而治疗师只起辅助作用。本章主要介绍肌肉能量技术的相关理论依据、操作步骤和临床应用。学习后将帮助学生掌握全身主要肌肉的评估和肌肉能量技术操作方法，使学生最终能够应用该技术帮助患者安全、有效、无痛地缓解肌肉骨骼问题。

学习目标

1. 了解肌肉能量技术的临床应用。
2. 掌握肌肉能量技术的操作步骤和操作方法。
3. 强化学生对手法治疗中患者的主动配合和主观感受的重视性认识。

第一节　概述

一、基本概念

（一）定义

肌肉能量技术（muscle energy techniques，MET）是在某一特定姿势下，要求患者主动抗阻收缩特定肌肉，用于改善关节功能障碍（如关节活动受限）、疼痛的手法治疗技术。

（二）肌肉能量技术的相关理论依据

（1）牵张反射。被快速牵伸的肌肉会引起肌梭兴奋，神经冲动由肌梭传至脊髓后角细胞（PHC）。

（2）主动抑制。当某一肌肉保持等长收缩时，神经反馈会通过脊髓到达该肌肉本身，并导致主动收缩后放松（post-isometric relaxation，PIR），引起收缩肌肉张力的下降。这种现象会持续 20~25 s，在这一过程中，软组织更容易被拉长至一个新的休息长度。

（3）交互抑制（reciprocal inhibition，RI）。当主动肌的运动神经元接收到来自传入神经通路的兴奋性冲动时，对侧拮抗肌的运动神经元将同时接收到抑制性冲动，这将防止拮抗肌收缩。

（4）束缚点。束缚点是肌肉在柔和牵拉过程中治疗师刚能感有到阻抗的第一点。

二、肌肉能量技术的操作步骤

（一）评定

针对特定肌肉进行长度测试，观察患者的活动范围和是否出现不适。当肌肉出现短缩时，确定束缚点。

（二）操作

根据患者的关节活动情况，将患者的肢体（治疗部位）置于束缚点或接近束缚点的位置，要求患者以 10%~20%的最大肌力，对抗治疗师施加的阻力，等长收缩待治疗的肌肉或其拮抗肌。应用 PIR 技术时，患者应该主动收缩待治疗的肌肉；这将直接使得紧张、缩短的肌肉得以放松。如果应用 RI 技术，则要求患者等长收缩待治疗肌肉/肌群的拮抗肌；这也将对其对侧紧张、变短的肌肉起到放松作用。

患者应缓慢地开始进行肌肉等长收缩，并持续 10~12 s，以有效刺激高尔基腱器官（GTOs），使得高尔基腱器官被激活并影响肌梭内的梭内肌纤维，抑制肌肉张力的升高。过程中应避免出现任何来回挫顿的动作。患者在肌肉收缩过程中，不应感到任何的不适。

肌肉等长收缩后，为让患者完全放松，先令其深吸一口气，然后在呼气放松时，治疗师被动地活动患者相应关节，将其过度紧张的肌肉拉伸至新的长度，由此逐渐使关节活动度恢复正常。

重复该过程直到不再有新的进展（通常 3~4 次），然后在最后位置上保持 25~30 s，以使得神经系统记住该新的肌肉休息长度。

（三）再次评定

治疗后或下次治疗前都应再评定患者的肌肉长度，以此长度和治疗反应来确定下一步的治疗计划。

三、临床应用

（一）治疗作用

1. 使过度紧张的肌肉恢复正常的张力

如果关节因为周围肌肉高度紧张、缩短而出现活动度受限，通过对过度紧张结构的评估，可以应用肌肉能量技术帮助相应组织恢复正常长度。结合使用某些类型的软组织放松手法通常效果会更好。

2. 强化较弱的肌肉

肌肉能量技术可用于较弱甚至无力肌肉的力量强化训练。治疗师必须能够精准鉴别出收缩肌力不足的肌肉。例如，可以要求患者以 20%~30%最大力量抗阻收缩 5~15 s。然后重复此过程 5~8 次，每次间歇 10~15 s。

3. 为肌肉的牵伸做准备

肌肉能量技术能够帮助患者改善柔韧性，增加关节活动度至正常水平。为取得更好的牵伸效果，操作肌肉能量技术时可以要求患者使用比标准的最大肌力大 10%~20%的力量收缩肌肉，这样可以动员更多的运动单位，增加对高尔基腱器官的刺激，使肌肉更大程度地放松，并得以进一步被伸长。

4. 增加关节活动度

关节的僵硬可导致一块肌肉的紧张，一块肌肉的紧张也可导致一个关节的僵硬。正确使用肌肉能量技术是增加关节活动度的最佳方式之一。

5. 促进局部血液循环

当患者主动收缩肌肉 10 s 后放松，并重复此过程数次后，将自动促进血液流向该肌肉。

6. 改善肌肉骨骼功能

规范地使用肌肉能量技术，将对患者的本体感觉、神经肌肉控制能力和整体肌肉骨骼功能产生显著的益处。

（二）注意事项

1. 急性期和慢性期

需要治疗的软组织通常可被分为处于急性期或慢性期，这些症状往往与受损程度有关。如果目前为急性期，等长收缩可从束缚点开始。在患者等长收缩 10 s 后，治疗师可将患者治疗部位置于其新的束缚点。在治疗慢性期损伤时（损伤存在超过三个星期），等长收缩应从束缚点前一点开始。在患者等长收缩了 10 s 后，治疗师可移动患者治疗部位经过束缚点到达其新的起点。

2. PIR 和 RI

患者目前的疼痛程度通常是治疗师选择率先使用哪种治疗方法的决定因素。治疗“缩短”且“紧张”的肌肉时，往往选择 PIR 方法。这些肌肉将于治疗一开始就主动收缩，然后获得放松。但当患者收缩待治疗肌肉感觉不适时，先令此肌肉的拮抗肌群收缩会更为合适，因为这样可以减轻患者的疼痛，同时使待治疗肌肉得以放松。当患者最初的疼痛已因适当的治疗而得以减轻，PIR 方法便可以被结合起来使用了。因此，使用 RI 方法通常也是治疗较为敏感且已出现缩短的肌肉组织时的首选方法。

此外，应用中发现，PIR 方法能够在拉长过度紧张的肌肉上获得更好的效果。如果觉得患者紧张缩短的肌肉还需要获得更大的活动度时，可以再对其拮抗肌群应用两次 RI 方法。

第二节　上肢肌肉能量技术

一、背阔肌

（1）患者体位。右侧卧位屈膝。

（2）治疗师体位。立于治疗床床头。

（3）操作手法。治疗师用自己的右手与患者左臂相交锁。嘱患者向其腰椎方向内收左臂。经过 10 s 等长收缩后，治疗师于患者呼气放松阶段，向患者左侧髂嵴位施加足底方向压力（图 15-2-1）；或者治疗师使用左手固定患者左侧髂嵴。经过等长收缩后，将患者手臂进一步移至更大的外展位，以拉长患者左侧缩短了的背阔肌。

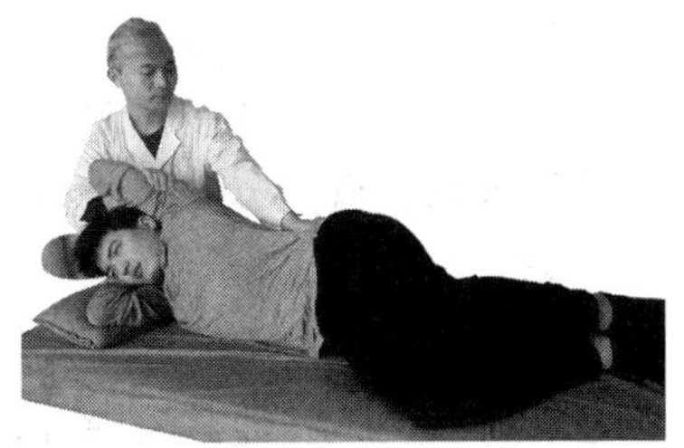

图 15-2-1　背阔肌的肌肉能量技术治疗

二、胸大肌

（1）患者体位。仰卧位。

（2）治疗师体位。立于治疗床床头。

（3）操作手法。如果患者手臂伸直上举不能触到治疗床，治疗师可认为患者胸大肌处于缩短状态。

胸大肌胸骨部纤维：治疗师右手在肩胛骨平面上移动患者手臂远离躯干，以使其胸大肌伸长。左手稳定按压患者胸大肌胸骨部（图 15-2-2）。若患者为女性，治疗师嘱患者先将自己的手置于其胸大肌上，然后治疗师再将手置于患者手上。由束缚点开始，嘱患者向对侧水平内收上臂，以诱发右侧胸大肌收缩。患者等长收缩 10 s 后，治疗师右手在肩胛骨平面内控制患者右臂，并将其手臂缓缓地进一步外展，以拉长患者胸大肌胸骨部肌纤维。

胸大肌锁骨部纤维：患者头部左旋，治疗师轻柔地将患者上臂后伸，然后外展至束缚点（图 15-2-3）。由束缚点开始，嘱患者对抗治疗师阻力上抬其手臂。经过 10 s 等长收缩后，将锁骨部纤维拉长至一个新的束缚点。

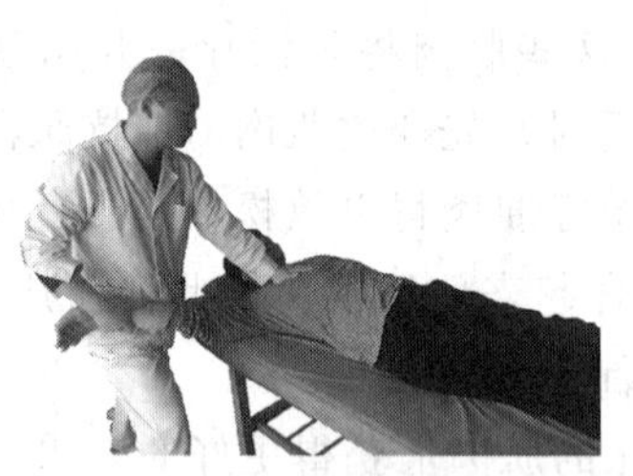

图 15-2-2　胸大肌胸骨部肌肉能量技术治疗

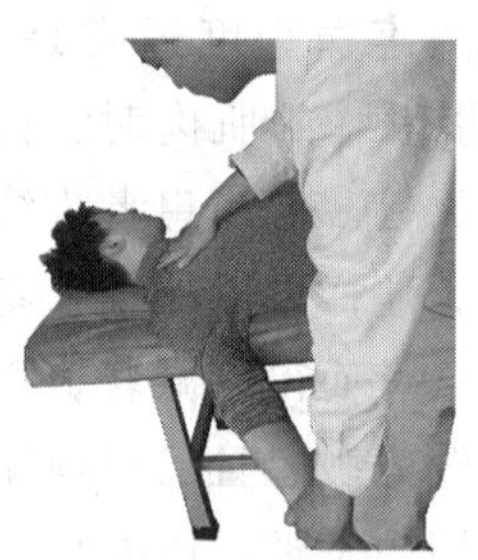

图 15-2-3　胸大肌锁骨部肌肉能量技术治疗

三、胸小肌和肱二头肌

（1）患者体位。仰卧位屈膝。

（2）治疗师体位。立于治疗床床头。

（3）操作手法。治疗师观察患者盂肱关节前方位置。如果患者一侧更为靠前，明显高于床面，治疗师应怀疑患者该侧胸小肌出现了缩短。因为喙肱肌、肱二头肌短头和胸小肌都附着于喙突上。为鉴别出究竟是哪块肌肉相对缩短而导致肩关节前移，治疗师可先控制患者右肘，然后缓缓屈患者肘关节，如果肩膀回到了其中立位，说明肱二头肌短头出现了缩短。治疗师再缓慢被动前屈患者右上臂。如果肩膀回到了中立位，说明是喙肱肌缩短导致了该患者肩关节向前。如果以上两个测试均为阴性，说明是胸小肌缩短导致了肩关节前移。

胸小肌：治疗师将左手置于患者右侧肩胛骨下方，右手控制患者右肩前方（图 15-2-4）。嘱患者等长抗阻前伸其肩胛骨，在呼气放松阶段，治疗师移动患者右侧肩胛骨进入进一步的后缩位，拉长其右侧胸小肌。

肱二头肌：治疗师将左手置于患者右侧上臂下方稳定患者肘关节，右手控制患者前臂（图 15-2-5）。在束缚点，嘱患者等长抗阻治疗师施加的伸肘阻力，在呼气放松阶段，治疗师进一步伸肘以拉伸肱二头肌。

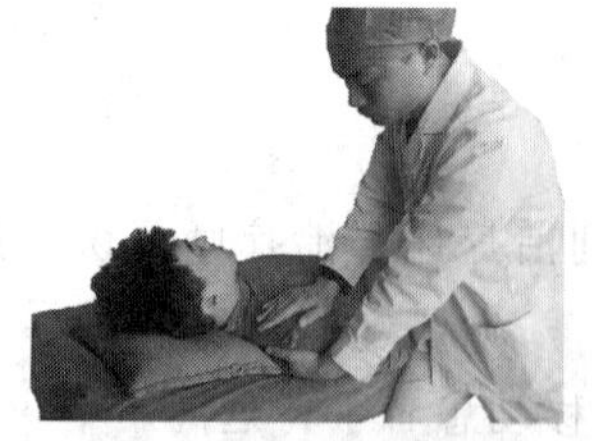

图 15-2-4　胸小肌肌肉能量技术治疗

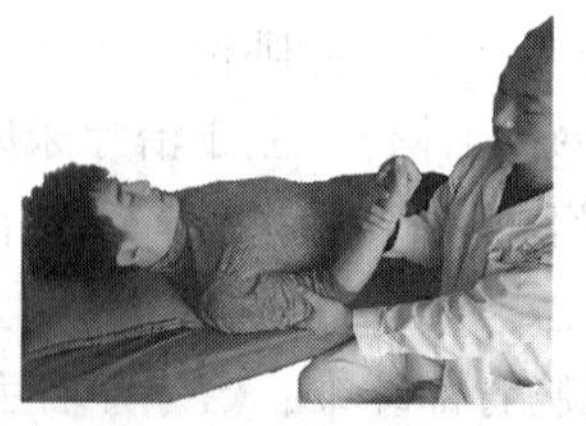

图 15-2-5　肱二头肌肌肉能量技术治疗

四、肩胛下肌

（1）患者体位。仰卧位。

（2）治疗师体位。立于患者右侧。

（3）操作手法。患者肩外展 90°、肘屈 90°姿势下，如果被动外旋小于 90°，则提示肩胛下肌可能出现了缩短。由束缚点开始，嘱患者内旋肩关节以收缩其肩胛下肌，经过 10 s 等长收缩后，于患者呼气放松阶段，治疗师在患者肩关节施加一个向外的牵引力，以防止肩关节撞击，然后缓缓地将患者肩关节进一步外旋（图 15-2-6）。

五、冈下肌

（1）患者体位。仰卧位。

（2）治疗师体位。立于患者右侧。

（3）操作手法。患者肩外展 90°、肘屈 90°姿势下，如果被动内旋小于 70°，则提示冈下肌可能出现了缩短。由束缚点开始，嘱患者外旋其肩关节，以激活冈下肌。经过 10 s 等长收缩后，治疗师对肩关节施一向外的牵引力，然后缓缓地进一步内旋肩关节（图 15-2-7）。

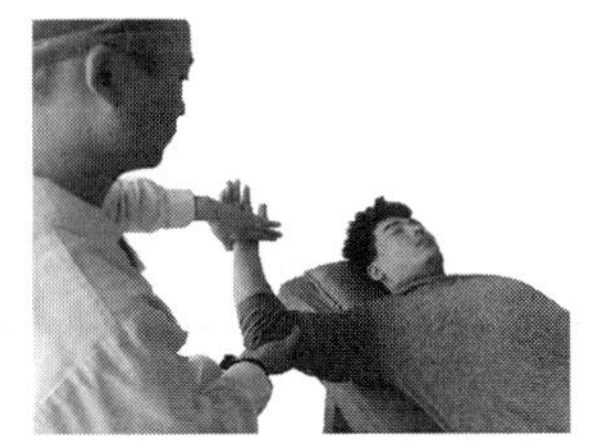

图 15-2-6　肩胛下肌肌肉能量技术治疗

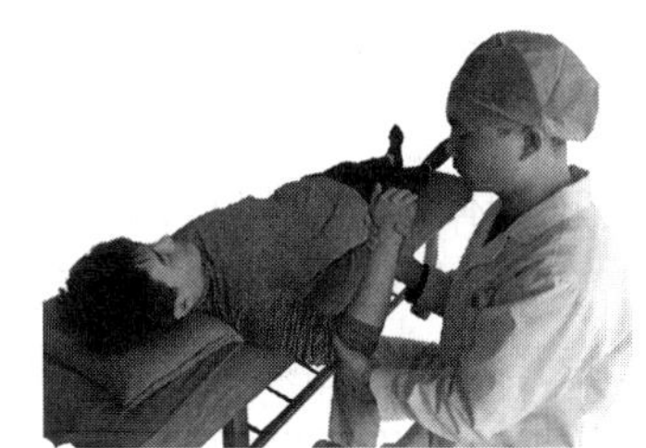

图 15-2-7　冈下肌肌肉能量技术治疗

第三节　躯干肌肉能量技术

一、斜方肌上束

（1）患者体位。仰卧屈膝，以放松腰椎。

（2）治疗师体位。坐于患者头侧的椅子上，左手托患者枕骨，右手置于患者右肩上。

（3）操作手法。治疗师将患者的头部缓缓地弯向左侧，同时右手固定患者右肩（图 15-3-1）。当治疗师感到患者已达束缚点时，即可对其侧屈角度进行测量。若侧屈角度小于 45°，可判定该患者斜方肌上束出现缩短。

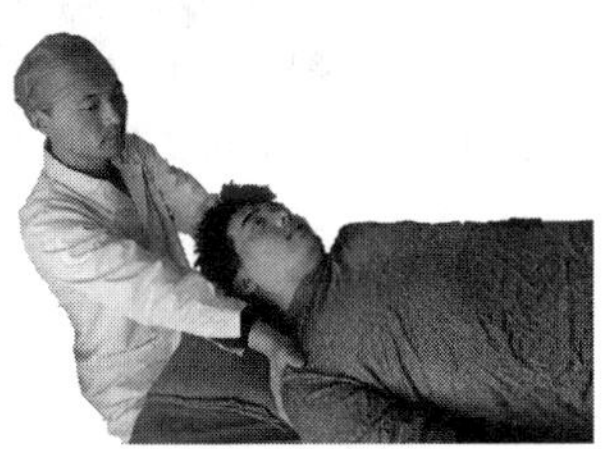

图 15-3-1　斜方肌上束的肌肉能量技术治疗

应用肌肉能量技术治疗时，治疗师先使患者右侧斜方肌上束到达其束缚点，要求患者对抗治疗师阻力，让耳朵贴向肩膀，或肩膀贴向耳朵，并保持 10 s。接下来让患者放松，深吸一口气，然后在呼气放松阶段，治疗师被动将其颈椎向左进一步侧屈或将肩膀进一步下压。

如果使用 RI 技术，治疗师在评估体位下，让患者缓慢地用自己的右手去摸自己的右侧小腿，并在束缚点处等长收缩后放松。这种方法将激活斜方肌下束，诱发右侧斜方肌上束抑制，使得拉长更为安全。

二、肩胛提肌

（1）患者体位。仰卧位。

（2）治疗师体位。立于患者床头。

（3）操作手法。右手托患者枕后使其颈椎侧屈，然后右旋约 30°，左手固定患者肩关节上方，防止肩胛骨上提（图 15-3-2）。嘱患者前屈颈椎，使下巴向胸部靠近。感觉到束缚点后，测量并记录脊椎活动度。如果患者下颌靠向胸部困难，则认为该侧肩胛提肌缩短。由束缚点开始，让患者后伸其颈椎以收缩肩胛提肌。等长收缩 10 s 后，在呼气放松阶段，治疗师被动将患者下颌进一步移向胸部。

三、胸锁乳突肌

（1）患者体位。仰卧位屈膝。

（2）治疗师体位。立于治疗床床头。

（3）操作手法。先嘱患者向前抬头，“蜷起”躯干。治疗师观察这一动作中患者下颌和前额的位置。若患者以前额为主导蜷起躯干，表明其胸锁乳突肌功能正常，能于前屈躯干时，保持下颌收起。如果患者尝试蜷起躯干时，下颌前伸，即动作以下颌为主导，则说明患者胸锁乳突肌缩短。治疗师先将一个枕头置于患者肩胛骨之下，然后轻柔地将患者颈椎全幅度左旋（图 15-3-3）。要求患者于此位置上等长收缩其胸锁乳突肌保持 10 s，然后治疗师控制患者头部，缓缓地将其放低至治疗床上。

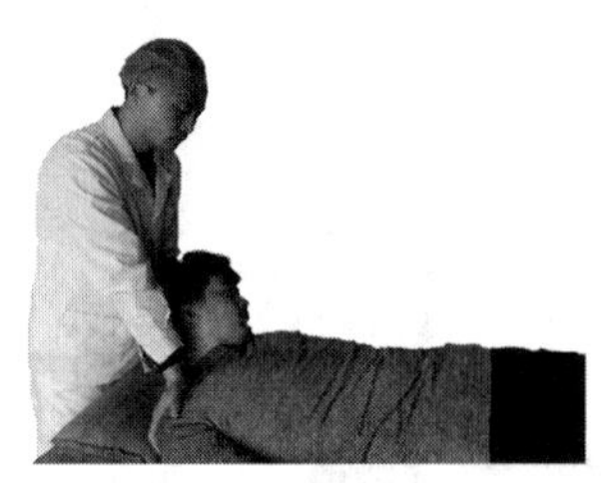

图 15-3-2　肩胛提肌肌肉能量技术治疗

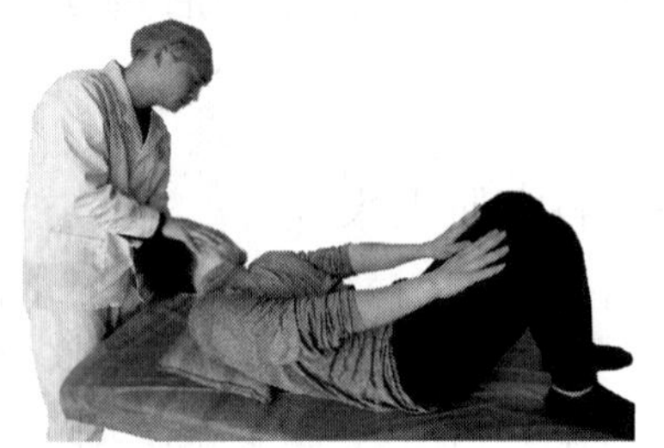

图 15-3-3　胸锁乳突肌肌肉能量技术治疗

四、斜角肌

（1）患者体位。仰卧位屈膝，将一个枕头置于患者双侧肩胛骨下方。

（2）治疗师体位。立于治疗床床头。

（3）操作手法。嘱患者仰卧位下进行正常呼吸，治疗师右手轻轻触诊其胸骨而左手轻轻触诊其膈肌位。吸气阶段，治疗师观察并感知患者的呼吸运动。如果观察到吸气时，上胸部运动先于膈肌运动，说明患者斜角肌可能存在功能障碍或过度兴奋。治疗时，治疗师控制患者颈椎，全幅度地将其向左旋。然后左手置于患者右侧颞骨位固定患者头部位置，右手放在锁骨上（图 15-3-4）。嘱患者深吸一口气，同时右手朝向患者足侧施加压力。在患者抗阻等长收缩后的呼气放松阶段，治疗师于患者左手进一步朝向其足侧施加压力，使患者右侧斜角肌伸长。

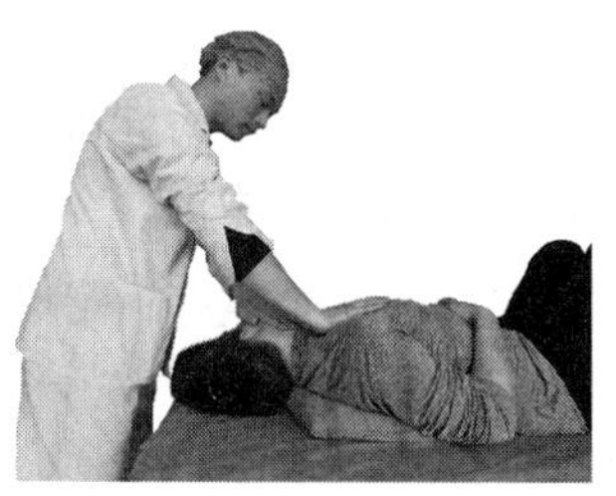

图 15-3-4　斜角肌肌肉能量技术治疗

第四节　下肢肌肉能量技术

一、腘绳肌

（1）患者体位。仰卧位。

（2）治疗师体位。立于患者左侧。

（3）操作手法。治疗师被动屈曲患者左髋直到受阻点。正常的活动度为 80°～90°，少于 80°表明腘绳肌处于短缩位。治疗时，治疗师被动屈曲患者下肢直至束缚点，然后将患者小腿放在其右肩上，让患者向下压腿抵抗治疗师肩部阻力并维持 10s，在腘绳肌等长收缩后的放松阶段，治疗师进一步被动屈曲患者左髋（图 15-4-1）。

二、阔筋膜张肌和髂胫束

（一）阔筋膜张肌的评估——Ober 测试

（1）患者体位。侧卧位，肩部、髋部和膝部在一条直线上。

（2）治疗师体位。立于患者背侧。

（3）操作手法。治疗师嘱患者完全放松，然后让患者慢慢屈膝，同时治疗师左手稳定患者骨盆，右手控制患者左膝后伸落到治疗床上（图 15-4-2）。如果膝关节能下落至水平面以下，阔筋膜张肌和髂胫束长度属于正常，如果持续紧张或只能落在水平面下一点，阔筋膜张肌和髂胫束则属于短缩。

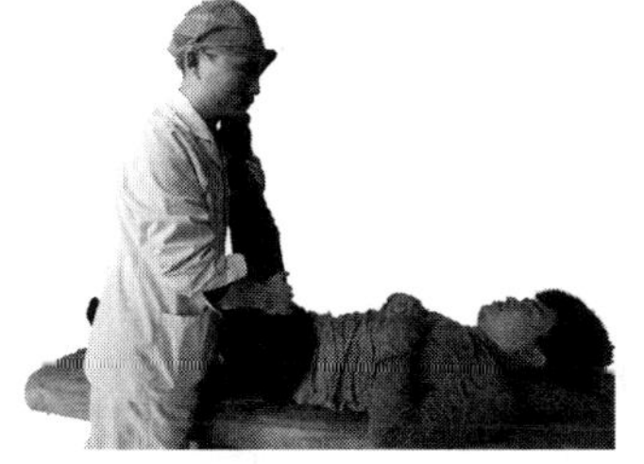

图 15-4-1　腘绳肌肌肉能量技术治疗

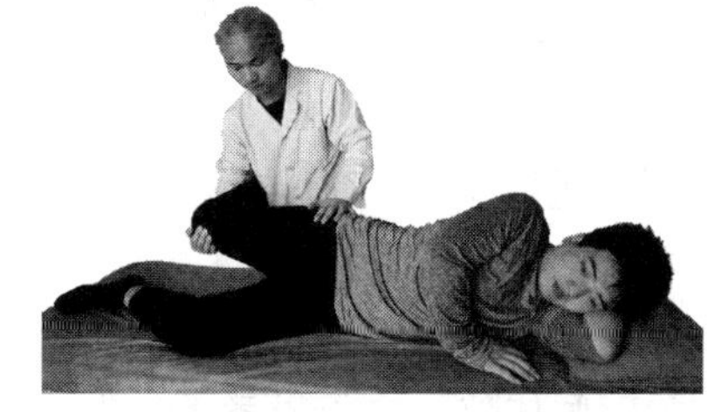

图 15-4-2　阔筋膜张肌的评估——Ober 测试

（二）阔筋膜张肌和髂胫束肌肉能量技术治疗

（1）患者体位。仰卧位。

（2）治疗师体位。立于患者左侧。

（3）操作手法。治疗师将患者右腿屈曲并从左腿上穿过，用左手控制患者右膝，右手握住患者左踝。内收患者左腿直到束缚点，在束缚位下，让患者抵抗其施加的阻力外展左腿（图 15-4-3）。在收缩 10 s 后的放松阶段，治疗师被动进一步内收患者左腿，以延展阔筋膜张肌和髂胫束。

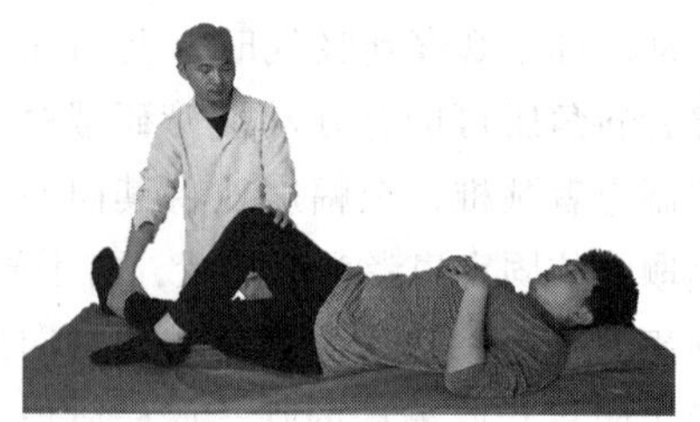

图 15-4-3　阔筋膜张肌和髂胫束肌肉能量技术治疗

三、内收肌群

（一）内收肌的评估——髋外展测试

（1）患者体位。仰卧位。

（2）治疗师体位。立于患者左侧。

（3）操作手法。治疗师握住患者左腿，右手被动外展髋关节至感到受阻点时的位置，正常的髋被动外展角度是 45°，如果小于 45°则表明内收肌群或腘绳肌内侧紧张（图 15-4-4）。可在屈膝 90°下再进行测试，如果角度增加，则表明紧张的是内侧腘绳肌而不是内收肌。

（二）内收肌群肌肉能量技术治疗

（1）患者体位。仰卧屈膝并且两足跟相靠。

（2）治疗师体位。面向患者跪在患者足侧。

（3）操作手法。治疗师缓慢外展两侧髋直到束缚点，然后让患者抵抗其施加的阻力，等长收缩内收肌群以内收髋关节（图 15-4-5）。在 10 s 后的放松阶段，治疗师将患者髋部进一步被动外展。

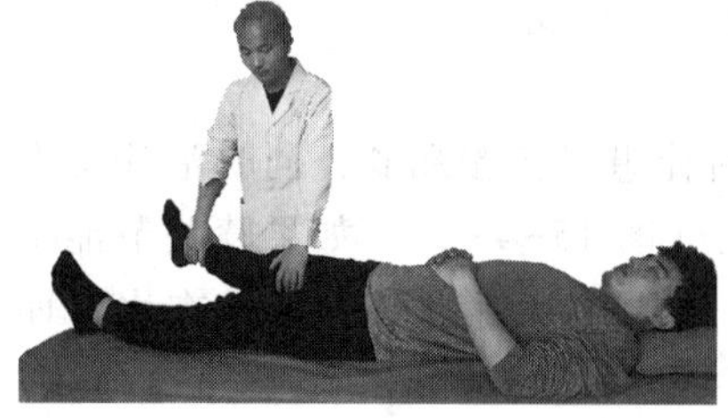

图 15-4-4　内收肌的评估

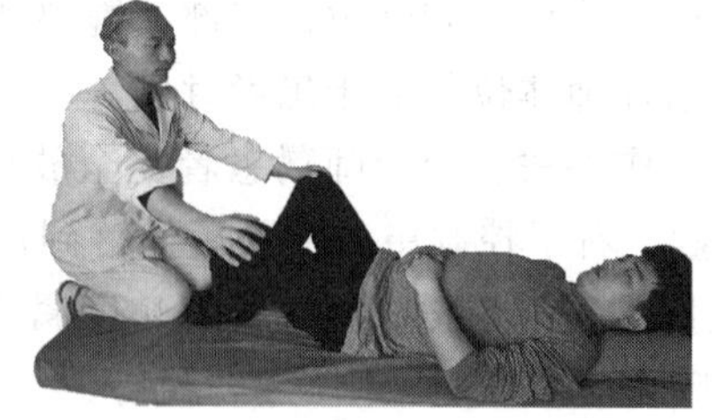

图 15-4-5　内收肌群肌肉能量技术治疗

四、股直肌

（1）患者体位。双手抱住左膝，然后仰卧于治疗床边，将左膝拉近胸口。

（2）治疗师体位。立于患者下肢左侧。

（3）操作手法。治疗师观察该体位下患者的右下肢，大腿应贴在床面上，小腿应基本垂直于地面，如果两者角度小于90°，表明右侧股直肌是紧张的（图15-4-6）。治疗师控制患者右侧大腿的位置，被动屈曲右膝，缓慢至束缚点，然后让患者抵抗其施加的阻力伸展膝关节。在等长收缩10 s后的放松阶段，治疗师进一步被动屈曲患者膝关节。

五、腓肠肌

（1）患者体位。仰卧位。

（2）治疗师体位。立于患者右侧。把患者的右腿放在治疗师大腿上。

（3）操作手法。治疗师控制患者小腿和足，鼓励患者主动踝背屈直至感到受限（图15-4-7）。注意使患者的膝关节保持伸直。正常踝背屈活动度应该在90°以上；如果束缚点出现很早，则腓肠肌是紧张的。让患者踝跖屈以激活腓肠肌。在收缩10 s后的放松阶段，嘱患者踝背屈来促进腓肠肌的延展。

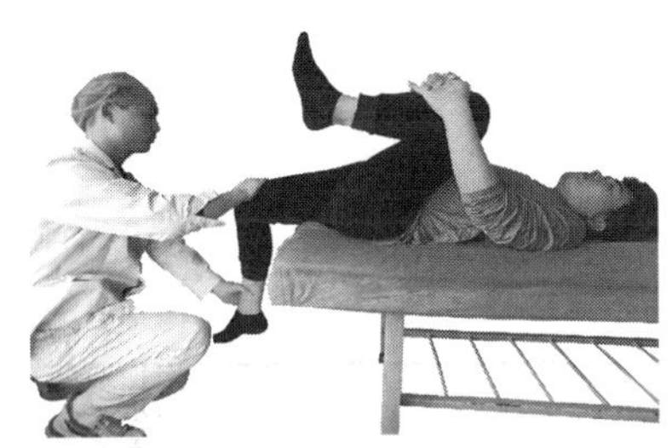

图15-4-6　股直肌的评估和肌肉能量技术治疗

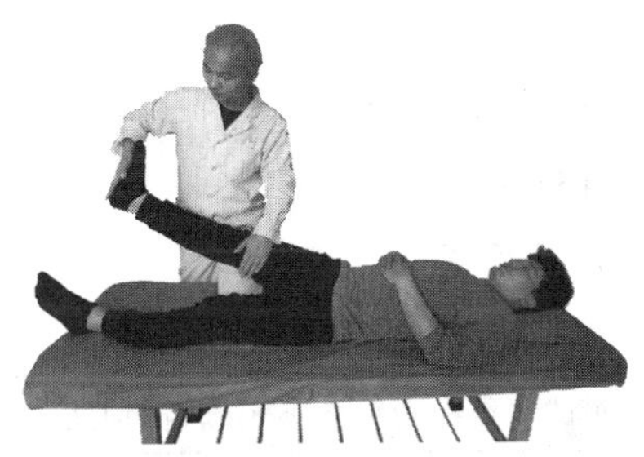

图15-4-7　腓肠肌的评估和肌肉能量技术治疗

六、比目鱼肌

（1）患者体位。仰卧位。

（2）治疗师体位。立于患者右侧。把患者的右腿放在治疗师大腿上。

（3）操作手法。患者的膝关节轻度屈曲以放松腓肠肌，治疗师控制其小腿和踝关节，使患者缓慢踝背屈直至感到受限（图15-4-8）。正常角度为90°，如果提前出现束缚感则表明比目鱼肌短缩。让患者踝跖屈以激活比目鱼肌的收缩。在收缩10 s后的放松阶段，治疗师使患者进一步踝背屈。

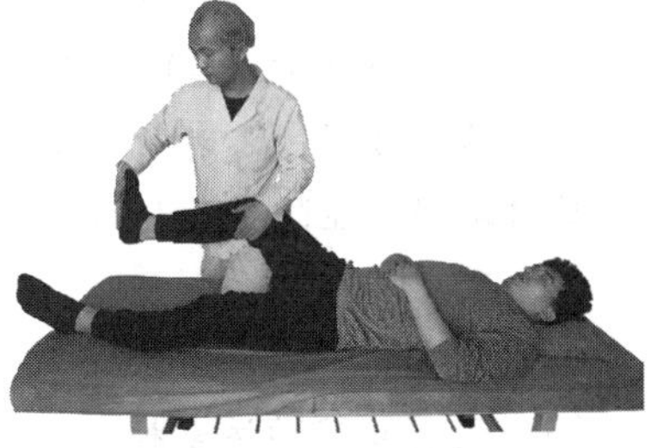

图15-4-8　比目鱼肌的评估和肌肉能量技术治疗

思考题

1. 阐述肌肉能量技术的治疗作用。
2. 阐述肌肉能量技术的操作步骤。
3. 简述肌肉能量技术在临床应用时的注意事项。

实践训练

一、基本信息

姓名：张某，性别：男，年龄：38 岁，诊断：颈椎病，就诊时间：2019 年 8 月，职业：公司职员 。

二、主观资料

主诉：颈椎活动度受限 3 月余。

现病史：患者三个月前无明显诱因出现颈部活动度受限，颈部旋转及侧屈时较为明显，并伴有疼痛。颈椎前屈、后伸、旋转、侧屈时活动度受限。颈椎在运动期间能明显感觉到颈部肌肉紧张。

既往史：平素身体健康。

三、客观资料

患者自行进入治疗区域，精神状态良好；颈部僵直；情绪焦虑。

专科评估：

(1) 压顶实验：阳性

(2) 颈部活动度：

测试动作	活动度	测试动作	活动度
前屈	50°	后伸	40°
左侧屈	20°	右侧屈	20°
向左旋转	35°	向右旋转	35°

(3) 疼痛：VAS 评分为 6 分。

四、评估与分析 (A)

物理治疗诊断：患者颈部活动度受限并伴有疼痛，影响其正常工作及日常生活。

针对颈部功能障碍的分析：

(1) 长期伏案工作。

(2) 颈部肌肉 (胸锁乳突肌、斜方肌、肩胛提肌) 紧张。

(3) 没有正确的运动模式。

现请你以治疗师的身份：

1. 根据患者病情和评估结果为其制订长期和短期康复目标。

2. 为患者制订治疗计划。

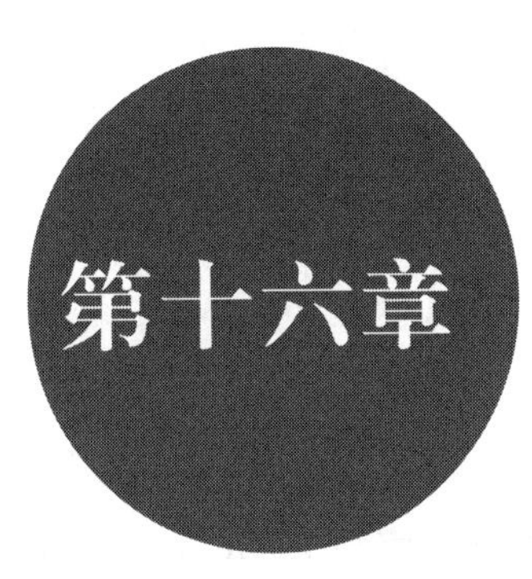

第十六章 麦肯基疗法

本章导言

麦肯基疗法是一种通过教育实现患者自我治疗和预防疾病复发的治疗方法。此方法在全世界被广泛应用，不仅最大程度地减轻了患者痛苦，也节省了大量医疗费用。本章将帮助学生了解麦肯基疗法的特点和基本理论，介绍腰椎、颈椎和胸椎的治疗方法，使学生在学习之后能够有效进行操作与应用。

学习目标

1. 了解麦肯基疗法的基本知识。
2. 学会麦肯基疗法的诊疗程序。
3. 学习麦肯基疗法的“力的升级”方法。

第一节　概述

一、麦肯基（McKenzie）疗法特点

麦肯基疗法又称为麦肯基力学诊断和治疗方法，由新西兰物理治疗师 Robin McKenzie 先生创立。麦肯基疗法的特点是，将患者的症状作为其诊断和治疗的中心，通过运动方向与症状的相关性对骨骼肌肉系统疾病进行分类，其方法主要是通过患者的自我治疗、对患者教育和必要时的治疗师手法，实现对疾病的治疗和预防复发。

二、麦肯基疗法的理论基础

（一）导致疼痛的原因

1. 化学性疼痛
2. 机械性疼痛（力学性疼痛）
3. 疼痛性质的鉴别和治疗

导致疼痛的原因

（二）易患因素

不良坐姿（图 16-1-1）和频繁的腰部屈曲是力学性脊柱疼痛的主要原因。

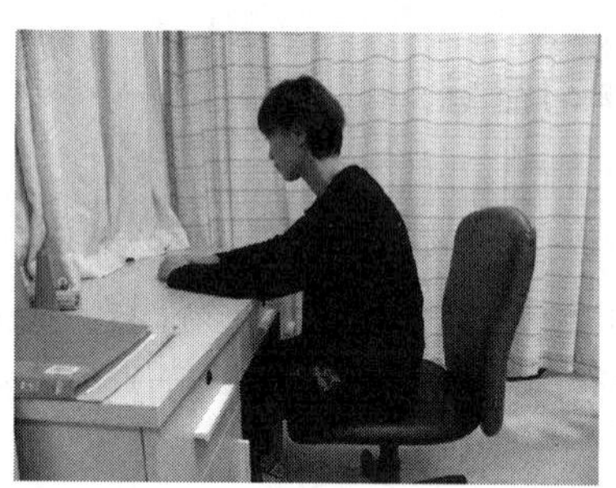

图 16-1-1　不良坐姿

（三）动态椎间盘模型

力学性脊柱疼痛的患者，脊柱反复运动后，患有疼痛症状的部位和程度会发生变化，Robin McKenzie 先生首先提出动态椎间盘模型理论来解释这一临床现象。

腰痛的动态椎间盘模型简单表示为：腰椎反复屈曲—椎间盘前侧压力增大—髓核向后移动—椎间盘内层出现裂痕—椎间盘膨出—椎间盘破裂（突出、脱出）。

颈痛的动态椎间盘模型简单表示为：颈椎反复前凸—下颈段的椎间盘前侧压力增大—髓核向后移动—颈椎间盘有先天裂隙—椎间盘膨出—椎间盘破裂（突出、脱出）。

第二节 麦肯基疗法治疗腰部疼痛

一、病史采集

（一）一般资料

询问患者姓名、性别、年龄、职业、日常工作姿势、日常娱乐活动项目等，以了解患者日常活动对脊柱可能产生的不利影响，推测可能的诊断。

（二）现病史

重点询问腰部疼痛的特点：疼痛的部位（包括目前的疼痛部位、发病时的疼痛部位、发病后疼痛部位是否有变化），此次发病的病程长短，发病原因，各个部位的疼痛是持续性的还是间歇性的，症状在一天中有无变化，症状变化与时间的关系（早晚变化规律），症状变化与体位和活动的关系（卧位、坐位、站立位与行走时症状的变化）。根据以上资料，推断患者疼痛的性质是机械性的、化学性的，还是创伤性的，初步判断该患者是否适用麦肯基疗法，如果适用，应选择哪种治疗原则。

（三）既往史

了解患者既往腰、腿疼痛的发作情况，确定首次发病时间及原因，询问总发作次数、既往发病时的治疗方法及其疗效、此次发病是否与既往发作有所不同，进行这些问题对了解对治疗方法的选择有一定的参考价值。了解患者服用药物，尤其是止痛药的情况，询问患者近期有无手术创伤、有无不明原因的体重骤减、有无二便的明显变化，进行这些问题有助于排除麦肯基疗法的禁忌证。

二、体格检查

（一）姿势

在问诊时注意观察患者的坐姿，不良的坐姿是诱发颈腰疼痛的重要原因。还应检查患者的站立姿势，并观察有无脊柱畸形存在。

（二）运动范围

检查受累节段脊柱各个方向活动范围是否正常，在运动过程中是否有偏移。患者站立位腰椎屈曲正常应可以在两腿并拢时，双手触到足尖（图 16-2-1），站立位腰椎伸展时，髂前上棘应可超过足尖，肩胛下角应在足跟以后（图 16-2-2），站立位躯干旋转两侧应该达到 100°。在评测时，应充分考虑到正常活动范围存在个体差异，并询问患者此次发病之前的活动范围。运动范围的检查除了能够了解患者的活动情况，确定下一步运动试验是否进行及进行的程度，还能以此为基准，与运动试验之后和治疗后相比较，判定特定方向的运动对患者的作用。

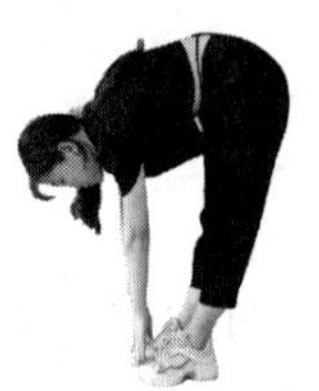

图 16-2-1　站立位腰椎屈曲

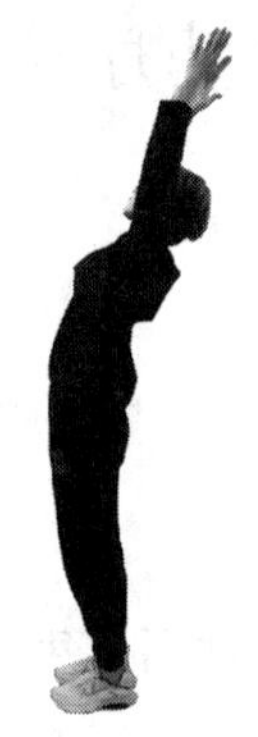

图 16-2-2　站立位腰椎伸展

（三）运动试验

运动试验是麦肯基评定系统中最关键的部分，通过运动试验来确定患者的力学诊断。进行运动试验时，在每一个新的运动开始前，一定要明确患者当时症状的程度和部位，以当时的症状为基准，与运动后相比较，才能准确判定每个运动方向对症状的影响。用以下术语对运动试验后症状的变化进行描述：

活动过程中症状变化——无论反复运动或维持姿势

加重	（↑）	已有症状程度加重。
减轻	（↓）	已有症状程度减轻。
产生	（P）	运动或者负荷诱发出检查前没有的症状。
消失	（A）	运动或负荷使检查前原有的症状消失。
向心化		运动或负荷使最远端疼痛移向近端。
外周化		运动或负荷使更远端产生疼痛。
无效	（NE）	检查过程中，运动或负荷对症状无作用。

活动后症状变化——无论反复运动或维持姿势

加重维持	（W）	运动或负荷诱发或加重的症状在检查后仍然存在。
加重不维持	（NW）	运动或负荷诱发或加重的症状在检查后回到基线。
好转维持	（B）	运动或负荷减轻或消失的症状在检查后仍然得到改善；或诱发的症状，在反复运动后减轻，在检查后仍然维持。
好转不维持	（NB）	运动或负荷减轻或消失的症状在检查后回到基线。
向心化		由运动或负荷消除的远端疼痛在检查后仍然保持。
外周化		由运动或负荷诱发的远端疼痛在检查后仍然保持。
无效	（NE）	检查后症状无变化。

（四）静态试验

对于多数患者，在进行运动试验时可以发现某个运动方向对患者的症状有影响，并根据运动试验的结果进行诊断和决定治疗方案。但如果各个方向的运动都不能影响患者的症状，则需要进行静态试验。静态试验是让患者维持在受累脊柱节段某个方向的终点位置3 min，观察患者的症状有无变化。

（五）其他检查

为了明确诊断，必要时需要进行感觉、运动、反射等检查。在诊断不明确时，应对邻近关节进行检查，如髋关节、骶髂关节、肩胛、肩关节等，以明确是否存在四肢关节病变。

三、诊断

（一）姿势综合征（posture syndrome）

患者多为早期患者，职业多为办公室坐位工作，体育运动较少。其疼痛症状常在腰椎中线附近，不向下肢放射，疼痛为间歇性。体检无阳性体征，运动试验结果无变化，运动中无疼痛，仅于长时间的静态姿势后出现疼痛，活动后疼痛立即缓解。疼痛的原因是正常组织在运动终点被长时间过度地牵伸所致。如果脊柱各节段在其活动范围的终点长时间静态承受负荷，则会引起软组织机械性变形，刺激伤害感受器，从而引起疼痛。长时间不良的坐姿和站姿易引起姿势综合征。

（二）功能不良综合征（dysfunction syndrome）

患者发病原因多为长年处于不良姿势并缺乏体育运动，使得软组织弹性降低，长度适应性缩短或有软组织的粘连；也有许多患者的发病原因为创伤后组织纤维化愈合过程中形成了短缩的瘢痕。疼痛的原因是短缩的组织受到过度牵伸。当患者试图进行全范围活动时，机械性地牵伸短缩的软组织而引起疼痛。疼痛为间歇性，多局限于脊柱中线附近，疼痛总是在活动范围终点（牵拉短缩组织）发生，不在运动过程中出现。运动试验结果为在进行受限方向全范围活动时产生疼痛，加重不维持。当有神经根粘连时，可出现肢体症状。

（三）移位综合征（derangement syndrome）

患者长期坐姿不良，经常有突发的疼痛，即在几小时或1~2天内，可由完全正常的情况发展至严重的功能障碍。通常发病时无明显诱因。症状可能局限于脊柱中线附近，可能放射或牵涉至远端，症状为疼痛、感觉异常或麻木等。疼痛可为持续性，也可为间歇性。进行某些运动或维持某些体位时，对症状有影响，使症状产生或消失，加重或减轻。疼痛的范围可以变化，疼痛的程度可以加重或减轻，疼痛可能跨越中线，如从腰右侧发展至腰左侧。运动或体位引起的症状变化的结果是可以持续存在的，即运动试验结果为产生、加重、外周化、加重维持；或减轻、消失、向心化、好转维持。移位综合征患者，尤其是严重的病例，可能出现运动功能明显丧失。在严重病例中常可见急性脊柱后凸畸形和侧凸畸形。

四、治疗

（一）姿势综合征的治疗

使患者避免产生姿势性疼痛的应力，改变不良的坐姿和站姿，建立良好的姿势习惯。

（二）功能不良综合征的治疗

对短缩的组织进行牵伸，牵伸要有一定的力度，否则短缩的组织无法重塑牵长。有效牵伸力度的临床标准是：牵伸时一定要出现一过性瞬间疼痛。牵伸以后应避免发生移位综合征。

（三）移位综合征的治疗

1. 向心化（centralization）现象

当反复运动或体位调整后，源于脊柱的放射性症状或远端牵涉性症状可减轻并趋向于脊柱中线的近端（图 16-2-3）。出现向心化现象，说明治疗所采取的运动方向或体位是正确的，如疼痛向外周扩展，则治疗所采取的运动方向或体位是错误的。在向心化现象发生时，腰椎及腰椎周围部位的疼痛可能产生或加重。向心化现象仅发生于移位综合征。

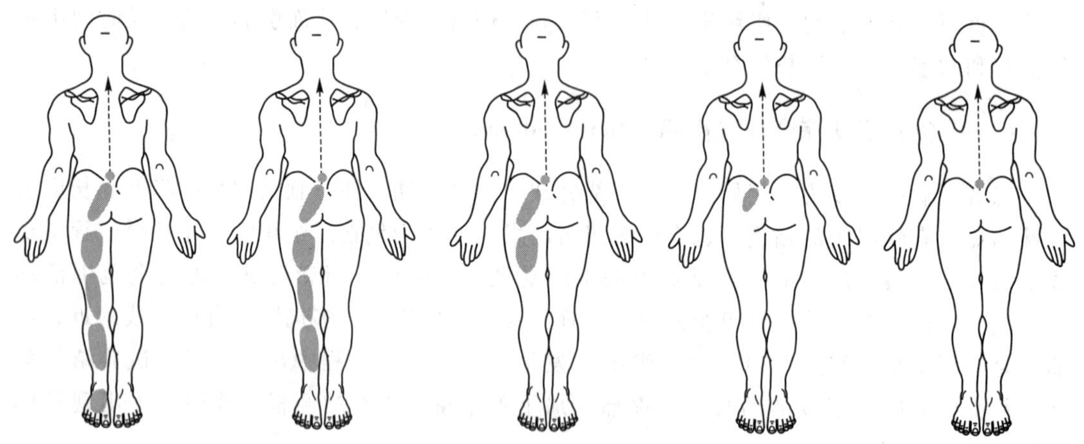

图 16-2-3　腰椎治疗向心化现象

2. 复位

根据移位的方向，选择脊柱反复单一方向的运动，反复运动产生复位力，将移位的髓核复位。根据症状发生的部位，将腰椎移位综合征分为三个亚组：双侧对称症状；单侧非对称放射至膝；单侧非对称放射至膝以下，这三个亚组与治疗方向的选择密切相关。髓核后方移位时，需要应用伸展方向的力复位（图 16-2-4），做推起（Push up）；髓核前方移位时，需要应用屈曲方向的力复位（图 16-2-5）；伴有侧方移位时，可能需要应用侧方的力复位；侧移畸形（lateral shift）患者首先要进行畸形矫正，根据程度不同，轻度的可通过自我矫正（图 16-2-6），严重的需治疗师手法矫正（图 16-2-7），还可在畸形矫正的基础上由治疗师帮助实施伸展（图 16-2-8）。在采用侧方力后，症状可能完全向心化，可尝试进行单纯的矢状面力。

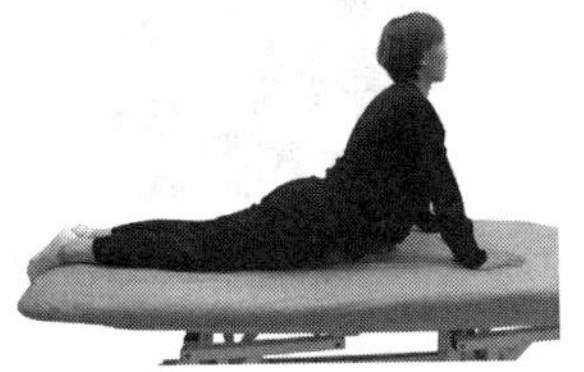
图 16-2-4　卧位腰椎伸展

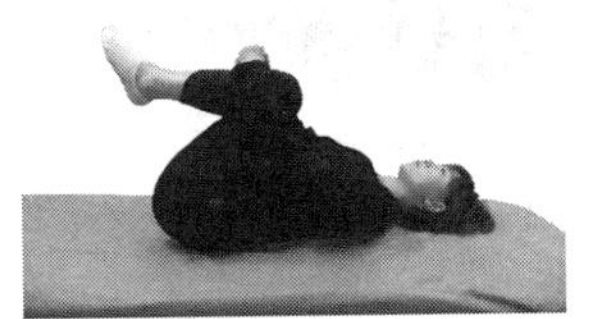
图 16-2-5　卧位腰椎屈曲

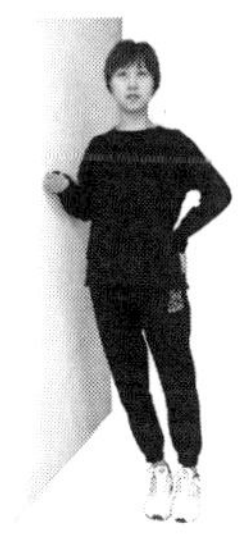
图 16-2-6　侧移畸形自我矫正

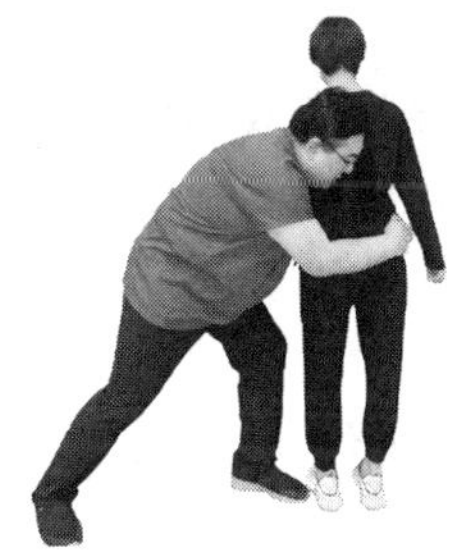
图 16-2-7　治疗师侧移畸形矫正

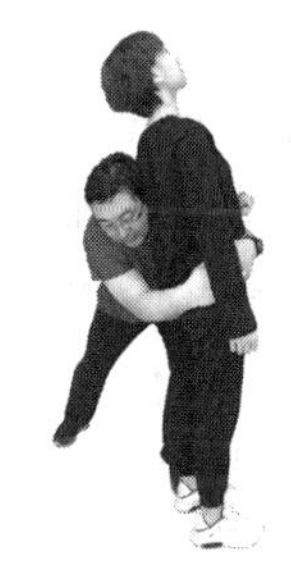
图 16-2-8　侧移畸形矫正加伸展

3. 复位的维持

在短时间内，避免与复位相反的脊柱运动，使复位得以维持。如后方移位的病例，通过伸展原则使移位复位，短时间内需避免屈曲的运动，因为屈曲可能使后方移位复发。

4. 功能恢复

在症状消失后，逐渐尝试与复位时方向相反的脊柱运动，使各方向的脊柱运动范围保持正常，且不出现任何症状，防止功能不良综合征的发生。

5. 力的升级

为了保证治疗的安全性，在开始选择治疗方向时，需使用较小的力，一旦出现了症状减轻或向心化现象，表明该方向是适合的治疗方向，力即为治疗的合适应力；如出现症状好转不维持或向心化不明显，则进行“力的升级”。一般情况，力的升级是从患者自我运动开始，增加到患者自我加压（图 16-2-9）、治疗师加压（图 16-2-10），其后再进行松动术（姿势体位与加压术同，患者俯卧不动，治疗师做松动术）、手法治疗（扳法），以尽可能由患者完成自我治疗为原则，并确保治疗的安全性和有效性。有极少部分的患者（如孕妇或存在外伤者等）有髓核的向前移位，需要用前屈治疗技术（图 16-2-11）和升级前屈旋转的治疗技术（图 16-2-12）来缓解。

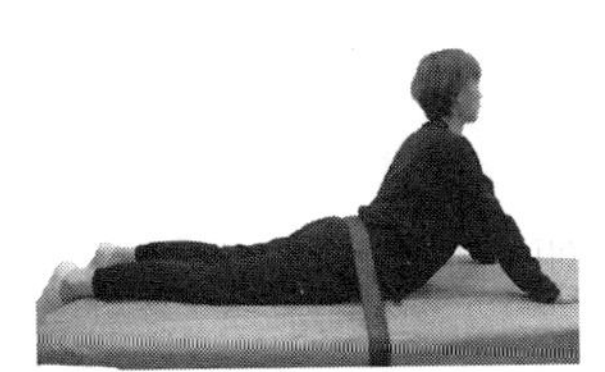
图 16-2-9　自我加压

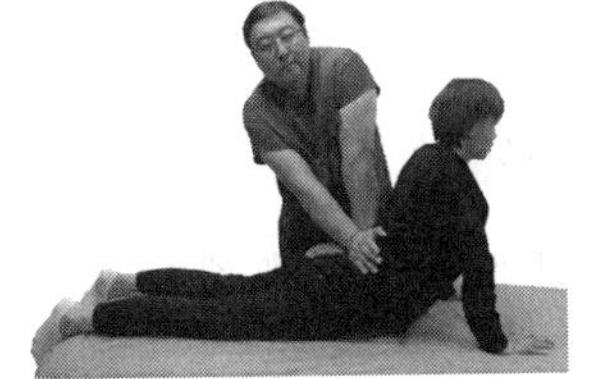
图 16-2-10　治疗师加压

治疗师加压

屈曲旋转扳法

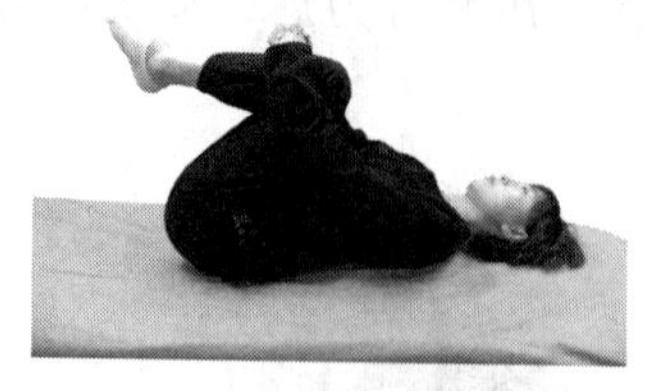

图 16-2-11　前屈治疗技术

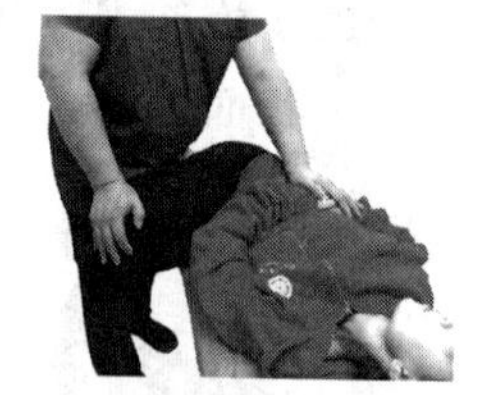

图 16-2-12　前屈旋转的治疗技术

五、禁忌证

（1）任何方向的运动都不能使疼痛有效降低。
（2）有严重的病理改变、严重疼痛或体重明显降低。
（3）伴有鞍区麻木、膀胱无力。
（4）骨折、脱位。
（5）腰椎滑脱时，需特殊检查诊断，可部分采用麦肯基技术。

第三节　麦肯基疗法治疗颈部疼痛

一、病史采集

病史采集与腰部治疗相似。

二、体格检查

（一）姿势

检查患者的站姿、坐姿是否正确，是否有下颌前突的存在。

（二）运动范围

检查患者颈部前屈、后伸、旋转和侧屈的范围，并检查运动是否会引起疼痛变化。患者前屈下颌应能触到胸骨，后伸面部与地面夹角应小于 15°，患者颈部旋转应达到 90°，侧屈应达到 45°。

（三）运动试验

与腰部治疗相似，做颈椎各方向的反复运动，明确症状的变化。

（四）静态试验

必要时，也应做静态试验以确认症状的变化。

三、诊断

（一）姿势综合征

患者自身治疗是最有效的治疗方法，其他治疗方法都不能彻底解决问题。告诉患者不良姿势与疼痛相关，帮助其矫正到正确姿势。改变不良姿势通常需 6~8 个星期，要反复检查和提醒坚持治疗，否则难以达到效果。

（二）功能不良综合征

患者仅在做某·动作的运动终点时出现疼痛，对生活影响不大。由于颈部旋转的功能性较强，所以患有旋转功能不良者常见。对于这类患者，矫正不良姿势，指导患者做引起疼痛的动作。练习时一定要引起疼痛，反复练习。需要注意，离开这一点时疼痛应消失只有让患者自我牵拉才会有效，患者不能自我牵拉或效果不明显时，治疗师可帮助患者牵拉，但所有治疗技术以患者自我治疗为基础。

（三）移位综合征

诊断患者年龄范围广泛，多见于长期坐姿不良者。疼痛部位可局限于颈部，也可放射到肩部和上肢远端，有时引起头痛，可同时伴有感觉异常或麻木症状。某些颈部活动能使症状变化。颈椎移位综合征三个亚组：中央对称症状，单侧非对称放射至肘，以及单侧非对称放射至肘以下。力学性颈椎疼痛好转的标志也是向心化现象（图 16-3-1）。

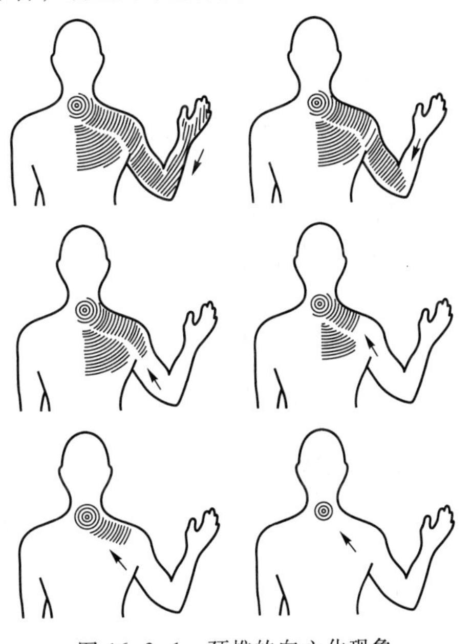

图 16-3-1　颈椎的向心化现象

四、治疗

（一）矫正患者的不良姿势（图 16-3-2）

确定颈椎的运动方向。

（二）确定运动方向

颈椎运动方向包括颈椎的屈曲、伸展、侧屈和旋转，但在麦肯基疗法中，无论是治疗还是预防，颈椎从中立位向后方的运动是最为常用的，将其称为颈椎后缩（图 16-3-3）。具体方法：正确坐姿，避免下颌前凸，将头慢慢而稳定地沿水平面向后移，逐渐将头后移，过程中不能低头或仰头，回到中立位，节律性进行，每 2~3 s 一次，重复做 10 次，后移范围逐渐加大，最后两次后移到终点位，每 2 h 做 10 次。其他方向的运动，也需在颈椎后缩的基础上完成，如颈椎后缩加伸展（图 16-3-4），以此类推。

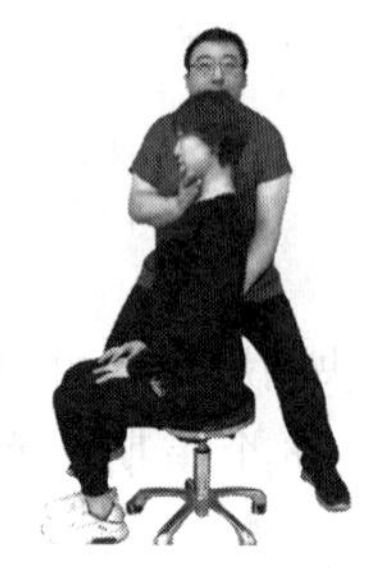
图 16-3-2　坐姿矫正

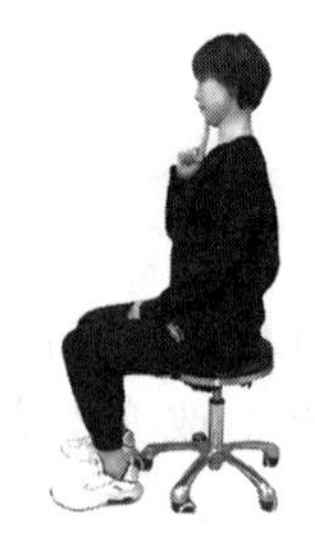
图 16-3-3　坐位颈椎后缩

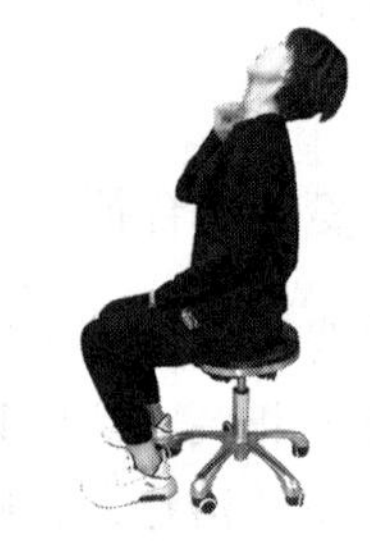
图 16-3-4　坐位颈椎后缩加伸展

（三）力的升级

与腰部治疗原则相似，经过反复自我运动如果出现好转不维持或向心化不明显，可以进行力的升级，先是患者的自我加压（图 16-3-5），必要时，过渡到治疗师帮助加压，下列为治疗颈椎治疗师加压的常用治疗技术：

（1）坐位颈椎后缩治疗师加压（图 16-3-6），也可采取仰卧位和俯卧位。

（2）后缩松动术（坐位/仰卧/俯卧）。体位与加压术相同，治疗时患者不用力，治疗师颈后的手为患者做松动术。

（3）卧位治疗师牵引下的回缩后伸旋转（图 16-3-7）。

颈椎回缩
自我加压

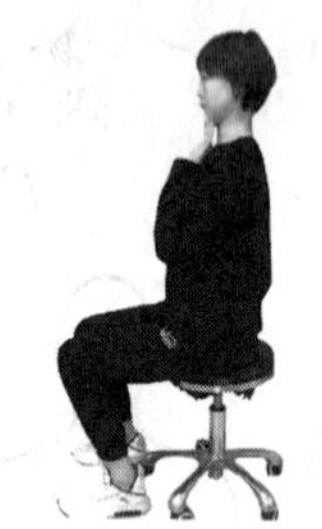
图 16-3-5　自我加压

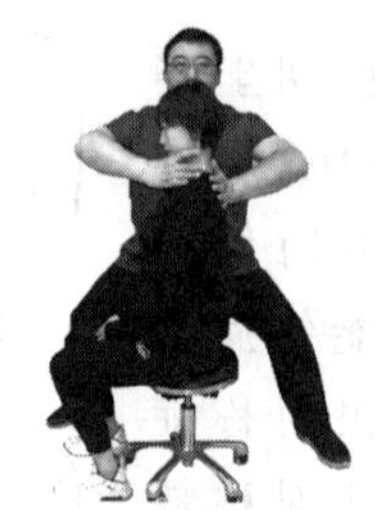
图 16-3-6　坐位颈椎后缩治疗师加压

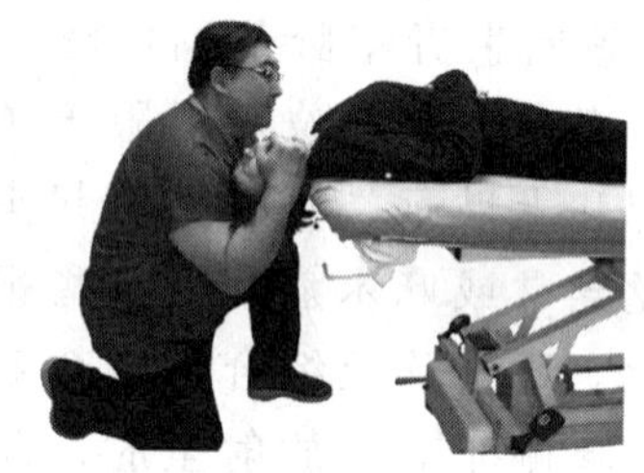
图 16-3-7　卧位治疗师牵引下的回缩后伸旋转

（4）坐位颈椎侧屈治疗师加压（图 16-3-8），也可采用仰卧位。

（5）侧屈治疗师松动术（坐位/仰卧）。体位与加压术相同，治疗时患者不用力，治疗师颈侧的手帮助其做松动术。

（6）坐位颈椎旋转治疗师加压（图 16-3-9），也可采用仰卧位。

（7）旋转治疗师松动术（坐位/仰卧）。体位与加压术相同，治疗时患者不用力，治疗师颈侧的手帮助其做松动术。

（8）仰卧位颈椎屈曲治疗师加压（图 16-3-10）。

（9）仰卧位屈曲松动术。

（四）健康教育

矫正不良姿势，避免头前凸，通过每天的颈部活动度和后缩练习，可有效预防颈痛的复发。患者在以后的生活中当颈部出现不适时，选择正确的方向反复运动，可迅速缓解症状。如不能缓解，需及时就医，接受治疗和指导。

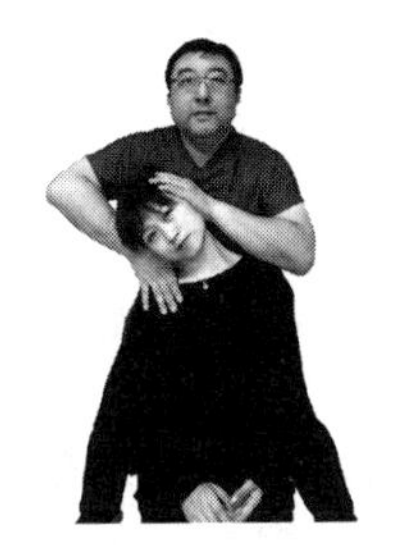

图 16-3-8　坐位颈椎侧屈治疗师加压

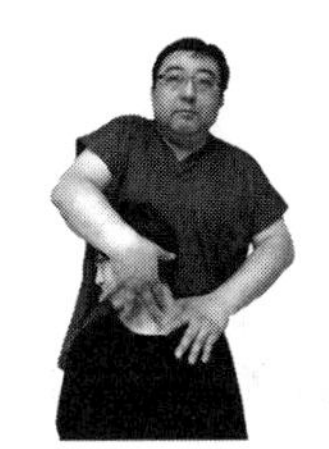

图 16-3-9　坐位颈椎旋转治疗师加压

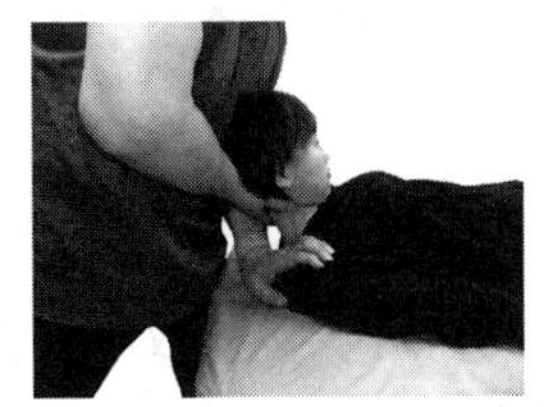

图 16-3-10　仰卧位颈椎屈曲治疗师加压

颈椎旋转加压术

颈椎仰卧位侧屈加压术

五、麦肯基疗法诊疗技术流程图

麦肯基疗法诊疗程序

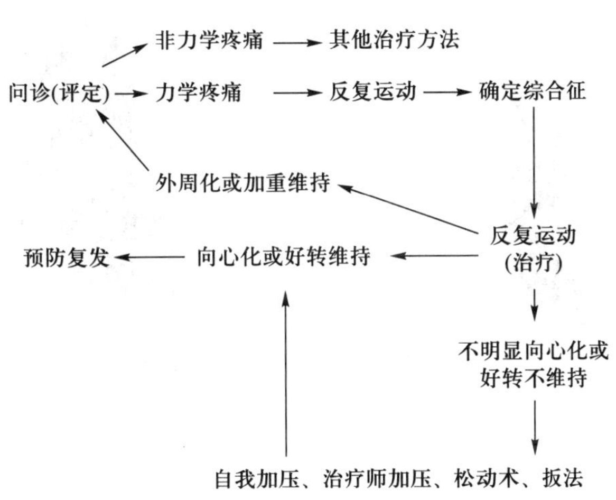

六、禁忌证

(1) 恶性病变、严重病变、症状不典型者。

(2) 感染性疾病、中枢神经系统受累者。

(3) 结构不稳、椎体滑脱、严重骨质疏松、骨折、脱位、韧带断裂者。

(4) 重度糖尿病、有周围神经病变、软组织易受损者。

(5) 剧烈疼痛、严重痉挛者。

第四节　麦肯基疗法治疗胸部疼痛

一、自我治疗

上胸部用颈部的技术治疗，下胸部用腰部的技术治疗。

二、治疗技术及力的升级

（一）自我胸部伸展（图 16-4-1）

患者坐在床角处，双脚踩住地面，两腘窝卡在床边以固定骨盆，双手交叉搭于肩部，自我向后伸展胸椎到最大活动范围。

（二）治疗师伸展加压术（图 16-4-2）

患者坐在床角处，双脚踩住地面，两腘窝卡在床边以固定骨盆，双手交叉搭于肩部，治疗师一手掌根抵住要松动的胸椎的棘突，另一手托住患者的双臂，在患者自我伸展到最大范围时，双手同时加压。

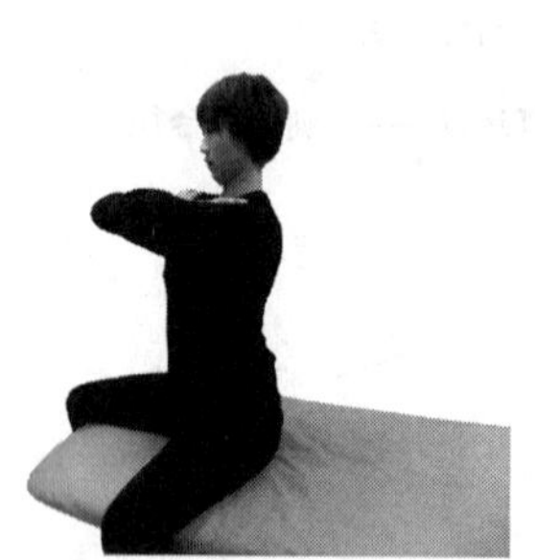

图 16-4-1　自我胸部伸展

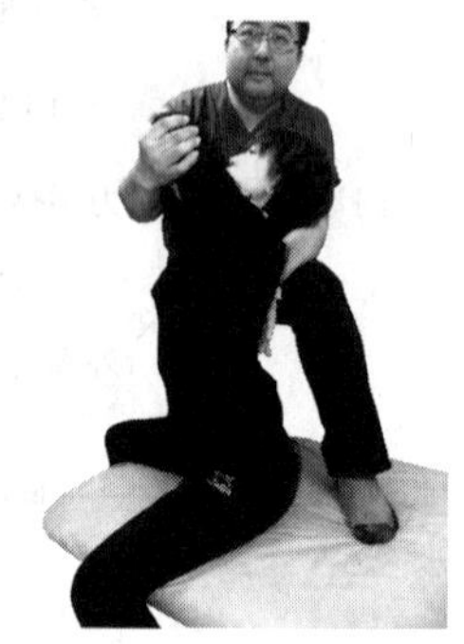

图 16-4-2　治疗师伸展加压术

（三）胸部伸展松动术

体位与加压术相同，治疗时患者不用力，治疗师于患者背后的手斜向上帮助患者做松动术。

（四）自我胸椎旋转（图 16-4-3）

患者坐在床角处，双脚踩住地面，两腘窝卡在床边以固定骨盆，双手交叉搭于肩部，自我向一侧旋转胸椎。

（五）胸部旋转加压术（图 16-4-4）

患者坐在床角处，双脚踩住地面，两腘窝卡在床边以固定骨盆，双手交叉搭于肩部，治疗师站在患者欲转向的一侧，一手抵住患者需要松动的棘突，向患者对侧肩膀用力，另一手扶住患者同侧肩部，在患者自我旋转到最大范围时，双手相对同时加压。

（六）胸部旋转松动术

体位与旋转加压术相同，治疗时患者不用力，治疗师于患者背后的手斜向对侧肩部做松动术。

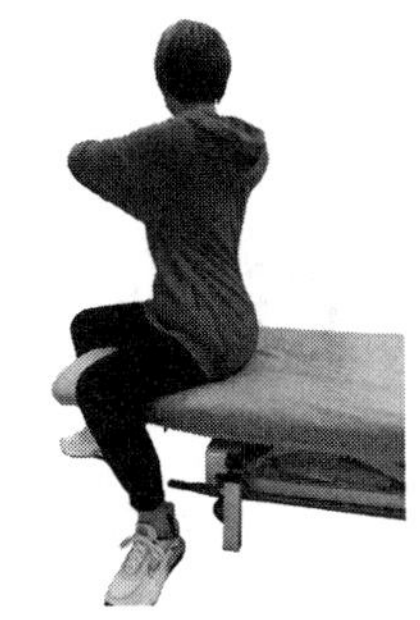

图 16-4-3　自我胸椎旋转

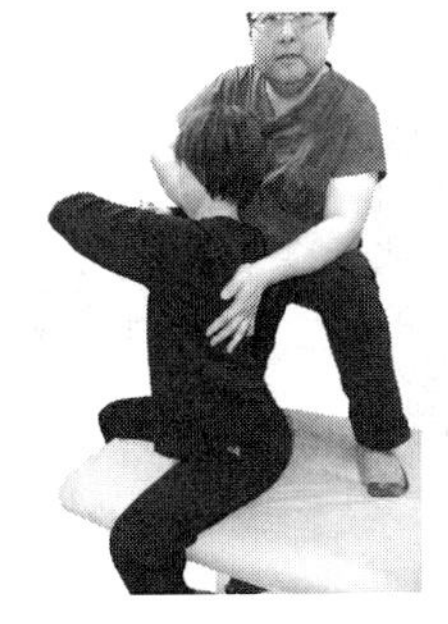

图 16-4-4　胸部旋转加压术

思考题

1. 简述麦肯基疗法三大综合征的特点及治疗方法。
2. 如何区分机械性疼痛和化学性疼痛？
3. 如何利用麦肯基疗法预防腰痛复发？

实践训练

实践训练 2

男性患者，42 岁，坐姿工作，无运动习惯。主诉：腰痛两周，无明显诱因。既往史：无特殊，曾于两年前发作相似腰痛一次。症状：疼痛由腰部开始，近两日偶有大腿不适；坐位工作症状加重，行走和卧位减轻。影像学检查未见明显异常病变。体检：患者坐姿较差（前屈坐位），并且引起腰痛症状；患者站姿一般；弯腰严重受限，并引起腰痛；患者伸展轻度受限，侧方滑动无异常。运动试验：站立位屈曲，运动中加重疼痛，反复屈曲患者无法完成；站立位伸展，运动中疼痛减轻，反复伸展，症状好转不维持；俯卧位疼痛减轻，仰卧位反复屈曲，症状加重维持；俯卧位反复伸展，疼痛好转维持。

请为该患者制订一套麦肯基疗法治疗方案。

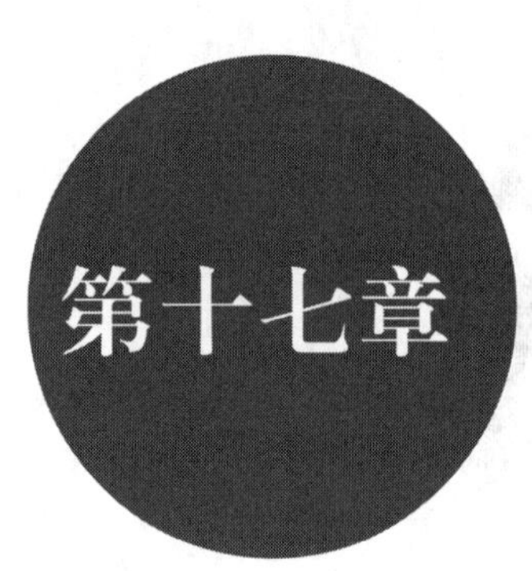

第十七章 水中运动疗法

本章导言

水中运动疗法属于水疗的范畴，但有着自身鲜明的特点。它是水疗中最常用的一种疗法，与地面上所采用的运动疗法相比，既有相似，又有不同，这是两种环境的物理性质的差异所决定的。水中运动治疗具有多种作用效果，对神经、肌肉、骨骼损伤及烧伤康复期等的患者，均可极大地缓解各种症状或改善运动功能，具有独特的治疗作用。本章主要介绍水中运动疗法的组织与实施、水中特殊治疗的康复技术等；并阐述其理论基础与实际应用的结合，以及应用原则。希望学习者能够通过本章的学习，对水中运动的理论、康复技术和实践应用有一个整体的认识。

学习目标

1. 了解水中运动疗法的适应证与禁忌证。
2. 熟悉水中运动疗法常用的手段与方法。
3. 掌握水中运动疗法在临床实践中的应用。

第一节 概述

一、水中运动疗法的概念

水中运动疗法（Aquatic Therapy）是水与运动的结合，利用水的特性使患者在水中进行运动训练，以治疗功能障碍的疗法。

水疗与水中运动疗法的起源与发展

二、水中运动疗法的适应证与禁忌证

（一）适应证

水中运动疗法的科学基础

水中运动疗法是一项非常好的康复运动，主要适用于脊髓灰质炎（小儿麻痹）、脑性麻痹、发育迟缓、唐氏综合征过动儿、智能不足、肌肉萎缩症、臂神经丛麻痹、自闭症、先天成骨不全（玻璃娃娃）患者，对关节疾病等也有帮助，还可作为强化性运动，对心肺功能帮助特别大。

（1）由于肢体痉挛而不能在陆地进行康复锻炼的上运动神经元损伤综合征（主要包括脊髓损伤、中风、脑外伤、脑瘫、帕金森病等）患者。

（2）由于骨关节病变或损伤导致肢体功能障碍（包括骨性关节病、强直性脊柱炎、风湿或类风湿性关节炎等），伴有局部疼痛，下肢主要肌群的肌力<3 级，在陆地不能进行步行活动，但以恢复步行为目标的患者。

（3）腰椎间盘病变或其他慢性疼痛患者，不能长期在过多负重情况下进行有氧运动训练，而又需要提高身体耐力者。

（二）禁忌证

（1）皮肤、眼和耳的感染或炎症。

（2）发热。

（3）开放性运动损伤。

（4）患有传染性疾病。

（5）恐水症。

（6）患有严重癫痫。

（7）未控制的高血压、严重动脉硬化、心脏病、不稳定性心绞痛、肿瘤晚期。

（8）女性月经期。

（9）大小便失禁。

（10）身体虚弱。

（11）呼吸功能障碍、心肺功能不全，肺活量少于 1 L。

（12）患有严重肾病。

（13）患有严重的外周血管疾病。

（14）有出血倾向。

（15）运动疗法的其他禁忌证，如骨折未固定或未愈合等。

第二节　水中运动疗法的组织与实施

水中运动疗法的组织与实施，应该遵循运动疗法的一般原则，注重治疗因素和患者个体特点做到因人而异、循序渐进、持之以恒、主动参与、全面锻炼。

一、水中运动功能障碍的评估

水中运动疗法的主要目的是最大限度地改善患者的功能，将功能障碍降到最低程度，进而提高活动能力和社会参与能力。要做到有效的康复，评估是第一步，也是最重要的一步。

评估应该系统全面地了解患者的主要问题，只有通过全面系统的检查才能够对患者功能障碍进行完整的评估。目前，国内外公认的有效的评估方法是以问题为导向的医学记录方法，即 SOAP 评估记录法（subjective，objective，assessment，plan）。SOAP 具有良好的信度和效度且简单易操作。

SOAP 包含 4 个方面：主观资料（subjective，S），客观资料（objective，O），评估（assessment，A）和计划（plan，P）。

（一）主观资料

主要是患者提供的资料，包括患者主诉，一般情况（如年龄、职业等）、疾病发生发展情况、当前症状、个人病史、家族病史等。主观资料的获得主要通过临床问诊，临床问诊的实质是资料的搜集、思考、质疑并整合患者提供的相关信息以得出康复评估和治疗方案的推理过程。

（二）客观资料

客观资料是指康复医务人员在康复评估过程中所观察到的信息，即主要是通过视诊发现患者的功能障碍与所观察的信息的相关性。例如，从侧面观察腰椎，腰椎呈现前凸，骨盆倾斜角增大，可能存在的肌肉失衡为腰部伸展肌群和屈髋肌群变紧张，腹部肌群与伸髋肌群变松弛。

（三）评估

评估是为了排除或确诊前面根据主观资料和客观资料所作的初步诊断，故这些评估需要系统地进行，如关节活动度评估、肌力评估、平衡能力评估等。若患者的病情是急性的，评估者需要更加细心。

治疗师在为患者评估时需遵循以下原则：

（1）先做健侧的评估。

（2）先做主动活动评估，再做被动活动评估，最后做等长抗阻评估。
（3）最后检查引起疼痛的活动。

（四）计划

该部分是针对患者存在的功能障碍所制订的康复治疗计划，并拟定近期康复目标与远期目标。一段时间治疗后，再次进行康复评估，根据患者的功能障碍调整康复治疗计划。

二、水中运动疗法的实施

（一）安全进行水中运动疗法的前提

进行水中运动康复训练时，应按照康复训练方案实施。但需明确患者是否有水中疗法的禁忌证，并根据患者功能障碍和基本情况选择合适的水深，消除患者对水的恐惧，在确保安全的前提下开展水中康复训练。

（二）水中运动疗法的注意事项

（1）在水中运动前，尽可能全面地了解与掌握水疗接受者的身体健康状况，要进行针对性的体检，必要时对某些功能指标进行测定与评价，为水中运动前、后的功能比较留下依据。

（2）水中运动要充分考虑年龄、性别、适应性和个体差异性，对每个个体制订具体的处方，合理安排运动进程。

（3）每次水中运动前要做好准备活动；水中运动后要做好练习后的放松活动。

（4）不要在极度疲劳及饥饿的情况下进行水中运动，饭后 1~1.5 h 方可进行游泳。

（5）水深一般不超过乳头水平高度。肺功能很差者不宜在深水区域进行运动训练。

（6）对于不能控制水中姿态者，需要先将患者安全地固定在水池边的扶手与栏杆、水中治疗床或治疗椅上，再进行有关训练。

（7）慎防溺水及进出水池上下轮椅移位时滑倒。

（8）水池用水应先经过过滤、消毒，并定时换水。

（9）治疗前要先检查水温、室温、室内换气情况、水中游离氯含量等。

（10）注意个人卫生，保持水清洁，下水前后都要冲洗，特别是头发、耳朵、指甲缝及脚趾缝。避免交叉感染，应特别注意预防眼、耳、鼻等的感染。同时注意在入水前排空膀胱和直肠。

（11）对感觉缺失的患者应特别注意预防热水冲洗时发生烫伤。

（12）准备适当的装备，如泳帽、耳塞、泳镜及浮具等。

（13）注意出水后及时擦干身体和为身体保暖。

（14）需在专业辅导人员的监护下进行；水池边应有急救人员；水疗室应有急救药品和设备。

（15）练习者如果感到不适，应终止运动或对训练计划做相应调整。

（16）掌握水中运动疗法的适应证和禁忌证，特别是后者。

（17）水中运动与陆地相比，心率稍慢，应用以下公式计算运动强度：水中目标心率=[(220-年龄)-安静时心率]×指定运动强度+安静心率-10。

三、水中运动疗法示例

帕金森病患者的水中运动疗法

1. 主观资料

55 岁，男性患者，患帕金森病 2 年，受教育程度为高中，无认知功能障碍。

膝骨性关节炎患者的水中运动疗法示例

2. 客观资料

步态不稳，无法独立行走，可扶走。

3. 评估

帕金森评价量表（UPDRS III）、Berg 平衡量表、起立—行走计时测验（TUGT）、6 min 步行试验（6MWT）、10 m 步行试验（10MWT）。

4. 计划

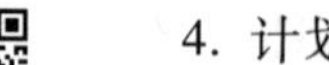

慢性腰痛患者的水中运动疗法示例

（1）水疗池指标。水深 1.3~1.4 m，水温 37~38 ℃，室温 25~26 ℃。

（2）目标。改善帕金森病患者平衡能力和行走功能。

（3）频率。每周 5 天，每次 50 min，共 8 周。

（4）方法与强度。

① 热身活动：水中缓慢步行 5 min，漂浮训练 5 min。

② 水中康复训练：呼吸训练 5 min，旋转控制训练 10 min，单脚站、单脚蹲起、原地高抬腿训练 5 min，水中跑台训练 15 min。

③ 放松活动：伸展放松 5 min。

第三节　水中运动疗法常用方法

一、水中肌力训练

（一）水中肌力训练的概念

水中肌力训练是指在水中利用水的浮力、黏滞性和水的动态特征等提供阻力来进行肌肉力量训练。水中肌力训练适合徒手肌力检查中各个级别的患者，特别是 1 级和 2 级的患者。实践证明，水中肌力训练对存在疼痛的患者效果特别明显，且在水中进行抗阻训练具有不容易造成损伤的优点。

（二）水中肌力训练的设施

（1）泳池或水柜。水深 80~150 cm，长度≥5 m，水中或水池边有扶手，地面防滑，具有升降装置或轮椅坡道，使不能站立或无法独立移动的患者容易进入水中。必须具有对水循环加温、过滤和消毒的处理装置。

（2）水中治疗床或治疗椅。为患者提供稳定的治疗位置，床和椅一般为不锈钢制，重量≥10 kg或能固定在池底。移动式的床和椅脚要装有防滑底座。

（3）漂浮物。包括充气橡皮圈、马鞍型气垫、软木块或不吸水的泡沫塑料等；用于支撑患者头颈部或肢体，也可作为在水中进行抗阻运动或促进运动的辅助工具，也包括漂浮性体育用品。充气颈圈可以用于保护患者的呼吸。

（4）水温。冷水浴为15～25 ℃；凉水浴为26～33 ℃；不感温水浴为34～36 ℃；温水浴为37～38 ℃；热水浴为39～42 ℃。

（三）水中肌力训练的方法

根据患者肌力等级选择合适的训练方法，常见的水中肌力训练有以下4种方法：

1. 助力运动

肢体借助浮力作用完成与浮力方向一致的活动，用于肌力1级的患者。

（1）肩关节的训练。患者在水池中取站立位或坐位，利用水的浮力，做肩关节的屈伸运动，锻炼肩关节屈肌的肌力。肌力为1级的患者，可以在其上肢上面固定漂浮物（漂浮物的大小要适当），利用漂浮物和水的浮力进行肩关节的屈伸，锻炼肩关节屈肌的肌力。

（2）肘关节锻炼。肌力为1级的患者，可以在患者的腕关节处固定漂浮物（漂浮物的大小要适当），利用漂浮物和水的浮力进行肘关节的前屈锻炼，锻炼肘关节屈肌的肌力。

（3）髋关节外展肌训练。患者侧躺在水中治疗床上，患侧肢体向上，利用水的浮力，患者可以做髋关节的外展肌力训练；外展肌力较弱为1级肌力，可在膝关节处固定漂浮物（漂浮物的大小要适当），在水与漂浮物的浮力作用下，患者可以进行髋关节外展肌的肌力练习。

（4）髋关节屈伸肌锻炼。单侧髋关节伸展肌障碍的患者，站立在水中，双手扶池壁，健侧下肢用力，患侧下肢利用水的浮力，可以做髋关节的伸展运动，锻炼髋关节的伸展肌力。肌力为1级的患者，可在患侧下肢的膝关节处固定漂浮物（漂浮物的大小要适当），在水与漂浮物的浮力作用下，患者可以进行髋关节屈伸肌的肌力练习。

（5）膝关节伸展锻炼。患者坐在水中治疗椅上或水池边，膝关节在水浮力作用下，做伸膝动作，锻炼股四头肌的肌力。若患侧肌力为1级肌力，可在患侧下肢的踝关节处固定漂浮物（漂浮物的大小要适当），在水与漂浮物的浮力作用下，患者可以进行膝关节伸展练习，锻炼患者的股四头肌的肌力。

（6）踝关节背伸锻炼。患者坐在水中治疗椅上，踝关节在水浮力的作用下，做背伸运动，锻炼下肢肌肉的力量。

2. 浮力支持运动

肢体利用浮力克服重力，使肌力2级的患者可以进行水平方向的运动。

（1）肩关节水平屈伸锻炼。患者站立在水中，在患者患侧的上肢上固定漂浮装置，利用漂浮物的浮力作用使患者肩关节呈前屈状态并与水平面相平行，肩关节可以在水平面内做肩关节的屈伸练习，锻炼胸部肌肉以及三角肌、喙肱肌、斜方肌等肌肉的力量。

（2）肩关节的外展、内收锻炼。患者在漂浮板的作用下，仰卧漂浮在水上，在上肢上固定漂浮物，肩关节在漂浮物帮助下可以做水平方向上的内收、外展练习，锻炼胸部肌肉以及三角肌、喙肱肌、斜方肌等肌肉的力量。

（3）肘关节屈伸锻炼。患者站立在水中，肩部水平屈，在前臂下面固定漂浮物，利用漂浮物的浮力，肘关节做屈伸运动，锻炼肘关节屈伸肌的力量。

（4）腕关节外展、内收锻炼。患者站立在水中，水深齐肩，肩关节屈 90°，肘关节伸直，掌面向下，在手掌面放置漂浮物，腕关节做外展、内收运动，锻炼腕部的肌肉力量。

（5）髋关节的外展、内收锻炼。患者仰卧水面上，头、腰、下肢均有漂浮物支持，膝关节伸直，在下肢固定的漂浮装置的浮力支持作用下，髋关节做内收、外展练习，锻炼髋关节外展和内收肌的力量。

（6）仰卧膝关节伸直、屈曲锻炼。患者仰卧水面上，把圆柱形或条形浮垫置于肩背部，且身体必须保持在同一条线上，双脚尖钩住泳池边的栏杆，做膝关节伸屈练习，保持 3~4 min。

3. 抗阻运动

肢体运动方向与浮力方向相反，或运动速度较快时，浮力和水的阻力成为运动阻力，可用于肌力 3~4 级的肌肉的力量锻炼。可以通过增加运动速率或在肢体增减附加物以增大或减少肢体对抗水流的面积，以增大阻力。因此可根据病情需要，给予不同的阻力，以达到不同的抗阻运动训练的目的。抗阻负荷与患者的主动用力程度相关，不容易发生过度负荷，所以十分安全。

（1）肩关节锻炼。患者站立在水池中，两肩外展，肘关节伸直，两手在水中握哑铃，肩关节内收，锻炼肩关节内收肌的力量。双上肢前屈 90°，肘关节伸直，双手在水中抓握哑铃，肩关节向下后方向做后伸练习，锻炼肩关节的伸肌力量。肩关节后伸，肘关节伸直，在前臂上腕关节处固定漂浮物，肩关节做前屈动作，可以锻炼肩关节的伸肌的力量。

（2）髋关节的锻炼。帮助患者仰卧在支托物上，在其足下放一大的游泳圈，让患者伸直腿，并将圈压入水中，圈的浮力大于患者下压的力量，髋关节伸肌即产生等长收缩，这样可以加强伸肌的肌力。

（3）膝关节的锻炼。患者站立在水中，在患者患侧脚底板下放一漂浮物，患者下压漂浮物，即可锻炼膝关节的伸肌力量。

（4）等长训练。肌肉在水中对抗水的浮力进行训练，引起肌肉产生等长收缩，增强肌力。例如，在训练大腿后部伸肌时，帮助患者仰卧在支持物上，在足下放一个大的游泳圈，让患者伸直腿，将圈压入水中，圈的浮力大于患者下压的力量，髋关节伸肌产生等长收缩。

（四）水中肌力训练的程序

（1）检测肌力。采用徒手肌力检查法对有运动障碍肢体的肌肉力量进行检测，确定肌肉力量等级。

（2）根据患者的肌力情况，选择适合的训练方法。

（3）与改善活动度的训练相同，应尽可能快地将肌力训练和肌耐力训练过渡至针对功能限制和失能的训练。例如，简单的、抵抗水的黏滞性阻力的髋关节伸展和膝关节伸展训练应尽快过渡至正常的步态或坐位—起立训练。

（4）在一定支持的条件下，通过对运动速度的调整进行阻力大小的调节。若水中运动速度超过一定标准，则任何方向的运动均可成为抗阻运动。任何方向的抗阻运动需要相反方向力量的固定，以抵抗浮力中心的转动效应。例如，患者站立位齐肩深水中，完成双肩由自然位到 90°位的屈曲时，会被双上肢产生的力量方向后推，此时必须启动下肢和躯干固定肌以抵消这一效应，从而保持患者不跌倒。提供固定的肌肉需要一定的数量和固定的位置、姿势。在缺乏外在支持的情况下，几乎所有的上、下肢训练均需要髋关节、躯干固定肌工作。

（5）利用必要的装置强化抗阻训练，采用浮力沙袋或哑铃可增加抵抗浮力的阻力。桨状物、手套及其他增加表面面积的装置可由于涡流而增加阻力。

（6）根据与陆地有氧训练相同的过度负荷原则和渐进原则，可采用多种途径增加心血管阻力。有氧训练必须有足够的运动强度和训练时间，主要应用大肌群训练，3~5 次/周。深水运动特别适用于承重受限的患者，如连续或间断完成深水跑、骑车和垂直踢腿等运动；游泳中的划动运动补充了下肢占优势的训练。

（7）在训练一段时间后对患者的肌力重新进行测量评定。

（五）注意事项

（1）治疗前要先检查水温、室温、室内换气情况、水中游离氯含量等。

（2）避免空腹入水，入水前和出水后应该进行较低强度的适应性训练（准备和结束活动）。必要时在出水后测量心率、血压。

（3）避免交叉感染，应特别注意预防眼、耳、鼻等的感染。主要措施是保持水清洁，同时注意在入水前排空膀胱和直肠。

（4）注意避免忽略提供抵抗水中阻力运动的固定肌过度工作。

（5）水中跑步时，须穿合适的鞋，以减少可能发生的足底冲击性损伤和摩擦损伤。

（6）进行水中有氧训练时，应遵循有氧训练的总原则，要求有充分的准备，运动方案要具有个体化和循序渐进。体质较差或病情较重的患者可以采用间断训练方式。

（7）功能障碍较重或者体质较弱者，需要在治疗师陪同下入水，治疗师给予患者直接保护。

（8）水池边应有监护急救人员，并备有急救药品和设备。

（六）适应证和禁忌证

1. 适应证

（1）失用性肌萎缩。由制动、运动减少或其他原因引起的肌肉失用性改变，导致肌肉功能障碍。

（2）肌源性肌萎缩。肌肉病变引起的肌萎缩。

（3）神经源性肌萎缩。由神经系统病变引起的肌肉功能障碍。

（4）关节源性肌无力。由关节疾病或损伤引起的肌力减弱，肌肉功能障碍。

（5）其他原因引起的肌肉功能障碍等。

2. 禁忌证

（1）局部开放性伤口，皮肤炎症，皮肤感染等。

（2）患有全身感染或炎症性疾病，并且处于急性感染期。

（3）大小便失禁。

（4）女性月经期。

（5）严重的心血管系统疾病，如未控制的高血压、严重动脉硬化、心力衰竭、不稳定性心绞痛。

(6) 患有严重的癫痫等神经系统疾病或存在认识功能障碍。

(7) 肌力训练会加剧局部疼痛者，如肌肉、骨骼外伤术后早期的患者不宜进行肌力训练。

(8) 各种原因所致关节不稳、骨折未愈合又未做内固定、骨关节肿瘤、全身情况较差、病情不稳定、严重的心肺功能不全等。

(七) 应用示例

1. 肩关节屈伸训练

(1) 目的。增加腹肌肌力，增加躯干稳定性，增加肩部肌力和肌耐力。

(2) 水深。齐胸深。

(3) 体位。两足分开站立，双上肢前屈 90°，肘关节伸直，双手在水中抓握哑铃。

(4) 动作。

① 收紧腹部，肩关节后伸，将哑铃向双下肢方向下压，然后控制哑铃慢慢地恢复至原位。

② 在训练一段时间后，增加负荷进行训练，可以增加哑铃的浮力来增加负荷，也可以在齐肩的水中进行训练。

(5) 训练时间。每组 15 次，共做 5 组，两组间休息 2 min，3~4 次/周。

2. 肩关节外展内收训练

(1) 目的。增加肢体在水中的稳定性；增加肩关节内收肌群的力量。

(2) 水深。齐肩深。

(3) 体位。两足分开站立，肩关节外展，肘关节伸直，两手抓握水中哑铃。

(4) 动作。

① 双上肢同时内收，下压哑铃，向体侧部位移动，然后控制哑铃慢慢恢复至起始位。

② 在训练一段时间后，增加负荷进行训练。可以增加哑铃的浮力来增加负荷，也可以在齐肩的水中间进行训练。

(5) 训练时间。每组 15 次，共做 5 组，两组间休息 2 min，3~4 次/周。

3. 双侧髋关节外展训练

(1) 目的。增加躯干的稳定性 ，锻炼大腿外侧肌群，也可以锻炼臀大肌和臀中肌。

(2) 水深。齐腰深。

(3) 体位。两足分开站立，双手叉腰。

(4) 动作。右腿站立，左腿做外展运动，外展时膝关节伸直，髋关节外展呈 60°~80°，然后恢复站立体位；右腿重复左腿动作，两腿交替进行训练。若想增加负荷，可增加水的深度。

(5) 训练时间。每组 20 次，共做 5 组，组间休息 2 min，3~4 次/周。

二、水中平衡能力训练

(一) 水中平衡能力训练的设施

(1) 泳池或水柜。同水中肌力训练。

（2）水中治疗床或椅。同水中肌力训练。

（3）漂浮物。同水中肌力训练。

（4）水温。同水中肌力训练。

（二）训练方法

水中 Frenkel 平衡体操训练：

Frenkel 平衡体操训练是中枢神经系统再学习的训练技术。其训练的主要原则为先简单后复杂、先粗后细、先快后慢、从残疾较轻的一侧开始系统有序的训练。患者通过视、听、触的代偿强化反馈机制，反复学习和训练基本动作，待熟练掌握后再逐渐学习复杂动作，以不同的协调运动模式，控制重心变化，建立新的平衡。

1. 卧位

患者平卧于水中治疗床上，在头部放置马鞍型气垫使头略高能看到下肢的运动。双下肢轮流伸展、屈曲、上抬及保持平衡悬空位。

2. 坐位

患者坐在水中治疗椅或台阶上，上身前屈，重心移至脚上，伸髋，膝起立，上身前屈，屈髋，屈膝，坐到椅子上，上身挺直。

3. 站立位

患者两足分开再靠拢；患者两足分开站立，身体左右、前后晃动；患者交替左右足，单足站立并保持平衡；患者在平衡杆内双手抓握或不抓握扶杆，左右晃动身体保持平衡。患者抓平行杠，然后做下蹲动作。患者站立位，治疗师前、后、左、右推患者，让患者练习保持平衡不倒。患者站立位，利用水浪冲击，进行平衡训练。

4. 步行

患者站立位，练习重心横向移动：患者双足稍分开站立，右足向右方横跨一步，重心移至右足，左足跟至右足旁，呈双足平行站立；左横步动作相同，方向相反。前进：患者站立位，右足向前一步，重心移至右足，左足向前，与右足平行站立；左足向前重复动作。后退：患者站立位，右足向后一步，重心移至右足，左足向后一步，与右足平行站立；左足重复右足动作。原地转圈：患者站立位，以右足跟为轴向右转，抬起左足跟与身体一起向右转，重心移至右足；左足向左重复动作。患者进行走横 8 字训练。

5. 负重

用弹力绷带固定四肢近端关节，以产生阻力感，也可以与其他训练同时进行。

（三）训练程序

（1）首先对患者的健康状况进行检查，并对患者的平衡能力进行评定，必要时可以对患者的其他功能进行检查，如心肺功能等。

（2）根据患者的健康状况选择训练方法。

（3）训练时，早期先进行静态平衡的训练。为了增加训练的难度，治疗师可以给予患者一定的外力干扰，破坏患者的静态平衡状态；也可以利用减小支撑面的面积来增加平衡训练的难度。

（4）在静态平衡训练取得一定的效果后，可以进行动态平衡的训练。

（5）进行平衡训练的时候，可以由睁眼训练逐渐过渡到闭眼训练。

(6) 在训练一段时间后对患者的平衡能力重新进行评定。

(四) 注意事项

同水中肌力训练。

(五) 应用示例

1. 站立位的平衡能力训练

(1) 患者站立于水池中的平衡杠内，水深以患者能够站稳为宜。

(2) 患者两足分立，与肩同宽，站立于水中，由于水的浮力使体重减轻，下肢压力减小，从而较容易在水中控制平衡，因此可以进行早期的平衡训练。开始时两足间距较大，可以提高稳定性；在能够独立站立后逐步缩小两足间距，以减小支撑面，增加难度。

(3) 双肩外展，掌心向前，完成上肢在水中向躯干环胸的动作，并随后返回起始位置或利用水的波动，干扰患者平衡，使患者对抗干扰进行平衡训练。此时，可由治疗师从不同的方向向患者身体推水做浪或用水流冲击，干扰患者平衡，要求患者通过自己的努力，对抗水流冲击而保持平衡。

(4) 患者单腿站立，增加上述 (3) 的动作。

(5) 患者闭眼站立，增加上述 (3) 的动作。

(6) 双手佩戴滑水板，增加阻力，再增加上述 (3) 的动作。

2. 下肢踩踏训练

(1) 患者站立于水池中，单侧或双侧上肢扶住水中的平衡杠，水深以患者能够站稳为宜，且身体保持在一条直线上。

(2) 在患者脚下放置一漂浮垫，患者往返反复的踩踏漂浮垫。

3. 强化髋关节功能的平衡训练

(1) 目的。预防摔倒造成的髋部骨折。

(2) 水深。齐腰深。

(3) 动作。① 单腿站立平衡；② 单腿站立同时头部旋转；③ 单腿站立同时上肢完成矢状面、额状面和水平面运动；④ 单腿站立，上肢、头部和眼同时运动；⑤ 单腿站立，躯干向对侧屈曲和旋转；⑥ 单腿站立，躯干向同侧伸展和旋转。

4. 强化踝关节功能的平衡训练

(1) 目的。治疗踝关节扭伤及其邻近肌肉的拉伤，恢复本体感觉。

(2) 水深。齐腰深。

(3) 动作。

第一步：睁眼，患侧下肢单腿平地站立，30 s。

第二步：闭眼，患侧下肢单腿平地站立，30 s。

第三步：睁眼，患侧下肢单腿平地站立，健侧下肢先屈曲、伸展，后外展、内收。

第四步：闭眼，患侧下肢单腿平地站立，健侧下肢先屈曲、伸展，后外展、内收。

第五步：训练一段时间后，第三步和第四步的动作可以加快速度以增加训练的难度。

三、水中改善关节活动度的训练

（一）水中关节活动度训练的设施

（1）泳池或水柜。同水中肌力训练。

（2）水中治疗床或椅。同水中肌力训练。

（3）漂浮物。同水中肌力训练。

（4）水温。同水中肌力训练。

（二）训练方法

1. 肌肉挛缩、粘连关节的牵拉训练

（1）利用浮力的牵拉训练。

① 肩关节训练：肩关节存在活动障碍时，可以在上肢上固定漂浮物，利用水的浮力，被动的牵伸肩关节痉挛的肌肉，改善关节活动度。例如，肩关节外展存在活动障碍时，患者站立在齐肩的水中或下蹲使水与肩齐平，在患侧上肢固定漂浮物，利用水的浮力牵拉上肢，使上肢外展。患者也可以在水中，利用台阶、扶手、水池池壁等做一些传统的肩关节的被动拉伸运动。

② 腕关节训练：患者站立水中，手上佩戴橡皮手掌，上肢伸直，在水中水平面做左右的水平外展和内收动作。

③ 髋关节训练：髋关节前屈存在活动障碍时，患者站立在水池边，扶住池壁，在膝关节上方辅加漂浮物，利用水的浮力牵拉髋关节伸肌。髋关节伸存在活动障碍时，患者站立在水池边，扶住池壁，后伸髋关节牵拉挛缩的肌肉，并可在小腿下方后部辅加漂浮物，增大水的浮力，加大髋关节的后伸的牵张力度。同理，髋关节内收和外展存在障碍时，也可以利用漂浮物，牵拉痉挛的肌肉，改善关节活动度。

④ 膝关节训练：患者可以坐在水中治疗椅上，固定髋关节，利用水的浮力，做伸膝训练，也可在小腿的前部辅加漂浮物，增大水的浮力，牵拉膝关节周围挛缩的肌肉。

⑤ 踝关节跖屈训练：患者站立于水中，患侧髋关节和膝关节屈，在患侧脚的下面放置一漂浮物，患者用力向下踏水。

（2）利用器械的牵拉训练。患者可以利用水中肋木、池壁等固定物进行牵拉训练。

肩关节牵拉训练：患者站立水中，双手握水中肋木或池壁，身体下蹲，速度要慢，牵拉关节周围痉挛的肌肉。

2. 关节的被动运动

当患者主动活动存在困难时，可利用人力或水中器械进行关节的被动活动。在进行水中的被动活动时，应注意水中漂浮物浮力的大小，避免浮力过大、造成新的损伤。

（1）肩关节锻炼。患者站在水池中，利用水的浮力，做肩关节的屈伸运动，主要锻炼肩关节屈肌的力量，改善肩关节的活动度。例如，肌力为1级的患者，可以在患者的上肢上固定漂浮物，利用漂浮物和水的浮力作为牵引力，进行肩关节的屈伸、外展锻炼，改善肩关节的活动度。

（2）髋关节外展锻炼。患者站立在水池中，双手扶池壁，利用水的浮力，可以做髋关节的被动外展训练，改善髋关节的活动度。例如，外展肌力较弱为 1 级的患者，可在踝关节处固定漂浮物，膝关节伸直，在水与漂浮物的浮力作用下，患者可以进行髋关节外展练习，改善髋关节的活动度。

（3）髋关节屈伸锻炼。单侧关节伸展肌存在障碍的患者，站立在水中，双手扶池壁，健侧下肢用力，患侧下肢利用水的浮力，可以做髋关节的伸展和屈曲运动，改善髋关节的活动度。例如，患侧肌力为 1 级，可在患侧下肢的膝关节处固定漂浮物，在水与漂浮物的浮力作用下，患者可以进行髋关节屈伸练习，改善髋关节的活动度。

（4）膝关节伸展锻炼。患者坐在水中治疗椅上或水池边，膝关节在水浮力的作用下，做伸膝动作，锻炼股四头肌的力量，改善膝关节的活动度。若患侧肌力为 1 级，可在患侧下肢的踝关节处固定漂浮物，在水与漂浮物的浮力作用下，患者可以进行膝关节伸展练习，改善膝关节的活动度。

（5）踝关节背伸锻炼。患者坐在水中治疗椅上，踝关节在水浮力的作用下，做背伸运动，改善踝关节的活动度。

3. 辅助-主动训练

辅助-主动关节训练是以患者主动收缩肌肉为基础，在外力的辅助下进行的关节活动训练。辅助力量可以由治疗师或水的浮力或器械的浮力提供。在外力的作用下，患者轻微地用力即可使患肢关节活动，从而进行辅助性的主动关节活动训练。

（1）肩关节水平屈伸锻炼。患者站立在水中，在患者患侧上肢上固定漂浮装置，利用漂浮物的浮力作用使患者肩关节呈前屈状态并与水平面相平行，肩关节可以在水平面内做肩关节的屈伸练习，改善肩关节的活动度。

（2）肩关节外展、内收锻炼。患者在漂浮板的作用下，仰卧漂浮在水上，在上肢上固定漂浮物，肩关节在漂浮物帮助下可以做水平方向上的内收、外展练习，改善肩关节的活动度。

（3）肘关节屈伸锻炼。患者站立在水中，肩部水平屈，在前臂下面固定漂浮物，利用漂浮物的浮力，肘关节做屈伸运动，锻炼肘关节屈伸肌的力量，改善肘关节的活动度。

（4）髋关节外展、内收练习。患者仰卧在水面上，头、腰、下肢均有漂浮物支持，膝关节伸直，在下肢固定的漂浮装置浮力的支持作用下，髋关节做内收、外展练习，锻炼髋关节外展肌和内收肌的力量，改善髋关节的活动度。

4. 关节主动运动

关节主动运动是患者主动地进行就肌肉收缩完成关节活动的一种运动训练方式，不需要外力的辅助。水中关节主动运动主要适用于肌力为 3 级及以上的患者。

（1）上肢的训练。

① 肩关节的训练：患者在水中取站立位或坐位，进行肩关节的外展、内收、屈伸、内旋、外旋训练。

② 肘关节的训练：患者站立水中，水深齐肩，患者在水中进行肘关节的屈伸训练；患者肘关节屈 90°，进行肘关节的内旋、外旋练习。

③ 腕关节的训练：患者站立水中，水深齐肩，肘关节屈 90°，两手掌相对，健侧手扶住患侧的前臂，患侧腕关节进行屈伸、外展、内收练习。

（2）下肢的训练。

① 髋关节训练：患者站立在水中，双手扶握水中双杠或池壁，患侧肢体进行髋关节

的屈伸、外展、内收、外旋、内旋练习。

② 膝关节训练：患者在水中取站立位或坐位，进行膝关节的屈曲、伸展训练。患者也可采取仰卧位，把圆柱形或条形浮垫置于肩背部，且身体必须保持在同一条线上，双脚尖钩住泳池边的栏杆，做膝关节伸屈练习，保持 3~4 min。

③ 踝关节训练：患者取站立位或坐位，患者主动地进行踝关节的外翻、内翻、背屈、跖屈训练。

（三）训练程序

（1）治疗前应了解患者的身体健康状况，对有运动功能障碍的肢体的关节活动度进行测量，必要时可以对某些功能指标作评估，如心肺功能等。

（2）根据患者需要选择适当的训练方法。

（3）从简单的关节活动度训练开始，并尽可能快地进展至功能受限前能活动的方向。例如，增加髋关节、膝关节活动度的训练应尽可能快地过渡至正常的移动。一旦可以进行承重训练，则应向正常的行走、跑步和骑车等训练过渡。

（4）充分应用水中运动的各种特征。浮力是最常用的关于关节活动度训练的物理特征；杠杆臂长度和浮力装置用于增加或降低浮力辅助的大小。例如，垂直位髋关节屈曲、肩关节屈曲、肩关节外伸运动可由浮力提供辅助。

（5）在完成水中运动的过程中，应适当的改进训练技术。由于水的折射对患者在水中训练时位置和仪器设备的观察造成困难，在关节活动度训练中更需要注意保持适当的脊柱姿势和正常的骨运动学位置。在水中运动之前观察患者在陆地上的脊柱姿势和骨运动学有助于在水中更好地完成训练。

（6）在训练一段时间后对患者的关节活动重新进行测量评定。

（四）注意事项

1. 仪器设备的注意事项

（1）水池用水应过滤，消毒，并采用循环水或定时换水的方法。治疗前要先特别注意水温、室温、湿度、换气情况、水中游离氯含量等。

（2）不同水温有时可以强化治疗效果，故应根据需要采用不同水温，如为了松弛痉挛或挛缩肌群可以采用 36~39 ℃的水温；如仅为了机体运动，并希望较长时间活动，则水温宜在 32~34 ℃。

2. 患者的注意事项

（1）有心脏病史的患者注意浸没后的心率和血压的改变。

（2）齐颈的水深限制胸部的扩张，对肺功能受限的患者可造成呼吸困难。肺功能差者不应在深水中进行训练。

（3）静水压有利尿的作用，须在入水前排空膀胱，以保持水的清洁。

（4）避免空腹入水（应在餐后 1~2 h 进行），入水前和出水后应该进行比较低强度的适应性训练。必要时出水后测量患者的血压和心率。

（5）由于重力降低、浮力支持、肌肉放松、静水压和水温等作用，易使患者训练后造成过度牵张。过度训练的症状和体征在训练当日或次日出现。

3. 治疗师的注意事项

（1）对于在水中不能控制身体姿势的患者，需要先将其稳妥地固定在水池边扶手与栏杆或水中治疗床上，再进行训练。

（2）功能障碍较重或者体质较弱者，需要在治疗师陪同下入水，治疗师给予患者直接保护。

（3）水池边应有监护急救人员，并备有急救药品和设备。

（五）应用示例

1. 改善上肢关节活动度（肩关节外展牵张训练）

（1）目的。增加肩关节伸展的活动性。

（2）水深。齐腰深。

（3）动作。站立位，双手在躯体两侧于水中抓握哑铃，肘关节伸直，肩关节稍微外展，双膝关节屈曲，下蹲。

（4）运动时间。每次 30 s，共 5 次，两次间休息 1 min。

2. 改善下肢的关节活动度训练（行走）

（1）目的。增加髋关节、膝关节和踝关节的活动性。

（2）水深。齐颈深。

（3）体位。训练时保持身体正直。

（4）动作。以正常的走路姿势在水中行走，承重下肢的膝关节屈曲 60°～80°，随后完全伸展。

（5）运动时间：每组 4 min，共 4 组，两组间休息 2 min，4～5 次/周。

四、水中康复体操

（一）概念

水中康复体操是指以康复疾病与预防疾病为目的，利用水的浮力、阻力、压力、热传导性等特点而专门编排的体操运动及功能练习。水中体操对运动器官损伤，手术后，瘫痪患者等的运动器官功能恢复具有良好的作用，也可以用来治疗某些内脏器官疾患。

（二）水中康复体操的特点

1. 选择性强

由于康复体操是按照伤病情况编排的动作及功能练习，故可针对不同的情况编排，使其作用到全身，某一关节或某一肌群。选择不同的准备姿势、活动部位、运动方向、运动幅度、动作要求及肌肉收缩程度可收到不同的效果，便于进行个别对待。

2. 容易控制和掌握运动量

可通过不同的运动强度、动作幅度、持续时间、重复次数等较为准确地控制运动量。

3. 适应性广

按不同的编排方法，可分为发展肌肉力量、肌肉耐力、关节活动度、速度、协调、平衡等不同身体素质的康复体操，适应康复锻炼的不同目的。

4. 提高患者的锻炼情绪

水中康复体操通过不同的练习，采用多元化的练习，达到相同的康复锻炼的目的。

（三）常见的水中康复体操训练

1. 水中 Frenkel 平衡体操训练

Frenkel 平衡体操训练是中枢神经系统再学习的训练技术。其训练的主要原则为先简单后复杂、先粗后细、先快后慢、从残疾较轻的一侧开始系统有序的训练。患者通过视、听、触的代偿强化反馈机制，反复学习和训练基本动作，能熟练掌握后再逐渐学习复杂动作，以不同的协调运动模式，控制重心变化，建立新的平衡。水中 Frenkel 平衡体操训练是把 Frenkel 技术应用到水中的一种康复方法。在水中，利用水的浮力、阻力、压力等特性，可以更好地完成训练并减少运动损伤。其训练方法如下：

（1）卧位。患者平卧于水中治疗床上，在头部放置马鞍型气垫使头略高能看到下肢的运动。双下肢轮流伸展、屈曲、上抬及保持平衡悬空位。

（2）坐位。患者坐在水中治疗椅上，上身前屈，重心移至脚上，伸髋、膝，起立，上身前屈，屈髋、膝，坐到椅子上，上身挺直。

（3）站立位。患者两足分开再靠拢；患者两足分开站立，身体左、右、前、后晃动；患者交替单足站立，并保持平衡；患者在平衡杆内双手抓握或不抓握扶杆，左右晃动身体保持平衡；患者抓平行杠，然后做下蹲—站起动作；患者站立位，治疗师前、后、左、右推患者，让患者保持平衡不倒。

（4）步行。患者站立位，练习重心移动横走：患者双足稍分开站立，右足向右方横跨一步，中心移至右足，左足跟至右足旁，呈双足平行站立。向左横步重复。前进：患者站立位，右足向前一步，重心移至右足，左足向前，与右足平行站立。左足向前重复动作。后退：患者站立位，右足向后一步，重心移至右足，左足向后一步，与右足平行站立。左足重复刚才动作。原地转：患者站立位，以右足跟为转轴向右转，抬起左足跟与身体一起向右转，重心移至右足。左足向左重复动作。患者进行走横 8 字训练。

（5）负重。用弹力绷带固定四肢近端关节，以产生阻力感，也可以与其他训练同时进行。

2. 水中呼吸操

水中呼吸操主要是利用水的浮力、压力、阻力，以及水的温度等因素的作用来治疗呼吸系统疾病，如哮喘、慢性支气管炎及肺气肿等。水中呼吸锻炼有助于呼吸系统疾患和手术后患者尽早最大程度地恢复肺功能，缩短康复时间。

水中呼吸锻炼的目标是：改善换气，改善呼吸肌的肌力、肌耐力及协调能力，保持或改善胸廓的活动度，建立有效的呼吸方式，促进放松，增强患者整体的功能。水中呼吸操的基本动作如下：

第一节：长呼吸。身体直立，全身肌肉放松，用鼻吸气，口呼气。先练深长呼气，直到把气呼尽，然后自然吸气，呼与吸时间比为 2∶1 或 3∶1，以不头晕为度，呼吸频率以每分钟 16 次左右为宜。

第二节：腹式呼吸。直立位，一手放胸前，一手放腹部，做腹式呼吸。吸气时尽力挺腹，胸部不动，呼气时腹肌缓慢主动收缩，以增加腹内压力，有利于膈肌上提，将气缓缓呼出。呼吸应有节律。

第三节：动力呼吸。直立位，随着呼气和吸气做两臂放下和上举。

第四节：抱胸呼吸。直立位，两臂在胸前交叉压紧胸部，身体前倾呼气；两臂逐渐上举，扩张胸部，吸气。

第五节：压腹呼吸。直立位，双手叉腰，拇指朝后，其余4指压在上腹，身体前倾呼气，两臂慢慢上抬吸气。

第六节：抱胸呼吸。同第四节。

第七节：下蹲呼吸。直立位，双足合拢，身体前倾下蹲，两手抱膝呼气，还原时吸气。

第八节：弯腰呼吸。直立位，双臂腹前交叉，向前弯腰时呼气，上身还原两臂向双侧分开时吸气。

以上每节自然呼吸30 s，全套操每天做10~20次。

3. 水中肌肉放松训练

肌肉放松训练最早来源于气功和瑜伽训练，通过肌肉的放松，达到对机体主动控制，改变紧张状态。肌肉放松可以使处于自主神经支配下的平滑肌间接的产生松弛。肌肉放松训练可以消除疲劳，恢复体力，同时也可以减缓疼痛，常用于神经功能失调、神经症及风湿病的治疗与康复。

（1）水中仰卧位训练。

① 仰卧位躺在水中治疗床上，颈部下可放置漂浮物抬高头部，防止水进入鼻孔。

② 上肢放松，侧放在身体的两侧，轻握拳，紧握拳，再放松。

③ 在床上伸展上肢，收回上肢，放松（单侧，交替，双侧）。

④ 上肢放松，放在身体两侧，手指伸展—手紧张抬起—放松放下。

⑤ 抬起前臂—放松放下。

⑥ 伸展上肢并抬起来—放松落下（单侧，交替，双侧）。

⑦ 抬起上半身—放松躺下。

（2）水中站立位训练。

① 直立，抬头，向前垂头。

② 伸展上肢，上举—放下，训练时先单侧、后双侧，最后双上肢交替进行练习。

③ 上半身放松，前倾，再重新直立。

④ 抬上肢—伸展上半身，上肢放松下落。

⑤ 以上动作与呼吸结合进行练习。

4. 水中步行训练

（1）正步行走—伸展上肢，抬起—落下摆动，训练时先单侧，后交替，最后双侧。

（2）正步行走—抬上肢—伸展不动，足站立，行走—上肢放松落下，重新如平时行走（单侧，交替，两侧）。

（3）正步行走—抬上肢—伸展上肢，上半身放松，上肢下落——侧臂自由摆动。

（4）以上动作与呼吸结合进行练习。

（四）应用示例

强直性脊柱炎治疗

（1）目的。促进关节功能改善、维持脊柱生理弯曲、保持良好的胸廓活动度、防止或减轻肢体失用及肌肉萎缩、降低致残率。

（2）训练设备。在水深 1.2~1.4 m、水温为 27~30 ℃ 的水池中进行，池底、池边均铺设防滑垫，水中设扶手。

（3）动作。水位在肚脐上下，不要超过 10 cm，在节奏感强的健美操音乐伴奏下，通过多种运动来锻炼身体的各个部位，方法如下：

① 坐在池边，双腿并拢伸直，双肘撑地。腹肌用力使大腿收至胸前。做 4 组，每组 10 次。

② 坐在池边，双肘撑地，一腿伸直，另一只腿弯曲置于水中。两腿交替做弯曲、伸直运动。做 4 组，每组 25~30 次。注意：浸于水中的小腿要碰到池壁，向上抬起时膝关节伸直。

③ 坐在池边（尽量靠近池边），双手撑地，双腿伸直打开成 45°，小腿置于水中。小腹用力，双腿膝关节伸直，同时向上抬起、放下。做 4 组，每组 10 次。

④ 手臂伸直放在池壁上，身体没入水中悬空，双腿弯曲紧贴胸部。静止保持该姿势 30~60 s 为 1 组，做 4 组。注意：手臂要固定在池壁上保持稳定，身体与池壁保持垂直，小腿与水面平行。

⑤ 双肘撑坐在池边，小腿弯曲垂直于池壁做好准备，然后单腿伸直交替弯曲。做 4 组，每组做 25~30 次。注意：在小腿伸直—弯曲的过程中，要感觉到水的阻力。

⑥ 做扩胸活动时，两脚并齐或单脚向前迈一步，双前臂内屈左右运动（2 次），然后双前臂做外展运动。注意：锻炼胸部、肩胛肌群，增加肩关节的活动度和扩胸度的维持。

⑦ 做后踢运动时，双臂上举，左、右向后踢。动作提示：锻炼肩、髋关节活动度及臂部肌群，提高平衡性。

（4）训练时间。每周 5 次，每次 45 min。

第四节　国外常用水中运动疗法

一、Ai Chi 疗法

（一）Ai Chi 技术概念

Ai Chi 技术是日本的 Jun Konno 在 1990 年发明创造的，他观察到亚洲人在运动项目的选择上喜欢低强度、动作缓慢的练习项目。他还发现在日本按摩是最流行的治疗干预方法。Ai Chi 技术是利用了太极、指压按摩疗法、轻功等基本观念并联合深呼吸、手臂、腿、残肢的舒缓运动来达到康复目的的技术疗法。Ai Chi 技术作为按摩的深入，目前已经作为一项单独的练习形式。1990 年，Ai Chi 技术被引入到美国。在美国，因其运动强度低、动作缓慢、没有疼痛，同时可以活动身体的各个部位，对于治疗关节炎等非常流行。

（二）Ai Chi 技术动作介绍

Ai Chi 技术开始姿势是身体放松，两足与肩同宽，髋关节和膝关节微屈，足趾和膝关节略指向外侧，保持头部和背部正直，控制呼吸，节奏缓慢。就像我国传统的武术运动一样，Ai Chi 技术特别强调腹式呼吸。它包括 16 种不同的运动姿势，分为呼吸运动、上肢运动、躯干稳定性运动、下肢运动及全身协调性运动等。Ai Chi 技术是站在齐肩高的水中，并且在水温 30~36 ℃实施的运动，其目的是促进放松、改善动作幅度和增进灵活性（图 17-4-1）。

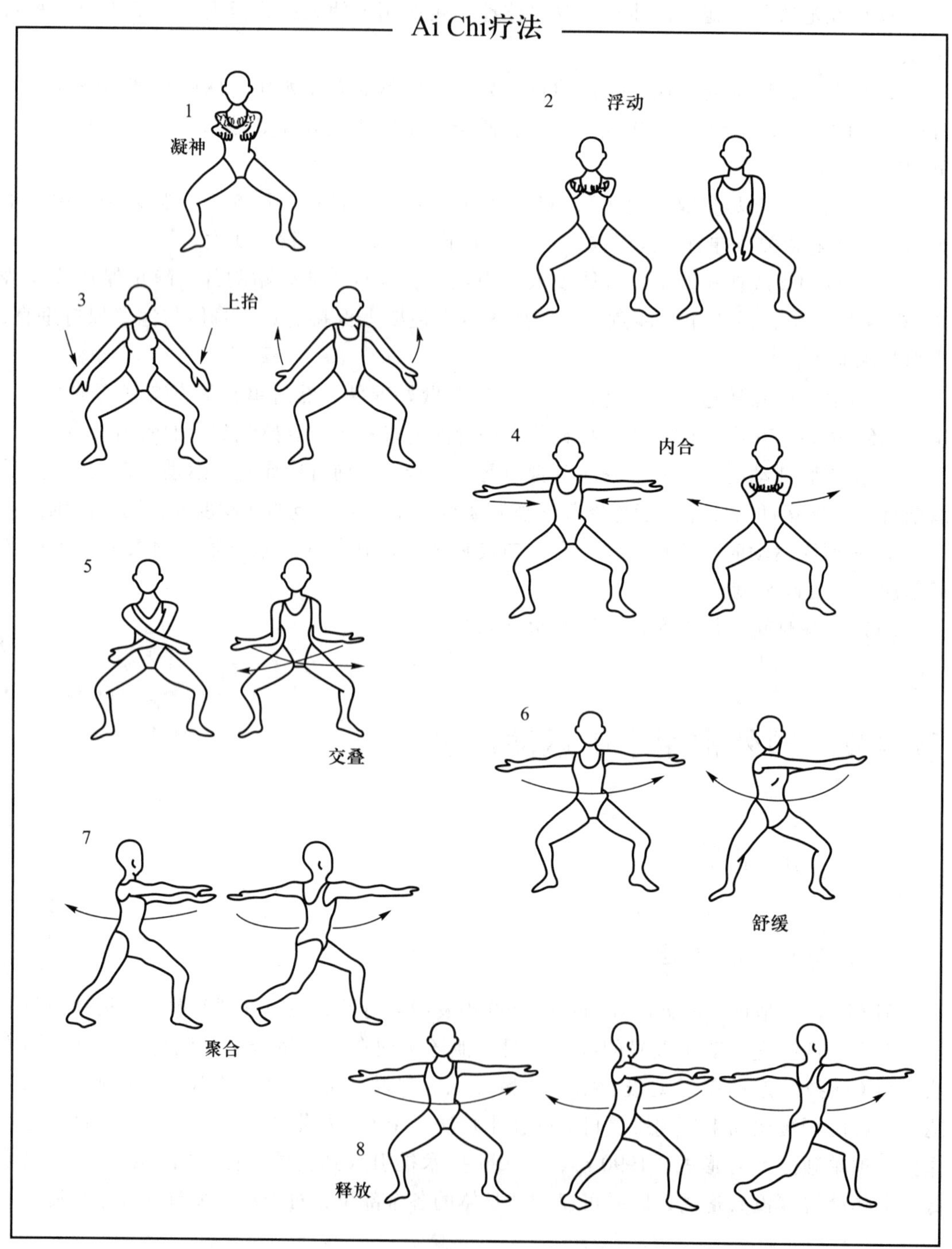

图 17-4-1　临床 Ai Chi 技术示意图

二、拉格斯圈法

拉格斯圈法（bad ragaz ring method，BRRM），是基于本体感神经肌肉易化术原则而建立的。物理治疗师 Egger 和 McMillan 在瑞士的拉格斯的治疗中，加入了浮圈而最终改进形成了目前使用的技术，并在 1991 年将新的方法以书籍的形式出版。

BRRM 不仅仅是被强化的运动技术，更是一套完整的物理疗法理念，专注于疼痛调制和肌肉松弛。为了达到治疗目标，需要使用特定的技术。生物力学、流体力学和神经生理学知识为 BRRM 疗法提供了最重要的基本原理。根据流体运动原则，身体在水中运动时有一定的阻力，治疗师运用这些原理来拉伸肌肉、锻炼和增强等体积肌肉的收缩力、辅助肌肉的活动或者是对抗肌肉的运动等。在这个练习链中，治疗师用辅助设备来固定患者的臀部以达到锻炼两侧躯干的稳定性的作用，当治疗师不给予辅助之后，患者自己维持这个姿势，利用水的阻力、冲击力、速率来达到锻炼核心力量的目的。

当一个关节的运动属性（如它的方向、强度和速度）影响邻近关节，就会出现一个连续的运动。每一个连续运动会改变平衡状态，迫使身体作出反应，找到稳定平衡的位置。这些反应发生有以下两个步骤：

（1）患者用反作用活动停止连续运动，这被称为主动活动反力（或推力）。

（2）患者使用一些身体部位作为平衡来限制连续运动效果，被称为被动活动反力。

例如，左手的主要运动是向前将环套到海绵条上。这个动作自动地延伸脊柱以限制向前的运动。在这个示例中，脊柱背伸是不足以保持平衡的，它需要更多的相反重力。

三、Halliwick 技术

（一）Halliwick 技术概念

Halliwick 技术是一种适应性水上运动形式，也称为主动水疗法。Halliwick 技术的观念是教身体和学习有困难的人去参加水中练习，使其能够在水中自由运动和游泳。由治疗师和患者进行一对一训练，通常使用游戏的方式训练患者的姿势和平衡控制。Halliwick 技术可结合独特的水旋转控制模式，以促进和改善人体的神经系统、骨骼肌和心理状态。Halliwick 技术具有 10 个步骤，包括了心理调整、平衡控制及移动等方面。Halliwick 技术具有身体的、个人的、娱乐的、社会的和治疗等方面益处。Halliwick 技术已经发展成为一种特别的水中治疗方法。

（二）Halliwick 技术基本理论

Halliwick 方法强调水中锻炼对患者的心理、生理和社会三个方面的康复理念和程序，并提出水中康复训练是一个随着我们的知识和经验的增长而不断进步的过程。Halliwick 概念是一种整体方法，流体力学和运动学是其理论基础，它综合应用了水与人体、教与学、动机、挑战、集体动力学、游泳技术动作等相关知识。虽然 Halliwick 技术是不断发展的，但仍一直保持其原有的原理：① 鼓励参与水中活动；② 鼓励独立运动；③ 游泳技术的学习。

（三）Halliwick 技术实施基础

一对一的教学：Halliwick 技术是一对一的教学模式，每个治疗师对应一个患者，直到这个患者学会了在水中独立活动。这种一对一的教学方式使 Halliwick 技术具有可靠的安全性。如果患者需要帮助，治疗师可以紧随这个患者，增加患者在水中的安全感。每次游泳结束后治疗师都应该积极地总结患者的经验及不足之处，以利于后期训练计划的制订及工作的开展。

借助浮力：Halliwick 技术的整个学习过程不利用任何浮漂设备的帮助，只需要指导者给予患者辅助，从学习身体的自我控制开始，就给予患者在水中活动的自由空间，使患者加强自我控制能力。每个人感受水的浮力是不一样的，在水中必须学会身体的平衡调控，治疗师长期与患者的接触，了解到患者什么时候应该给予帮助，根据需要调整患者的体位，通过治疗师的灵活应变来引导患者技术学习，从而使患者减少对浮漂设备的依赖。

头部的控制：Halliwick 技术发展的关键是头部位置的控制。从开始学习 Halliwick 技术就要控制头颈部，头颈部的控制决定水中体位的变化。因此，治疗师可以用语言提示患者在不同的体位时，眼睛该注视什么地方来调整体位。

呼吸的控制：Halliwick 技术要求患者要学会呼吸的自我控制，从开始学习游泳的时候就要练习呼吸，从开始的陆上练习吹气，到水面上吹气，再到水中的吹气，呼吸的控制有利于身体的体位转换，能够帮助患者减少害怕心理和建立自信心。

身体在水中的位置：学习 Halliwick 技术的时候，治疗师和患者的肩部都要保持在水平面以下，这样才不会使身体感到寒冷，而且还能促进深呼吸，增强心肺功能，有利于患者自然地感受到水的浮力。

（四）Halliwick 技术实施步骤

Halliwick 技术强调水中康复练习应包括循序渐进的 10 个步骤：第一、二步为呼吸和放松练习，第三至六步为旋转控制力的练习，第七至九步为不同状态下滑行和推进的训练，最后的第十步是水中基本动作的学习。具体方法见表 17-4-1。

表 17-4-1 Halliwick 技术的 10 个步骤

序号	名称	图示	说明
第一步	适应水性	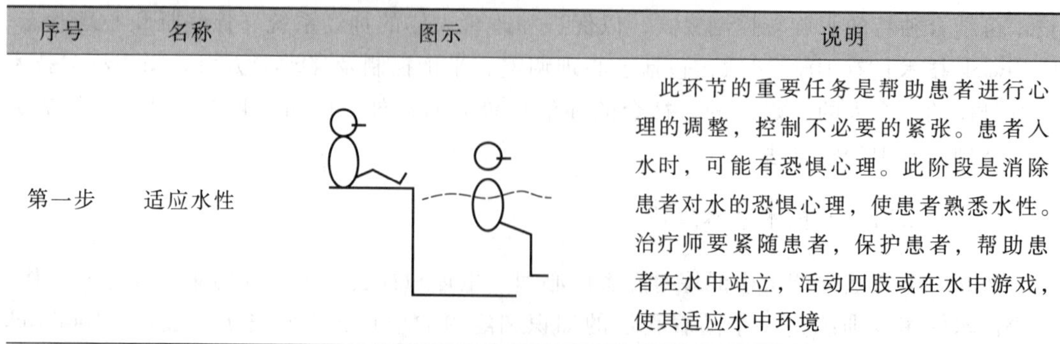	此环节的重要任务是帮助患者进行心理的调整，控制不必要的紧张。患者入水时，可能有恐惧心理。此阶段是消除患者对水的恐惧心理，使患者熟悉水性。治疗师要紧随患者，保护患者，帮助患者在水中站立，活动四肢或在水中游戏，使其适应水中环境

续表

序号	名称	图示	说明
第二步	消除依赖	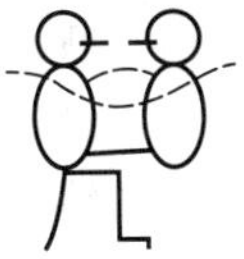	在整个学习进程中，患者要从精神和身体两方面逐渐独立，要完全消除对外力的依赖，并在水中能完成一些垂直位的简单动作，如行走、手掌划水、手臂划水
第三步	横向旋转动作控制（规范的垂直旋转）	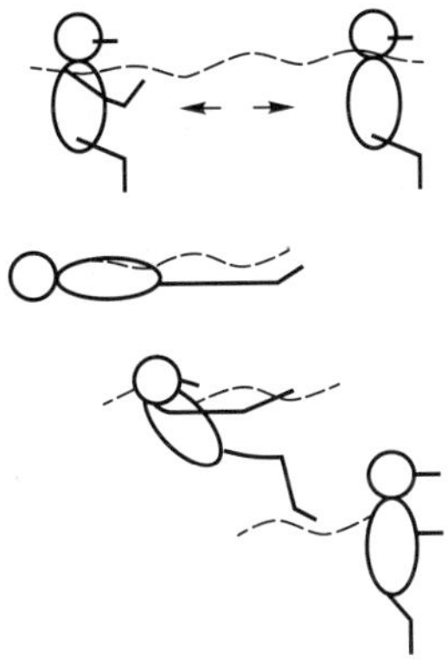	有能力控制所有额状轴做出的横向旋转动作，即向前、向后翻转
第四步	矢状面旋转动作控制	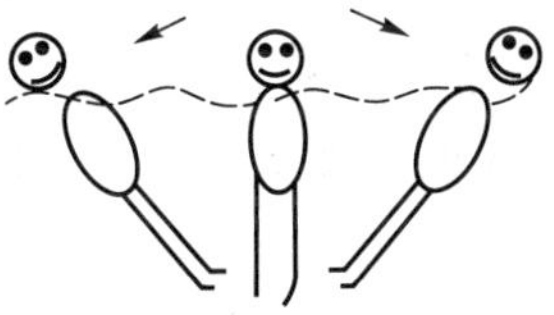	有能力控制所有矢状轴（前/后）做出的横向旋转动作
第五步	纵向旋转动作控制（规范的侧向旋转）	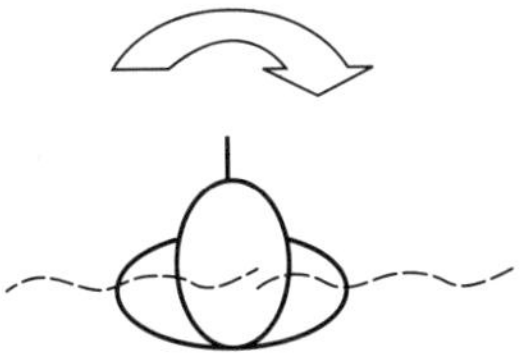	有能力控制所有额状轴做出的纵向旋转动作，是一种围绕脊柱纵轴旋转的运动，治疗师需紧随患者身旁加以保护
第六步	混合旋转动作控制	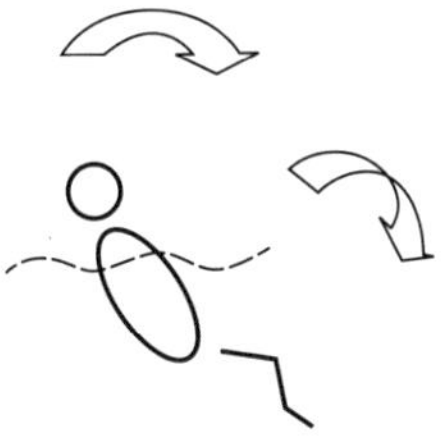	有能力控制多种混合型旋转动作，以上 3 种旋转方法熟练掌握后，治疗师才可让患者在水中自由活动
第七步	感受浮力	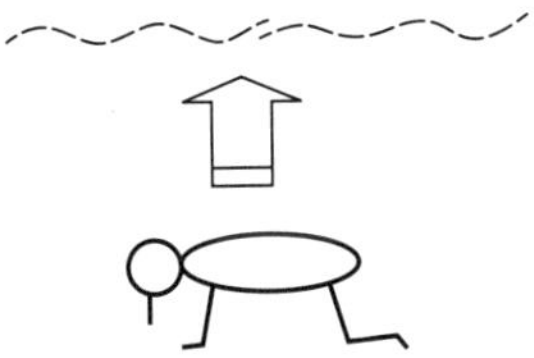	让患者做潜入水中的动作，鼓励患者做水底捡物品的游戏。在做潜水动作的过程中，让患者体会有一种浮力把身体轻轻托起的感觉
第八步	平衡静置	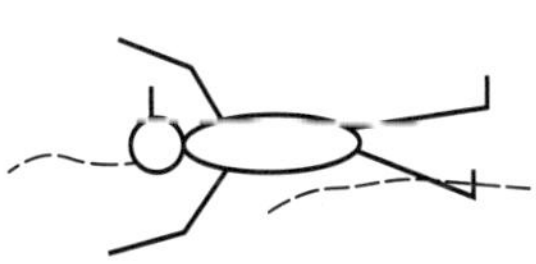	依靠心理和肢体控制平衡，身体就能在水中处于漂浮和放松状态

续表

序号	名称	图示	说明
第九步	湍流滑行		在治疗师的指引下，浮在水面的患者顺水漂动，治疗师与患者之间没有身体接触。此时，患者需要控制不必要的旋转动作，同时注意不要做任何推进运动
第十步	简单进程及基本的游泳动作		从患者最初的简单向前推进动作到后来独创性的划水动作，这就是游泳动作的发展过程，最终目标是教会患者在水中克服各种障碍，能独立和自由自在地在水中游泳

思考题

水中运动常用仪器设备

1. 简述水疗的适应证及禁忌证。
2. 请阐述 BRRM 技术与 PNF 之间的联系和区别。
3. 简述偏瘫患者适合利用何种水疗设备进行康复训练，并说明该设备的优点。

实践训练

男性患者，46 岁，左侧偏瘫，神志清楚、言语流利，可独立翻身、平衡性差、步行需借助拐杖。请为该患者制订水中运动康复方案，方案需包含评估工具的选择。

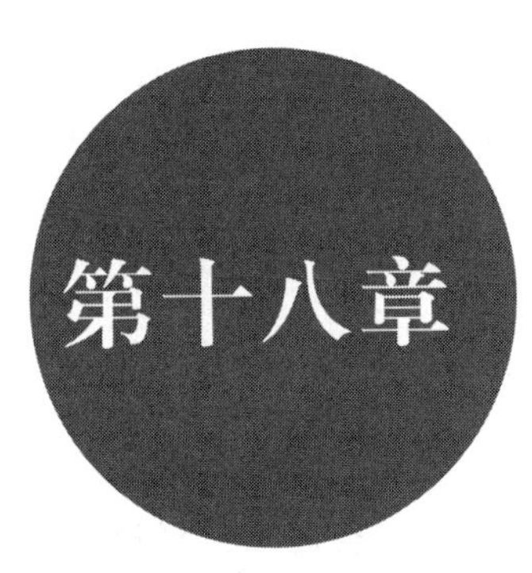

第十八章 高强度间歇训练

本章导言

高强度间歇训练（HIIT）起源于20世纪初，开始用于各类中长跑训练中，后逐渐扩展应用于体育项目训练和运动康复治疗中，可引起有氧代谢系统、无氧糖酵解系统和神经肌肉系统的反应。HIIT的5种训练模式包括：短间歇HIIT、长间歇HIIT、重复冲刺训练、短跑冲刺间歇训练和专项运动相关HIIT，可根据受训者的运动需求、个人情况等进行训练方案设计。本章内容主要介绍HIIT的背景、训练计划的设计及临床应用，培养学生掌握HIIT的理论与实践应用能力。

学习目标

1. 掌握HIIT的实践应用模式，熟悉HIIT在运动康复中的临床应用。
2. 掌握制订HIIT计划的方法，针对不同的训练目的熟练使用各类HIIT模式。
3. 加深对于HIIT的认识，意识到其在运动训练和运动康复中的重要作用，增强在实践中应用HIIT的能力。

第一节　概述

一、定义

高强度间歇训练的起源与发展

高强度间歇训练（high intensity interval training，HIIT）是指反复进行高于无氧阈或者最大乳酸阈稳态的高强度运动，其间穿插低强度运动或完全休息。在训练负荷相等情况下，与传统训练方式相比，HIIT 模式能够获得更易于管理的训练；当训练时间相同时，HIIT 模式能够获得更多的高强度运动量的积累；与相同的功率进行连续训练相比，HIIT 模式能够获得更好的全面性训练刺激，同时还可以针对特定的身体系统或运动需求进行适应性调整。

二、高强度间歇训练计划的设计

（一）高强度间歇训练的要素

（1）训练强度。HIIT 中训练过程的强度，可通过 $\dot{V}O_2max$、VFIT、RPE 和心率等作为监测标准，在不同模式中会使用不同的训练强度，但一般情况下都会高于 95% $\dot{V}O_2max$、80% VIFT 或 90% 最大心率。

高强度间歇训练的生理学基础

（2）训练回合的持续时间。单次高强度运动的持续时间，依据训练模式的不同，可为几秒至几分钟。

（3）恢复期的训练强度。高强度训练期间恢复期的训练强度，可为无强度的完全休息或强度低于 45% VIFT 的低强度运动。

（4）恢复期的长短。高强度训练间的恢复期持续时间，依据训练模式的不同，可为几十秒至几分钟。

高强度间歇训练的目标

（5）每段连续运动的间歇数或持续时间。每一个 HIIT 可能会分为多个阶段的连续运动，在一段连续运动中又存在高强度训练间歇数量或该段训练持续的时间。例如，一个 HIIT 训练计划中，存在一段 10 回合的短间歇功率自行车 HIIT 练习，之后是一段 10 回合基于自重训练进行的短间歇 HIIT 练习，即 HIIT 存在两段连续运动，每段运动有 10 个间歇。

（6）完整训练中连续运动的数量。一个多阶段连续运动构成的 HIIT 中连续运动的数量。

（7）连续运动之间的恢复时间。每个连续运动之间存在一定的恢复时间，一般为几分钟。

（8）连续运动之间的恢复期训练强度。可为无强度的完全休息或强度低于 45% VIFT 的低强度运动。

（9）总训练量。全部连续运动训练量的总和。

（10）训练模式和基于跑步的 HIIT 的地面情况。

（11）环境。指训练环境的温度和海拔等情况。

（12）营养情况。由于 HIIT 的训练强度较高，因此需要考虑受训者在训练前（<24 h）和训练期间的营养情况，防止出现低血糖等现象。

除以上因素外，在选择 HIIT 模式时还需要关注受训者的运动需求、运动员或患者的个人情况、训练引起的长期适应以及整体训练计划中训练的各个阶段。当明确了以上因素及训练目标后，就可以对 HIIT 的模式进行选择，从而最终确定 HIIT 的训练计划。

（二）高强度间歇训练的模式

1. 短间歇 HIIT

短间歇 HIIT 是指在 90%～105%VIFT 的强度下进行少于 60 s 的间歇性训练，并进行相应的从完全休息到 45%VIFT 低强度运动的短时间恢复。在进行短间歇 HIIT 时，可以选择的运动方式有很多种，包括在跑步机或跑道上进行短跑冲刺，借助功率自行车、划船机等训练器械的方法，进行单一运动方式或多种运动方式混合的 HIIT 训练；同时也可以选择各类自重力量训练，如俯卧撑、深蹲跳、箭步蹲、开合跳、波比跳等方式，将多个运动混合放入一个 HIIT 训练计划中，达到更加全面的训练效果。由于短间歇 HIIT 的单一回合时间较短，在训练时间一定的情况下可以完成较多回合的训练（如 30 min 训练至少可以完成 15 个回合的训练）。短间歇 HIIT 可以通过改变训练的强度、恢复强度、训练时间和恢复时间来达到不同的训练目的。

2. 长间歇 HIIT

长间歇 HIIT，包括 95%～105%$\dot{V}O_2max$ 或 80%～90%的 VIFT 反复运动，运动的持续时间超过 1 min，间歇时可进行 1～3 min 完全休息或 2～4 min 强度最高为 45%VIFT 的低强度运动。长间歇 HIIT 可以选择的训练方法和短间歇类似，同样可以选择各类器械训练或自重训练，不过由于单一回合的持续时间较长，因此在训练时间一定的情况下完成较少的回合数（如 30 min 训练只能完成 10 个左右的回合）。由于长间歇的训练时间较长，相较于短间歇 HIIT，长间歇 HIIT 在对受训者有氧氧化系统产生一定刺激的同时，也会刺激无氧供能系统。

3. 重复冲刺训练

重复冲刺训练（repeated sprint training，RST）包括 3～10 s 全力冲刺和 30～45 s 的完全休息或低于 45%VIFT 低强度运动的短时间恢复。同时，训练分为多段连续训练，在每个连续训练之间，受训者可以进行较长时间（>1 min）的完全休息。冲刺可以选择在跑道或跑步机上进行。虽然 RST 的训练时间较短，但由于全力冲刺的运动刺激和高密度的训练，RST 可同时引起受训者有氧代谢系统和无氧供能系统的反应。

4. 短跑冲刺间歇训练

短跑冲刺间歇训练（sprint interval training，SIT）包括 20～30 s 的全力冲刺和通常为 1～4 min 的完全休息。相对于 RST，SIT 的全力冲刺时间更长，因此也需要更多的无氧供能，从而对无氧供能系统产生更强的刺激，并产生较大的神经肌肉压力。

5. 专项运动相关 HIIT

专项运动相关 HIIT（game based HIIT，GBHIIT），包括各类基于专项运动设计的长间歇训练，因涉及与对手和队友的决策和互动，因此 GBHIIT 不同于典型的间歇式运动（长间歇或短间歇 HIIT)，同时其运动强度也会由于决策和互动产生一定的波动。GBHIIT 通常包括 2~4 min 的专项运动强度的训练和 90~240 s 的完全休息，选择的运动方式则完全基于受训者的专项运动。由于其训练设计类似于长间歇 HIIT，因此 GBHIIT 训练所要达到的训练目标也类似于长间歇 HIIT。

使用不同 HIIT 模式可以达到不同的训练目标，主要与训练引起的氧化代谢程度、糖酵解程度和神经肌肉的疲劳程度相关。需要注意的是，设计的不同的 HIIT 模式并不一定意味着不同的训练目标，其也可以用来达到相同的训练目的。表 18-1-1 总结了 5 种 HIIT 训练模式。

表 18-1-1　5 种 HIIT 训练模式

模式名称	训练模式	训练强度	恢复期强度	训练目标
短间歇 HIIT	10~60 s 训练；10~60 s 恢复期	90%~105%VIFT	完全休息（短恢复）到 45%VIFT 的低强度运动（长恢复）	目标 1、目标 2、目标 3、目标 4
长间歇 HIIT	2~5 min 训练；1~4 min 恢复期	95%~105% $\dot{V}O_2$ max 速度或 80%~90% VIFT	完全休息（短恢复）到 45%VIFT 的低强度运动（长恢复）	目标 3、目标 4
重复冲刺训练（RST）	3~10 s 全力冲刺；15~60 s 恢复期	全力冲刺	完全休息（短恢复）到 45%VIFT 的低强度运动（长恢复）	目标 3、目标 4
短跑冲刺间歇训练（SIT）	20~30 s 全力冲刺；1~4 min 恢复期	全力冲刺	完全休息	目标 5
专项运动相关 HIIT（GBHIIT）	2~5 min 训练；1.5~2 min 恢复期	由于基于专项运动，因此训练强度存在区别和波动	完全休息	目标 1、目标 3、目标 4

（三）高强度间歇训练的目标

根据 HIIT 引起的不同生理学反应，存在 5 个不同的训练目标：

（1）以增强代谢为目的，对心肺系统和肌肉的有氧代谢能力有很大的需求。

（2）以增强代谢为目的，但同时会导致一定程度的神经肌肉功能的负荷。

（3）增强代谢，在对有氧代谢能力需求基础上，也将无氧糖酵解作为供能方式。

（4）增强代谢的方式与第 3 个目标的方式相同，额外会有一定程度的神经肌肉功能的负荷。

（5）增强代谢，需要大量的无氧糖酵解供能并造成严重的神经肌肉供能的负荷。

第二节　高强度间歇训练在运动训练中的应用

一、高强度间歇训练的训练效应

（一）心肺功能

大多数 HIIT 模式都可以通过延长在 $\dot{V}O_2max$ 下的训练时间来改善受训者的 $\dot{V}O_2max$。相对于长间歇和短间歇 HIIT 模式，RSS 和 SIT 只持续较短时间的 $\dot{V}O_2max$。在 RSS 和 SIT 期间的耗氧量反应与运动员的身体状况相关，更强健的运动员在这类的训练中很难达到 $\dot{V}O_2max$。

为了达到个性化运动强度和针对特定的短期生理反应，最大有氧速度或功率、无氧储备速度或功率或 VIFT 可能是设计长间歇（>1～2 min）和短间歇（<45 s）HIIT 所需的更精确的强度参考值。对于以跑步为基础的 HIIT，与无氧储备速度相比，VIFT 同时反映恢复能力和变向能力，特别适合用于短时间、最大程度的变向跑间歇训练，这在大多数团体项目和挥拍类项目运动员的训练中都可以使用。

当训练有素的运动员进行大肌肉群参与的训练时，若为了激发运动员的运动潜能而最大化 $\dot{V}O_2max$ 的持续时间，推荐进行训练恢复比>1（训练时长>恢复时长）的长间歇或短间歇 HIIT。此外，应该在热身和 HIIT 开始之间有一段间歇，以便更快地达到 $\dot{V}O_2max$。团体项目和挥拍类项目运动员的热身强度可以不高于 60%～70%的 $\dot{V}O_2max$ 或以比赛的强度为基础。来自高水平运动员的综合数据表明，在 HIIT 中，长间歇和/或短间歇 HIIT 配合训练恢复比>1 可以使 $\dot{V}O_2max$ 的持续时间在总运动时长中的比例更高。总训练量应使运动员 $\dot{V}O_2max$ 的持续时间约为 5 min（团体项目和挥拍类项目）和 10 min（耐力型运动项目）。

（二）无氧功能

在实践中，一些 HIIT 会依赖大量的无氧糖酵解功能。通过使用某些形式的 HIIT（包括短间歇 HIIT，可能还包括某些类型的 GBHIIT），可以最大程度地减少无氧呼吸的参与。相反，如果操作得当，HIIT 训练（尤其是 RSS 或 SIT）可以产生高水平的血乳酸，这是通过无氧糖酵解反应供能的标志。

（三）神经肌肉刺激

在实践中，训练期间神经肌肉负荷的大小可以通过训练中可操作的变量（如训练强度或持续时间、运动模式或阶段）进行调节，这种反应应高度依赖运动员的自身特点。在 HIIT 后，耐力型运动员显示较低水平的快速疲劳和速度递减，但团体项目的运动员通常表现出显著的神经肌肉疲劳。运动强度和神经肌肉功能的急性反应之间可能存在 U 形关系，过低（强度≤85% $\dot{V}O_2max$）和付出全力的训练强度都没有足够多或足够快的不利影响。

教练应根据预期的训练目的和神经肌肉功能的急性变化，选择和平衡在指定 HIIT 形式中对于神经肌肉功能的需求。跑步形式（如变相跑）、运动模式（如骑行、跑步、跳跃）、训练场地（如普通路面、人工跑道、草地、沙地或跑步机）和地形（上坡、下坡）也可能直接引起创伤和过度训练的损伤风险，因此应在权衡利弊后进行训练计划的设计。

二、高强度间歇训练的负荷

（一）将 HIIT 纳入训练计划

虽然多模式的训练有可能对力量训练的适应性产生影响，但目前的证据表明，它不会减弱对 $\dot{V}O_2max$ 和耐力的改善，而且最有助于改善跑步和骑行表现。因此，对计划制订者来说，制订计划的主要难题是对 HIIT 变量的设计以及考虑最小化对力量训练适应的影响因素，同时通过代谢调节，最大化地改善心肺功能。

当单独进行力量训练时，由于没有预先的神经肌肉疲劳，因此可以使用最佳的训练强度来促进肌肉肥大和力量发展。然而，复合训练中的耐力或 HIIT 可能会导致一定的神经肌肉疲劳，会影响力量训练的表现和训练后对力量训练的适应性反应。因此，在设计训练计划时，应特别考虑 HIIT 的神经肌肉功能需求，以及对后续力量训练表现的影响。任何会引起神经肌肉紧张的训练目标（如目标 2、4、5）都可能会导致更严重的神经肌肉疲劳，相比之下，目标 1 和目标 3 导致的神经肌肉压力更小。同样，力量训练可能也会影响后续高神经肌肉需求的 HIIT 运动表现。因此，计划制订者应该先考虑 HIIT 训练或力量训练的相对优先级，并合理的设计训练计划，以减少训练模式之间潜在的负面交互作用。

（二）量化负荷

实践中，可以通过多种方式对 HIIT 的训练负荷进行量化。训练负荷被定义为训练强度和训练量的乘积，训练负荷参数可以从外部（如功率或运动模式）或内部（如测量人体运动时的心率）的角度来考虑。外部训练负荷参数通常用于 HIIT 的训练计划制订（如在 350 W 功率下进行每回合 3 min 训练、3 min 休息的骑行训练，共 4 个回合，或在 3′15″/km 的速度下完成每回合 3 min 训练、2 min 休息的跑步训练，共 4 个回合），而内部训练负荷是指运动过程中所测系统产生的内部训练压力（心率、乳酸等）。

如今，已经有大量的技术和相关数据可以用来检测训练负荷。外部训练负荷测量应针对运动员的运动项目，包括功率计、GPS、本地定位系统和半自动视频。相关的内部训练负荷参数包括提供氧化、糖酵解和神经肌肉参数的监测，主要为心率、乳酸和 RPE。

第三节 高强度间歇训练的临床应用

规律的体力活动可以预防慢性疾病和降低死亡率。对于慢性疾病患者推荐有氧运动。

近年来越来越多的证据表明 HIIT 也是一种有效的选择。为准确描述 HIIT 内容，采用以下统一格式：每周训练课×干预周数［负荷次数×持续时间(负荷强度)/间歇休息时间(间歇休息强度)］×组数［组间间歇时间(组间间歇强度)］。例如，跑台 2×6 周［15×30 s(100% $\dot{V}O_2max$)］×2［60 s×(0)］表示，采用跑台这种运动方式经历 6 周，每周两次训练课，每节课两组，组间休息 60 s，1 组 15 次 100% $\dot{V}O_2max$ 强度 30 s 的运动。

一、HIIT 在糖尿病中的应用

HIIT 作为糖尿病干预方法之一，不仅对患者糖脂代谢有积极的影响，还具有改善心肺适应度及延缓并发症的作用，且时效短、成本低、依从性高。糖尿病的运动处方选用中等训练负荷持续 1 min 和间歇休息 1 min，每周 3 次，持续 8 周，结果显示内脏脂肪质量、糖化血红蛋白、空腹血糖、餐后血糖和血糖变异性均出现降低，且没有因 HIIT 引起的损伤或低血糖事件。目前，运动强度的监测主要有：最高心率百分比、心率储备百分比、$\dot{V}O_2$ 储备百分比、代谢当量、主观感觉等。考虑到经济因素及简便性，常用最高心率百分比对运动强度进行监测，心率监测多采用跑步机、功率车或佩戴运动手环的方式。目前大部分研究选取的范围在 85%～95%HRmax。因 HIIT 对强度有所要求，患者年龄多为 65 岁以下，且多适用于 2 型糖尿病、糖尿病前期患者。常规推荐运动处方：跑步 3×2 周［10×60 s(90%HRmax)/60s(0)］。

二、HIIT 在高血压中的应用

HIIT 不仅可以很大程度地降低高血压患者的血压，也可增加有氧适应性，降低血管阻力，通过影响血流动力学及神经-体液调节进一步发挥降压作用。高血压患者进行 HIIT 的运动强度为 60%～70%HRmax，能有效提高 1～2 级或药物控制良好的高血压患者的降压效果。同时，HIIT 最好是用于起始阶段和症状改善阶段，能有效地改善患者的峰值耗氧量、心肺功能及长期依从性，使患者的总运动时长增加。常用的三种运动处方方案：① 长间歇：在 85%～90%的 $\dot{V}O_2max$ 下运动 15 min；② 中等时间间歇：在 95%～100%的 $\dot{V}O_2max$ 下运动 1～3 min；③ 短间歇：在 100%～120%的 $\dot{V}O_2max$ 下运动 10～60 s。建议心脏病风险较低的患者使用中等或长间歇的运动方案，或者可能仅用于症状的维持阶段。常规推荐运动处方：跑步 3×6 周［10×90 s(85%～90%HRmax)/120 s×(50%～55%HRmax)］。

三、HIIT 在慢性阻塞性肺疾病中的应用

HIIT 能显著提高慢性阻塞性肺疾病（慢阻肺）患者的运动耐力，改善患者的运动能力、峰值功率、摄氧量变化、呼吸困难症状、骨骼肌适应能力和生活质量。常用的器材为下肢功率车，形式主要包括间歇性的高强度训练、高强度与低强度的交替训练。对于重度和极重度慢阻肺患者，HIIT 使其更容易坚持完成项目而且间歇训练中乳酸产生量更低，过度通气和运动中的呼吸困难等情况发生较少。对于不能耐受间歇训练的患者，单腿骑行是另一种选择。常规推荐运动处方：跑步机 3×10 周［4×60 s(90%～95%HRmax)/180 s×

（50%～70%HRmax）]。

四、HIIT在肥胖中的应用

有氧运动作为控制身体脂肪堆积、缓解肥胖的有效手段。然而，有氧运动对肥胖及其引发的相关代谢性疾病的运动干预成功率并不理想，其重要原因被认为是有氧运动的强度选择存在问题。长期HIIT干预对肥胖人群身体成分的改善作用明显，具体表现在BMI、腰围和体脂百分比，而短期的干预则并不能改善肥胖症患者体脂百分比和体重。常用的三种运动处方方案：短间歇折返跑（SH）：10 s×10 s，强度115%～120%MASS，重复次数15次（70%个体最大重复次数），3组，组间休息2～3 min；长间歇折返跑（LH）：强度90%～95%MASS，持续时间70%TTE（4 min），3组，组间休息2～3 min；持续折返跑（CON）：强度70%MASS，持续时间35 min。训练强度以20 m最大折返跑（Beep）测试的最大往返跑速度（MASS）与耗尽时间（TTE）确定。HIIT作为体重管理的有效手段，可在超重人群中推广。常规推荐运动处方：自行车3×12周［4～6×60 s（120%$\dot{V}O_2$peak）/2～3 min×(0)］。

五、HIIT在其他疾病中的应用

HIIT可有效改善癌症患者的峰值摄氧量和肌肉力量，缓解癌因性疲乏，改善睡眠质量，最终提高患者的生活质量。癌症患者的运动方案多为中等强度，主要是出于对患者安全性的考虑，但要排除癌症转移者。

HIIT也适用于帕金森病患者，可以有效改善患者的肌肉力量、平衡能力、肌肉控制能力和整体的生活质量，但出于安全考虑，建议帕金森病患者通过功率自行车进行训练。

总之，了解受训者个体的生理情况、所处的训练或治疗阶段和针对专项运动的训练需求，利用训练产生的代谢和神经肌肉反应，以及随之而来的适应性反应，才能选择合适的HIIT训练方案。清楚地了解到受训者的需求，才能合理的通过HIIT精准地刺激其生理反应并产生所需要的适应。

思考题

1. 简述5种HIIT训练模式。
2. 简述HIIT与持续性运动对比的优势。

实践训练

肥胖症患者，BMI>35，需要通过复合HIIT和力量训练，在有效控制体重、提高心肺耐力的同时，提高肌肉力量和运动功能，请针对该患者的需求设计一个HIIT计划。

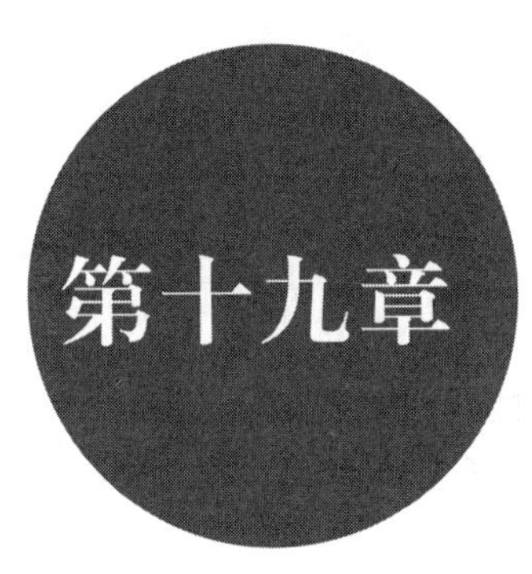

第十九章 振动治疗

本章导言

振动治疗是指利用一定频率的振动源直接或间接作用于人体产生相应的生理反应，从而对疾病产生一定治疗效果的方法。本章主要讲述了全身垂直振动治疗的原理、作用机制、治疗方案、感觉分级、临床应用、作用、注意事项、副作用、适应证和禁忌证，并简要介绍了全身水平振动治疗的原理、治疗方案、作用和适应证。

学习目标

1. 了解全身垂直振动治疗的物理学特征参数。
2. 熟悉振动治疗的原理和机制。
3. 掌握全身垂直振动治疗的方案、适应证和禁忌证。

第一节　概述

振动治疗是发明于20世纪初，最初主要是为那些受伤而不能运动者设计的运动治疗方法。之后，有研究者对其治疗作用进行了深入研究，并且广泛开展应用观察，到21世纪已经形成了较为规范的康复治疗方法。

一、定义

振动治疗是指利用一定频率的振动源直接或间接作用于人体产生相应的生理反应，从而对疾病产生一定治疗效果的方法。

二、振动治疗的分类

振动的物理学特征参数

根据振动施加的治疗部位不同，可分为局部振动治疗和全身振动治疗。

（一）局部振动治疗（local body vibration，LBV）

局部振动治疗是指身体中单个部位与振动装置相接触而产生振动效应，而人体其他部位不产生振动的治疗方法。最常用的治疗器械有腹部、肌腱和足底振动器等，代表性的治疗器械有深部肌肉刺激器松解扳机点、腰部振动减肥仪等。

局部振动治疗参数取决于治疗目的，一般来说局部振动治疗速度较快，即频率较大，在50~200 Hz，甚至更高，但振幅相对较小，治疗时间较短，通常为几秒到几分钟。

（二）全身振动治疗（whole body vibration，WBV）

全身振动治疗中因其振动刺激的方向不同而分为全身垂直振动治疗、全身水平振动治疗和多维振动治疗三种类型。目前在临床康复领域应用最广泛的是全身垂直振动治疗，因此，本章重点介绍全身垂直振动治疗。

全身垂直振动治疗是人的足部或臀部与振动装置直接接触，通过振动装置将正弦机械振动负荷传递给身体骨骼、肌肉和感受器，并通过下肢或躯干传递给其他身体器官，进而引起相应的全身生理反应。常用设备为：振动台、振动椅和振动鞋。

（三）治疗的作用

（1）增加骨密度，预防骨质疏松症。
（2）增加肌肉力量。
（3）增加关节灵活性和稳定性。
（4）增加肌力平衡和协调。
（5）降低跌倒风险。
（6）改善心血管功能。

（7）减少脂肪和改善肥胖。

（8）防治糖尿病。

（9）改善慢性疲劳。

（10）降低腰痛和关节疼痛症状。

（11）促进青少年骨骼发育和成长。

（12）提升运动员体能和运动表现。

第二节　常用疗法

一、全身垂直振动治疗

（一）治疗的原理

全身垂直振动是通过机械振动力，产生对抗地心引力的垂直向上力量，当机械力停止时，在地心引力的作用下，物体会回落下来，此时再给予一垂直向上的力量，就产生了上下振动的冲击力量，从而对人体组织器官产生拉伸应力和压缩应力，对人体产生效应。垂直振动波作用于人体，通过人体骨骼、肌肉和脊柱进行传导，对人体骨骼、肌肉、神经血管以及全身脏器都产生作用力，改变人体的功能。

（二）作用机制

全身垂直振动治疗的作用机制

1. 促进肌肉肥大和功能提高的机制
2. 改善骨密度的机制
3. 减轻慢性炎症的机制
4. 抗凝与促进血液循环的机制

（三）治疗方案

目前临床上还没有形成统一规范的治疗方案，根据康复治疗对象不同，治疗方案也有很大差异，主要包括间歇方式治疗和连续方式治疗（持续振动 10~20 min），安全有效的全身垂直振动治疗方案推荐为：

振动频率：每秒机器振动的次数，用 Hz 表示，最常用的频率为 3~50 Hz。

振动振幅：机器上下振动一次的幅值，从 10 um~10 mm。

振动强度：是振动频率与振幅的乘积，代表振动所产生的力，用重力表示，单位为地心引力的倍数（g）。公式为：$a=2A\times(\pi f)^2/9\,800$，a 是重力加速度，单位为 g，a 应该在 1 g 左右，A 代表振幅，f 代表频率，π 是圆周率≈3.14。

振动方向：垂直振动，围绕着振动仪轴心，以正弦谐振波交替升降起伏。

患者姿势：患者静态站立或动态站立在振动仪上，膝关节微屈，以不产生头部振动不适为宜；每次 1~2 min，持续 4~6 组，组间休息 1~4 min，每天 1~2 次或每周 1~2 次，持续 3 周至 1 年。

（四）感觉分级

感觉阈。刚刚能引起人体振动感觉的轻度振动。

不舒适阈。使人产生不舒适、不愉快的振动感觉。

疲劳阈。引起人体疲劳，使工作效率降低，并使人体产生生理效应的振动。

极限阈。超过人体生理、心理负荷的振动，可引起人体损害的病理反应。

通常振动治疗要求做到感觉阈程度为宜，而且在强度和时间上都要加以控制，从小强度开始，逐渐适应，再慢慢改变振动参数，调节训练姿势等，使受试者始终保持在舒适的感觉阈范围内。

（五）临床应用

全身垂直振动训练的应用

全身垂直振动治疗可应用于多种慢性疾病患者康复、运动员训练、促进青少年生长发育和减轻衰老综合征。在各类人群中由于其治疗目的不同，或疾病时期不同，或人群的耐受程度不同，治疗方案也有比较大的差别。一般来讲，运动员耐受的振动强度较大，需要的振动刺激也相应强烈些，所以振动频率较高，振动幅度较大，持续时间较短；而慢性疾病患者，或老年患者则耐受振动强度较小，所以振幅和频率都较小，持续时间稍长，但每种慢性疾病的振动治疗方案也都有所不同。

（六）注意事项

一定要遵循循序渐进原则，从低强度开始，逐渐适应，再增加强度；治疗期间一定要加强对受试者的保护和观察，不要在治疗中随意更改治疗方案，要对受试者进行保护，避免受试者出现头晕、摔倒、损伤等意外；治疗后要求受试者坐下来休息观察片刻，没有不适方可离开。

（七）优点

（1）被动型运动，不受受试者动机影响；或者主动被动运动相结合的运动，在振动仪上进行主动活动，强化运动训练效果。

（2）技术简单，容易操作。

（3）安全性好：防滑、防摔。

（4）比其他运动形式效率高，有研究显示，进行此治疗 9 min 相当于 3 h 走路的运动量。

（5）愉悦心理。

（八）不良反应

1. 局部不良反应

有些受试者可出现足部皮肤红肿和痒疹，可使用脚垫、清洗足部和涂抹润滑乳液的方法使之消除。

2. 全身不良反应

有些受试者在振动治疗中出现头晕、头痛、眩晕、肌肉酸痛、反胃和消化不良等现象，可采取询问病史、控制振动治疗与进食间隔时间、循序渐进和降低治疗强度等措施，一般情况下可消除这些不良反应。如果受试者持续不适，需立即终止治疗，查找原因，积极寻求其他治疗。也曾有严重不良事件报道：骨质疏松症患者因跌倒而导致下肢骨折，患者形成深静脉血栓、骨折后固定松动和肾结石发作，因此，治疗师要严格掌握适应证和禁忌证。

（九）适应证与禁忌证

1. 适应证

（1）青少年锻炼。

（2）运动员训练。

（3）各个年龄段人群，尤其是静坐少动人群锻炼。

（4）各种疾病人群，包括糖尿病、肥胖症、帕金森病、脊髓损伤、多发性硬化、慢性阻塞性肺疾病、慢性便秘等患者锻炼。

2. 禁忌证

（1）相对禁忌证。

① 孕期女性；② 癫痫；③ 胆结石、肾结石和膀胱结石；④ 严重类风湿性关节炎；⑤ 心力衰竭；⑥ 严重心律失常；⑦ 心肌梗死后；⑧ 有心脏植入物，如心脏起搏器、人工瓣膜和心脏支架；⑨ 急性骨折；⑩ 椎间盘突出症；⑪ 恶性肿瘤；⑫ 脊椎滑脱；⑬ 下肢骨软化症；⑭ 股骨头坏死；⑮ 手术后伤口未愈合；⑯ 复杂性区域疼痛症 2 型（神经损伤灼痛型）。

（2）绝对禁忌证。

① 急性感染发热；② 关节急性病变；③ 偏头痛的急性期；④ 新鲜伤口未愈合；⑤ 脊椎植入手术后；⑥ 血栓形成，尤其是深静脉血栓形成或其他血管栓塞；⑦ 严重骨质疏松症；⑧ 由于中风或其他原因导致的四肢痉挛；⑨ 恶性肿瘤骨转移；⑩ 姿势性眩晕：良性阵发性姿势性眩晕（benign paroxysmal pastural vertigo，BPPV，耳石症）、颈源性眩晕（体位性眩晕）；持续性姿势知觉性眩晕（persistent postural-perception dizziness，PPPD，也称 Agoraphobia 广场恐怖症）；⑪ 急性心肌梗死；⑫ 复杂性区域疼痛综合征 1 型（complex regional pain syndrome，CRPS，也称反射性交感神经营养不良）；复杂性区域疼痛综合征 2 型。

二、全身水平振动治疗

（一）治疗的原理和方案

全身水平振动治疗（whole body periodic acceleration，WBPA）也称全身周期性加速运动，是指用振动床给予人体从头到脚的低频振动，使血液对血管产生剪切力，刺激血管内皮细胞释放血管内皮松弛因子（endothelium-derived relaxing factor，EDRF），从而发挥扩张血管、降低血流阻力、减少血液黏滞、增加血液循环的作用。适用于糖尿病、高血压和心血管疾病患者。治疗方案：振动频率为 2～3 Hz，振动强度为 2.2 g，振动振幅为 0.01 mm，振动时间为 45 min，5 次/周，持续 4 周。

（二）临床应用

（1）预防和改善缺氧性心脏病。
（2）预防和改善血栓性疾病。
（3）降低心肌梗死后遗症。
（4）治疗肺动脉高压。
（5）预防与改善外周血管疾病。
（6）预防和改善糖尿病。
（7）急救时增加存活率。
（8）急救时降低心血管并发症。

（三）适应证

（1）心脏病。
（2）血液循环障碍性疾病。
（3）危重症急救，尤其是心脏病急救。

思考题

1. 全身垂直振动治疗的主要物理参数有哪些？
2. 简述全身垂直振动的治疗方案。
3. 全身垂直振动治疗在康复中发挥了哪些作用？
4. 简述全身垂直振动和全身水平振动的适应证。

实践训练

患者李某，男，60岁。静止性右手颤动、走路迈不开步5年，寻求康复治疗。既往有高血压，服药控制在130/80 mmHg，未述其他病史。查体：生命体征平稳，发音不清，理解无异常，面无表情，右手静止性震颤，慌张步态，余未见异常。临床诊断为帕金森病。请为其制订振动治疗方案。

第二十章 功能性训练

本章导言

对于运动员或运动爱好者来说，重返赛场前的功能性训练至关重要。功能性训练模拟运动的压力、要求与技术，作为运动康复专业人员必须将功能性训练纳入整体运动康复计划。通过功能性训练，可使受伤运动员的柔韧性、肌力、肌耐力和本体感觉达到基本要求，恢复其对运动表现能力的信心，以及为受伤后失去的运动技能提供恢复途径。本章主要介绍功能性训练的定义，功能锻炼的目标与作用，以及上肢、下肢常用的功能性训练与评估。帮助学生在学习后，能够正确、安全、有效地进行上肢、下肢功能性训练的操作。

学习目标

1. 了解功能性训练在运动治疗中的作用与临床应用。
2. 掌握功能性训练的实施步骤和操作方法。
3. 培养学生功能性训练的循证思维能力。

第一节　概述

功能性训练在运动治疗计划中由两个部分组成，包括功能锻炼和功能评估。在国内外的康复领域，“功能锻炼”一词往往泛指所有为了康复所做的锻炼，几乎可以作为运动治疗（exercise therapy）或治疗性锻炼（therapeutic exercise）的代称，包括通过体适能计划进行身体锻炼进一步改善慢阻肺、癌症、代谢综合征等疾病，也包括骨性关节炎、人工关节置换术后的基本运动治疗。在进行具体的功能计划和活动之前，首先必须了解什么是功能锻炼和功能评估，以及其基础和目标是什么。

一、基本概念

功能锻炼的目标是达到完整的功能水平，恢复患者的信心。对于一般人，要能重新获得适应生活与工作所需的动作能力；对于运动爱好者或运动员，要能重新参与运动。图20-1-1是伤后重返赛场的过程，一般是先经过专科医师进行临床医疗，在院内由治疗师进行康复。回到运动队由运动防护师进行日常康复、回场康复，并与体能教练协作，帮助运动员重返训练、重返赛场。之后就由体能教练与专项教练进行体能与专项技战术训练，创造运动表现，运动防护师也会继续帮助运动员预防运动损伤发生。

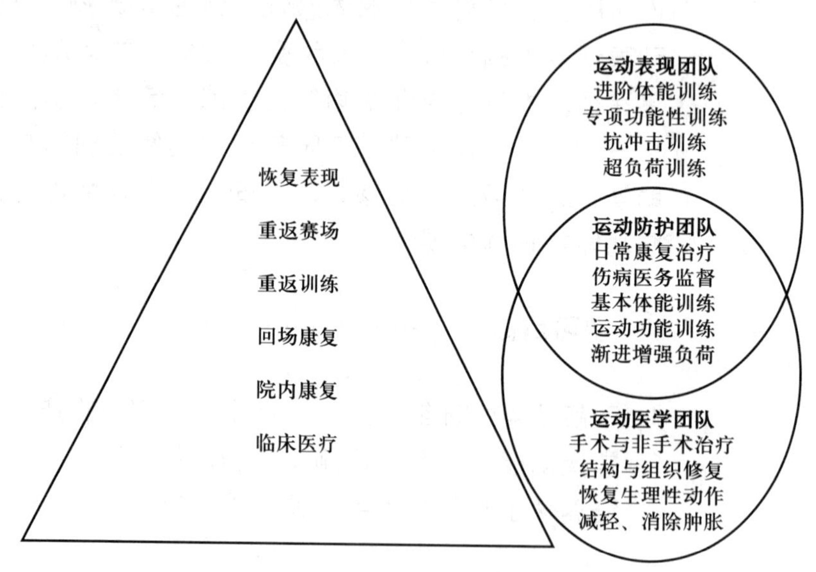

图20-1-1　伤后重返赛场的过程

一般肌骨伤病运动治疗的过程可以通过图20-1-2的金字塔来体现，从基础的矫正偏差与减少疼痛，循序渐进到功能性训练，再到创造运动表现。除了金字塔内的各阶段康复要点，在体能训练与功能性训练上，也呼应了灵活性、稳定性、动作模式、功能力量的要求。

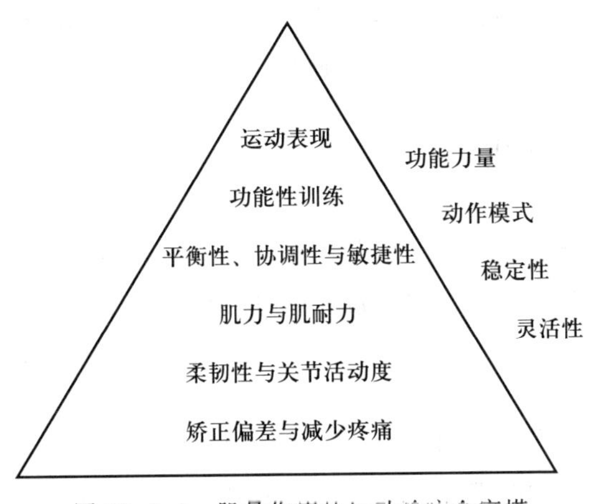

图 20-1-2 肌骨伤病的运动治疗金字塔

（一）定义

功能锻炼是指在可行的情况下，使受伤运动员尽快安全地恢复运动参与的活动。这些活动包括循序渐进的练习和技能训练，使患者能够利用从一次练习中获得的收益进入下一级练习或技能训练。

功能评估在整个计划中进行。功能评估是在允许患者进入下一级别之前，对患者安全、准确地进行训练或技能训练的能力进行评估。最终功能评估在患者恢复运动参与之前进行。为了安全地达到每个治疗性运动水平，患者必须通过功能评估。功能评估根据患者在运动治疗计划中评估的水平不同而有所不同。

功能性训练通常以综合和平衡的方式发展不同的身体能力，以便在与日常生活、工作和运动相关的活动中提供自主性、效率和安全性。为此，功能性训练使用的力量练习通常以综合、多关节、不对称、多平面、非循环、间歇、快速和不稳定运动为特征，强调核心稳定性。

（二）功能性训练的目标

功能性训练有四个目标。第一个目标是达到柔韧性、肌力、肌耐力和协调性的全功能水平。第二个目标是实现全功能能力，以恢复正常的速度、爆发力、控制和敏捷性。第三个目标是恢复受伤运动员对自己运动表现的自信以及对受伤身体部位的自信。第四个目标（最终目标）是让运动员安全、高效地恢复到甚至超过受伤前的运动表现水平。

第一个和第二个目标是通过基本和进阶功能活动的运动治疗计划实现。第三个目标是通过促进功能性训练和受伤运动员在各个级别的成功体验来实现。在实现第三个目标时需要注意，成功会使患者建立自信，失败使其丧失自信，因此提供具有挑战性又可实现的运动目标非常重要。受伤和无法参加运动都会导致受伤运动员对自己的运动表现技能产生不确定感，同时，许久不参加运动也会导致一些在受伤前很自然的运动技能丧失。为了使患者在受伤后恢复对其运动技能的自信水平，有必要在治疗性训练计划中加入一系列模仿患者运动技能要求的特定训练。

当前三个目标都实现时，最终目标就实现了。这个目标是任何运动治疗计划的最终结果和主要目标。为了实现这一目标，运动康复专家必须在运动治疗计划制订中包括基本和进阶功能活动。最终功能评估在受伤运动员完全恢复参与运动之前进行，但运动治疗计划的最终测试是受伤运动员成功参与运动的能力。

二、功能性训练的作用

功能性训练是整个康复过程的一部分。根据个人的运动项目和在运动中的位置对受伤运动员施加独特的压力组合，以产生独特的结果，有助于整个康复过程。

（一）正常动作

功能性训练旨在再现受伤运动员所从事运动的具体动作，应针对每项运动和受伤运动员所处的位置进行设计，从而模仿患者重返运动时将进行的正常活动。正常的活动需要正常的动作。如果缺少正常的动作，受伤的运动员会以其他动作代偿，继而发生其他伤害。

（二）多类型肌肉活动

功能性训练中使用了几种不同类型的强化活动，通常包括等长、向心和离心活动；因为大多数功能性活动都包括这些类型的动作。肌肉必须具有力量、协调性和控制力，以快速地从一种运动类型转换到另一种运动类型，并有效地产生合力。

（三）多平面动作和多肌群表现

功能性活动不是在单一平面运动中直线进行的，而是涉及多个平面，以及同时招募多个肌群而产生所需的活动。功能性训练必须模拟这些功能性活动，以帮助患者恢复运动功能水平。

（四）稳定性和加速性转换

功能性活动要求一些肌肉可以稳定某个部位，而另一些肌肉则做加速或减速，或快速从稳定状态变为加速或减速状态。如果功能性训练是为了模拟体育运动，那么肌肉就必须进行转换的训练，这也是基本体育运动的一部分。

（五）本体感觉刺激

本体感觉是对身体动作和姿态的感知，本体感觉对运动表现至关重要，患者功能表现的改善与其本体感觉的发展直接相关。因此，若要满足患者恢复运动的需求，必须要对其进行本体感觉的训练。

（六）敏捷性与爆发力发展

敏捷性和爆发力是大多数运动的重要需求。例如，敏捷性是篮球运动员运球过人及跨栏运动员掌握过栏时机所必需的。爆发力是使短跑运动员能够在其他选手之前到达终点线的重要因素之一。随着患者执行功能性活动能力的提高，敏捷性和爆发力必须提高。渐进式功能性训练会不断增加压力，从而提高患者的敏捷性和爆发力水平，让患者能在运动中执行适当的技能。

（七）专项运动技能发展

从基本功能性训练到进阶功能性训练，其目标是使受伤运动员恢复运动参与。康复后期使用的进阶功能性训练方法是专门为实现这一目标而设计。这些功能性训练主要是模仿体育活动，并对受伤运动员提出了再重返赛场时将面对的相同要求。进行康复训练所需的具体技能与运动中所需的技能相同。

（八）增强信心

当患者进行功能性训练成功地模拟了运动的需要时，信心就会恢复。当患者准备恢复运动参与时，证明自己有完成参与运动所需的能力，会使个人对受伤部位充满信心，进而毫不犹豫地进行运动。

第二节　功能锻炼

一、功能活动

（一）基本功能活动

运动康复治疗计划从实现柔韧性、肌力、肌耐力和本体感觉等基本要素的锻炼开始。柔韧性、肌力、肌耐力和本体感觉的训练要遵循逻辑顺序，每个要素都需要一个连贯的练习过程，随着锻炼过程逐渐提供更大的压力，该部位才能适应并承受更大的压力。

（二）进阶功能活动

进阶功能锻炼建立在受伤运动员已经达到的基本功能的基础上，通常包括增强式训练和特定技术训练。进阶功能锻炼的要素涉及更具体的技能活动，因此锻炼必须从基本功能开始，并在掌握了一些基本技能后，向进阶功能迈进。除了柔韧性、肌力、肌耐力和本体感觉，还需要进行敏捷性、速度、爆发力和控制技能的训练。根据进阶功能的要求，当患者还在基本功能锻炼时，一些进阶功能锻炼也可以在计划的早期开始。例如，患者可以在达到全部运动范围或足够的力量之前，就可以开始进行基本的协调性练习。

二、进阶功能锻炼进程

进阶功能锻炼主要侧重于对力量和载荷、速度、距离、复杂度和支撑力等要素的进阶。根据患者承受压力的能力以及其他个人因素，逐渐增加以上要素的进阶程度。一些本体感觉要素既包含在基本功能锻炼中，又包含在进阶功能锻炼中，如敏捷性是一种基本功能活动，但需要大量的技能，也被认为是一种更进阶的功能性活动。因此，有时很难在基本功能活动和进阶功能活动之间划清界限。

（一）力量和载荷

力量和载荷是一项活动所提供的阻力大小，力量和载荷的类型因具体活动和预期结果而异。其目的是依据 SAID 原则提供超负荷，随着受伤运动员能够承受的负荷增加，其也会开始感觉阻力变小，此时应根据运动员的具体情况，适当增加阻力。

（二）速度

速度是功能锻炼的速率。开始时，速度较慢，以便受伤的运动员能够掌握正确的动作。随着技能的提高，对速度要求也会增加。初始功能锻炼的具体速度是由多种因素综合决定，这些因素包括：患者无法完全参与运动的时间长度、损伤的严重程度、个人的竞技水平、伤前距离、动机水平和恢复参与的目标。根据经验，最初的锻炼速度可能是正常或受伤前速度的 1/4～1/2，然后发展到 3/4，最后达到全速。然而，这是一般规则，必须始终考虑患者的个性情况和能力，以及训练的要求。

（三）距离

功能活动的距离从短到长不等。距离越远，活动的要求就越高。对于下肢，增加距离可能包括增加患者的跑步距离或跳跃距离。对于上肢，可能包括将球扔得更远或游得更远。在确定功能性运动速度时，应根据已讨论的因素单独设置初始的特定距离。一般的指导原则是开始时不要超过伤前距离的 1/4～1/2。然而，对于伤前从事长距离运动的患者，初始距离可能会明显缩短。在对运动员能够承受的距离进行评估时，应避免高估受伤运动员所能承受压力的能力，因为高估可能会对运动员造成再次伤害，低估则可以避免伤害的恶化。

（四）复杂性

功能锻炼的复杂性是指活动的参与程度和挑战性。功能锻炼从简单到复杂，每一级进展都对患者的能力和技能提出了更高的要求。可以通过让患者执行一个简单的练习，然后依次执行多个简单的练习来增加复杂性。

（五）支撑力

支撑力是指活动期间四肢能够承受的重量的数量。在简单站立时，是双边支持；在单脚站立时，是单侧支撑。单侧支撑比双边站立更难。单腿跳跃是两腿跳跃的进阶，如单手过顶抛球比双手过顶抛球更难；用单手做俯卧撑比用双手做更难。

三、注意事项

进阶功能锻炼比基本功能锻炼更复杂、更具挑战性、更严格，这通常是因为正确的执行某一动作需要更多的运动平面、更多的肌群、更复杂和更协调的运动，以及更好的敏捷性。由于进阶功能锻炼日益挑战患者的能力，因此在为患者安排进阶功能练习时，还必须遵守一些预防措施。

（一）向受伤的运动员解释这项锻炼

在进行锻炼之前，应让患者了解如何进行锻炼，锻炼的目标是什么，以及要避免什么姿势或动作。在执行过程中，应给出提示以纠正表现。提示应该是建设性的，并且应该包括关于如何提高执行力的具体建议。让患者首先以健侧进行练习，可以给患者留下正确执行的印象。

（二）避免疼痛和肿胀

应避免残余疼痛和肿胀，尤其是在训练后的第二天。任何的疼痛或肿胀增加都表明运动强度对受伤部位来说过大。如果发生这种情况，患者应恢复到先前的运动水平，直到受伤部位能够承受额外的压力，再增加运动强度。每当患者在某项计划中进步时，治疗师应观察其疼痛和水肿的增加情况，并使患者报告任何症状。

（三）了解组织的完整性

治疗师必须了解愈合顺序以及特定组织完成愈合过程所需的时间，必须考虑组织的结构完整性，并了解在每个特定功能性锻炼中涉及的应力，然后在运动康复计划中安排合适的功能性活动。

（四）了解患者的信心水平

进行功能锻炼需要患者对其进行活动的能力以及受伤部位承受活动压力的能力充满信心。如果患者在心理上或情感上没有准备好接受特定的功能锻炼，应该先进行患者认为能够完成的压力较小、复杂性较低的活动，然后再进行更复杂、压力更大的锻炼项目。

（五）注意进程的耐受性

进阶功能锻炼以低于正常的速度、强度和难度进行。每次增加一个要素，直到锻炼达到正常功能水平。在进行其他改变之前，必须让身体适应功能锻炼水平的提高。这将确保患者的信心增加，并且组织过载不会过度，从而避免其他伤害。

第三节　功能评估

一、功能评估

功能评估应使用客观标准的工具。例如，通过关节角度测量评估运动范围，通过徒手肌力测试、握力计或等速设备评估力量。

逐步评估确定患者何时应进入功能锻炼计划的下一阶段。功能评估是一个持续的过程，在整个运动治疗计划中，均需要治疗师评估患者进行基本功能和进阶功能锻炼的能力。只有患者能够在每个评估步骤中成功执行到预期水平后，该计划才会取得进展。基本功能表现评估主要包括定期检查和逻辑进程。进阶功能锻炼也主要包括这两个步骤。受伤运动员在进行增强式训练前应具有良好的静态平衡和动态平衡，在将特定技能活动纳入运动治疗计划之前应该能够进行增强式训练。治疗师的技能是决定确切进展时间和进展情况的一个因素。治疗师的技能主要包括其基于组织愈合的知识，了解各种练习和活动施加的压力的影响，观察患者对压力的反应，锻炼顺序知识，对受伤运动员运动项目的特殊需要、技能和要求以及运动员在该运动中的位置的了解。例如，治疗师基于其常识，判断施加多少压力，以及在运动治疗计划期间何时施加压力。

最终功能评估在受伤运动员恢复全面运动参与之前进行。此时，功能评估是高度个性化的，基于患者运动和姿势的特定需求。患者在评估中的表现决定了其能否参与重返运动。

最终功能评估包括运动技能的高度特殊训练和测试。这些功能评估应尽可能客观，并尽可能模仿其运动。由于不同运动项目以及运动项目中不同位置的特定功能活动差异很大，因此必须熟悉患者的运动要求。在确定某些运动或姿势的功能性锻炼和测试时，可能需要获得教练的帮助。最终功能评估的目标是向患者、医疗团队和教练证明患者能够并准备好承受全面参与运动的压力。

用于确定是否准备好恢复全面参与运动的功能评估必须满足某些标准，如评估工具应尽可能客观，测试应具有可重复性，以便在初始评估和最终评估中使用，以及通过测量和评估患者是否达到适当的目标。功能评估应向患者、教练和医疗团队提供关于患者表现进展和状态的有用信息。

二、重返赛场的标准

一旦运动康复计划完成，并且患者已经做好恢复完全参与运动的准备，则必须通过特定标准，然后才允许患者实际返回赛场。

重返赛场，患者必须满足的 4 个特殊标准：

（1）受伤的急性症状和体征已消失，没有疼痛或水肿。

（2）患者能够演示全方位运动包括肌肉力量、肌肉耐力和心肺耐力，以及与所需运动技能相关的适当本体感觉、敏捷性和协调性正常。

（3）患者至少能够像受伤前一样进行任何运动活动。如果患者正在适当地进行活动，应该无法分辨受伤区域。

（4）患者对自己的运动能力和受伤部位的运动能力都有信心，能够毫不犹豫地进行表现，并不出现任何动作改变。

如果符合这些标准，并且患者能够通过所有功能评估测试，则治疗师已完成运动康复计划开始时确定的目标。

第四节　下肢与上肢功能性训练

一、下肢功能性训练

（一）功能锻炼

任何功能锻炼之前都应该进行简单的热身活动。简单的下肢功能锻炼可以从非负重锻炼开始，如 PNF。部分负重可使用 BAPS 板，并可以在运动康复计划的早期开始。当患者开始负重时，可以开始做单足站立，先睁开眼睛，然后闭上眼睛。单足站立可以从地板上进行到 BAPS 板（图 20-4-1）、蹦床、半泡沫轴（图 20-4-2）或平衡板（图 20-4-3），然后将平衡活动与另一项活动（如接球）结合起来。单足站立活动随后将发展为动态运动活动，如弓箭步、踏上和踏下、步行和慢跑。

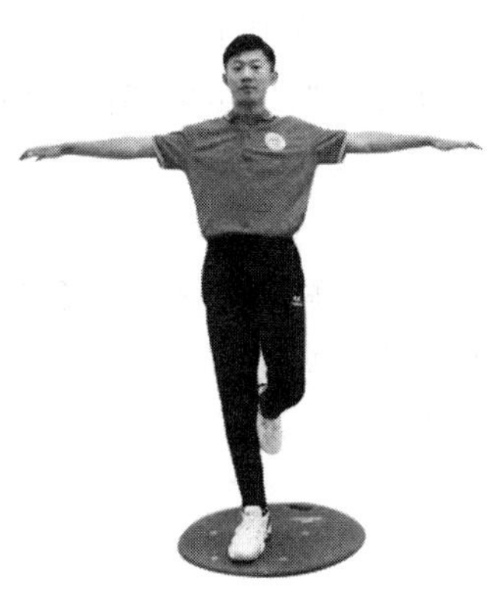
图 20-4-1 BAPS 板

跑步活动从在平坦的地面上向前慢跑开始，逐渐增加速度和距离，然后进行横向跑步、切入和突然改变方向的跑步。如图 20-4-3①所示，患者从左足向前推到右足，然后横向移动到左足，然后再返回到开始位置，尽快从一个位置移动到下一个位置。图 20-4-3②所示为 W 字跑，要求患者向前冲刺到第一个标记点或圆锥体，然后后退到第二个标记点，然后向前冲刺到下一个标记点，重复图中所示的顺序以完成练习。图 20-4-3③所示为 8 字跑，使用标记物或圆锥体进行标记，患者在其周围以 8 字形跑动。图 20-4-3④中的练习与 W 字跑类似，不同之处在于需要患者笔直向前跑，以右外侧腿为支点向左急切，以指定距离为支点向前跑，以左外侧腿为支点向右急切，直到结束。

跑步活动的进阶包括改变以上动作的速度和距离。

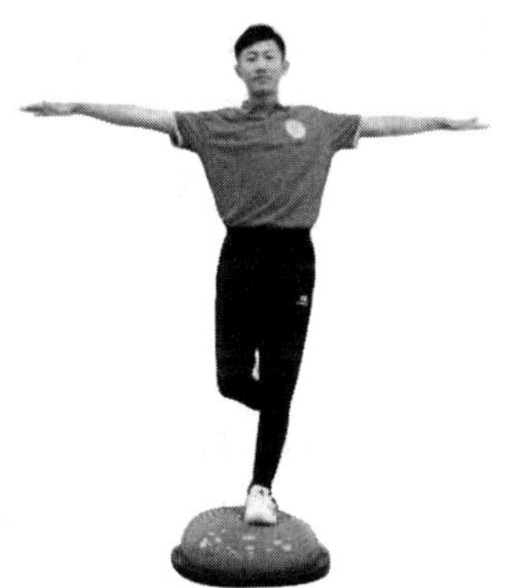
① 半泡沫轴上的单足站

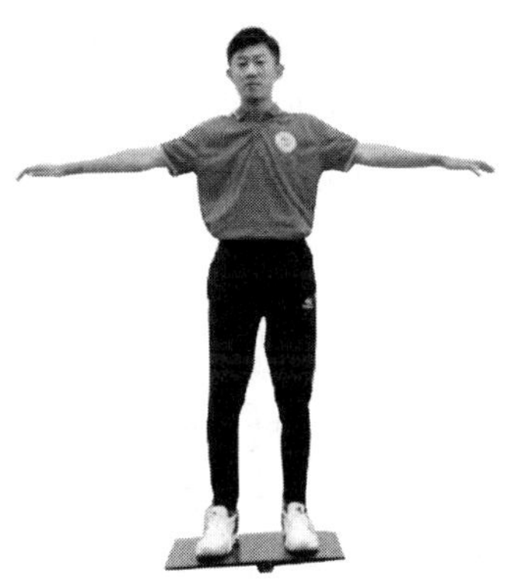
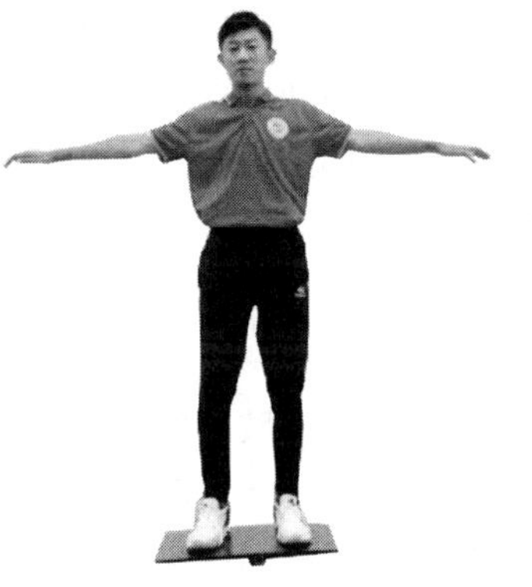
② 平衡板

图 20-4-2 平衡活动

下肢基础平衡训练——单脚站立

下肢基础敏捷性训练——弓箭步

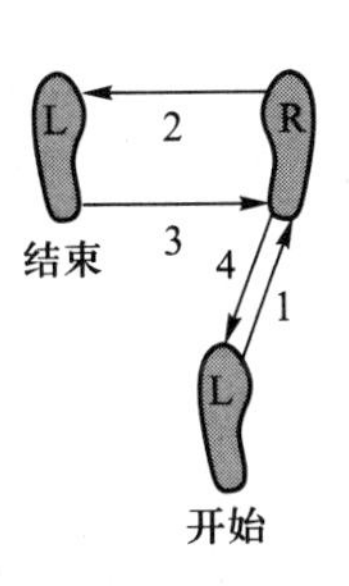

① 90°弓箭步

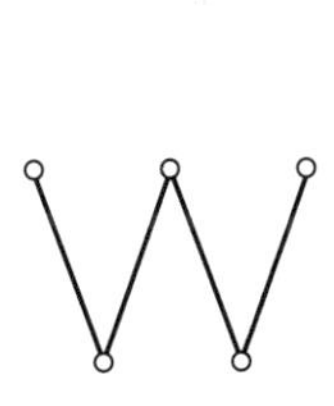
② W 字跑路线

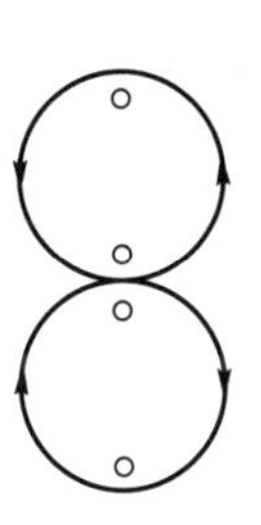
③ 8 字跑路线

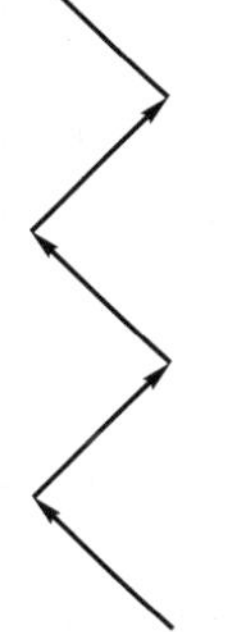
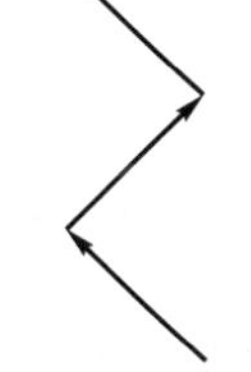
④ Z 字跑路线

图 20-4-3 敏捷性训练

跳跃练习示例。在图 20-4-4①中的跳跃练习中，患者面对一个平台，将一足踏在平台顶部，然后尽可能高地跳跃，改变脚的位置，使另一足最终落在平台上。这是一种在指定时间或重复次数内连续快速地跳跃和切换动作。横向跳跃：患者在球或其他物体上从一边跳到另一边，停在锥体内侧（图 20-4-4②）。分散外侧锥体，让受伤的运动员跳过球并向锥体跳去，或者将多个球和锥体排成一条直线，让运动员在两个方向上进行一系列横向跳跃，都会增加难度。

下肢进阶敏捷性训练——跳跃

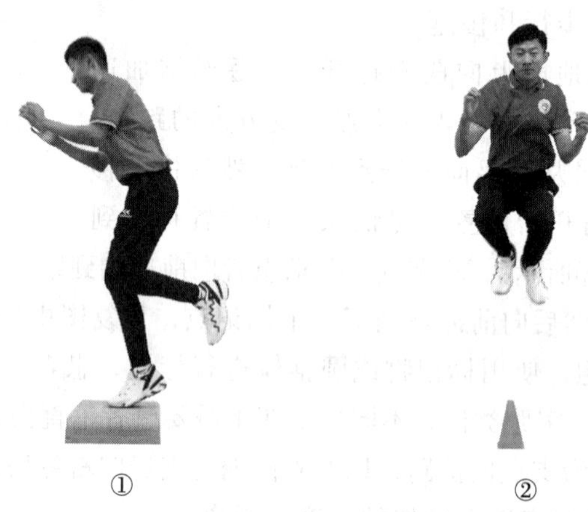

① ②

图 20-4-4 跳跃训练

跳跃活动的进阶包括① 从在平面上向前跳跃开始，然后向后跳跃，然后横向跳跃。首先用双腿，然后仅用单腿；② 前进到方块跳跃，从较低的方块开始，前进到较高的方块。具体的运动由患者的运动需求决定，跑步和跳跃练习应尽可能模仿受伤运动员恢复运动后将进行的活动。

（二）功能评估

可以使用几种不同的下肢功能评估方法。选择的测试应尽可能准确地反映患者的运动活动能力，并尽可能客观。为了测量运动水平的提高，应该在患者开始功能锻炼时以及在其恢复运动参与之前使用相同的测试来评估运动表现。

下肢功能评估可分为时间和距离的跑步测试、高度和距离的跳跃测试以及敏捷性测试。跑步测试可以是短跑，也可以是计时长跑，具体取决于运动要求。跳跃测试包括站立垂直跳跃、跨步跳跃、距离重复跳跃和距离单跳。面对不同运动项目应该考虑不同的测试方式，以提高评估的功能性。敏捷性测试可使用交叉步跑、Z 字跑、8 字跑、穿梭跑和箱型跑等。无论选择何种测试，为了进行准确的比较，在前测和后测中，转弯和圆圈的距离、角度和大小应相同。目标也应该预先确定。这些目标的具体内容可以参考既定规范或由团队教练来定。

二、上肢的功能性训练

与下肢功能锻炼一样，上肢功能锻炼应类似于患者的运动活动。上肢功能评估差异很大，因为在不同的运动中上肢的使用明显不同。

（一）功能锻炼

上肢功能锻炼也可在康复早期开始，包括 PNF 和手动抵抗肩胛骨稳定活动（图 20-4-5）。同样，上肢运动应该在热身活动之前进行。抗力球上的部分负重活动有时也可以在训练早期开始。一旦允许完全负重，可以使用封闭的运动链活动，如负重练习，首先在稳定表面上，然后在不稳定表面上。

患者处于俯卧撑姿势，双手放在 BAPS 板或摆动板上。当患者移动板时，双手放在板上。在俯卧撑姿势中，患者可以从两只手臂开始，然后进阶到一只手臂，同时双手通过弹跳左右移动。所有俯卧撑姿势都可以从手和膝关节的改良俯卧撑姿势发展到手和脚的完全俯卧撑姿势。在开始特定的功能性训练之前，受伤运动员必须使其肩胛肌力量、肩袖、肩部肌肉力量和其他上肢力量得到增长，并适当地提高关节的活动范围。

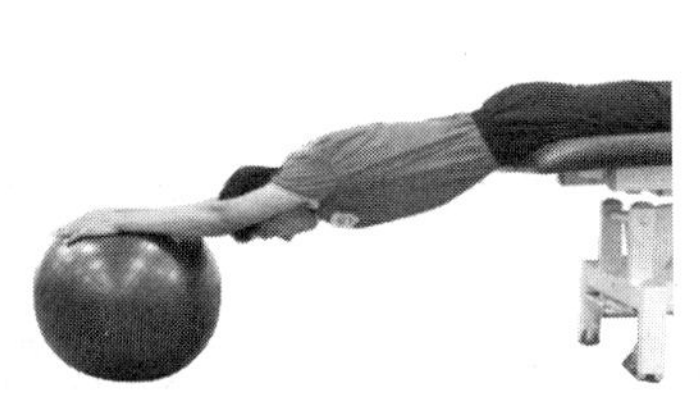

① 开放式运动链

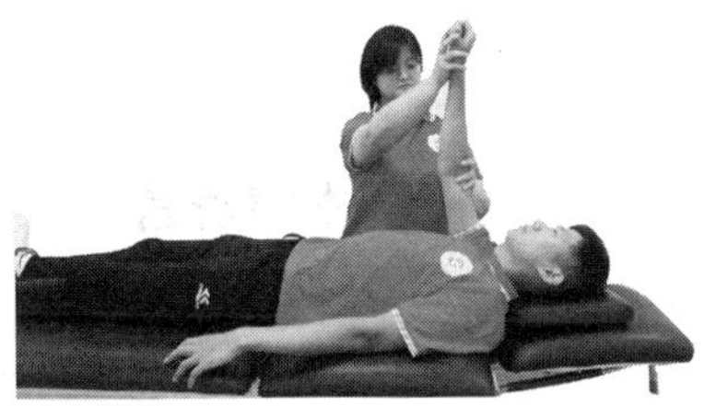

② 封闭式运动链

上肢功能性训练

图 20-4-5　上肢功能性训练

（二）功能评估

对上肢的功能评估比评估下肢更困难，因为上肢在体育活动中的用途多种多样。

功能目标是根据患者受伤前的表现而个性化确定的。例如，高尔夫球运动员的功能目标可能是高尔夫 18 洞的得分；游泳运动员可能是在伤前完成特定游泳项目的能力；网球运动员可能是测量发球的速度，但评估运动表现比较困难。因此，在初始制订任何目标时，应与教练协商以达成现实和可实现的目标。

思考题

1. 简述功能锻炼的作用。
2. 阐述功能锻炼的四个目标。
3. 阐述进阶功能锻炼的要素与注意事项。

实践训练

女性患者，26 岁，篮球运动员，位置为后卫，2021 年 3 月 8 日在北京某医院进行异体前十字韧带重建手术，术后伤口无感染，恢复良好。

请为其制订功能性训练方案，以帮助其更快、更好地重回赛场。

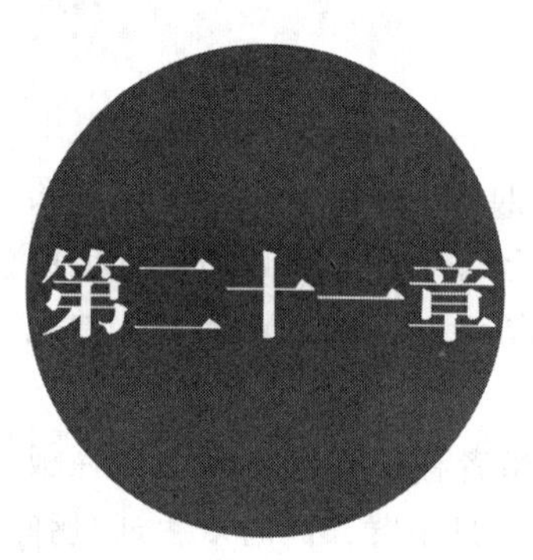

第二十一章 悬吊训练

本章导言

悬吊训练是一种独特的运动训练方式。利用悬吊装置达到治疗的目的，以及帮助患者恢复功能、减少疾病复发，称之为悬吊运动疗法。作为一种新兴的物理治疗手段，悬吊训练可贯穿于患者的整个功能康复进程，并且经济、高效、便捷。在众多的悬吊运动疗法中，Neurac 诊疗体系能帮助患者显著改善功能和缓解疼痛，在临床上得到广泛应用。本章将分别从悬吊运动疗法的概述、Neurac 测试体系和训练方法展开讲述。

学习目标

1. 了解悬吊运动疗法的历史背景，知晓 Neurac 诊疗体系的临床应用策略，理解各项弱链测试的原动肌和注意事项。
2. 熟悉 Neurac 测试体系的临床适应证，掌握各项弱链测试的体位和步骤，熟练掌握 Neurac 体系的训练方法和应用技巧。
3. 通过理论学习和实践操作，结合临床案例的应用，让学生体会悬吊训练的特点，感受训练难度的进阶，认识肌肉骨骼疾患与躯体弱链的联系，促进对运动疗法认识的广度和深度，培养学生制订运动处方的综合能力。

第一节 概述

一、定义

悬吊运动疗法（sling exercise therapy，SET）是悬吊训练的一部分，是以神经-肌肉激活技术为基础，以持久改善肌肉骨骼疾病为目的，利用悬吊装置或设备进行运动治疗的一种技术。目前较为成熟的体系是 Neurac（neuromuscular reactivation）测试体系，该体系以主动训练、闭链激活作为关键要素，包括诊断及治疗两大系统。

二、悬吊运动疗法的历史

最早的悬吊训练是起源于第二次世界大战时期，被用来治疗受伤的战士。之后，欧洲全面爆发脊髓灰质炎，悬吊训练被用来治疗因病所致的大面积瘫痪的患者。经过几十年的逐步发展，悬吊训练已衍生出多种多样的悬吊装置，有的固定并悬吊在天花板，有的直接立于地面支架，能够稳定地支撑身体重量，并摆脱躯体局部或整体重力的影响，便于有效安全地进行闭链或开链的运动评估和治疗。

近三十年，悬吊训练得到蓬勃发展，已经在世界范围内多个国家推广使用。其不仅被应用于康复领域，而且被广泛用在体育、舞蹈、保健等多个领域。悬吊训练的适应证非常广泛，包括肌肉和骨关节疾病、平衡与协调障碍、运动控制障碍、本体感觉下降、肌肉力量或肌肉耐力下降、转移功能障碍、偏瘫、截瘫、脑瘫；在其他领域，常常用于提高核心稳定，预防运动损伤，强化运动员体能，优化动作质量等。

第二节 Neurac 测试体系

一、测试流程

悬吊测试的目的是找出运动过程中薄弱的环节（肌筋膜的弱链），这些薄弱的环节是导致身体疼痛或者运动功能障碍的重要来源，该测试方法称为弱链测试。此外，悬吊测试也能够评估人体的核心稳定性，称为核心测试。

所有的弱链测试均通过闭链运动方式完成，首先从每个标准动作开始，如果运动过程中的动作质量、代偿、疼痛、疲劳程度都没有发现异常，则逐渐增加难度；如果运动过程中出现异常，包括核心稳定性下降或诱发疼痛，则降低测试难度。在完成每项弱链测试后，记录弱链测试的结果，此结果包括达到的最佳运动表现的级别和存在的薄弱环节。弱链测试的结果非常重要，可以为制订悬吊治疗方案提供依据，也可以反映治疗后的效果。

二、测试分级

根据测试过程中的表现，可以将各项弱链测试的结果划分为 5 个等级（表 21-2-1）。通常情况下，需要对受试者身体的右侧和左侧进行单独测试以进行比较。对于健康人其测试级别可以达到 3 级，患者如存在肌筋膜弱链，则级别在 3 级以下，而业余运动员或者职业运动员可以达到 4~5 级。

表 21-2-1 Neurac 弱链测试等级划分

级别	测试表现
1 级	需要弹力带支持，不能正确完成动作或者出现疼痛
2 级	需要弹力带支持，能正确完成动作
3 级	不需要弹力带支持，能正确完成动作
4 级	延长力臂下，不需要弹力带能正确完成动作
5 级	延长力臂并增加支撑面不稳定性，不需要弹力带支持能正确完成动作

三、下肢弱链测试

在 Neurac 测试体系中，下肢弱链测试有 7 个，用于评估腰、骨盆和下肢的肌筋膜弱链，包括仰卧骨盆抬起、俯卧桥式、仰卧桥式、侧卧髋外展、侧卧髋内收、仰卧膝屈曲和俯卧髋屈曲。

如果患者能够高质量地完成弱链测试，即没有发现弱链的阳性体征，就可去除骨盆或腹部的宽吊带和弹性绳索，再按照原来的方法测试一次；如果也能高质量地完成，则说明患者通过弱链测试，达到正常人的平均水平。在所有正规测试之前，应该帮助患者进行一次预测试，目的是让患者熟悉整个测试流程。

（一）仰卧骨盆抬起（supine pelvic lift）

1. 适应证

腰、骨盆和髋部的神经肌肉控制障碍，功能性稳定障碍，疼痛或髋伸展关节活动度下降，腰、骨盆和髋部的疲劳、不适感、疼痛或僵硬，背侧肌筋膜链功能障碍。

2. 测试肌群

① 原动肌——臀大肌。

② 辅助肌——腹横肌，腹内外斜肌，多裂肌，竖脊肌。

3. 测试体位

受试者成仰卧位，头放在平衡垫上，双上肢放于两侧与躯干平行，一侧膝关节屈曲 90°并使足底贴于床面，另一侧下肢平放于床面；悬吊减荷点正好在骨盆带上方，使用弹性绳索绑住宽的吊带，并使宽吊带刚好托住骨盆离开床面 1 cm；悬吊固定点正好在膝关节处，使用固定绳索绑定窄的吊带，并使窄吊带托住腘窝。

4. 测试步骤

首先将悬吊侧的膝关节伸直，然后抬起另一侧下肢使双下肢平行，最后抬起骨盆使躯干和双下肢呈一条直线。(图 21-2-1)

5. 弱链测试的阳性体征

骨盆带抬起不足，骨盆旋转，难以维持正常腰椎弧度，身体侧弯或旋转，非测试侧的下肢晃动，一侧肩胛骨离地，颈部代偿，背侧链疼痛。

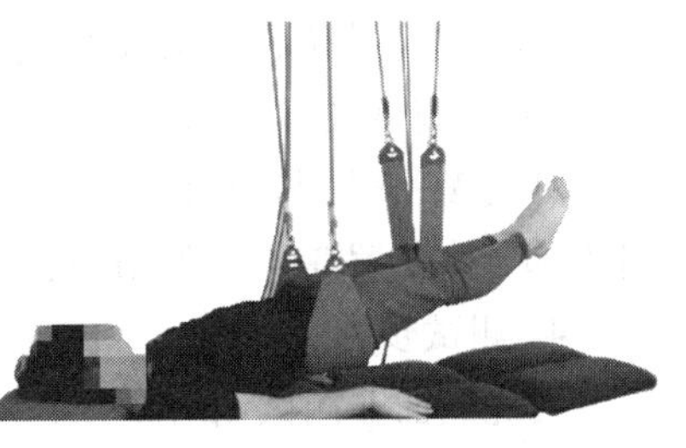

图 21-2-1　仰卧骨盆抬起

（二）俯卧桥式（prone bridging）

1. 适应证

髋关节屈曲肌群力量减弱，髋部的神经、肌肉控制障碍，功能性稳定障碍，疼痛或髋屈曲关节活动度下降，髋部的疲劳、不适感、疼痛或僵硬，腹侧肌筋膜链功能障碍。

2. 测试肌群

① 原动肌——腹直肌，髂腰肌。

② 辅助肌——腹横肌，腹内、外斜肌，多裂肌，竖脊肌，股四头肌。

3. 测试体位

患者成俯卧位，双肘屈曲 90°而且撑在治疗床上，此时双肘正好在肩关节正下方而且与肩同宽；悬吊减荷点位于腹部上方，使用弹性绳索绑住宽的吊带，并使宽吊带托住腹部，然后在腹部和吊带下方放置两块叠在一起的平衡软垫；悬吊固定点正好在测试侧下肢的胫骨粗隆，使用固定绳索绑定窄带（防止测试过程中滑脱），并使带子托住胫骨粗隆，此时胫骨粗隆与肩关节呈同一水平面。非测试侧下肢放松于床面。

4. 测试步骤

首先移除两块平衡垫，然后伸展非测试侧的髋关节并使双侧下肢并拢和平行，紧接着抬起骨盆使躯干和下肢在一条直线上并维持（图 21-2-2）。

5. 弱链测试的阳性体征

无法伸展双侧髋关节末端并维持，测试侧肢体旋转，骨盆带抬起不足，身体侧弯或旋转，难以维持正常的腰椎弧度，一侧肘关节离地，腹侧肌筋膜链疼痛。

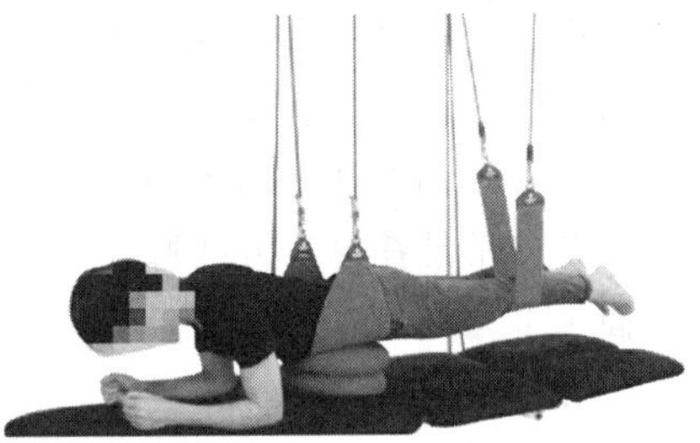

图 21-2-2　俯卧桥式

（三）仰卧桥式（supine bridging）

1. 适应证

腰、骨盆和髋部的神经、肌肉控制障碍，功能性稳定障碍，疼痛或髋伸展关节活动度下降，腰、骨盆和髋部的疲劳、不适感、疼痛或僵硬，背侧肌筋膜链功能障碍。

2. 测试肌群

① 原动肌——腘绳肌，臀大肌。

② 辅助肌——腹横肌，腹内、外斜肌，多裂肌，竖脊肌。

3. 测试体位

患者成仰卧位，头放在平衡垫上，双上肢放于两侧并与躯干平行，一侧髋关节屈曲45°，另一侧下肢平放于床面；悬吊减荷点正好在骨盆带上方，使用弹性绳索绑住宽的吊带，并使宽吊带刚好托住骨盆离开床面1 cm；悬吊固定点正好在踝关节上方，使用固定绳索绑定窄的吊带，并使吊带托住足跟，悬吊高度与大腿长度一致。

4. 测试步骤

首先屈曲非测试侧的髋关节并使双侧下肢并拢和平行，然后使用下方的肩关节支持体重而不是头颈部，最后抬起骨盆使躯干和双下肢呈一条直线（图21-2-3）。

5. 弱链测试的阳性体征

骨盆带抬起不足，骨盆旋转，难以维持正常腰椎弧度，身体侧弯或旋转，非测试侧的下肢晃动，一侧肩胛骨离地，颈部代偿，背侧肌筋膜链疼痛。

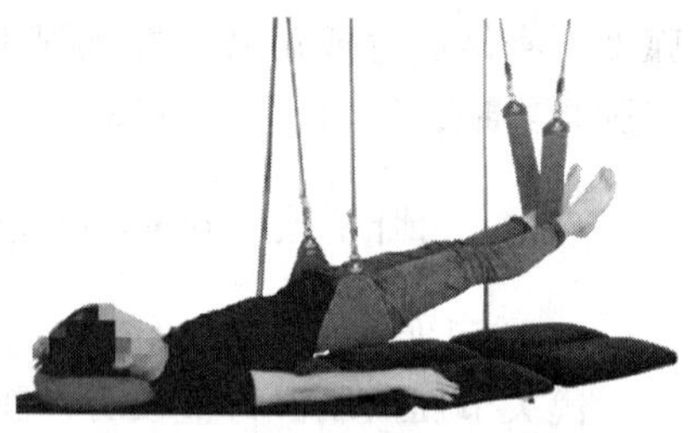

图21-2-3　仰卧桥式

（四）侧卧髋外展（lateral decubitus hip abduction）

1. 适应证

臀中肌力量下降，站立平衡功能下降，髋部的神经、肌肉控制障碍，核心稳定障碍，疼痛或髋外展关节活动度下降，外侧肌筋膜链功能障碍。

2. 测试肌群

① 原动肌——臀中肌。

② 辅助肌——腹横肌，腹内斜肌，腹外斜肌，多裂肌，腰方肌，竖脊肌，阔筋膜张肌。

3. 测试体位

患者成侧卧位，头放在平衡垫上，上方的上肢紧贴躯干并与躯干平行，下方的手放在平衡垫下，双下肢并拢；悬吊减荷点正好在髋上方，使用弹性绳索绑住宽的吊带，并使宽吊带托住髋部离开床面1 cm；悬吊固定点正好在膝关节上方，使用固定绳索绑定窄的吊带，并使吊带托住下方的膝关节的外侧，此时下方的外踝与上方的股骨大转子呈同一水平面。

4. 测试步骤

首先外展上方的髋关节至最大关节活动度，然后外展下方的髋关节并保持髋关节处于中立位，最后抬起骨盆使躯干和双下肢呈一条直线（图21-2-4）。

5. 弱链测试的阳性体征

骨盆带抬起不足，身体侧弯或旋转，难以维持正常腰椎弧度，非测试侧的下肢晃动，颈部代偿，外侧肌筋膜链疼痛，下侧髋关节后伸。

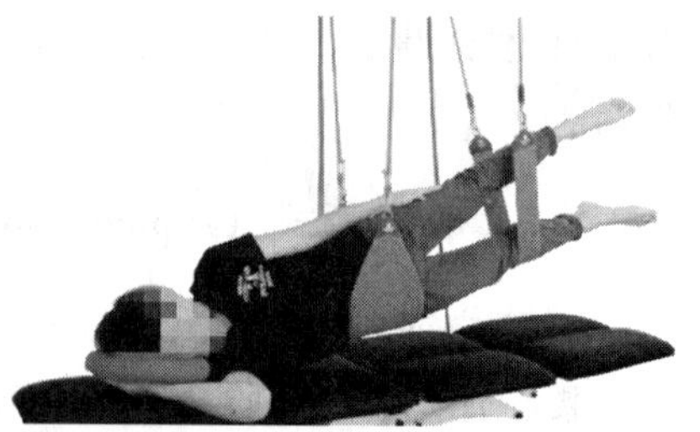

图21-2-4　侧卧髋外展

（五）侧卧髋内收（lateral recumbent hip adduction）

1. 适应证

髋关节内收肌群力量下降，髋部的神经、肌肉控制障碍，核心稳定障碍，疼痛或髋内收关节活动度下降，腹侧肌筋膜链功能障碍。

2. 测试肌群

① 原动肌——内收肌。

② 辅助肌——腹横肌，腹内斜肌，腹外斜肌，多裂肌，腰方肌，竖脊肌。

3. 测试体位

患者成侧卧位，头放在平衡垫上，上方的上肢紧贴躯干并与躯干平行，下方的手放在平衡垫下，一侧下肢抬离地面，另一侧放松在地面；悬吊减荷点正好在髋上方，使用弹性绳索绑住宽的吊带，并使吊带托住髋部离开床面 1 cm；悬吊固定点正好在膝关节上方，使用固定绳索绑定窄的吊带，并使吊带托住上方的膝关节的内侧，此时上方的膝关节内侧髁与上方的肩关节呈同一水平面。

4. 测试步骤

首先内收下方的髋关节使双下肢并拢，然后使用下方的肩关节支持体重而不是头颈部，最后抬起骨盆使躯干和双下肢呈一条直线（图 21-2-5）。

5. 弱链测试的阳性体征

骨盆带抬起不足，身体侧弯或旋转，难以维持正常腰椎弧度，非测试侧的下肢晃动，颈部代偿，腹侧肌筋膜链疼痛。

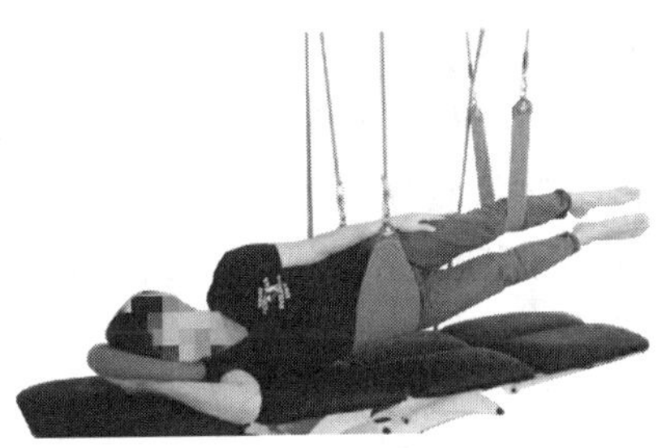

图 21-2-5　侧卧髋内收

（六）仰卧膝屈曲（supine knee flexion）

1. 适应证

膝关节屈曲肌群力量减弱，髋部和膝部的神经、肌肉控制障碍，功能性稳定障碍，疼痛或髋伸展关节活动度下降，髋关节和膝关节的疲劳、不适感、疼痛或僵硬，背侧肌筋膜链功能障碍。

2. 测试肌群

① 原动肌——腘绳肌。

② 辅助肌——腹横肌，腹内斜肌，腹外斜肌，多裂肌，竖脊肌。

3. 测试体位

患者成仰卧位，头放在平衡垫上，双上肢放于两侧并与躯干平行，一侧髋关节屈曲10°并且使同侧的踝关节与髂前上棘呈同一水平面，另一侧下肢平放于床面；悬吊减荷点正好在骨盆带上方，使用弹性绳索绑住宽的吊带，并使吊带托住骨盆离开床面 1 cm；悬吊固定点正好在踝关节上方，使用固定绳索绑定细小的带子（防止测试过程中滑脱），并使带子托住足跟。

4. 测试步骤

首先屈曲非测试侧的髋关节并使双侧下肢并拢和平行，然后抬起骨盆使躯干和下肢在同一条直线上，最后屈曲双侧膝关节至 90°并维持（图 21-2-6）。

5. 弱链测试的阳性体征

无法屈曲双侧膝关节至 90°并维持，骨盆旋转，难以维持正常腰椎弧度，身体侧弯或旋转，一侧肩胛骨离地，颈

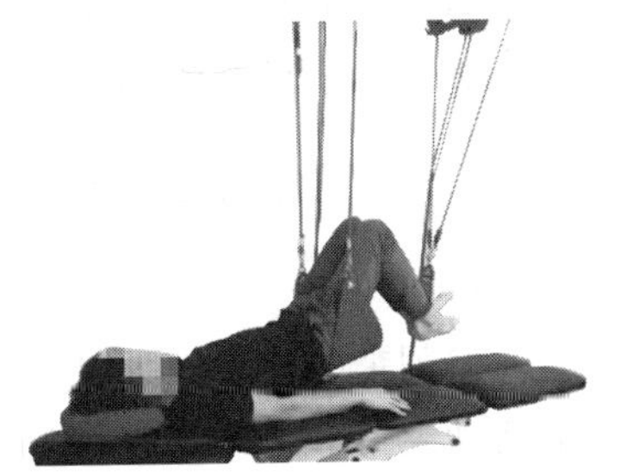

图 21-2-6　仰卧膝屈曲

部代偿，背侧肌筋膜链疼痛等。

（七）俯卧髋屈曲（prone hip flexion）

1. 适应证

髋关节屈曲肌群力量减弱，髋部的神经、肌肉控制障碍，功能性稳定障碍，疼痛或髋屈曲关节活动度下降，髋部的疲劳、不适感、疼痛或僵硬，腹侧肌筋膜链功能障碍。

2. 测试肌群

① 原动肌——髂腰肌。

② 辅助肌——腹横肌，腹内、外斜肌，腹直肌，多裂肌，竖脊肌，股四头肌。

3. 测试体位

患者成俯卧位，双肘屈曲 90°而且撑在治疗床上，此时双肘正好在肩关节正下方而且与肩同宽；悬吊减荷点正好在腹部上方，使用弹性绳索绑住宽的吊带，并使吊带托住腹部，然后在腹部和吊带下方放置两块叠在一起的平衡垫；悬吊固定点正好在测试侧下肢的胫骨粗隆的上方，使用固定绳索绑定细小的带子（防止测试过程中滑脱），并使带子托住胫骨粗隆，此时胫骨粗隆与肩关节呈同一水平面。非测试侧下肢放松于床面。

4. 测试步骤

首先移除两块平衡垫，然后伸展非测试侧的髋关节并使双侧下肢并拢和平行，紧接着抬起骨盆使躯干和下肢在一条直线上，最后屈曲双侧髋关节至 90°并维持（图 21-2-7）。

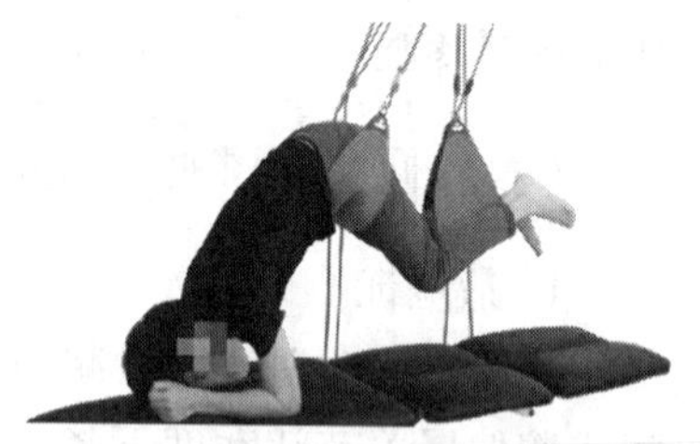

图 21-2-7　俯卧髋屈曲

5. 弱链测试的阳性体征

无法屈曲双侧髋关节至 90°并维持，骨盆带抬起不足，身体侧弯或旋转，难以维持正常的腰椎弧度，一侧肘关节离地，腹侧肌筋膜链疼痛。

四、上肢弱链测试

在 Neurac 测试体系，上肢弱链测试有 5 个，用于评估肩胛带和上肢肌筋膜弱链，包括跪位肩胛前伸、跪位俯撑、仰卧肩胛后缩、仰卧上拉和跪位肩伸展。

如果患者能够高质量地完成弱链测试，即没有发现弱链的阳性体征，就可去除骨盆或腹部的宽吊带和弹性绳索，再按照原来的方法测试一次；如果也能高质量地完成，则说明患者通过弱链测试，即达到正常人的平均水平。在所有正规测试之前，应该帮助患者进行一次预测试，目的是让患者熟悉整个测试过程。

（一）跪位肩胛前伸（kneeling scapular protraction）

1. 适应证

肩胛带的神经、肌肉控制和功能性稳定障碍，肩肱节律差，前锯肌减弱，疼痛或肩关节活动度下降，颈、肩胛和肩关节的疲劳、不适感、疼痛或僵硬，腹侧肌筋膜链功能障碍。

2. 测试肌群

① 原动肌——前锯肌。

② 辅助肌——腹横肌，腹内斜肌，腹外斜肌，腹直肌，多裂肌，髂腰肌，肱三头肌，胸大肌，前三角肌，菱形肌，下斜方肌，肩袖肌群。

3. 测试体位

患者成跪位在训练器正下方，膝关节与肩同宽，使用固定绳索绑定抓握带于体侧，高度位于受试者髂前上棘水平；悬吊减荷点位于身体后方，使用长红色弹性绳索绑住宽的吊带，并使吊带托住腹部前方，弹性绳索在测试终末位与躯干保持垂直。

4. 测试步骤

受试者身体前倾，前屈肩关节至90°，维持中等范围的肩胛前伸，最后屈曲非测试上肢的肘关节，保持单侧上肢支撑稳定（图21-2-8）。

5. 弱链测试的阳性体征

无法维持测试上肢90°前屈，出现肩胛骨的上提或翼状表现，从肩部至膝关节不能维持身体直立，身体出现侧倾、旋转或骨盆前凸，腹侧肌筋膜链疼痛。

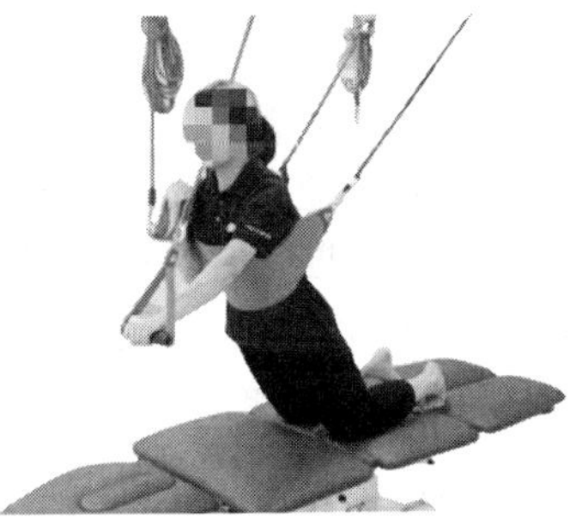

图21-2-8 跪位肩胛前伸

（二）跪位俯撑（kneeling push-up）

1. 适应证

肩胛带及肘关节的神经、肌肉控制和功能性稳定障碍，疼痛或肘关节伸展活动度下降，肩肱节律差，颈、肩胛和肩关节的疲劳、不适感、疼痛或僵硬，腹侧肌筋膜链功能障碍。

2. 测试肌群

① 原动肌——胸大肌，肱三头肌。

② 辅助肌——腹横肌，腹内斜肌，腹外斜肌，腹直肌，髂腰肌，前三角肌，下斜方肌，肩袖肌群。

3. 测试体位

患者成跪位在训练器正下方，膝关节与肩同宽，使用固定绳索绑定抓握带与体侧，高度位于受试者髂前上棘水平；悬吊减荷点位于身体后方，使用长红色弹性绳索绑住宽的吊带，并使吊带托住腹部前方，弹性绳索在测试终末位与躯干保持垂直。

4. 测试步骤

受试者身体前倾，前屈肩关节至90°，随后屈曲肘关节成俯卧撑姿势（双肘往两侧打开），最后将非测试上肢伸直打开（仅用一手指支撑），保持测试上肢屈肘稳定（图21-2-9）。

5. 弱链测试的阳性体征

无法维持测试上肢90°前屈，出现肩胛骨的上提或翼状表现，从肩部至膝关节不能维持身体直立，身体出现侧倾、旋转或骨盆前凸，腹侧肌筋膜链疼痛。

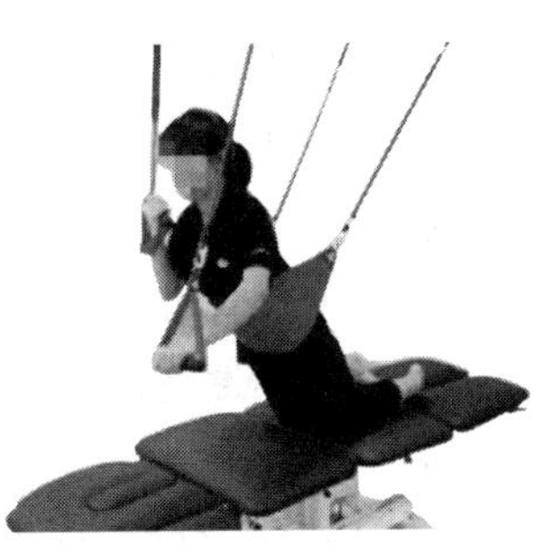

图21-2-9 跪位俯撑

（三）仰卧肩胛后缩（supine scapular retraction）

1. 适应证

肩胛带的神经、肌肉控制和功能性稳定障碍，肩肱节律差，肩胛内侧肌力弱，疼痛或肩关节活动度下降，颈、肩胛和肩关节的疲劳、不适感、疼痛或僵硬，背侧肌筋膜链功能障碍。

2. 测试肌群

① 原动肌——菱形肌，中斜方肌。

② 辅助肌——腹横肌，腹内斜肌，腹外斜肌，腹直肌，多裂肌，竖脊肌，三角肌后部，下斜方肌，肩袖肌群。

3. 测试体位

患者成仰卧位，屈膝 90°，双足立于床面，悬吊固定点位于肩关节正上方，使用固定绳索绑定抓握带，高度相当于受试者坐高；悬吊减荷点位于上背部，使用长红色弹性绳索绑住宽的吊带，并使吊带托住背部，弹性绳索在测试终末位与躯干保持垂直。

4. 测试步骤

受试者双手拉抓握带，将上半身抬起离开，维持中等范围的肩胛后缩，最后放开非测试上肢的抓握带，保持单侧上肢稳定（图 21-2-10）。

5. 弱链测试的阳性体征

出现肩胛骨的上提或翼状表现，出现脊柱过度前凸，身体出现侧倾或旋转，背侧肌筋膜链疼痛。

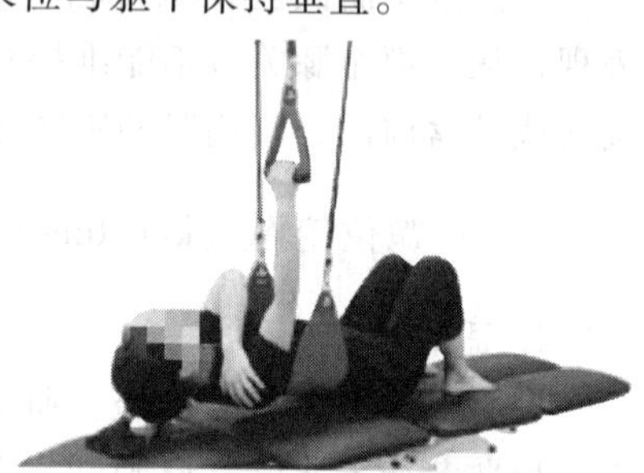
图 21-2-10　仰卧肩胛后缩

（四）仰卧上拉（supine pull-up）

1. 适应证

肩胛带和肘关节的神经、肌肉控制和功能性稳定障碍，肩肱节律差，屈肘肌力弱，疼痛或肩关节活动度下降，颈、肩胛和肩关节的疲劳、不适感、疼痛或僵硬，背侧肌筋膜链功能障碍。

2. 测试肌群

① 原动肌——菱形肌，中斜方肌。

② 辅助肌——腹横肌，腹内斜肌，腹外斜肌，腹直肌，多裂肌，竖脊肌，中斜方肌，下斜方肌，肩袖肌群。

3. 测试体位

受试者成床上坐位并位于训练器正下方，屈膝 90°，双足立于床面，使用固定绳索绑定抓握带，高度位于受试者头部上方；悬吊减荷点位于身体前方，使用长红色弹性绳索绑住宽的吊带，并使吊带托住上背部，弹性绳索在测试终末位与躯干保持垂直。

4. 测试步骤

受试者双手拉抓握带，上半身逐渐后仰至手臂伸直，随后松开非测试侧上肢，最后屈曲测试侧上肢肘关节（肘往外打开），保持单侧上拉稳定（图 21-2-11）。

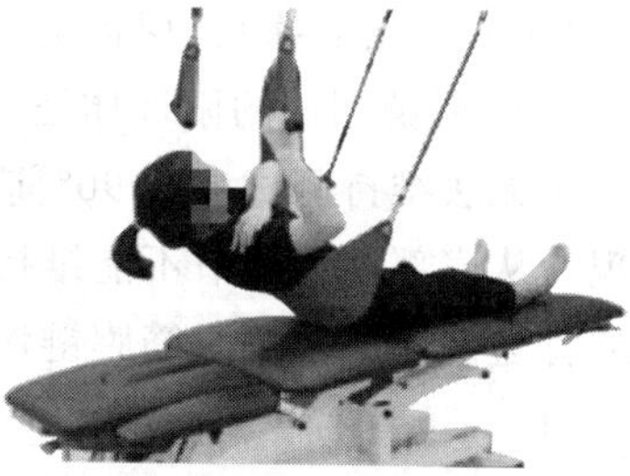

图 21-2-11　仰卧上拉

5. 弱链测试的阳性体征

不能维持肘关节 90°屈曲，出现肩胛骨的上提或翼状表现，出现脊柱过度前凸，身体出现侧倾或旋转，腹侧肌筋膜链疼痛。

（五）跪位肩伸展（kneeling shoulder extension）

1. 适应证

肩胛带的神经、肌肉控制和功能性稳定障碍，肩肱节律差，下斜方肌力或肩伸展肌群弱，颈、肩胛和肩关节的疲劳、不适感、疼痛或僵硬，腹侧肌筋膜链功能障碍。

2. 测试肌群

① 原动肌——背阔肌，胸大肌，大圆肌。

② 辅助肌——腹横肌，腹内斜肌，腹外斜肌，腹直肌，多裂肌，髂腰肌，前锯肌，肱三头肌，菱形肌，下斜方肌，肩袖肌群，三角肌后部。

3. 测试体位

受试者成跪位，在训练器正下方，膝关节与肩同宽，使用固定绳索绑定细带于肘关节处，高度位于受试者肩关节水平；悬吊减荷点位于身体后方，使用长红色弹性绳索绑住宽的吊带，并使吊带托住腹部前方，弹性绳索在测试终末位与躯干保持垂直。

4. 测试步骤

受试者保持手臂伸直，身体前倾直至肩关节前屈 180°（图 21-2-12）。

5. 弱链测试的阳性体征

不能维持肩关节 90°屈曲，出现肩胛骨的上提或翼状表现，从肩部至膝关节不能维持身体直立，出现脊柱过度前凸，身体侧倾或旋转，腹侧肌筋膜链疼痛。

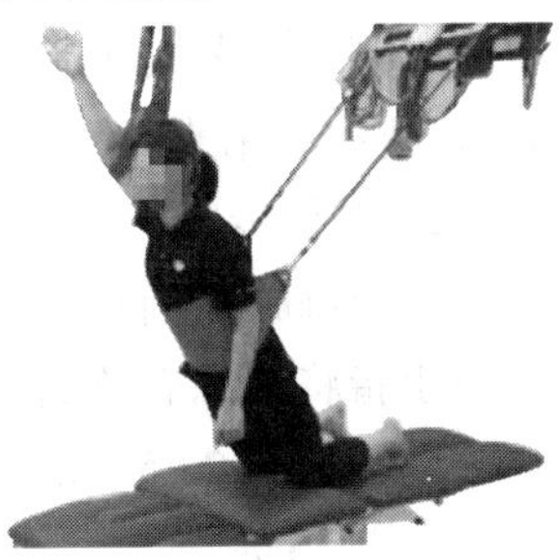

图 21-2-12 跪位肩伸展

第三节 Neurac 训练体系

根据弱链测试的结果，如受试者的测试表现达不到 3 级，则可以认为受试者存在肌筋膜链的薄弱，可针对性制订悬吊训练治疗方法。如受试者由于功能稳定性极差或者疼痛激惹性较高，可先从核心训练开始，后进阶至弱链训练。

一、核心训练

（一）仰卧位颈椎中立位训练

1. 训练目的

训练颈背部区域核心稳定性，改善弱链测试过程中发现的功能不稳。

2. 训练体位

训练者成仰卧位，膝关节微屈于滚轴上，使用弹性绳将宽吊带置于肩胛背部（长红色与短黑色弹性绳）和骨盆区域（短红色与长黑色弹性绳），二分带使用非弹性绳置于头枕部，将悬挂吊带的绳子升高，所有悬吊点均在身体正上方。

3. 训练步骤

治疗师将床面降低，确保悬吊骨盆区的弹性绳能够对身体有足够支撑，治疗师可使用一根手指将训练者撑起；治疗师一手置于训练者骶尾部，另一手置于腹部，轻轻将训练者腰部向上抬起 2~5 mm，之后将手拿开，嘱训练者保持此位置，最长保持时间为 120 s。

4. 训练进阶

通过不断延长时间来增加难度，重复次数不限，直至训练者的维持时间不能延长为止。

（二）仰卧位腰椎中立位训练

1. 训练目的

训练躯干核心稳定性，改善弱链测试过程中发现的功能不稳。

2. 训练体位

训练者成仰卧位，使用弹性绳将宽吊带长轴对准股骨大转子，窄吊带使用非弹性绳置于膝部，小吊带套于双侧踝部，将悬挂吊带的绳子升高，使髋、膝屈曲至少 45°，所有悬吊点均在身体正上方（图 21-3-1）。

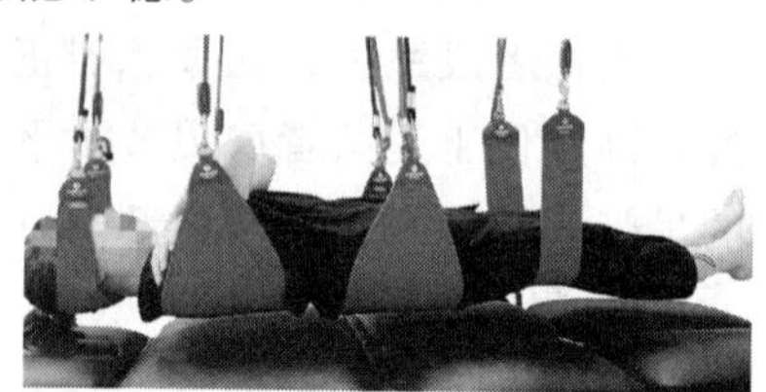

图 21-3-1　仰卧位腰椎中立位训练

3. 训练步骤

治疗师将床面降低，确保悬吊骨盆区的弹性绳能够对身体有足够支撑，治疗师可使用一根手指将训练者撑起；治疗师一手置于训练者骶尾部，另一手置于腹部，轻轻将训练者腰部向上抬起 2~5 mm，之后将手拿开，嘱训练者保持此位置，最长保持时间为 120 s。

4. 训练进阶

通过不断延长时间来增加难度，重复次数不限，直至训练者的维持时间不能延长为止。

（三）俯卧位腰椎中立位训练

1. 训练目的

训练躯干核心稳定性，改善弱链测试过程中发现的功能不稳。

2. 训练体位

训练者成俯卧位，双肘屈曲 90°而且撑在治疗床上，此时双肘正好在肩关节正下方而且与肩同宽；使用弹性绳将二分带置于额部和宽吊带置于腹部，使用非弹性绳将宽带置于胸部和窄吊带置于膝部胫骨粗隆，小吊带套于双侧小腿至踝部，将悬挂吊带的绳子升高，膝关节可微屈，所有悬吊点均在身体正上方（图 21-3-2）。

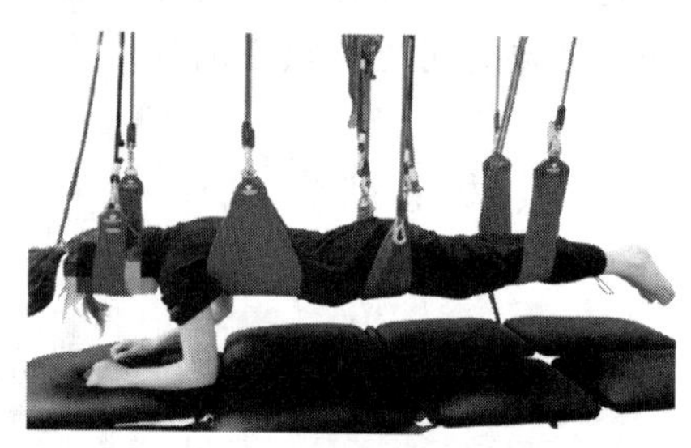

图 21-3-2　俯卧位腰椎中立位训练

3. 训练步骤

治疗师将床面降低，确保悬吊腹部的弹性绳能够对身体有足够支撑，治疗师可使用一根手指将训练者撑起；治疗师一手置于训练者骶尾部，另一手置于腹部，轻轻将训练者腰部向上抬起 2~5 mm，之后将手拿开，嘱训练者保持此位置，最长保持时间为 120 s。

4. 训练进阶

通过不断延长时间来增加难度，重复次数不限，直至训练者维持时间不能延长为止。

二、弱链训练

进行 Neurac 弱链训练的体位和测试体位一致，目的是为了改善弱链测试中的阳性体征。如患者由于疼痛或者功能障碍导致身体倾斜，不能完成，则可以采取更简单的设置，如增加弹性绳的数量和弹性系数。

每组动作维持 30 s，每组间休息 30~60 s，每天 4~6 组，如果患者第二天感到疲劳，可以隔天训练一次。随着患者的阳性体征逐渐消失，可以通过减少弹性绳的辅助、悬吊点的改变、外部干扰、支持面的不稳定设置来增加动作难度，亦可以采取动态的训练模式来增加难度，亦可增加每次动作的维持时间，减少休息时间，或每天进行超过 6 组来增加难度。

（一）仰卧骨盆抬起训练

训练体位与仰卧骨盆抬起弱链测试的体位相同（图 21-2-1）。训练过程中将窄吊带中的膝关节伸直，将另一侧腿伸直抬起保持与被悬吊侧腿部于同一高度平面内，将悬吊侧腿部向下压悬吊带，使骨盆抬高。尽量用鼓励性的言语促进患者完成高质量动作，训练过程中应避免出现疼痛或身体的倾斜。若训练难度较大，也可增加非训练侧的吊带支撑。

（二）俯卧桥式训练

训练体位与俯卧桥式弱链测试的体位相同（图 21-2-2）。如果训练者无法完成，则需要降低难度，如给非测试的一侧下肢提供悬吊，提供更稳定的支持面。训练过程中首先伸展非测试一侧的髋关节，使双侧下肢并拢和平行，紧接着抬起骨盆使躯干和下肢在一条直线上并维持。若训练难度较大，也可增加非训练侧的吊带支撑。

（三）仰卧桥式训练

训练体位与仰卧桥式弱链测试的体位相同（图 21-2-3）。需要根据患者的具体情况摆出个性化的体位，以达到循序渐进的目的。训练过程中首先屈曲非测试侧的髋关节并使双侧下肢并拢和平行，然后使用下方的肩关节支持体重，注意不是头颈部，最后抬起骨盆使躯干和双下肢呈一条直线。若训练难度较大，也可增加非训练侧的吊带支撑。

（四）侧卧髋外展训练

训练体位与侧卧髋外展弱链测试的体位相同（图 21-2-4）。训练过程中首先外展上方的髋关节至最大关节活动度，然后外展下方的髋关节并保持髋关节处于中立位，最后抬起骨盆使躯干和双下肢呈一条直线。当患者在训练过程中出现阳性体征，如腰椎过度后伸、颈部代偿、身体旋转等，治疗师须及时用语言或双手纠正。若训练难度较大，可利用上方手抓握床头，利用背阔肌协助训练。

（五）侧卧髋内收训练

训练体位与侧卧髋内收弱链测试的体位相同（图 21-2-5）。训练过程中首先内收下方的髋关节使双下肢并拢，然后使用下方的肩关节支持体重，注意不是头颈部，最后抬起骨盆使躯干和双下肢呈一条直线。若训练难度较大，可利用上方手抓握床头，利用背阔肌协助训练。

（六）仰卧膝屈曲训练

训练体位与仰卧膝屈曲弱链测试的体位相同（图 21-2-6）。训练过程中首先屈曲非测试侧的髋关节并使双侧下肢并拢和平行，然后抬起骨盆使躯干和下肢在一条直线上，最后屈曲双侧膝关节至 90°并维持。若训练难度较大，也可增加非训练侧的吊带支撑。

（七）俯卧髋屈曲训练

训练体位与俯卧髋屈曲弱链测试的体位相同（图 21-2-7）。训练过程中首先移除两块平衡垫，然后伸展非测试一侧的髋关节并使双侧下肢并拢和平行，紧接着抬起骨盆使躯干和下肢在一条直线上，最后屈曲双侧髋关节至 90°并维持。若训练难度较大，也可增加非训练侧的吊带支撑。

（八）跪位肩胛前伸训练

训练体位与跪位肩胛前伸弱链测试的体位相同（图 21-2-8）。训练过程中受试者身体前倾，前屈肩关节至 90°，维持中等范围的肩胛前伸，最后屈曲非测试侧上肢的肘关节，保持单侧上肢支撑稳定。若完成难度较大，也可先从双上肢支撑开始，逐渐过渡到单侧支撑。

（九）跪位俯撑训练

训练体位与跪位俯撑弱链测试的体位相同（图 21-2-9）。训练过程中受试者身体前倾，前屈肩关节至 90°，随后屈曲肘关节成俯卧撑姿势（双肘往两侧打开），最后将非测试侧上肢伸直打开（仅用一手指支撑），保持测试侧上肢屈肘稳定。若完成难度较大，也可先从双上肢支撑开始，逐渐过渡到单侧支撑。

（十）仰卧肩胛后缩训练

训练体位与仰卧肩胛后缩弱链测试的体位相同（图 21-2-10）。训练过程中受试者双手拉抓握带，将上半身抬起离开，维持中等范围的肩胛后缩，最后放开非测试侧上肢的抓握带，保持单侧上肢稳定。若完成难度大或有代偿动作，可先训练双侧。

（十一）仰卧上拉训练

训练体位与仰卧上拉弱链测试的体位相同（图 21-2-11）。训练过程中受试者双手拉抓握带，上半身逐渐后仰至手臂伸直，随后松开非测试侧上肢，最后屈曲测试侧上肢肘关节（肘往外打开），保持单侧上拉稳定。若完成难度大或有代偿动作，可先训练双侧。

（十二）跪位肩伸展训练

训练体位与跪位肩伸展弱链测试的体位相同（图 21-2-12）。训练过程中患者保持手臂伸直，身体前倾直到肩关节前屈 180°。若完成难度大或有代偿动作，可增加弹性绳的支撑力度，或改变悬吊点的位置。

思考题

1. Neurac 测试体系的适应证有哪些？
2. Neurac 测试体系中是如何发现患者弱链的？
3. Neurac 测试体系中分几个等级？分别是什么表现？
4. 简述如何调整体位，降低悬吊训练的难度。
5. 简述如何逐渐增加悬吊训练的难度。

实践训练

女性患者，52 岁，腰痛伴右下肢放射痛 3 月余。晨起症状轻，家务劳作及久坐后加重，平卧后可缓解。体格检查发现腰椎屈曲活动范围降低，双下肢无明显肌力减弱，右侧坐骨神经走行压痛，直腿抬高试验 50° 阳性。先就诊康复科，需要治疗师拟定运动训练方案。

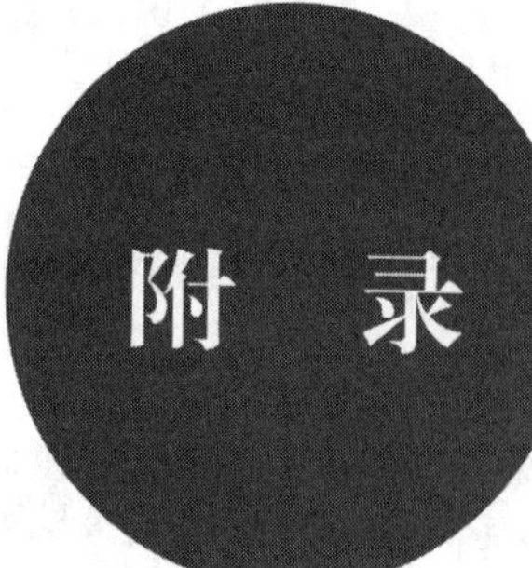

附　录　传统运动疗法习练视频

一、太极拳

太极拳动作习练视频

二、八段锦

起势

一、两手托天理三焦

二、左右弯弓似射雕

三、调理脾胃需单举

四、七伤五劳往后瞧

五、摇头摆尾去心火

六、两手攀足固肾腰

七、攥拳怒目增气力

八、背后七颠百病消

收势

三、瑜伽

虎式

脊柱扭转式

猫伸展式

三角式

树式

鱼式

瑜伽完全呼吸法

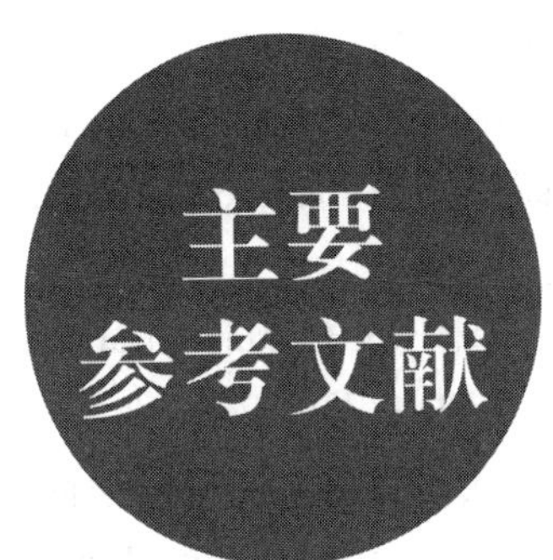

主要参考文献

[1] 刘泽源，李来文，陈希明，等. 基于OneNET的多功能翻身床设计［J］. 科技创新与应用，2021（08）：50-52.

[2] Hirata K，Yamadera R，Akagi R. Can static stretching reduce stiffness of the triceps surae in older men［J］. Med Sci Sports Exerc，2020，52（3）：673-679.

[3] 王雪强. 关节松动术［M］. 北京：科学出版社，2018.

[4] Marlon Francys Vidmar，Bruno Manfredini Baroni，Alexandre Fróes Michelin. Isokinetic eccentric training is more effective than constant load eccentric training for quadriceps rehabilitation following anterior cruciate ligament reconstruction：a randomized controlled trial［J］. Brazilian Journal of Physical Therapy，2020（24）：424-432.

[5] 杜建平，任薇，夏能能，等. 等速肌力训练对改善膝骨关节炎肌肉功能的Meta分析［J］. 中国康复，2020，35（11）：594-599.

[6] 李蔷，刘晓华，刘克敏. 等速肌力训练在肩袖修补术后康复中的作用［J］. 中华物理医学与康复杂志，2020，42（2）：156-160.

[7] 钟远维，欧阳丽竹. 核心肌力训练在神经根型颈椎病治疗中的应用研究［J］. 右江医学，2020，48（7）：539-542.

[8] 徐东，杨珂雅，李宾. 腰部核心肌力训练对腰椎间盘突出症术后患者腰椎功能和生活质量的影响分析［J］. 中国疗养医学，2020，29（7）：748-750.

[9] Langeskov-Christensen Martin，Grøndahl Hvid Lars，Nygaard Mikkel Karl Emil，et al. efficacy of high-intensity aerobic exercise on brain MRI measures in multiple sclerosis［J］. Neurology，2021，96（2）：e203-e213.

[10] Wilphard Ndjavera，Samuel T. Orange，Alasdair F. O'Doherty，et al. Exercise-induced attenuation of treatment side-effects in patients with newly diagnosed prostate cancer beginning androgen-deprivation therapy：a randomised controlled trial［J］. BJU Int，2020，125（1）：28-37.

[11] Mei-Ling Yeh，Mei-Hua Wang，Chin-Che Hsu，et al. Twelve-week intradialytic cycling exercise improves physical functional performance with gain in muscle strength and endurance：a randomized controlled trial［J］. Clin Rehabil，2020，34（7）：916-926.

[12] Hanada Masatoshi，Kasawara Karina Tamy，Mathur Sunita，et al. Aerobic and breathing exercises improve dyspnea，exercise capacity and quality of life in idiopathic pulmonary fibrosis patients：systematic review and Meta analysis［J］ J Thorac Dis，2020，12（3）：1041-1055.

[13] 燕铁斌. 物理治疗学［M］. 3版. 北京. 人民卫生出版社，2018.

[14] 王玉龙. 康复功能评定学 [M]. 3版. 北京：人民卫生出版社，2018.

[15] Molhemi F，Monjezi S，Mehravar M，et al. Effects of virtual reality vs conventional balance training on balance and falls in people with multiple sclerosis：a randomized controlled trial. [J]. Arch Phys Med Rehabil，2021，102（2）：290-299.

[16] Baizabal-Carvallo JF，Alonso-Juarez M，Fekete R. Anti-gravity treadmill training for freezing of gait in parkinson's disease [J]. Brain Sci，2020，10（10）：739.

[17] Scrivener K，Dorsch S，Mccluskey A，et al. Bobath therapy is inferior to task-specific training and not superior to other interventions in improving lower limb activities after stroke：a systematic review [J]. J Physiother，2020，66（4）：225-235.

[18] 柴菊爱，徐秀萍，方红叶，等. Rood技术联合任务导向训练对脑卒中患者治疗后肢体功能恢复的影响 [J]. 中国现代医生，2020，58（09）：44-47.

[19] 王荣丽，王宁华. 运动再学习理论体系在神经康复领域的应用原则 [J]. 华西医学，2020，35（05）：519-526.

[20] García-Peñalver UJ，Palop-Montoro MV，Manzano-Sánchez D. Effectiveness of the muscle energy technique versus osteopathic manipulation in the treatment of sacroiliac joint dysfunction in athletes [J]. Int J Environ Res Public Health，2020，17（12）：4490.

[21] Schitter AM，Fleckenstein J，Frei P，et al. Applications，indications，and effects of passive hydrotherapy WATSU（WaterShiatsu）—A systematic review and Meta-analysis [J]. PLoS One，2020，15（3）：eo229705.

[22] Mirmoezzi M，Irandoust K，H'mida C，et al. Efficacy of hydrotherapy treatment for the management of chronic low back pain [J]. Ir J Med Sci，2021，190（4）：1413-1421.

[23] Gurpinar B，Kara B，Idiman E. Effects of aquatic exercises on postural control and hand function in multiple sclerosis：halliwick versus aquatic plyometric exercises：a randomised trial [J]. Musculoskelet Neuronal Interact，2020，20（2）：249-255.

[24] Nayak P，Mahmood A，Natarajan M，et al. Effect of aquatic therapy on balance and gait in stroke survivors：a systematic review and Meta-analysis [J]. Complement Ther Clin Pract，2020，39（5）：101-110.

[25] LIU J X，ZHU L，LI P J，et al. Effectiveness of high-intensity interval training on glycemic control and cardiorespiratory fitness in patients with type 2 diabetes：a systematic review and Meta-analysis [J]. Aging Clin Exp Res，2019，31（5）：575-593.

[26] Sawyer A，Cavalheri V，Hill K. Effects of high intensity interval training on exercise capacity in people with chronic pulmonary conditions：a narrative review [J]. BMC Sports Sci Med Rehabil，2020，12（22）.

[27] Mugele H，Freitag N，Wilhelmi J，et al. High-intensity interval training in the therapy and aftercare of cancer patients：a systematic review with Meta-analysis [J]. J Cancer Surviv，2019，13（2）：205-223.

[28] Cancela JM，Mollinedo I，Montalvo S，et al. Effects of a high-intensity progressive-cycle program on quality of life and motor symptomatology in a parkinson's disease population：a pilot randomized controlled trial [J]. Rejuvenation Research，2020，23（6）：508-515.

[29] Buchheit M，Laursen P. Science and application of high-intensity interval training

[M]. Human Kinetics, 2019.

[30] Alashram AR, Padua E, Annino G. Effects of whole-body vibration on motor impairments in patients with neurological disorders: a systematic review [J]. Am J Phys Med Rehabil, 2019, 98 (12): 1084-1098.

[31] Sañudo Borja, Adérito Seixas, Rainer Gloeckl, et al. Potential application of whole body vibration exercise for improving the clinical conditions of COVID-19 infected individuals: a narrative review from the World Association of Vibration Exercise Experts (WAVex) panel [J]. International Journal of Environmental Research and Public Health, 2020, 17 (10): 3650.

[32] Yulin Dong, Wu Wang, Jiejiao Zheng, et al. Whole body vibration exercise for chronic musculoskeletal pain: a systematic review and Meta-analysis of randomized controlled trials [J]. Arch Phys Med Rchabil, 2019, 100 (11): 2167-2178.

[33] Marazzi S, Kiper P, Palmer K, et al. Effects of vibratory stimulation on balance and gait in parkinson's disease: a systematic review and Meta-analysis [J]. Eur J Phys Rehabil Med, 2020, 57 (2): 254-264.

[34] Rogério Ferreira Liporaci, Sergio Yoshimura, Bruno Manfredini Baroni. Perceptions of professional football players on injury risk factors and prevention strategies [M]. Science and Medicine in Football, 2021.

[35] 郑海鹰，周浩，杨典龙. 太极拳训练联合常规康复训练治疗脑卒中后平衡功能障碍临床观察 [J]. 辽宁中医药大学学报，2020，22 (09)：19-22.

[36] 杨晓玲，邵青，周月阳，等. 2020 年糖尿病相关重要临床进展回顾 [J]. 中国实用内科杂志，2021，41 (5)：387-390.

[37] 周丽娟. 太极拳对超重 2 型糖尿病患者治疗效果及体质指数的影响 [J]. 糖尿病新世界，2020，23 (02)：1-2.